临床急危重症救治手册系列

儿科急危重症救治手册

ERKE JI WEI ZHONGZHENG JIUZHI SHOUCE

主　编　王丽杰

副主编　闫　冬

编　者　（以姓氏笔画为序）

于　涛　　王红微　　白雅君

刘艳君　　齐丽娜　　孙　莹

孙石春　　孙丽娜　　李　东

李　瑾　　何　颖　　张家翱

张黎黎　　赵　莹　　侯燕妮

董　慧

河南科学技术出版社

·郑州·

内容提要

遵循"生命第一，时效为先"的急救理念，从临床实用出发，笔者编写了一套《临床急危重症救治手册系列》，共8个分册，每册分别介绍了诊断、鉴别诊断、急救要点、抢救相关基本操作技术、药物应用等。本册重点介绍新生儿急危重症，包括呼吸系统、心血管系统、神经系统、消化系统、泌尿系统、血液系统、内分泌与代谢系统、感染性疾病、急性中毒及意外事故诊断治疗等。本书内容实用，文字精练，临床针对性强，适合各级医院的儿科医师、医学院校实习生及护师阅读参考。

图书在版编目（CIP）数据

儿科急危重症救治手册/王丽杰主编. －郑州：河南科学技术出版社，2019.9

ISBN 978-7-5349-9580-4

Ⅰ.①儿… Ⅱ.①王… Ⅲ.①小儿疾病－急性病－诊疗－手册②小儿疾病－险症－诊疗－手册 Ⅳ.①R720.597-62

中国版本图书馆 CIP 数据核字（2019）第 124120 号

出版发行：河南科学技术出版社
北京名医世纪文化传媒有限公司
地址：北京市丰台区万丰路 316 号万开基地 B 座 1-114 邮编：100161
电话：010-63863186 010-63863168
策划编辑：焦 赟
文字编辑：魏 新
责任审读：周晓洲
责任校对：龚利霞
封面设计：中通世奥
版式设计：崔刚工作室
责任印制：陈震财
印 刷：郑州环发印务有限公司
经 销：全国新华书店、医学书店、网店
开 本：850 mm×1168 mm 1/32 印张：17.25 字数：430 千字
版 次：2019 年 9 月第 1 版 2019 年 9 月第 1 次印刷
定 价：80.00 元

前　言

临床上的"急危重症"是指起病突然、来势凶险，或病情急转直下，患者很快就进入昏迷、休克、器官衰竭或多器官障碍综合征等濒死状态，有的甚至来不及抢救就已经死亡，有的心搏、呼吸骤停即使心肺复苏抢救过来了，但最后可因脑复苏难以成功而成为植物状态或死亡。这些极其严重凶险的疾病，给临床工作带来了极为严重的困难和挑战。所以，"急危重症"的救治是一项世界性难题，亟待努力研究，加以解决。

儿童不是大人的缩小版，儿科的急危重症更具有起病急、变化快、病死率高的特点。如抢救及时、诊疗得当，可挽救垂危患儿；反之，错失抢救时机则导致严重后果或难以纠正的后遗症。因此，儿科急危重症是儿科医师在日常临床实践中不可回避的难题。有经验的儿科医师需要具备在第一时间识别和应急处理急危重症的能力。

随着医学的飞速发展，诊疗手段日新月异，近年来儿科急危重症的诊断和治疗水平有了重大进展。为了提高儿科临床医师对儿科急危重症的识别及急救处理能力，我们组织了相关专家，参考近年来国内外出版的有关专著及相关文献，结合自身的临床经验编写了这本《儿科急危重症救治手册》，期望本书能使各级儿科医师，尤其是年轻儿科医师的医疗水平得到提高，对积累急危重症的临床诊治经验、拓展临床诊治思路、提高临床诊治水平有所帮助。

本书共 11 章,主要包括新生儿常见急危重症、呼吸系统急危重症、心血管系统急危重症、神经系统急危重症、消化系统急危重症、泌尿系统急危重症、血液系统急危重症、内分泌与代谢系统急危重症、感染性疾病、急性中毒及意外事故等的诊断治疗。本书内容丰富、资料翔实,适合各级医院的儿科医师在工作中阅读参考,特别是对初入临床的儿科医师更是一本临床工作实用指南。

鉴于编者的经验水平有限,对书中存在的不足和错误,恳请读者提出宝贵意见,以期再版修订时进一步完善,更好地为广大医师服务。

编　者

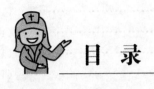

目 录

第1章

新生儿常见急危重症

第一节　新生儿呼吸窘迫综合征

新生儿呼吸窘迫综合征（neonatal respiratory distress syndrome，NRDS）又称新生儿肺透明膜病（HMD），多发生于早产儿，其胎龄愈小，发病率愈高。该病是由于肺表面活性物质（PS）的产生和释放不足引起广泛的肺泡萎陷和肺顺应性降低，临床表现为生后不久出现进行性呼吸困难、发绀、呼气性呻吟、吸气性三凹及呼吸衰竭，是引起早产儿早期呼吸困难及死亡的常见原因。

近30年来，通过产前对肺成熟度的评估及糖皮质激素的预防性给药、NICU的建立、呼吸支持的加强及肺表面活性物质的应用，使NRDS的病死率显著降低，但NRDS仍然是早产儿呼吸衰竭的最常见病因之一。

【病因】

1. 早产儿　早产儿肺表面活性物质（PS）合成不足，使肺功能残气量降低，肺泡萎缩，出现低氧血症和呼吸窘迫。

2. 围生期窒息　围生期窒息可能影响肺表面活性物质（PS）的产生和肺动脉痉挛，是增加NRDS的发病率和影响其严重程度的重要因素。

3. 糖尿病母亲新生儿　糖尿病母亲新生儿NRDS的发病率为无糖尿病母亲的同胎龄新生儿的5～6倍。糖尿病母亲的胰岛素水平升高，具有拮抗肾上腺皮质激素对PS合成的促进作用，可延迟胎儿的肺发育成熟。

4. 急症剖宫产婴儿　正常分娩的子宫收缩可使肾上腺皮质激素水平升高,促进肺发育成熟,剖宫产缺乏这种刺激。

5. 其他危险因素　如较罕见的遗传性疾病,也可能引起表面活性物质合成或分泌障碍,如 SP-A、SP-B 基因变异或缺陷。

【发病机制】

本病多数为肺泡表面活性物质产生、释放不足所致,极少数由于肺泡表面活性物质遗传缺陷所致。肺表面活性物质,具有降低肺表面张力、保持呼气时肺泡张开的作用。表面活性物质缺乏时,肺泡表面张力增高,肺泡半径缩小,吸气时必须增加压力,半径最小的肺泡最先萎陷,导致进行性呼吸困难和肺不张。低氧血症等又抑制肺表面活性物质的合成,由于肺组织缺氧、毛细血管通透性增高、细胞外液漏出、纤维蛋白沉着于肺泡表面形成透明膜,严重妨碍气体交换。

肺表面活性物质成分中 85% 是由脂类组成,在胎龄 18～20 周时出现,35 周后迅速增加,故本病多见于早产儿。

【临床表现】

出生后不久开始或在 6h 以内出现呼吸急促、吸气性三凹征及呼气性呻吟、呼吸暂停、发绀,病情呈进行性加重,可致呼吸衰竭。出生后 24～48h 病情最重,病死率较高。存活 3d 以上者肺成熟度增加,可逐渐恢复,但不少患儿因并发肺部感染或动脉导管未闭(PDA)使病情继续加重。轻型病例可仅有呼吸困难、呻吟,而无发绀。

【辅助检查】

(一)肺成熟度检查

1. 磷脂酰胆碱/鞘磷脂比值　胎儿肺内液体与羊水相通,故可测羊水中磷脂酰胆碱/鞘磷脂比值(L/S)。L/S＜1.5 表示肺未成熟,NRDS 发生率可达 58%;L/S＝1.5～1.9,表示肺成熟处于过渡期,NRDS 发生率约 17%;L/S＝2.0～2.5,表示肺基本成熟,NRDS 发生率仅 0.5%。

2. 泡沫试验　从出生后 1h 内的新生儿胃内抽出胃液 0.5ml,加等量 95% 乙醇溶液在试管内,振荡 15s,然后静置 15min,观察管壁内泡沫多少来判断结果。"－"为管壁无泡沫;"＋"为气泡占管周＜1/3;"＋＋"为＞1/3 管周至单层泡沫;"＋＋＋"为有双层气泡排列者。"－"者表示肺泡表面活性物质不足,易发生 NRDS;"＋＋＋"表示可排除 NRDS;"＋"～"＋＋"表示可疑。

3. 磷脂酰甘油(PG)　＜3% 表示肺未成熟,敏感度较高,假阳性率较 L/S 低。

(二)X 线检查

X 线检查是目前确诊 NRDS 最重要的手段。本病 X 线检查有特异性表现,须在短期内连续摄片动态观察。通常按病情程度将 NRDS 的 X 线所见分为 4 级。

1. Ⅰ级　肺野透亮度普遍减弱,细小网状及颗粒状阴影分布于两肺野,无肺气肿。

2. Ⅱ级　除全肺可见较大密集颗粒阴影外,出现支气管充气征。

3. Ⅲ级　两肺呈普遍性的透过度降低,可见弥漫性均匀一致的细颗粒网状影。

4. Ⅳ级　双肺野均呈白色,肺肝界及肺心界消失。

【诊断】

新生儿呼吸窘迫综合征常发生于早产儿。通过典型的临床表现、胸部 X 线片特征及血气分析结果可做出诊断。

【鉴别诊断】

1. 湿肺(又称新生儿暂时性呼吸困难,TTN)　多见于足月儿或近足月的剖宫产儿,出生后很快出现呼吸急促,一般状态良好,反应好,吃奶佳,病程较短,呈自限性,多在 24h 内恢复,预后良好。

2. B 组溶血性链球菌肺炎　临床表现及 X 线所见有时与

NRDS 难以鉴别。但前者母亲妊娠晚期多有感染、羊膜早破或羊水有臭味史；母血或宫颈拭子培养有 B 组溶血性链球菌生长；患儿病程与 NRDS 不同，抗生素治疗有效。

3. 膈疝　出生后不久表现为阵发性呼吸急促及发绀。腹部凹陷，患侧胸部呼吸音减弱甚至消失，可闻及肠鸣音；胸部 X 线片可见患侧胸部有充气的肠曲或胃泡影及肺不张，纵隔向对侧移位。

【治疗】

(一)肺表面活性物质(PS)替代疗法

1. 应用指征

(1)已确诊的 NRDS 或产房内预防性用药。

(2)NRDS 早期给药，即不要等 X 线出现典型 NRDS 表现，一旦出现呼吸困难、呻吟，立即给药。

2. 时间和剂量

(1)时间：对母亲产前未使用激素或需气管插管维持的极早产儿应在产房内使用；对已确诊 NRDS 者，应尽早使用 PS。

(2)剂量：根据所用表面活性物质的不同，其剂量及重复给药的间隔亦不相同，一般首剂 100～200mg/kg，第 2 剂或第 3 剂给予 100mg/kg。有证据提示，对已确诊的 NRDS 首剂 200mg/kg 较 100mg/kg 更为有效。视病情轻重，可重复给予 2～3 次。

3. 给药方法　PS 用前应充分解冻摇匀，患儿需充分吸痰、清理呼吸道，然后将 PS 经气管插管注入肺内，用复苏气囊加压或适当增加机械通气的压力使 PS 在肺内均匀分布，给药后数小时禁止吸痰。预防性应用 PS 时，气管插管时间不宜过长。

(二)支持疗法

1. 加强监护

(1)保温：有条件者收入 NICU，置新生儿于适温的保暖箱或辐射式远红外线保暖床上，保持腹部皮温 36.5℃ 或肛温 37℃，相对湿度 50％为宜。

(2)监测:使用心电监护仪及经皮脉氧仪,动态监测体温、呼吸、心率、血压和动脉血气。

(3)及时吸痰,保持呼吸道通畅。

2. **静脉营养** 较长时间不能经口喂养者,应给予静脉全营养。初始,用5%～10%葡萄糖注射液供应热量,静脉滴注速度为5～8mg/(kg·min),应用微量注射泵输液。第3、4天仍不能经口喂养,可加多种氨基酸,由1g/(kg·d)开始。如尿素氮不高,可按0.5g/(kg·d)的梯度增加至3g/(kg·d)。一旦开始经口喂养,并能维持全日需要,则停止静脉营养输液。

3. **维持血压及心功能**

(1)血压下降提示患儿病情恶化,可用多巴胺3～15μg/(kg·min)静脉滴注。

(2)血细胞比容<40%,可输成分血或输全血。

(3)心力衰竭,毛花苷C饱和剂量0.025～0.03mg/kg的一半,余量再分2次给予,依病情隔4h以上使用,可同时加用呋塞米,每次1mg/kg,葡萄糖液稀释后静脉注射。

4. **维持液体及电解质平衡** 多数患儿生后3d内因缺氧伴肠蠕动减弱及肠麻痹,不宜经口喂食或鼻饲,而需静脉补液,液体量不宜过多,以免发生肺间质水肿和全身水肿。一般生后第1天补液量为70～80ml/kg,以后逐渐增加;在热辐射下呼吸加速或相对湿度不足者,增加液量20%,而机械通气吸入气体为水蒸气饱和者应减少总液量50～60ml/(kg·d);第2天起补钠3mmol/(kg·d),或生理盐水占1/5～1/4;第3天补钾1～2mmol/(kg·d)。白蛋白低于25g/L时,应输血浆或白蛋白0.5～1g/kg。已排胎粪并有肠鸣音者,可用鼻饲管喂奶,由少量逐渐增多,静脉补液量相应减少。血钙低于1.5mmol/L,给予10%葡萄糖酸钙2ml/(kg·d),连用4～5d。

5. **纠正酸中毒** 呼吸性酸中毒可随通气改善而好转,不应用碱性药物。代谢性酸中毒严重者可给5%碳酸氢钠(ml)=BE×

体重(kg)×0.5,先用 1/2～2/3,以等量的 5%～10%葡萄糖液稀释,30min 滴完,余量 4～6h 后再给予,24h 用量<6～8mmol/kg。无条件测血气时可按 5%碳酸氢钠每次 3～5ml/kg 计算,静脉滴注速度<1mmol/min。

6. **防治感染** 由于 NRDS 易与 B 组溶血性链球菌感染等宫内肺炎相混淆,且常急剧恶化。经气管插管做机械通气时,也可能使呼吸道黏膜损伤而发生感染,故所有 NRDS 均应用抗生素治疗。根据呼吸道分泌物培养药敏试验选用有效抗生素。

(三)氧疗和辅助通气

1. **一般氧疗** 轻症可选用鼻导管、面罩、头罩吸氧,使 PaO_2 维持在 50～80mmHg,吸入氧浓度应根据 PaO_2 值调整,一般为 40%～60%。如吸氧浓度达 60%,PaO_2 仍低于 50mmHg(6.67kPa),发绀无改善,应及早选用持续气道正压给氧(CPAP)。

2. **持续气道正压给氧(CPAP)** 多适用于轻、中度 NRDS 患儿。对于已确诊的 NRDS,越早使用 CPAP,越能避免后续经气管插管的应用。

(1)应用指征:NRDS 需氧浓度<40%,$PaCO_2$ 为 55～60mmHg。

(2)方法:开始压力 4～6cmH$_2$O,最大 8cmH$_2$O,流量 5～10L/min。

3. **机械通气**

(1)指征:对严重 NRDS 或用 CPAP 后仍有:①$FiO_2=0.6$,$PaO_2<50mmHg(6.7kPa)$,或 $TcSO_2<85\%$;②$PaCO_2$ 为 60～70mmHg(7.8～9.3kPa)伴 pH<7.25;③频发呼吸暂停且药物治疗无效者。具备上述任意一项者即可经气管插管机械通气。

(2)呼吸及参数:吸气峰压(PIP)视患儿胸廓起伏设定,一般为 20～25cmH$_2$O,呼气末正压呼吸(PEEP)4～6cmH$_2$O,呼吸频率每分钟 20～40 次,吸气时间(TI)0.3～0.4s,FiO_2 依据目前 $TcSO_2$ 调整,15～30min 检测动脉血气,依据结果调整参数。

（四）并发症治疗

1. 急性期并发症

（1）气胸：行胸腔穿刺闭式引流。

（2）纵隔气肿：切开引流。

（3）动脉导管开放（PDA）：病情好转肺血管压力下降时常并发PDA。常表现为PaO_2下降、$PaCO_2$上升及呼吸暂停发作，尚未撤离呼吸机者则难以撤离呼吸机。首选静脉制剂：①吲哚美辛0.2mg/kg，间隔12～24h，连用3剂。一般首剂用药2h后能观察到明显的收缩效应。②布洛芬：关闭PDA的疗效与吲哚美辛是相同的。推荐剂量为首剂10mg/kg，第2、3剂分别为5mg/kg，每剂间隔24h，静脉制剂最好，口服剂型疗效也被认可。如存在药物应用禁忌证或动脉导管未闭（PDA）在药物治疗第二疗程失败后，伴有明显血流动力学变化，对呼吸支持依赖或肺部情况恶化，可行外科手术治疗，包括介入性导管术和开胸手术结扎。

（4）颅内出血：应用止血药物，对于危及生命的较大血肿需外科紧急处理；强调进行颅脑超声的动态监测，观察脑室变化，早期发现脑积水，及时予以治疗，腰椎穿刺放脑脊液或行脑室外流、侧脑室-腹腔分流。

（5）感染：常因应用呼吸机及各种损伤性监测及放置血管导管时易引起医源性感染，如肺炎、败血症等。怀疑时应采血及分泌物培养，视情用抗生素治疗。

2. 长期并发症

（1）早产儿视网膜病：合理用氧，预防早产儿视网膜病发生；冷冻及激光治疗早期病变能获得良好的视力预后，如出现视网膜脱离则须行巩膜扣带术或玻璃体手术。

（2）神经系统损伤：重在预防，尽可能维持较稳定的颅内压和脑血流范围，避免"涨落"状态。

第二节　早产儿呼吸暂停

早产儿呼吸暂停(apnea of prematurity)是指呼吸停止20s以上伴心动过缓(心率＜100/min)及发绀。在小早产儿中,典型发作症状更明显。当呼吸暂停症状不缓解,超过30s后,会出现苍白、肌张力低下,此时婴儿对刺激反应可消失。

早产儿呼吸暂停发生较为多见,胎龄越小,呼吸暂停的发作越多。所有早产儿(＜28周者)均有呼吸暂停发作。体重＜1500g(孕1周至34周龄)者至少有1次呼吸暂停发作。呼吸暂停发作一般开始于出生后1~2d,如在出生后7d内未有发作,以后发生的概率较低。发作的持续间期不完全相同,一般终止于妊娠37周。严重反复发作的呼吸暂停如处理不当,可因脑缺氧损害造成脑室周围白质软化及耳蜗背侧神经核受损导致脑性瘫痪及高频性聋,故呼吸暂停必须及时发现并迅速纠正。

【病因及发病机制】

早产儿呼吸暂停可分为特发性及继发性两类。

1. **特发性呼吸暂停**　指无任何原发疾病而发生的呼吸暂停,发病机制可能与下列因素有关。

(1)与脑干神经元的功能有关:早产儿脑干神经细胞间树状突少,神经元细胞间突触少,呼吸控制不稳定,当神经元传入冲动少时,呼吸中枢传出冲动亦少,即引起呼吸暂停。胎龄越小,中枢越不成熟,脑干听觉诱发反应示传导时间延长,随着胎龄增长,传导时间缩短,呼吸暂停发作亦随之减少。

(2)与胎龄大小及对二氧化碳的敏感性有关:胎龄越小,中枢越不成熟,对二氧化碳升高的反应敏感性低,尤其低氧时化学感受器对二氧化碳的刺激反应更低,易使呼吸抑制。

(3)与快速眼动相睡眠期有关:早产儿快速眼动相睡眠期占优势,此期内呼吸不规则,肋骨下陷,肋间肌抑制,潮气量降低,肺容量降低 30%，PaO_2 下降后呼吸功增加，早产儿膈肌的氧化纤维数量少易疲劳而产生呼吸暂停。

(4)与上气道呼吸肌张力有关：上气道呼吸肌，如颏舌肌，能起着吸气时保持咽部开放的作用，早产儿颏舌肌张力低下，快速眼动相期常可引起梗阻性呼吸暂停发作。

(5)与神经递质有关：早产儿神经递质儿茶酚胺量低，致使化学感受器敏感性差，易造成低通气及呼吸暂停。

2. 继发性呼吸暂停

(1)低氧血症：早产儿肺透明膜病，当肺广泛萎陷时，动脉导管开放左向右分流肺血流增加肺顺应性降低时，感染性肺炎时的低氧血症均可导致呼吸暂停发作。当上述疾病出现呼吸暂停发作时常为疾病恶化的象征。

(2)中枢疾病：早产儿易发生脑室及脑室周围出血，严重时可发生呼吸暂停。严重的中枢缺氧性损害及中枢感染时均易导致呼吸暂停发作。

(3)异常高反射：由于贲门、食管反流或其他因素所致的咽部分泌物积聚，通过喉上神经可反射性抑制呼吸，吮奶时奶汁刺激迷走神经，<32 周龄者吞咽常不协调及放置胃管刺激咽部时均可引起呼吸暂停。

(4)早产儿贫血：医源性失血，超过总血容量的 10% 时，因中枢灌注压降低可引起呼吸暂停发作，早产儿晚期贫血亦可导致严重呼吸暂停发作。

(5)感染：如败血症时。

(6)代谢紊乱：早产儿易倾向发生低血糖、低血钙、代谢性酸中毒等，均易导致呼吸暂停发作。

(7)环境温度：相对高的控制环境温度可诱发呼吸暂停发作。

(8)体位不当：颈部过度屈曲或延伸时因上气道梗阻可引起呼吸暂停。

(9)药物抑制：镇静药用量太大，速度太快时可引起呼吸暂停。

继发于上述病因呼吸暂停发作时又分三种类型:第一类称中枢性呼吸暂停,发作时无吸气动作;第二类为梗阻性呼吸暂停,发作时有呼吸动作但因气道阻塞无气流进入;第三类为混合性呼吸暂停,先为气流阻塞性呼吸暂停,继之发生中枢性呼吸暂停。

【诊断】

根据上述定义即可诊断。

早产儿特发性呼吸暂停往往发生在出生后第2～6天,出生后第1天或1周后出现呼吸暂停发作者常可找到原因,在做出早产儿特发性呼吸暂停诊断时必须排除可能存在的继发因素。应从病史、体检着手考虑,出生第1天发生呼吸暂停常提示肺炎、败血症或中枢缺氧缺血性损害。根据不同情况考虑行动脉血气、血糖、血钙、血电解质、血细胞比容、胸部X线片、血培养及头颅B超检查以明确病因诊断。

【监护】

所有<35周龄的婴儿生后的第1周内,条件许可时必须以呼吸暂停监护仪监护,或以心、肺监护仪监护心率及呼吸,并设置好心率的呼吸暂停时间报警值,当每分钟心率<100次出现报警时应检查患儿有无呼吸运动,及有呼吸运动而无气流进入,每个有呼吸暂停发作的婴儿均应详细记录呼吸暂停发作的时间、发作时的严重情况及经过处理等。

【治疗】

早产儿频繁发作的呼吸暂停(指每小时发作2～3次及以上者)当没法查出继发因素时可按下列步骤进行治疗。

1. 增加传入神经冲动,防止触发因素

(1)给予刺激增加传入冲动:发作时可先用物理刺激,如弹拍足底、摇动肩胸部等,并可置振荡水袋于患儿背部,定时加以振荡刺激(给予前庭及本体感受刺激)以减少呼吸暂停发作。

(2)防止触发因素:置于低限的中性环境温度中,保持皮肤温度于 36.2℃可减少发作,避免寒冷刺激面部,面罩或头罩吸氧均需加温湿化,避免咽喉部用力吸引,摆好头位勿屈颈及过度延伸头颈部,以免引起气道梗阻。

2. 给氧　反复发作有低氧倾向者在监测 PaO_2 情况下(可用经皮测氧分压、脉搏血氧饱和度仪及血气)可给低浓度氧,一般吸入氧浓度不超过 25%,将 PaO_2 保持在 49.875～69.75mmHg (6.65～9.31kPa)。SpO_2 保持在 85%～95%,轻度低氧引起呼吸暂停发作者给氧可减少呼吸功和(或)可减少中枢因低氧所致的抑制反应。

3. 俯卧位　俯卧位可改善肺的通气功能,可减少呼吸暂停发作。

4. 皮囊加压手控通气　当上述治疗无效,发作严重时需以面罩皮囊加压手控通气,使呼吸立刻恢复,并可同时加用药物治疗。

5. 药物治疗　可用甲基黄嘌呤类药物(茶碱、氨茶碱、咖啡因)。

(1)茶碱或氨茶碱(含茶碱量 85%):可静脉注射或口服,剂量随妊娠周龄、出生后年龄而异,推荐负荷量为 4～6mg/kg,隔 6～8h 用维持量每次 1.4～2mg/kg。应用茶碱或氨茶碱时如条件许可应行血浓度监测,血清浓度应保持在 6～12μg/ml,峰浓度应在用维持量 3 剂后测定,静脉给药者在给药后 0.5～1h 采血测定,口服者在用药后 2h 测定,药物平均半衰期为 30h,出生后 3～4 周后半衰期可缩短至 20h。

(2)咖啡因:常用枸橼酸咖啡因(10mg 枸橼酸咖啡因中含咖啡因基质 5mg),此药对中枢刺激作用较茶碱强,但不良反应较茶碱弱。治疗量与中毒量间的范围较大,较为安全。负荷量为枸橼酸咖啡因 20mg/kg,口服或静脉注射,负荷量应用 24h 后用维持量 5～10mg/kg,每日 1 次(或可分为每日 2 次),口服能完全吸收。有条件时应做血浓度监测,将浓度维持在 10～20μg/ml,血液平均半衰期为 100h,毒性小,无心血管、胃肠道不良反应,降低药物代谢的因素与茶碱相同。血浓度$>50\mu g/ml$时有激惹不安，静脉给药时亦可产生高血糖及游离脂肪酸增加。咖啡因一般持续用至 $34\sim36$ 周龄(如无呼吸暂停发作 $5\sim7d$)。<28 周龄者的呼吸暂停发作常更频繁,甚至会超过 $37\sim38$ 周龄,咖啡因一直需应用至呼吸暂停停止发作,一般停止用药后 1 周内咖啡因仍能发挥作用。

6. 持续气道正压(CPAP)　对于 $30\sim34$ 周龄及以下者有效。由于用 CPAP 后能将气体阻滞于肺内,增加功能残气量可改变肺的牵张感受器,达到稳定胸壁顺应性,消除吸气时对肋间反射的抑制,使呼吸暂停发作的次数减少。可用鼻塞或气管插管进行,压力可置于 $4\sim6cmH_2O$。

7. 机械通气　上述治疗无效者,严重反复发作持续较长时间者可用机械通气。无肺部疾病者呼吸机初调值:吸气峰压 $15\sim18cmH_2O$,吸气时间 $0.75\sim1s$,呼吸每分钟 $20\sim25$ 次,吸入氧浓度 0.25 左右(一般与应用呼吸机前一致)。

8. 病因治疗　出生后 1 个月左右一般情况良好的早产儿呼吸暂停曾缓解后再次出现时,必须检查血红蛋白或血细胞比容以排除贫血引起的呼吸暂停,有贫血时输血治疗可使呼吸暂停迅速停止。

如短期内医源性失血量达总血液 10% 时应及时输血。

9. 警惕婴儿猝死综合征

(1)对于一般情况良好体重已达 2kg 左右待出院早产儿,如再次出现呼吸暂停又无病因可查得时,可重新应用氨茶碱治疗。

(2)条件许可对于这类患儿应做脑干听觉诱发反应测定,如脑干功能异常除继续应用氨茶碱外,应警惕婴儿猝死综合征的发生。

(3)出院时,应教会其父母亲或家属做正确的心肺复苏。

第三节　新生儿窒息

新生儿窒息(asphyxia neonatorum)是指新生儿生后 1min 内未启动自主呼吸或未能建立有效通气的呼吸动作而引起缺氧并导致全身多脏器损害,是导致新生儿死亡和儿童伤残的主要原因之一。对于发生窒息的新生儿,复苏必须争分夺秒,最大程度避免或减少并发症的发生。积极在全国范围内开展新生儿窒息复苏培训,提高新生儿复苏的水平,是围产工作者的重要任务。

【病因】

窒息本质是缺氧,导致窒息的因素很多,如孕母因素、脐带因素、胎盘因素、分娩因素及胎儿因素等。凡能影响母亲和胎儿间血液循环和气体交换的原因,都会造成胎儿缺氧及出生后表现窒息,可发生在产前、产时或产后。

1. 孕母因素　任何导致母体血氧含量降低的因素都会导致胎儿缺氧,如急性失血、贫血(Hb<100g/L)、一氧化碳中毒、低血压、妊娠高血压综合征、慢性高血压或心、肾、肺疾病,糖尿病等。另外,要注意医源性因素。①孕妇体位:仰卧位时子宫可压迫下腔静脉和腹主动脉,前者降低回心血量,后者降低子宫动脉血流。②孕妇用药:保胎用吲哚美辛可致胎儿动脉导管早闭;妊娠期高血压疾病用硝苯地平可降低胎盘血流;孕妇用麻醉药,特别是腰麻和硬膜外麻可致血压下降。

2. 脐带因素　脐带受压、脱垂、绕颈、打结、过短和牵拉等。

3. 胎盘因素　前置胎盘、胎盘早剥和胎盘老化等。

4. 分娩因素　常见的因素是滞产。第一产程分潜伏期和活跃期,初产妇潜伏期正常约需 8h,超过 16h 称潜伏期延长,初产妇活跃期正常需 4h,超过 8h 称活跃期延长,或进入活跃期后宫口不再扩张达 2h 以上称活跃期停滞;而第二产程达 1h 胎头下降无进展称第二产程停滞。以上情况均可导致胎儿窘迫。其他因素有急产、胎位异常、多胎、头盆不称、产力异常等。

5. 胎儿因素

(1)早产儿、巨大儿、小于胎龄儿。

(2)先天性畸形：如后鼻孔闭锁、喉蹼、肺膨胀不全、先天性肺发育不良、先天性心脏病等。

(3)宫内感染：如神经系统受累。

(4)呼吸道阻塞：羊水、黏液或胎粪吸入等。

(5)严重的心脏和循环功能不全等。

【病理生理】

新生儿窒息多为胎儿窒息（宫内窘迫）的延续，其本质为缺氧，可引起一系列病理生理变化。缺氧可导致细胞代谢、功能障碍和结构异常，甚至死亡，是细胞损伤从可逆到不可逆的演变过程，不同细胞对缺氧的易患性各异，以脑细胞最敏感，其次是心肌、肝和肾上腺细胞，而纤维、上皮及骨骼细胞的耐受性较高。

1. 生化改变　婴儿出现严重混合性酸中毒和低氧血症。此外，很快出现低血糖（由于糖原耗竭）、低血钙和高血钾，并见氧自由基、心钠素等释放，以及血清肌酸激酶同工酶（CPK-MB）和乳酸脱氢酶增高。

2. 血流动力学改变　新生儿窒息后，恢复到胎儿型循环，此时肺血管收缩，阻力增加，肺血流量减少，故左心房血流量亦减少，压力降低，通过卵圆孔右向左分流增加，新生儿即出现发绀。如此状态持续则可诊断为"持续胎儿循环"或"肺动脉高压"。另外，窒息初期，血液重新分配，肠、肾、皮肤、肌肉、肺血管收缩，心排血量和血压基本正常，保持了脑、心、肾上腺的血液供应。但这种代偿时间短暂，随着窒息持续，缺氧、酸中毒和低血糖等代谢紊乱造成脑和心等重要脏器损伤，血压、心率下降，加重缺氧、酸中毒和器官损伤，形成恶性循环。

3. 再灌注损伤　复苏后，由于血流再灌注可导致细胞内钙超载和氧自由基激增，从而引起细胞进一步损伤。

4. 系统损伤

(1)中枢神经系统:缺氧缺血性脑病和颅内出血。

(2)呼吸系统:胎粪吸入综合征、呼吸窘迫综合征及肺出血。

(3)心血管系统:缺氧缺血性心肌损害。

(4)泌尿系统:肾功能不全等。

(5)消化系统:应激性溃疡和坏死性小肠结肠炎等。

(6)代谢方面:低血糖、低钙及低钠血症等。

【临床表现】

正常分娩过程中,由于子宫阵发收缩,子宫、胎盘和脐带受到挤压而使血流间歇性减少甚或中断,胎儿要经历短暂缺氧。但时间短暂,每次宫缩平均历时 50～75s,宫缩停止,血流便恢复。90％的胎儿可以耐受此过程,娩出后 2～5s 便发出第一声哭声,启动自主呼吸,1min 内出现规律呼吸。约 10％的胎儿受到一些病理因素的影响,出生后启动自主呼吸有困难,表现为轻或中度窒息,即发绀、心率每分钟 100 次左右、肌张力尚可或稍差,需简单复苏支持。其中约 1％的胎儿则因缺氧严重,表现为重度窒息,即中央性发绀,甚或肤色苍白,肌张力低,每分钟心率＜100 次甚至＜60 次,需强有力的复苏措施。

90％的新生儿窒息发生在产前或产时,前者称孕期胎儿窘迫,多为慢性缺氧,后者称产时胎儿窘迫,多为急性缺氧或慢性缺氧急性加重。

1. 慢性缺氧或慢性窒息　临床较多见。由于上述各种致病因素影响,使胎儿间歇发生缺氧、缺血。开始通过血液重新分配进行代偿,如病因不去除,胎儿由于缺氧和酸中毒逐渐加重,出现胎动异常,胎心率不规则(每分钟＜120 次或每分钟＞160 次),排出胎粪。如生物物理学监测胎儿接近足月,应考虑结束妊娠。此时新生儿娩出,多为轻度窒息,发绀可能主要是外周性(四肢肢端),呼吸轻度抑制,对复苏反应良好,较少有后遗症。如胎儿窘迫持续,发展为严重酸中毒和低血压,必然导致重要脏器损伤。

此时新生儿娩出,虽经积极复苏抢救,难免发生并发症和后遗症。

2. 急性缺氧或急性窒息　临床上并不少见,如产程中突然发现持续的脐血流受阻或中断。急性窒息的典型过程分为 4 期。

(1)原发性呼吸增快:1~2min,一阵阵喘气,肢体挣扎,皮色红,反应良好、活跃。

(2)原发性呼吸停止:约 1min,发绀,心率下降,约每分钟 100次,肌张力及对刺激反应尚可,刺激它可恢复自主呼吸。

(3)继发性呼吸增快:5~6min,深而不规则的连续喘气,发绀加重,血压开始下降。

(4)继发性(终末性)呼吸停止:约在窒息开始后 8min 出现,呼吸动作完全停止,刺激不能诱发自主呼吸,肌张力进行性降低,显著苍白,心率和血压进一步下降。如不复苏抢救,于数分钟内死亡。

临床上很难准确判定一名窒息新生儿,是处在原发性呼吸停止或继发性(终末性)呼吸停止。凡婴儿出生后无呼吸或只阵发性喘气(无效的呼吸动作),说明新生儿极需辅助通气,故均应认真进行复苏抢救。有条件者,可测血中 pH,如 pH>7.25,则多属原发性呼吸停止,即轻或中度窒息,经处理很快出现自主呼吸;如 pH 在 7.0~7.10,可能是原发性也可能是继发性呼吸停止,经刺激,可能出现微弱自主呼吸,但不足以建立肺泡通气,需短时间的复苏支持;如 pH<7.0,多为严重窒息,肌肉松弛,每分钟心率<60 次,肯定是处在继发性(终末性)呼吸停止阶段,如仍得不到正确的复苏抢救,婴儿最终死亡,全过程在足月儿约 20min。

【辅助检查】

1. 羊膜镜检查　对宫内缺氧胎儿,可通过羊膜镜了解羊水胎粪污染程度;或胎头露出宫口时取头皮血行血气分析,以评估宫内缺氧程度。

2. 生化检查　出生后应检测动脉血气、血糖、电解质、血尿素氮和肌酐等生化指标。

3. X 线检查　胸部 X 线可表现为边缘不清、大小不等的斑状阴影,有时可见部分或全部肺不张,灶性肺气肿,类似肺炎改变及胸腔可见积液等。

4. 心电图检查 P-R 间期延长,QRS 波增宽,波幅降低,T波升高,ST 段下降。

【诊断】

1953 年美国麻醉科医师 Virginia Apgar 提出 Apgar 评分(表1-1),包括 5 个项目,每一项目分 0 分、1 分和 2 分 3 个分度。新生儿娩出后 1min、5min 各进行一次评分,1min 评分在 4～7 分为轻度窒息,0～3 分为重度窒息;如 1min 评分正常(8 分及以上),但 5min 评分在 7 分或以下,仍应诊断为窒息。必要时在 10min、15min 和 20min 再行评分。Apgar 评分提出后在国外继而在国内广为应用,对及时发现和处理窒息及不良预后的判断起了很好的作用。但现在人们认识到,新生儿出生后第 1 秒便要进行初步评估,以确定该新生儿是正常分娩或需要复苏支持;一名窒息新生儿出生后 1min 已经经历了至少 2 次甚至 3 次评估及一系列的处理,故 1min Apgar 评分已不可能反映新生儿出生时状况,但是5min、10min、15min 和 20min 的 Apgar 评分,对估计新生儿对复苏的反应以及对不良预后的判断仍有参考价值。在实际工作中,除使用 Apgar 评分,将当时的复苏情况予以详细记录也十分重要。

表 1-1 Apgar 评分表

体征	评分标准		
	0 分	1 分	2 分
心率(次/分)	0	<100	≥100
呼吸	无	不规则,喘息	规则,哭声响亮
肌张力	松软	降低或正常,但无活动	正常伴活跃动作
对咽插管反应	无反应	面部有少许反应	反应好,咳嗽
躯干颜色	苍白	紫蓝	红润

中国医师协会新生儿专业委员会组织有关专家,制定了新生儿窒息诊断标准。

1. 有导致窒息的高危因素。

2. 出生时有严重呼吸抑制,至生后1min仍不能建立有效自主呼吸且Apgar评分≤7分;包括持续至出生后5min仍未建立有效自主呼吸且Apgar评分≤7分或出生时Apgar评分不低,但至出生后5min降至≤7分者。

3. 脐动脉血气分析,pH<7.15。

4. 除外其他引起低Apgar。评分的病因,如呼吸、循环、中枢神经系统先天性畸形,神经肌肉疾病,胎儿失血性休克,胎儿水肿,产妇产程中使用大剂量麻醉镇痛药、硫酸镁引起的胎儿被动药物中毒等。

以上第2~4条为必备指标,第1条为参考指标。

【鉴别诊断】

1. 颅内出血 新生儿可有出生窒息史,也常有产伤史或有维生素K缺乏等其他出血性疾病史,而且颅内出血神经系统症状进展快,其表现呈兴奋与抑制状态交替,并进行性加重,头颅B超或CT可见出血病灶。

2. 新生儿呼吸窘迫综合征 早产儿多见,出生后不久出现进行性呼吸困难、发绀、呼气性呻吟等为其特点。病死率高,死亡多发生在生后72h内。胸部X线为磨玻璃样改变或支气管充气征及"白肺"的特异性表现可确诊。

3. 新生儿湿肺 多见于足月或近足月剖宫产儿,出生后很快出现呼吸急促,多数患儿反应良好,体温正常,哭声响亮,吃奶佳,但重者也可有呼吸困难、发绀、拒乳、反应差等。查体两肺可闻及中大湿啰音,呼吸音低。肺部X线显示肺纹理增粗,有小片状颗粒或结节状阴影,叶间胸膜或胸腔有积液。也常有肺气肿。本病属自限性疾病,预后良好,多在1~2d临床症状恢复,重者可持续

4～5d。

4. 新生儿颌下裂、腭裂畸形 新生儿出生时见下颌小，有时伴有腭裂，舌向咽后下垂以致吸气困难。尤其仰卧位呼吸困难显著。呼吸时头向后仰，肋骨凹陷，吸气伴有喘鸣和阵发性发绀。以后则出现胸部畸形和消瘦。有时新生儿还伴有其他畸形，如先天性心脏病、马蹄足、并指（趾）、白内障或智力迟缓。

【新生儿窒息复苏术】

新生儿生后若发生窒息应立即进行复苏及评估，尽可能缩短机体缺氧时间，监测体温、呼吸、心率、尿量等多项指标，了解各脏器受损程度并及时处理，并由产科医师、儿科医师、助产士（师）及麻醉师共同协作进行，而不应延迟至 1min Apgar 评分后进行。

（一）复苏方案

复苏方案采用国际公认的 ABCDE 复苏方案，见表 1-2。

表 1-2 ABCDE 复苏方案

复苏方案	内容
A（airway）	尽量吸净呼吸道黏液，保持呼吸道通畅
B（breathing）	建立呼吸，增加通气
C（circulation）	维持正常循环，保证足够心搏出量
D（drug）	药物治疗
E（environment evaluation）	保持环境温度，进行动态评价

表中前 3 项最重要，其中 A 是根本，B 是关键，E 贯穿于整个复苏过程之中。呼吸、心率和血氧饱和度是窒息复苏评估的三大指标，并遵循：评估→决策→措施，如此循环往复，直到完成复苏。

（二）复苏步骤

在 ABCDE 复苏原则下，新生儿复苏可分为 4 个步骤：①基本步骤；②正压通气；③胸外心脏按压；④药物治疗。其中基本步骤分为三个步骤，包括快速评估、初步复苏及评估。

1. **快速评估**　出生后立即用几秒钟的时间快速评估 4 项指标：①足月吗？②羊水清吗？③有哭声或呼吸吗？④肌张力好吗？如以上 4 项中有 1 项为"否"，则进行以下初步复苏。

2. **初步复苏步骤**

(1)置保暖处：新生儿娩出后立即置于预热的自控式开放式辐射保暖台上，设置腹壁温度为 36.5℃；或因地制宜采取保暖措施，如用预热的毯子裹住新生儿以减少热量散失等。

(2)摆好体位：置新生儿头轻微仰伸位（鼻吸气位），肩部用布卷垫高 2~3cm。

(3)清理呼吸道：肩娩出前，助产者用手挤出新生儿口咽、鼻中的分泌物。新生儿娩出后，立即用吸球或吸管（12F 或 14F）清理分泌物，先口咽、后鼻腔，吸净口、咽和鼻腔的黏液。但应限制吸管的深度和吸引时间（10s），吸引器的负压不应超过 100mmHg。如羊水混有胎粪，且新生儿无活力，在婴儿呼吸前，应采用胎粪吸引管进行气管内吸引，将胎粪吸出。吸净口腔和鼻腔分泌物后每分钟心率仍<100 次，无自主呼吸、肌张力低，应立即气管插管吸进气道内的胎粪。

(4)擦干：用温热干毛巾快速擦干全身。

(5)刺激：用手拍打或手指轻弹患儿的足底或沿长轴摩擦背部 2 次以诱发自主呼吸。

3. **正压通气**　新生儿窒息复苏首先是要让肺泡有良好的通气和换气，建立稳定的功能残气量，避免肺内分流。要达此目标就要正确进行人工正压通气，正确应用 PEEP 和 CPAP，特别是早产儿及早应用 CPAP 可减少插管和正压通气的并发症。

(1)指征：①呼吸暂停或喘息样呼吸；②每分钟心率<100 次。

(2)气囊面罩正压通气：①通气压力需要 20~25cmH$_2$O，少数病情严重的新生儿可用 2~3 次 30~40cmH$_2$O 压力通气，以后通气压力维持在 20cmH$_2$O。②频率每分钟 40~60 次（胸外按压时为每分钟 30 次）。③有效的正压通气应显示心率迅速增快，由心率、胸廓起伏、呼吸音及氧饱和度来评价。④如正压通气达不到有效通气,需检查面罩和面部之间的密闭性,是否有呼吸道阻塞(可调整头位,清除分泌物,使新生儿的口张开)或气囊是否漏气。面罩型号应正好封住口鼻,但不能盖住眼睛或超过下颌。⑤经30s充分正压通气后,如有自主呼吸,且每分钟心率≥100次,可逐步减少并停止正压通气。如自主呼吸不充分或每分钟心率<100次,须继续用气囊面罩或气管插管施行正压通气,并检查及矫正通气操作。如每分钟心率60次,气管插管正压通气并开始胸外按压。⑥持续气囊面罩正压通气(>2min)可产生胃充盈,应常规经口插入8F胃管,用注射器抽气并保持胃管远端处于开放状态。⑦国内使用的新生儿复苏囊为自动充气式气囊(250ml),使用前要检查减压阀。有条件最好配备压力表。自动充气式气囊不能用于常压给氧。

4. 胸外心脏按压

(1)指征:充分正压通气30s后,每分钟心率<60次,在正压通气同时须进行胸外心脏按压。

(2)方法:应在新生儿两乳头连线中点的下方,即胸骨体下1/3进行按压。①拇指法:双手拇指端按压胸骨,根据新生儿体型不同,双拇指重叠或并列,双手环抱胸廓支撑背部。此法不易疲劳,能较好地控制压下深度并有较好的增强心脏收缩和冠状动脉灌流的效果。②双指法:右手示、中两个手指尖放在胸骨上,左手支撑背部。其优点是不受患儿体形大小及操作者手大小的限制。按压深度约为前后胸直径的1/3,产生可触及脉搏的效果。按压和放松的比例为按压时间稍短于放松时间,放松时拇指或其他手指应不离开胸壁。

(3)胸外按压和正压通气需默契配合:需要胸外按压时,应气管插管进行正压通气。因为通气的损害几乎总是新生儿窒息的首要原因,所以胸外按压和正压通气的比例应为3:1,即90次/分按压和30次/分呼吸,达到每分钟约120个动作。因此,每个动作约 1/2s,2s 内 3 次胸外按压加 1 次正压通气。30s 重新评估心率,如每分钟心率仍＜60 次,除继续胸外按压外,考虑使用肾上腺素。

(三)药物

1. 肾上腺素　心脏停搏或正压通气＋胸外按压 45～60s 后每分钟心率仍＜60 次立即静脉注入 1:10 000 溶液,每次 0.1～0.3ml/kg(最好经脐静脉给药)。如无静脉通路,可经气管内注入 1:10 000 溶液 0.5～1.0ml/kg,必要时 3～5min 重复 1 次。

2. 扩容剂　主要是生理盐水,剂量是 10ml/kg,10min 以上缓慢静脉推入;必要时输全血或红细胞悬液。

复苏一般不再推荐使用碳酸氢钠和纳洛酮,如出现特殊情况(如加压通气及心脏按压改善通气和循环以后仍存在较重的代谢性酸中毒,或正压人工呼吸使心率和肤色恢复正常后,仍存在严重的呼吸抑制,母亲分娩前 4h 有注射吗啡类镇静药,应请示上级医师。

(四)复苏后监护

窒息缺氧对新生儿各系统造成不同程度的损伤,复苏后应密切观察、监护,及时诊断,处理各系统合并症,减少或避免继发性缺氧损伤,对减少和减轻并发症、改善预后非常重要。

1. 监测新生儿多项指标:体温、呼吸、面色、心音、末梢循环、哭声、眼神、意识状态、吸吮力、肌张力、神经反射、颅内压、大小便等。

2. 实验室检测血气分析、血糖、血电解质等。

3. 护理上做好保暖,保持呼吸道通畅,维持血氧和血糖在正常水平,适当限制液体入量和控制脑水肿。

4. 适当延迟喂养或微量喂养。

5. 避免新生儿急性坏死性小肠结肠炎的发生。

6. 凡进行气管插管或脐血管插管可能发生感染者,需给抗生素防治感染。

7. 早期发现异常并适当干预,以减少窒息的死亡率和伤残率。

第四节 胎粪吸入综合征

胎粪吸入综合征(meconium aspiration syndrome,MAS)或称胎粪吸入性肺炎,是由于胎儿在宫内或产时吸入混有胎粪的羊水所致,以呼吸道机械性阻塞及化学性炎症为主要病理特征,以出生后出现呼吸窘迫为主要表现,同时伴有其他脏器受损的一组临床综合征。多见于足月儿、小于胎龄儿及过期产儿。此类婴儿病史中常有围生期窒息史,母亲常有产科并发症,分娩时有产程延长及羊水胎粪污染现象,当有急、慢性缺氧及呼吸窘迫或宫内感染时,均可导致胎粪排于宫内。羊水被胎粪污染,出生前或出生时因吸入胎粪引起气道阻塞,严重者生后有呼吸困难、肺不张,使肺部气体交换障碍。当妊娠末期或产时能做好胎心监护,产房能做好气管内吸引,常可避免大量胎粪吸入。

【病因及发病机制】

1. **胎粪吸入** 若胎儿在宫内或分娩过程中缺氧,使肠道及皮肤血流量减少,继而迷走神经兴奋,最终导致肠壁缺血痉挛,肠蠕动增快,肛门括约肌松弛而排出胎粪。同时,宫内缺氧使胎儿产生呼吸运动,将胎粪吸入气管内或肺内,或在出生建立有效呼吸后,将胎粪吸入肺内。

2. **不均匀气道阻塞和化学炎症**

(1)部分肺泡因其小气道被较大胎粪颗粒完全阻塞,其远端肺泡内气体吸收,引起肺不张,使肺泡通气/血流降低,导致肺内分流增加,从而发生低氧血症。

(2)黏稠胎粪颗粒不完全阻塞部分肺泡的小气道,则形成"活瓣",吸气时小气道扩张,气体能进入肺泡,而呼气时因小气道阻塞,气体不能完全呼出,导致肺气肿,致使肺泡通气量下降,引起

CO_2 潴留。若气肿的肺泡破裂则发生肺气漏,如间质气肿、纵隔气肿或气胸等。

(3)部分肺泡的小气道可无胎粪,但该部分肺泡的通换气功能均可代偿性增强,由此可见,MAS 的病理特征为不均匀气道阻塞。即肺不张、肺气肿及正常肺泡同时存在,其各自所占的比例决定患儿临床表现的轻重。

3. 肺动脉高压 严重缺氧和混合性酸中毒导致肺小动脉痉挛,甚至血管平滑肌肥厚(长期低氧血症),导致肺动脉阻力增加,右心压力增加,发生卵圆孔水平右向左分流。肺血管阻力的持续增加,使肺动脉压超过体循环动脉压,从而导致已功能性关闭或尚未关闭的动脉导管发生导管水平的右向左分流,即新生儿持续肺动脉高压(PPHN)。上述变化将进一步加重低氧血症及混合性酸中毒,并形成恶性循环。

【临床表现】

1. 羊水中胎粪状况 分娩时可见羊水混胎粪。患儿皮肤、脐带和指(趾)甲床留有胎粪污染的痕迹。口、鼻腔吸引物中含有胎粪。气管插管时声门处或气管内吸引物中可见胎粪(即可确诊)。

2. 呼吸系统表现 常于出生后出现呼吸窘迫,数小时后随胎粪吸入远端气道,临床症状加剧,表现为呼吸急促(每分钟呼吸>60 次)、发绀、鼻翼扇动和吸气性三凹征等,少数患儿也可出现呼气性呻吟。体格检查可见胸廓前后径增加,早期两肺有鼾音或粗湿啰音,继之出现中、细湿啰音。如呼吸窘迫突然加重,并伴有呼吸音明显减弱,应怀疑气胸的发生。

3. 持续性肺动脉高压(PPHN) 主要表现为持续而严重的发绀,哭闹、哺乳或躁动时发绀加重,其特点:①当 $FiO_2 > 0.6$ 时,发绀仍不缓解;②发绀程度与肺部体征不平行(发绀重,体征轻);③测定动脉导管开口前后血氧分压差,当两者差值为 15~20mmHg 或两处的经皮血氧饱和度差为 5%~10%,又同时能排除先天性心脏病时,提示存在动脉导管水平的右向左分流。部分患儿在胸骨左缘第 2 肋间可闻及收缩期杂音,严重者可出现休克和心力衰竭。

4. **并发症**　严重 MAS 患儿可并发红细胞增多症、低血糖、低钙血症、HIE、多器官功能障碍及肺出血等。

【辅助检查】

1. **实验室检查**

(1)血气分析:pH 和 PaO_2 降低,$PaCO_2$ 增高。

(2)血常规、血糖、血钙和相应血生化检查等。

(3)气管内吸引物及血液的培养。

2. **X 线检查**　多具有典型的 MAS 特征性表现。

(1)轻型:肺纹理增粗,轻度肺气肿,膈轻度下降,心影正常。

(2)中型:肺叶有密度增加的粗颗粒状阴影或片状阴影、团块状阴影、云絮状阴影或有节段肺不张,心影常缩小。

(3)重型:两肺有广泛粗颗粒状阴影或斑片状阴影及肺气肿现象,有时可见肺不张和炎症融合形成大片状阴影,常并发气漏、纵隔积气。

3. **彩色多普勒超声检查**　可评估和监测肺动脉压力,有助于 PPHN 的诊断。

【诊断】

1. **重要疑诊线索**　足月儿或过期产儿,有宫内窘迫和(或)出生窒息史,羊水中混有胎粪,生后不久出现呼吸窘迫且进行性加重,胸廓前后径增加,早期两肺有鼾音或粗湿啰音,以后出现中湿啰音、细湿啰音。严重者可出现肺动脉高压(PPHN)的表现(严重发绀,其程度与肺部体征不平行,胸骨左缘第 2 肋间可闻及收缩期杂音),可出现休克和心力衰竭。

2. **确诊的重要依据**

(1)羊水中混有胎粪,患儿皮肤、脐带及指甲因长期胎粪浸泡而出现黄染,气管插管吸引出胎粪,如能将声带下方的气管内容物抽出来,也会抽出胎粪。

（2）新生儿出生后即有呻吟、呼吸急促、发绀、三凹征、胸廓呈桶状及双肺啰音等症状和体征。

【鉴别诊断】

1. 新生儿呼吸窘迫综合征　多为早产儿，出生后 12h 内出现进行性呼吸困难，以呼气性呻吟为特点。X 线胸片有典型均匀细颗粒网状阴影，常伴有支气管充气征，严重者为"白肺"。

2. 新生儿感染性肺炎　多经产道感染或出生后感染，多出生时即有感染的征象，发育营养差，肝脾大、中性粒细胞增多和核左移。胸部 X 线片大多有同质性肺炎改变。

3. 心源性肺水肿　多由于宫内感染导致病毒性心肌炎，或先天性心脏病合并心力衰竭，或因输液过多、过快引起，出现呼吸急促、发绀，肺部有粗湿啰音，胸部 X 线片示心脏扩大，羊水无胎粪污染可作鉴别。

【治疗】

（一）清理呼吸道

当羊水被胎粪污染时，无论胎粪是稠或稀，头部一旦娩出，尚未出现第 1 口呼吸时是吸出胎粪的最佳时间。先吸引口、咽和鼻，可用大孔吸管（12F）或（14F）或吸球吸胎粪，应尽可能吸净，以免胎粪向下深入。根据新生儿有无活力来决定是否要插管吸引，无活力者需插管，有活力者还可观察。所谓有活力是指呼吸好，肌张力正常，每分钟心率＞100 次，可理解为无窒息状态。如自主呼吸有力可拔除气管插管，继续观察呼吸症状，同时摄胸部 X 线片了解肺部吸入情况。出生后的头 2h 内，每 30 分钟行胸部物理治疗及吸引 1 次，如有呼吸道症状出现，胸部 X 线片有斑片阴影时，以后每隔 3～4 小时做胸部物理治疗及吸引 1 次。

（二）常规监测和护理

复苏后的 MAS 新生儿应立即送入 NICU，安装各种监护仪，严密观察心、脑、肾的损害迹象。定时测 pH、PaO_2、$PaCO_2$ 和 HCO_3^-，及时发现并处理酸中毒。监测血压，如有低血压及灌流不足表现,可考虑输入血浆或全血。监测血糖和血钙,发现异常均应及时纠正。如羊水已被胎粪污染,但无呼吸窘迫综合征,应放入高危新生儿室,严密观察病情发展。液体需要量为 $60\sim80$ml/(kg·d),过多水分有可能加重肺水肿,但也不宜过少,以免呼吸道过于干燥。营养应逐步达到需要量,不能口服者采用鼻饲或给予静脉营养液。

(三)氧疗与机械通气

1. **氧疗**　当 $PaO_2<50$mmHg 或 $TcSO_2<90\%$,应根据患儿缺氧程度选用鼻导管、面罩或头罩吸氧,维持 PaO_2 $50\sim80$mmHg 或 $TcSO_2$ $90\%\sim95\%$为宜。应湿化给氧,有助于胎粪排出。

2. **持续气道正压吸氧(CPAP)**　MAS 早期或轻度的 MAS,$FiO_2<0.4$ 时,胸部 X 片显示病变以肺不张为主,可选用 CPAP。压力一般在 $3\sim5$cmH_2O,使 PaO_2 维持在 $60\sim70$mmHg。但对于以肺气肿为主的 MAS,不适合应用 CPAP 治疗。

3. **常频机械通气**　当 $FiO_2>0.6$,$TcSO_2<85\%$,或 $PaCO_2>60$mmHg 伴 pH<7.25,需机械通气治疗。呼吸频率每分钟 $40\sim60$ 次;吸气峰压(PIP)保证胸廓起伏的最小有效压力值;呼气末正压(PEEP)$3\sim5$cmH_2O,有足够的呼气时间($0.3\sim0.5$s)。如有气体潴留,PEEP 降至 $2\sim4$cmH_2O,呼气时间延长至 $0.7\sim1.0$s。

4. **高频通气**　常频呼吸机治疗无效或有肺气漏可使用高频通气。ECMO 对 MAS 合并难治性呼吸衰竭有一定疗效。

(四)药物治疗

1. **抗生素的应用**　胎粪会加速细菌生长,故当 X 线胸片显示肺部有浸润变化时应常规给予广谱抗生素治疗,必要时做气管分泌物细菌培养。

2. **肌松药和镇静药的应用**　常用于较大新生儿,可减轻患儿呼吸肌对抗及活瓣效应引起的过度通气,减少肺气漏发生。

(五)肺表面活性物质治疗

MAS 患儿内源性肺表面活性物质受到严重损害,可给予外源性肺表面活性物质(PS)治疗,有效改善肺顺应性及氧合以及 MAS 引起的气体弥散不足,肺不张,肺透明膜形成,不增加并发症的发生。推荐剂量为每次 100～200mg/kg,每 8～12 小时 1 次,可用 2～3 次,首次给药最好于生后 6h 内。

(六)并发症的治疗

1. 气胸　当 MAS 发生的时候,胎粪堵塞呼吸道形成单向瓣膜的作用,会使肺泡内的气体易进难出,最后会爆裂而发生气胸,应紧急处理,根据病情采取监护、抽气、引流与呼吸机治疗。

2. 持续肺动脉高压的治疗　当发生严重低氧血症时,应警惕合并持续肺动脉高压。常规治疗持续肺动脉高压包括碱化血液、高频通气、一氧化氮吸入等,目的为降低肺动脉压力,提高体循环压力,逆转右向左分流。

第五节　新生儿肺出血

新生儿肺出血(neonatal pulmonary hemorrhage)是指肺的大量出血,至少影响 2 个肺叶。本病发生在新生儿早期,早产儿尤其是小早产儿多见,是新生儿主要死亡原因之一。随着监护救治技术的发展,肺出血发病率有所下降,但病死率仍较高。

【病因】

1. 缺氧因素　窒息、重症缺氧缺血性脑病、呼吸窘迫综合征、胎粪吸入综合征、发绀型复杂先天性心脏病等,肺出血多发生在出生后 3d。

2. 感染因素　败血症、感染性肺炎、坏死性小肠结肠炎等,肺出血多发生在出生后 1 周左右。

3. 寒冷损伤　主要发生在寒冷损伤综合征和硬肿症,多见于早产儿。

4. 早产　早产儿肺发育不成熟,感染、缺氧、低体温时更易发生肺出血。

5. 医源性因素　复苏过程中应用碱性药物,氧中毒,机械通气峰压过高,应用表面活性物质治疗肺部疾病等。

6. 其他　充血性心力衰竭,高黏滞综合征,Rh 溶血,凝血功能障碍,弥散性血管内凝血,外伤性引起的器官及支气管糜烂等。

【发病机制】

肺出血的确切机制目前仍未完全阐明。

1. 出血性肺水肿　气道抽吸物与全血比较血细胞比容明显降低,表明气道血性液来自出血性肺水肿而非直接原血进入肺而吸出。

2. 缺氧和酸中毒　可导致肺毛细血管压力增加及部分血管渗出或破裂。

3. 肺泡屏障完整性改变　肺泡上皮及毛细血管内皮完整性改变或者呼吸膜的滤过压力改变,都可能导致患儿肺出血。

【临床表现】

患儿反应差、面色苍白、发绀、四肢冷、呈休克状态。呼吸困难突然加重,出现三凹征、呻吟、呼吸暂停、呼吸不规则,经皮氧饱和度难以维持正常水平。肺部听诊出现局部或弥漫性细湿啰音,并迅速增多,也有部分病例,从发病至死亡,肺部均未闻及细湿啰音。从口、鼻流出血性分泌物,或从气管插管中吸出大量的血性分泌物,这是诊断肺出血的最有力依据。但约 50% 的患儿始终无血性分泌物从鼻或口腔流出。

【辅助检查】

1. 实验室检查

(1)血常规:白细胞可正常、增高或降低。肺出血后,红细胞减少,血红蛋白降低,由于大量血液丢失,血红蛋白可跌至 $100g/L$,甚至更低,血细胞比容降低。部分患儿血小板减少。

(2)血气分析:均有不同程度的酸中毒,以混合性酸中毒或代谢性酸中毒多见;可致 pH≤7.10,PaO$_2$ 降低,PaCO$_2$ 可增高,BE 负值增大。

(3)生化改变:在伴有严重 NRDS 的早产儿,部分有低血糖、低血钙、低蛋白血症及肾衰竭。

(4)少部分患儿有凝血功能障碍。

2. X 线检查　两肺透亮度突发性降低,出现广泛性、斑片状、均匀无结构的高密度影;肺血管淤血影;大量肺出血时两肺呈"白肺"改变;心脏轻度至中度增大,以左心室增大较明显。当肺出血改善时,肺部改变逐渐清晰或逐步消失或进入慢肺的改变。尚可见肺部原发性疾病的改变。

【诊断及鉴别诊断】

当呼吸道出现血性液及突发呼吸循环功能下降时可临床诊断肺出血。新生儿肺出血病理由轻至重表现为点状肺出血、局灶性肺出血及弥漫性肺出血三种类型,但只要气道内流出血性液,临床就可诊断为肺出血而不管是何种病理类型。

为避免误诊及减少漏诊,临床诊断标准应"以气道内有血性液流出而食管内无血性液者为诊断依据",如气道与食管内均有血性液者,则须细致加以鉴别。

【治疗】

由于肺出血临床上主要表现为失血性低血容量性休克及血液积聚于肺泡引起的血气交换障碍,故其主要治疗手段为清除气道血性液和恢复充分有效的通气。

1. 常规治疗

(1)病因治疗:治疗导致缺氧或酸中毒的原发病,怀疑败血症时给予抗感染等。

(2)一般治疗:注意保暖,给氧,保持呼吸道畅通,适当限制入液量。

(3)纠正酸中毒:通过恢复足够通气和维持正常血压来纠正酸中毒,必要时给予碳酸氢钠。

(4)补充血容量:应给予液体复苏以纠正血流动力学不稳定,包括使用浓缩红细胞(PRBC),每次 10～15ml/kg,维持血细胞比容 45%以上。必要时,给予升高血压药物。

2. 恢复有效通气

(1)机械通气:一旦诊断为肺出血,应立即采用机械通气。正压通气和呼气末正压是治疗肺出血的关键措施。初始参数:PIP 25～30cmH$_2$O,PEEP 6～8cmH$_2$O,每分钟呼吸 35～45 次,Ti 0.5～0.75s,并根据病情调节呼吸机参数。

(2)表面活性物质的应用:肺出血患儿在机械通气后,病情稳定,但肺顺应性仍较差者,或由于肺出血后蛋白丰富的液体在肺泡表面抑制表面活性物质的功能,以及存在肺部疾病恶化时,可单剂量应用,以改善氧的供应。

(3)动脉导管开放(PDA)的处理:一般应在肺出血 24～48h 后,凝血障碍得到控制,低氧血症和酸碱平衡失调得到纠正,可考虑用布洛芬来关闭动脉导管,必要时也可行外科结扎。肺出血的极期,禁用布洛芬。

(4)应用止血药:可使用巴特罗酶(立止血)0.2U 加生理盐水 1ml,气管插管内滴入;同时,用巴特罗酶 0.5U 加生理盐水 2ml 静脉滴注。

第六节　新生儿持续肺动脉高压

新生儿持续肺动脉高压(persistent pulmonary hypertension of the newborn,PPHN)是指出生后肺血管阻力持续性增加,肺动脉压超过体循环动脉压,使由胎儿型循环过渡至正常"成年人"型循环发生障碍,而引起的心房和(或)动脉导管水平血液的右向左分流,临床表现为严重发绀、低氧血症及酸中毒,吸高浓度氧发绀不能消失,部分患儿治疗困难。本病多见于足月儿、近足月或过期产儿,但是早产儿亦可出现肺血管阻力的异常增高,是新生儿期危重症之一。

【病因】

该病主要由于出生后肺血管阻力不能下降,新生儿不能建立正常氧合,可导致多器官功能异常,常于出生后不久出现症状。其严重性可从轻度、暂时性呼吸窘迫到严重低氧血症、心肺功能不稳定而需重症监护。PPHN主要影响足月及近足月新生儿,某些胎龄<32周的早产儿也有PPHN的心脏超声证据。PPHN多与肺实质疾病(如MAS和RDS)有关;也有一些病例无肺实质疾病,称为原发性PPHN;某些患儿则继发于致死性呼吸衰竭,如肺泡-毛细血管发育不良、表面活性物质合成的遗传缺陷及继发于羊水过少或先天畸形所致的严重肺发育不良。近年,由于过期妊娠数量减少,MAS发生率明显下降,胎龄34~37周选择性或有医学指征性剖宫产的早产儿RDS成为PPHN的主要原因。

【临床表现】

1. 病史 多见于足月儿或过期产儿,可有羊水被胎粪污染、围生期窒息、胎粪吸入等病史。

2. 症状及体征

(1)出生后除短期内有呼吸窘迫外,24h内出现明显发绀。

(2)存在肺部原发疾病者,可出现呼吸急促、吸气性凹陷或呻吟。

(3)在通气和给氧条件下,新生儿早期表现为严重的低氧血症与肺部疾病严重程度或胸部X线表现不成比例,并除外气胸、先天性心脏病;或呼吸机参数未变而血氧分压极不稳定。

(4)心脏听诊可在左或右下胸骨缘闻及三尖瓣反流所致的收缩期杂音。因肺动脉压力增高而出现第二心音增强。

【诊断】

如新生儿有呼吸窘迫并伴有血氧不稳定或低氧血症与肺疾病程度不一致时,应怀疑PPHN。

1. 针对低氧的诊断步骤

（1）高氧试验：以头罩或面罩吸入 100％氧气 5～10min 后观察，如 PaO_2 无改善，提示存在 PPHN 或发绀性心脏病所致的右向左分流。如 $PaO_2 > 50mmHg$，则可排除大多数发绀型先天性心脏病。

（2）动脉导管开口前后 PaO_2 差异试验：同时检查动脉导管开口前（常取右桡动脉）及动脉导管开口后的动脉（常为左桡动脉、脐动脉或下肢动脉）血氧分压，当两者差值大于 15～20mmHg 或两处的经皮血氧饱和度差 >5％，又同时能排除先天性心脏病时，提示存在动脉导管水平的右向左分流。

（3）高氧、高通气试验：对高氧试验后仍发绀者，在气管插管或面罩下行皮囊通气，每分钟频率为 100～150 次，持续 5～10min，使 $PaCO_2$ 下降至"临界点"（30～20mmHg），如为 PPHN，血氧分压可显著上升（可 >100mmHg），而发绀型心脏病增加不明显。

2. 排除先天性心脏病的诊断　排除先天性心脏病的诊断见表 1-3。

表 1-3　排除先天性心脏病的诊断

排除检查项	内容
胸部 X 线片	观察心脏外形、大小、肺血管影及肺实质性疾病，持续肺高压如无结构异常的先天性心脏病或肺实质性疾病时胸部 X 线片可正常，偶可显示肺血管影减少
心电图	可有助于提示结构异常的先天性心脏病，PPHN 的心电图常显示与年龄一致的右心室占优势征象，亦可有心肌缺血 ST-T 的改变
超声多普勒检查	该项检查已作为 PPHN 诊断和评估的主要手段。证实心房或动脉导管水平右向左分流，提供肺动脉高压程度的定性和定量证据，可排除各种发绀型先天性心脏病
其他诊断措施	疑 PPHN 时应同时做血糖、血钙、血细胞比容、脑性利钠肽（BPN）及血培养检查，以确定造成 PPHN 的可能病因

【鉴别诊断】

1. **发绀型先天性心脏病** PPHN需与结构异常的先天性心脏病鉴别,此类患儿常有心脏扩大,脉搏细弱,上、下肢血压及脉搏有差异,心杂音较响,可有肺水肿表现,高氧或高氧高通气试验不能使 PaO_2 升高,PaO_2 持续<40mmHg(5.32kPa)胸部X线片及超声心动图可助于诊断。

2. **单纯肺部疾病** 单纯肺部疾病所致的发绀一般呼吸困难程度较明显,有辅助呼吸肌活动及肺部体征等,胸部X线片、高氧试验可鉴别。

【治疗】

PPHN的治疗关键是明确呼吸衰竭的病因,即有无肺实质疾病,以决定治疗策略。高频通气和iNO是治疗PPHN的有效手段,并可减少ECMO的应用,严重、持续低氧血症会导致多器官损伤,影响预后。

(一)一般治疗

1. **镇静** 机械通气时应给吗啡镇静,静脉注射0.1mg/(kg·h)。

2. **肌松药** 如果患儿自主呼吸频繁或有对抗呼吸机表现时,可给予神经肌肉松弛药泮库溴铵(0.1mg/kg),每3～4小时1次,同时纠正酸中毒、低体温、红细胞增多症、低血糖、低血钙和低镁血症。

3. **抗生素** 用于有感染指征者。

(二)纠正低氧血症,降低肺动脉压

1. **插管及机械通气** 推荐用轻度高通气维持适当的氧合,维持 SpO_2>95%,在12～24h维持 $PaCO_2$ 35～45mmHg(4.6～6kPa)及维持pH 7.35～7.45。如无肺泡疾病时,高胸腔压力可减少心搏出量,并使肺血管阻力上升,建议机械通气时,用稍快、低压力、短吸气时间的通气,以减少对肺静脉回流及对心排出量的影响。有肺实质疾病时,机械通气必须考虑到肺本身的疾病,高频喷射通气(HFJV)对胎粪吸入性肺炎及气漏有效,高频震荡通气(HFOV)往往用于具有肺实质病伴有 PPHN 者。此外,HFOV 又可为吸入一氧化氮(iNO)提供有效的递送手段。

2. 体外膜氧合技术(ECMO) 新生儿低氧性呼吸衰竭和 PPNH 治疗的最后选择,通过将患儿的血液引出体外进行氧合,再回输体内,以纠正低氧血症,同时为肺部修复争取时间。

3. 血管扩张药治疗 一氧化氮是目前唯一的高度选择性的肺血管扩张药,可选择性地降低肺动脉压,改善通气血流比,降低肺内或肺外分流,改善氧合。

(三)提高体循环压力,减少右向左血液分流

1. 增加体循环容量 输注生理盐水、5%血白蛋白、血浆或全血。

2. 应用正性肌力药物 应用多巴胺及多巴酚丁胺,以增加心搏出量及支持血压,剂量不宜太大,否则不利于降低肺动脉压力。

(四)抑制 PPHN 肺血管结构变化的潜在疗法

1. 产前应用地塞米松 能抑制机化肺泡动脉的数量及中层肌厚度。

2. 长期产前应用雌二醇 能抑制实验动物肺血管中层肌厚度。

3. 产后一氧化氮吸入 能防止新的机化,减少异常的重塑。

4. 丝氨酸弹力酶抑制药 采用丝氨酸弹力酶抑制药,能逆转实验动物的严重肺血管疾病。

第七节 新生儿心律失常

新生儿心律失常(arrhythmia of newborn)是指心肌自律性、兴奋性和传导性发生变化而引起的心率过快、过慢或节律异常。新生儿心律失常多为功能性及暂时性,但也有少数严重心律失常。阵发性室上性心动过速多发生在无器质性心脏病的婴儿,但发作时每分钟心率达 230～250 次,可引起急性充血性心力衰竭,如不及时救治,可致死亡,因此被称为"需要急救处理的良性心律失常"。因此,对新生儿心律失常不可掉以轻心,应密切观察,积极治疗。

【病因】

(一)心脏外部因素

1. 缺氧 是引起新生儿心律失常最常见因素。①围产因素:脐带绕颈、头盆不称、窒息缺氧及从胎儿循环过渡到新生儿循环的血流动力学改变。②孕母因素:孕母患糖尿病、妊娠期高血压疾病、红斑狼疮等,可引起心脏自主神经及其传导系统受损而致心律失常。

2. 感染 主要是宫内和出生后感染,包括病毒感染(多为宫内感染)引起的心肌炎、心内膜炎、心包炎及重症肺炎、败血症等细菌感染(多为生后感染)引起的中毒性心肌炎,也是引起心律失常的主要原因。

3. 水、电解质及代谢紊乱 低血钙、低血钠、高血钾、脱水、低血糖及酸碱紊乱,可引起心脏电生理变化而导致心律失常。

4. 全身性疾病 硬肿症、颅内出血、各种中枢神经系统疾病。

5. 药物 母亲孕期由于本身疾病而使用的一些药物,包括麻醉药、引产药、抗心律失常药。新生儿用的一些药物包括洋地黄、氨茶碱甚至抗惊厥时用的利多卡因、治疗胃食管反流用的西沙必利等。

6. 其他 新生儿心脏手术或心导管检查。

(二)心脏本身因素

1. 先天性心脏病 多见右向左分流型先天性心脏病。

2. 心肌病 可见于新生儿柯萨奇病毒感染引起的病毒性心肌病。

3. 传导障碍 窦房结功能不良、预激综合征等。

4. 原发性心脏肿瘤 新生儿心脏肿瘤如横纹肌瘤、纤维瘤及心肌错构瘤等常伴心律失常。

(三)其他

早产儿其心脏传导系统发育不成熟,可以发生心律失常。

【发病机制】

1. 发育异常

(1)新生儿早期,房室结与房室束可通过马氏纤维与房间隔顶部相连,形成旁路传导,导致易发生预激综合征及室上性心动过速。

(2)窦房结中过渡细胞少,对起搏细胞的兴奋过滤作用不足,致窦房结起搏频率不稳定,导致窦性心律失常。

(3)生后左心室压力增高,左侧房室结、房室束受压变性,影响传导系统自律性和传导速度,导致期前收缩及室上性心动过速。

(4)传导系统发育异常如窦房结及心内膜垫发育不全、缺如、变性,房室结动脉闭塞等,致希氏束缺乏连贯性或中断,形成传导障碍。

2. 电生理活动异常　新生儿心脏的生理功能和解剖形态与婴幼儿、年长儿有显著的不同,新生儿出生时其心脏传导系统包括窦房结、房室结、房室束等都未发育成熟,出生后才逐步发育完善。临床电生理研究表明,快速异位心律失常是异位兴奋性增高、折返激动及并行收缩所致。单个折返引起期前收缩,连续折返引起心动过速或扑动,多个微型折返引起颤动。而慢速异位心律失常则是起搏点兴奋低下或传导障碍所致。

【临床表现】

正常新生儿心率波动较大,心率随日龄的增加而增加。一般足月新生儿心率,出生后 24h 每分钟为 135～140 次,7d 内每分钟为 110～175 次,7d 以上每分钟为 115～190 次,早产儿心率波动范围更大。其临床表现常与病因、失常类型及程度有关,既可毫无症状,或被原发疾病掩盖,亦可表现为哭声弱、烦躁、拒奶、呕吐、出汗、体温不升、面色苍白、阵发性发绀、气促。可见心率快或慢,或节律不整,心音低钝,或强弱不一。三度房室传导阻滞、窦房传导阻滞、室上性及室性心动过速,可引起心脏丧失有效收缩力和排血功能而致心力衰竭,亦可使血液循环突然中断或锐减,致心源性脑缺血综合征而发生抽搐与昏厥。

【诊断】

新生儿心律失常的具体诊断内容见表 1-4。

表 1-4　新生儿心律失常的诊断

诊断要点		内容
病史		应了解妊娠期疾病、用药,围生期缺氧、窒息,生后新生儿疾病及水电解质紊乱等病史
物理检查	心率快而整	室上性心动过速(SVT)、室性心动过速(VT)、心房扑动(AF)伴规则房室传导
	心率快而不整	心房颤动(Af)、心房扑动伴不规则房室传导
	心率慢而整	窦性心动过缓、有规律的二度房室传导阻滞、三度房室传导阻滞(CAVB)
	心率慢而不整	窦性心动过缓、期前收缩、二度房室传导阻滞
	心率正常而不整	窦性心律不齐、期前收缩、二度房室传导阻滞
心电图检查		新生儿心律失常以室上性心动过速及传导阻滞最常见。诊断心律失常的基本方法是常规 12 导联体表心电图检查,绝大多数心律失常可以此做出正确诊断。但它只能记录短时间内的变化,不能观察到多种生理或病理状态下的心电图改变,24h 动态心电图监测可弥补其不足。体表信号平均心电图(SA-ECG)可检测新生儿心室晚电位,而食管心电图可探查 SVT 的发病机制,两者合用效果更好
心脏电生理检查		非创伤性的经食管心房调搏的心电检查,可做窦房结功能测定及各种快速心律失常诊断。创伤性的心内心电检查,可准确地判断各类心律失常的发病机制,评价抗心律失常药物疗效
其他检查		超声心动图亦能及早发现心律失常,并能对心脏结构异常及血流动力学变化做出诊断
		程控刺激(PES)可用于鉴别 SVT 类型
		希氏束电图亦可用作心律失常的诊断

【治疗】

1. **病因治疗**　暂时性心律失常,如电解质紊乱所致者,可通过病因治疗而消除。亦须针对诱发因素进行处理,如对中毒性心肌炎,可用大剂量维生素 C、1,6-二磷酸果糖、肾上腺皮质激素等。

2. **潜水反射法治疗**　潜水反射法可作为 SVT 首选的初期治疗。即用 5～15℃冰袋或浸入 0～4℃冰水的湿毛巾,放在患儿的面部或口周 5～10s,给予突然的寒冷刺激,以提高迷走神经张力,可迅速纠正心率。一次无效,可每隔 3～5 分钟重复 1～2 次。

3. **药物治疗**　各种心律失常须药物治疗的不多,且抗心律失常药仅能对症治疗,它既不能缩短原发病病程,也改变不了原发病预后,有时还可引起各种不良反应,故用药前应先弄清心律失常病因、性质、严重度及危害性,再决定是否需药物治疗及如何治疗。大多数抗心律失常药的有效量与中毒量接近,过量可加重心律失常。药物选择应首选高效、速效、低毒、安全的药物,一般不联合使用两种或两种以上抗心律失常药。

4. **起搏与电复律术**

(1)经食管心房调搏:用于 SVT。给予超过 SVT 速率的超速起搏,此起搏抑制了引起 SVT 的异位节律点,然后停止起搏,窦房结恢复激动并下传,窦性心律恢复。

(2)同步直流电击复律:利用高能脉冲直接或经胸壁作用于心脏,使心脏各部位心肌在瞬间同时除极,从而中断折返,由窦房结重新控制心律,使异位心律立即中断并转为窦性心律的方法。新生儿一般用电能量每次 5～10J,从每次 1J 开始,一次电击无效,可略加大电能量再次电击,一般不超过 3 次。术前应停用洋地黄 1～2d。

(3)右心房起搏:用于 SVT 或 VT、AF、CABV。方法是:电极导管经贵要静脉或大隐静脉进入右心房,给予脉冲刺激,刺激电流 1～3mA。

5. **心脏手术**　经心房标测探明旁道部位后,手术治疗心动过速。亦可为 CABV 的新生儿安放心室抑制型起搏器（VVI型）。

第八节　新生儿心力衰竭

新生儿心力衰竭（heart failure of newborn）是指由于心肌收缩力减弱，不能正常地排出由静脉回流的血液，以致动脉系统血液供应不足，静脉系统发生内脏淤血所出现的一系列临床症状。其是新生儿期常见的急症之一，病因及临床表现与其他年龄小儿有所不同，并易与其他疾病混淆，一旦发生，如不及早处理，常危及生命。

【病因】

新生儿心力衰竭病因很多，以各种先天性心脏病为重要病因，其他系统疾病也可影响心功能而导致心力衰竭。出生后数小时内由于重度窒息缺氧导致心内膜下心肌、乳头肌坏死而造成二尖瓣和三尖瓣急性关闭不全，导致肺血管阻力升高，发生心力衰竭。在<7d 的新生儿中先天性心脏病（尤其重症类型），如左心发育不良、大血管错位及完全性肺静脉异位引流及主动脉瓣闭锁等，主要因心血管结构异常导致心脏负荷增加而心力衰竭。因此，在出生 1 周的新生儿中发生心力衰竭要考虑先天性心脏病的可能性。

【发病机制】

新生儿心力衰竭的血流动力学改变，均可归纳为负荷过重、心肌收缩力减弱、心室充盈时阻力增加及心律失常，而心肌收缩力减弱是发生心力衰竭的主要病理基础。炎症、缺氧、缺血、酸中毒等，可使心肌结构（心肌收缩蛋白）、心肌细胞膜完整性或心脏传导系统受损；或致心脏负荷过重，但心脏通过心率加快、收缩力加强、心脏扩大及心肌肥厚等机械能作用仍不能代偿；或缺氧、缺血等使心肌细胞内产能、贮能、用能三环节中任何一环节发生障碍，化学能作用下降，均最终导致心肌收缩力减弱。

【临床表现】

新生儿左、右心力衰竭不易截然分开,往往表现为全心衰竭。

1. **肺循环淤血表现**　左心室衰竭早期表现为呼吸急促,呼吸频率每分钟 50～60 次,严重者可出现呼吸表浅、不规则、呼吸困难,一般无明显鼻翼扇动及三凹征。双肺底可闻干、湿啰音,甚至有肺出血表现。当 $SpO_2 < 80\%$ 或 $PaO_2 < 40mmHg$ 时即可出现发绀。

2. **体循环瘀血表现**　右心衰竭早期表现为肝大肋下(腋前线)2cm 以上,或短期内较原来增大 1.5cm 以上。尿少,或有轻度蛋白尿。周围性水肿多不明显,严重心力衰竭可见手背、足背及眼眶周围轻度水肿。

3. **心功能减退表现**

(1)心动过速或心动过缓:新生儿安静时每分钟心率持续>160 次,为心力衰竭早期表现之一,如每分钟心率>180 次,提示为房性心动过速、严重心力衰竭或心力衰竭晚期,晚期心力衰竭亦可表现为心动过缓,每分钟心率<120～100 次。

(2)心脏扩大:见于有先天性心脏病者,是心功能受损的重要表现。

(3)心律失常:心力衰竭晚期,常可出现舒张早期奔马律,脉搏强、弱的交替脉或期前收缩等。

4. **其他**　烦躁、拒奶、声嘶、出汗(儿茶酚胺分泌增加)、面色苍白、生长障碍等。

【新生儿心力衰竭特点】

(一)存在心力衰竭易发因素

1. **心肌结构发育不成熟**　新生儿早期心室肌纤维单位体积内的肌节数量少,肌细胞较细,收缩力弱,心室顺应性差,代偿能力差。

2. **心肌中交感神经发育不成熟**　心肌中交感神经纤维少,在心室内分布不完善,儿茶酚胺释放的生理效应低,去甲肾上腺素在心肌内贮存少,影响心肌收缩力。

3. 心肌储备力不足 胎儿循环期,右心排血量 330ml/(kg·min),左心排血量 170ml/(kg·min),至新生儿期,两心排血量均为 400ml/(kg·min),两心室尤为左心室负荷明显增加,而新生儿心肌储备力低,心脏功能代偿能力不足。

4. 心肌需氧量大 新生儿胎儿血红蛋白含量高,释氧能力仅为成人血红蛋白的 1/3,2,3-二磷酸甘油酸亦低下,故需增加心排血量以满足机体氧的需要,从而加重心脏负担。

5. 心肌耗氧量多 新生儿新陈代谢率比年长儿高,活动、啼哭、烦躁均可增加心肌耗氧;存在卵圆孔与动脉导管水平的右向左分流,加重心脏负担。

6. 其他 新生儿易发生低血糖、低血钙、代谢性酸中毒等,且难以限制钠盐进食量,从而亦加重心脏负担。

(二)心力衰竭表现与年长儿不同

1. 左心衰竭与右心衰竭不易明确区分,常表现为全心衰竭,故鉴别左、右心力衰竭对治疗无指导意义。

2. 闻及湿啰音要警惕心力衰竭引起的肺水肿。

3. 严重病例心率和呼吸可不增快。

4. 心脏储备力不足,易出现低心排而常并发周围循环衰竭。

5. 肝大以腋前线较明显。

6. 早产儿心力衰竭肝大轻,较少增大至≥肋下 3cm。

7. 喂养困难、体质量增加过多或非预期的体质量增加、呼吸暂停、周围循环不良多见。

(三)心力衰竭类型与日龄有关

国内新生儿心力衰竭发病日龄在 7d 以内者,病因以围生期因素为多,日龄在 7d 以上者,以感染因素为多。

【辅助检查】

1. 胸部 X 线片 新生儿胸廓狭小,心界不易叩出,可通过胸部 X 线片协助诊断是否有先天性心脏病及心力衰竭严重度。胸部 X 线片可明确心脏有否扩大,当呼气时胸部 X 线片无意义,吸气时胸部 X 线片如第 10、11 后肋及心尖在膈肌以上,心力衰竭时心胸比>0.60。胸部 X 线片可诊断是否有肺充血,当心力衰竭时肺血增多。但新生儿肺部疾病的心力衰竭,心影常可受肺影响而变小。

2. 多普勒超声心动图 可根据射血分数了解心功能,并可了解心血管解剖变化、瓣膜功能、估测肺动脉压和心搏血量等,有助于了解心功能及原发病。

3. 心脏生物学标志物检测 除心肌酶谱升高外,心力衰竭时血浆去甲肾上腺素、利钠肽、内皮素、心肌蛋白(肌球蛋白、肌钙蛋白)均可升高。近年来认为心力衰竭时血浆脑利钠肽(BNP)和氨基末端脑利钠肽前体、抵抗素和脂联素、超敏 CRP 和肽素、基质金属蛋白酶-9、糖类抗原-125 水平升高,更能反映心力衰竭程度。

【诊断】

1. 病史 有产生心力衰竭的病因。

2. 临床诊断 我国新生儿心力衰竭诊断标准如下。

(1)存在可能引起心力衰竭的病因。

(2)提示有心力衰竭:①安静时每分钟心率>160 次,严重者每分钟可<20 次;②呼吸增快每分钟>60 次;③胸部 X 线片或超声证实心脏扩大;④轻度肺水肿。

(3)确诊心力衰竭:①腋前线肝大肋下≥3cm,或短期内较原来增大>1.5cm;②奔马律;③明显肺水肿。

具备以下条件者确诊心力衰竭:第(1)项+第(2)项中④,多为左心衰竭早期表现;或第(2)项中④+第(3)项中①;或第(2)项中②+第(3)项中②;或第(1)项+第(2)项中③+第(3)项中①。

【治疗】

(一)病因治疗

病因治疗是解除心力衰竭的重要措施。对感染所致者宜用抗生素积极控制感染,其他病因亦可采取相应措施。对先天性心脏病,内科治疗仅能暂时控制症状,应选择适宜时机做手术根治。

(二)一般治疗

1. **体位**　采用抬高上身 15°～30°体位,以减少回心血量。

2. **保温**　保持腹壁皮肤温度 35～37℃,空气相对湿度 40%～50%。

3. **供氧**　供氧浓度 0.3～0.4,呼吸障碍明显者,做气管插管机械通气。对动脉导管依赖性发绀型先天性心脏病,供氧应谨慎,因血氧浓度增加反而可使动脉导管关闭。

4. **营养**　急性期禁食,急性期过后开始喂奶,最好喂含盐量低的母乳。

5. **输液**　输液量限制在 60～80ml/(kg·d),其中钠离子 1～4mmol/(kg·d),钾离子 0～3mmol/(kg·d)。

6. **体液平衡**　纠正电解质紊乱及酸中毒、低血糖及低血钙等。

7. **镇静**　一般用地西泮或苯巴比妥,极度烦躁者用吗啡 0.05～0.1mg/kg 皮下注射,或 10～20min 静脉注射,4～6h 可重复 1 次;但可抑制呼吸,对有呼吸衰竭者慎用。

8. **其他**　血细胞比容<0.30 者,可缓慢输血 5ml/kg;>0.70 者应放血 10ml/kg,并做部分换血。

(三)抗心力衰竭治疗

1. **增加心肌收缩力药物**

(1)洋地黄类正性肌力药:地高辛属洋地黄类中速强心苷,是治疗新生儿心力衰竭的首选药物。新生儿对本药反应稳定,疗效确切,作用及排泄均较快,不易积蓄中毒,且已建立有效血药浓度和中毒浓度值。本药一般不做肌内注射,因肌内注射后血药浓度不稳定,且注射部位可发生炎症反应;心力衰竭早期口服又可因溢奶而致剂量不足,故治疗早期最好静脉注射。

(2)β-肾上腺素受体激动药:为儿茶酚胺类正性肌力药,可增强心肌收缩力及心排出量,多用于治疗体循环减少(如主动脉缩窄)、术后低排综合征及大量心脏左向右分流所致的心力衰竭。

（3）磷酸二酯酶抑制药：主要用于严重或难治性心力衰竭。磷酸二酯酶抑制药不良反应较大，如低血压、心律失常、血小板减少等，故仅应短期内用药，用药勿超过 1 周。

2. 降低后负荷药物

（1）血管扩张药：血管扩张药只有在积极应用洋地黄药物及利尿药的基础上才能更好地发挥其协同作用。适用于心力衰竭伴低血压或休克者，不适用于左向右分流型先天性心脏病的心力衰竭。静脉滴注血管扩张药，宜从小剂量开始，逐渐加量，待病情稳定后渐减量并停用，以避免反跳作用。

（2）血管紧张素转化酶抑制药（ACEI）：此类药可与地高辛合用，适用于轻至重度心力衰竭及左向右分流型先天性心脏病之心力衰竭。

3. 减轻前负荷　主要是利尿药，可加速水钠排泄，减少血容量，从而减轻心脏前负荷，有利于心功能的恢复。本药需与强心药同时使用，如需长期使用，可用间歇疗法，即用 4d、停 3d。

第九节　新生儿缺氧缺血性脑病

新生儿缺氧缺血性脑病（hypoxic-ischemic encephalopathy，HIE）是由围生期窒息引起部分或完全缺氧、脑血流减少或暂停而导致胎儿或新生儿脑损伤，包括特征性的神经病理及病理生理改变，临床表现为一系列脑病的症状。围产期缺氧主要发生在宫内，约 90％发生在产前或产时，10％发生在产后。约 25％的存活患儿可留有不同程度的神经系统后遗症，如智力低下、癫痫、脑性瘫痪、学习困难、视听障碍等。早产儿发生率明显高于足月儿。因此在出生前后尽可能迅速做出诊断，及时采取合适的措施，对改善预后、减少后遗症有重要意义。

【病因】

1. 缺氧　围生期窒息是引起 HIE 的最主要原因，凡能引起窒息的各种因素均可导致 HIE。其中产前因素约占 20％,如母体大出血后继发血压过低、妊娠高血压综合征、胎盘异常以及胎儿宫内生长迟缓等。产时因素约占 70％,如难产、宫内窘迫、脐带打结绕颈等。产后因素约占 10％,如严重的肺部疾病、心脏病变及严重失血或贫血等。

2. 缺血　缺氧可引致脑缺血。心脏停搏或重度的心动过缓、心力衰竭、败血症及休克等均可引致脑缺血。

3. 其他　HIE 还可以由其他因素引起,如感染、先天性心脑疾病等。脑发育差或发育受损可能是潜在的危险因素。

【发病机制】

1. 脑血流的改变　围产期窒息初期,出现代偿性全身血液重新分配,为保证心、脑及肾上腺的血液供应,肝、肾、肺、肠胃等器官血液供应减少,此时脑血流量还属正常。如缺氧持续,一方面心脏因缺氧而功能受损,心搏出量减少,继而血压下降,因此脑血管灌注压及脑血流量均降低;另一方面,新生儿脑血流自动调节较成人差,自动调节范围比成人窄,如缺氧持续,脑血流自动调节功能丧失,变为"压力被动性脑循环",即脑血灌注随血压变化而改变,当血压高时,脑血流灌注过高可致颅内血管破裂而出血;当血压下降,脑血流灌注减少。以上两因素导致脑缺氧缺血性损伤。

2. 能量衰竭与神经元细胞死亡

(1)原发性能量衰竭和神经元细胞死亡:由于缺氧缺血,细胞内氧化代谢障碍,葡萄糖无氧酵解,ATP 形成减少,钠-钾泵功能被破坏,钠内流、氯及水内流,导致细胞毒性水肿,细胞死亡。

(2)继发性能量衰竭和神经元细胞死亡:绝大多数神经元细胞死亡是发生在缺氧缺血数小时甚至数天之后。首先是再灌注损伤。复苏使受损组织再灌注和增加氧合,会带动一系列不正常的生化过程,导致一些代谢物(乳酸、二氧化碳)的堆积,最后导致脑血流量进一步降低。缺氧缺血损伤过程中,血小板活化因子

(PAF)合成,使中性粒细胞活化,促使血小板聚合,增加血管通透性,结果引致血管源性脑水肿。由于钠-钾泵功能障碍,细胞膜去极化,兴奋性氨基酸释放增加,而回摄减少,致兴奋性氨基酸增多,激活 N-甲基-D-天门冬氨酸盐(NMDA)、α-氨基-3-羟-5-甲基-4-异噁唑丙酸(AMPA)及红藻氨酸盐(KA)等氨基酸受体,导致过多钙内流。神经元细胞内钙增加,激活脂酶,又作用在一氧化氮合成酶(NOS),同时使线粒体功能障碍。脂酶由于再灌注损伤,在环氧化酶(COX)及脂氧化酶(LOX)参与下,促使自由基生成。一氧化氮合成酶(NOS)及功能障碍的线粒体也助长自由基的产生。以上变化,最终导致不可逆的神经元细胞死亡。

3. 治疗干预时间窗　缺氧缺血性脑损伤的病理生理,第一阶段是原发性能量衰竭,有少量神经元细胞坏死死亡。经复苏,脑代谢一过性恢复之后,接着是继发性能量衰竭,如无特殊处理,由于再灌注损伤,此阶段变化比原发性损伤更为严重,此时患儿情况变差,其特点是脑水肿及大量神经元细胞凋亡。两次能量衰竭之间相隔 6～72h。这就是治疗干预的时间窗,所以治疗干预必须在损伤 6h 以内。

【临床表现】

1. 意识障碍　表现为中枢神经系统兴奋或抑制状态或两者交替出现。前者表现为烦躁不安,易激惹、吐奶、尖叫;后者表现为嗜睡、反应迟钝、昏迷。

2. 肌张力改变　早期肌张力增高、降低甚至松软,轻症患儿肌张力正常。

3. 原始反射异常　拥抱反射、握持反射过分活跃、减弱或消失,吸吮反射减弱或消失。

4. 惊厥　可有惊厥,新生儿惊厥多表现在面部、肢体不规则、不固定的节律性抽动,如反复眨眼、眼球偏斜、震颤、凝视;口舌做吸吮、咀嚼、咂嘴等阵发性活动,上肢或下肢做类似划船或踩自行车样周期性活动以及阵发性呼吸暂停等。

5. 颅内高压　通常在出生后 4～12h 逐渐明显,如出现前囟饱满、紧张。可用手指感到头颅骨缝裂开,头围增大。严重病例在生后 1h 即可有颅高压表现,CT 表现普遍性脑水肿。

6. 重症病例　出现中枢性呼吸衰竭、瞳孔改变、间隙性肌张力增高等脑损伤表现。

7. 并发症　以吸入性肺炎最多见。

【辅助检查】

可协助临床了解 HIE 时脑功能和结构的变化及明确 HIE 的神经病理类型,有助于对病情的判断,作为估计预后的参考。

1. 脑电图检查　在出生后 1 周内检查。表现为:①脑电活动与实际胎龄不符,较实际胎龄延迟 2～3 周;②觉醒与睡眠周期不分明,缺乏变异;③尖波、棘波等痫样放电,可局灶型或全导异常;④背景波异常,基本电活动减弱,持续性弥漫性慢波活动或爆发抑制,甚至出现静息电。有条件时,可在出生早期进行振幅整合脑电图(aEEG)连续监测,可监测可疑或轻度足月儿 HIE 的病情改变,有助于评估早期 HIE 的严重程度。

2. 影像学检查

(1)B超:头颅 B 超可在出生后第 1 天开始检查,有助于了解脑水肿、脑室内出血、基底核、丘脑损伤和脑动脉梗死等 HIE 的病变类型。①脑水肿时,可见脑实质不同程度的回声增强,结构模糊,脑室变窄或消失,严重时脑动脉搏动减弱;②基底核和丘脑损伤时,显示为双侧对称性强回声;③脑梗死,早期表现为相应动脉供血区呈强回声,数周后梗死部位可出现脑萎缩及低回声囊腔。

(2)CT:待患儿生命体征稳定后检查,一般以出生后 4～7d 为宜。有病变者 3～4 周后宜复查。要排除与新生儿脑发育过程有关的正常低密度现象。①脑水肿时,可见脑实质呈弥漫性低密度影伴脑室变窄;②基底核和丘脑损伤时,呈双侧对称性高密度影;③脑梗死,表现为相应供血区呈低密度影。

(3)MRI:对 HIE 病变性质与程度评价方面优于 CT,对矢状旁区和基底核损伤的诊断尤为敏感。常规采用 T_1WI：①脑水肿时，可见脑实质呈弥漫性高信号伴脑室变窄；②基底核和丘脑损伤时，呈双侧对称性高信号；③脑梗死，表现为相应动脉供血区里低信号；④矢状旁区损伤时，皮质呈高信号、皮质下白质呈低信号。

3. **实验室检查**　血神经元特异性烯醇化酶（NSE）、S-100 蛋白（S-100）和脑型肌酸激酶（CK-BB）、乳酸脱氢酶（LDH）、次黄嘌呤、髓鞘碱性蛋白（MBP），脑脊液 NSE、LDH、纤维蛋白原降解产物等，有助于判断脑损伤的程度。血糖、电解质、血气分析、血氨、肝肾功能，以及心肌酶谱有助于了解代谢紊乱和多脏器损伤情况。

【诊断】

新生儿 HIE 的临床特征多呈非特异性，应根据病史、神经系统检测以及影像学资料谨慎做出诊断。

1. **诊断依据**　临床表现是诊断 HIE 的主要依据，同时具备以下 4 条者可确诊，第 4 条暂时不能确定者可作为拟诊病例。

(1)有明确的可导致胎儿宫内窒息的异常产科病史，以及严重的胎儿宫内窘迫表现[每分钟胎心率<100 次，持续 5min 以上；和(或)羊水Ⅲ度污染]。或者在分娩过程中有明显窒息史，要了解母亲病史、妊娠史和家族史。注意分娩前及分娩期间胎心改变，胎心减慢、变异或消失有助界定宫内发生缺氧的时间。

(2)出生时有中、重度窒息，指 Apgar 评分，1min≤3 分，并延续至 5min 时仍≤5 分；或出生时动脉血气 pH≤7.0。故注意监测脐动脉血或生后 1h 内的血气分析。

(3)出生后 24h 内出现神经系统表现，如意识改变(过度兴奋、嗜睡、昏迷)、肌张力改变(增高或减弱)、原始反射异常(吸吮、拥抱反射减弱或消失)、惊厥、脑干症状(呼吸节律改变、瞳孔改变、对光反应迟钝或消失)和前囟张力增高。可应用 Amiel-Tison 1 周内神经运动评估法或新生儿行为神经测定(NBNA)进行检查,注意出现神经系统症状出现的时间以及其严重程度。

(4)排除低钙血症、低血糖、感染、产伤和颅内出血等为主要原因引起的抽搐,以及遗传代谢性疾病和其他先天性疾病所引起的神经系统疾病。

2. 临床分度 HIE 的神经症状在出生后是变化的,症状可逐渐加重,一般于 72h 达高峰,随后逐渐好转,严重者病情可恶化。临床可以通过观察患儿的意识状态、反应性、脑神经功能、原始反射、动作和肌张力及有无惊厥等来判断 HIE 的轻重程度(表 1-5)。

表 1-5 HIE 临床分度

分度	轻度	中度	重度
意识	兴奋抑制交替	嗜睡	昏迷
肌张力	正常或稍增加	减低	松软或间歇性伸肌张力增高
拥抱反射	活跃	减弱	消失
吸吮反射	正常	减弱	消失
惊厥	可有肌阵挛	常有	有或持续状态
中枢性呼吸衰竭	无	有	明显
瞳孔改变	正常或扩大	缩小,对光反射迟钝	不对称或扩大
脑电图	正常	低电压痫样放电	爆发抑制,等电压
病程及预后	症状在 72h 内消失	症状在 14d 内消失。可能有后遗症	症状可持续数周。病死率高,存活者多有后遗症

【治疗】

(一)治疗关键及原则

展开治疗前,明确治疗关键和治疗原则尤为重要。

1. 治疗关键　①增加脑血流，控制和消除脑水肿，对抗缺氧缺血，恢复缺氧缺血区内尚存活但无功能的神经元功能。②加强监护，维持良好的通气换气功能、维持周身和各脏器足够的血液灌注、维持血糖正常值；控制惊厥、降颅内压、消除脑干症状。

2. 治疗原则　①尽量争取早期治疗：窒息复苏后出现神经症状即应开始治疗，最好在 24h 内，最长不超过 48h 开始治疗。②治疗应采取综合措施：首先要保证机体内环境稳定和各脏器功能的正常运转，其次是对症处理和恢复神经细胞的能量代谢，以及促使受损神经细胞的修复和再生。③治疗应及时细心：每项治疗措施都应在规定时间内精心操作，保证按时达到每阶段的治疗效果。④要有足够疗程：中度 HIE 总疗程 10～14d，重度 HIE 总疗程 3～4 周，甚至延长到新生儿期后，疗程过短，影响效果。对轻度 HIE 不需过多干预，但应观察病情变化，及时处理。⑤医务人员对治疗要有信心：积极争取家长的信赖与配合，相信经过治疗预后会有改善，即使对重度 HIE 经过积极治疗也可减轻或避免神经后遗症发生。

在确定了新生儿缺氧缺血性脑病的治疗关键和原则后，分阶段对患儿进行救治。

(二)出生后 3d 的治疗

此阶段治疗主要针对窒息缺氧所致多器官功能损害，保证机体内环境稳定，积极控制各种神经症状，目前被归纳为"三项支持疗法"和"三项对症处理"。

1. 三项支持疗法

(1)维持良好的通气、换气功能，使血气和 pH 保持在正常范围：严重呼吸困难或者 PaO_2 低于 50～70mmHg 时应给予吸氧。酌情给予不同方式，如头罩、鼻塞、CPAP 通气甚至人工通气等进行氧疗。有代谢性酸中毒者可酌情给予 5% 碳酸氢钠纠正酸中毒，尽可能在 24h 内纠正血气至正常范围。有轻度呼吸性酸中毒 $[PaCO_2 < 9.33kPa(70mmHg)]$ 者清理呼吸道和吸氧后可有改

善,重度呼吸性酸中毒经上述处理不见好转,可考虑用呼吸机做人工通气并摄 X 线胸片明确肺部病变性质和程度。

(2)维持各脏器足够的血流灌注,使心率和血压保持在正常范围:病初 2～3d 入液量控制在 60～80ml/(kg·d),当有肾功能损害出现少尿(<25ml/d 或<1ml/h)或无尿期(<15ml/d 或<0.5ml/h)时,入液量要减少至 40ml/(kg·d)。酌情应用血管活性药物多巴胺 2～5μg/(kg·min),若效果不佳,可加用多巴酚丁胺 2～5μg/(kg·min)及营养心肌药物。

(3)维持血糖在正常高值(5.0mmol/L),以保证神经细胞代谢需要:入院最初 2～3d 应有血糖监测,根据血糖值输入葡萄糖,葡萄糖滴入速度以 6～8mg/(kg·min)为宜。如无明显颅内压增高、呕吐和频繁惊厥者,可尽早经口或鼻饲喂糖水或奶。

2. 三项对症处理

(1)控制惊厥:惊厥常在 12h 内发生,首选苯巴比妥,负荷量为 20mg/kg,10min 内静脉推注,负荷量 12h 后给维持量 3～5mg/(kg·d),待临床神经症状消失、脑电图恢复正常后停药。用苯巴比妥后若惊厥未能控制,可每 5 分钟予 5mg/kg,直至惊厥停止或负荷量达 40mg/(kg·d)。或改用苯妥英钠,用量同苯巴比妥。也可加用 10%水合氯醛 0.5ml/kg,稀释后保留灌肠。

(2)降低颅内压:脑水肿通常在出生后第 2 天或 3 天出现,最早在生后 4h 出现。新生儿颅内高压主要表现为前囟张力增高。治疗首先要防止液体摄入过多。患儿排尿延迟或出生后第 1 天内持续 8h 尿量<3ml,需应用呋塞米,剂量为每次 0.5～1mg/kg,静脉注射或肌内注射,间隔 6～8h,连用 2～3 次。呋塞米应用后颅内高压没有明显改善,需用小剂量 20%甘露醇,剂量 0.25～0.5g/kg,静脉推注,酌情每 6～12 小时重复使用。甘露醇主张出生 24h 后开始使用。

(3)消除脑干症状:重度 HIE 出现深度昏迷,呼吸变浅变慢,节律不齐或呼吸暂停;瞳孔缩小或扩大,对光反应消失;眼球固定

或有震颤等脑干症状时,可开始应用纳洛酮,剂量为 $0.05\sim$
$0.10mg/kg$,静脉注射,以后改为 $0.03\sim0.05mg/(kg \cdot h)$,持续
$4\sim6h$,连用 $2\sim4d$。推荐最好在出生后 48h 左右应用。无效应及
时给予恰当的呼吸支持措施。

3. 亚低温治疗　适宜治疗时间在生后 6h 内,疗程为 72h。
治疗温度一般降至 $33\sim34℃$。主要有选择性头部降温与全身降
温两种方法。头部降温法使用水循环降温帽进行头部局部降温,
降温帽温度设为 $5\sim10℃$,在 $30\sim60min$ 使患儿肛温降至 $34.5\sim$
$35℃$,并维持 72h。全身降温法使用水循环降温垫进行全身降温,
降温垫温度设为 $5\sim10℃$,在 $30\sim60min$ 使患儿肛温降至
$33.5℃$,并维持 72h。亚低温治疗 72h 后自然复温,自然复温时室
温维持在 $25\sim26℃$,相对湿度为 $55\%\sim60\%$。复温宜缓慢,速度
不超过 $0.5℃/h$,总的复温时间 $\geqslant5h$。亚低温治疗期间需密切进
行生命体征监护,并常规镇静止惊,定时测血糖、血气、电解质等。

(三)出生后 4~10d 的治疗

此阶段治疗是在机体内环境已稳定,脏器功能已恢复,神经
症状已减轻的基础上,应用促进神经细胞代谢药物或改善脑血流
药物,消除因缺氧缺血引起的能量代谢障碍,使受损神经细胞逐
渐恢复功能。以下药物可任选其中一种。

1. 神经细胞代谢药物　出生 24h 后便可用胞磷胆碱 $100\sim$
$125mg/d$ 或脑活素 $2\sim5ml/d$,加入 5% 葡萄糖注射液 50ml 内静
脉滴注,$10\sim14d$ 为 1 个疗程,上述两种药可任选一种应用。

2. 疗效　中度患儿及部分重度患儿病情从第 $4\sim5$ 天起可开
始好转,如会哭、会吮乳,肌张力渐恢复,惊厥停止,颅内压增高消
失,第 7 天最多,第 9 天病情便明显好转,此类患儿继续治疗 $10\sim$
$14d$ 便可出院,通常不致产生神经后遗症。重度患儿治疗至第 10
天,仍不见明显好转,如意识迟钝或昏迷,肌张力松弛,原始反射
引不出,不会吮乳,或仍有惊厥或颅压增高,提示病情严重,预后
可能不良,需延长治疗和强化治疗方法。此类患儿仍需注意喂

养,在患儿可承受的基础上,供给足够的奶量和热量,防止产生低血糖。

(四)出生10d后的治疗

本阶段治疗主要针对重度患儿对以上阶段治疗效果不满意者,治疗原则为在维持内环境稳定的基础上,应用促进脑细胞代谢的药物。一般中度 HIE 总疗程 10d 至 2 周,重度 3~4 周。

1. 胞磷胆碱、脑活素、复方丹参注射液等,可反复应用 2~3 个疗程。

2. 可加用脑细胞生长肽治疗。

3. 加强新生儿期干预,如肢体按摩、被动运动等。

4. 维持水电解质平衡,供给足够的奶量和热能,做好基础护理。

5. 新生儿期的干预。①视觉刺激法:用颜色鲜艳的红球挂在新生儿床头,每天多次逗引新生儿注意或让新生儿看人脸;②听觉刺激法:每天听音调悠扬而低沉的优美乐曲,每天 3 次,每次 15min;③触觉刺激:被动屈曲新生儿肢体,抚摸和按摩新生儿及变换姿势等;④前庭运动刺激:给予摇晃、震荡。

(五)新生儿期后治疗

首先应确定患儿是否需要治疗,并通过治疗,防止患儿产生神经后遗症。

1. 治疗对象　治疗至 28d,神经症状仍未消失,NBNA 评分<36,脑电图仍有异常波形。第 2~3 个月复查 CT、B 超或 MRI,出现脑软化、脑室扩大、脑萎缩、脑室周围白质软化或基底节病变等。第 2~3 个月时不能直立抬头,手不灵活、不会握物,足尖着地、肌张力异常,以及膝反射亢进、踝阵挛阳性等异常体征。

2. 治疗方法　脑活素 5ml 加脑细胞生长肽 1600~4000U,静脉滴注,每天 1 次,每月连用 10 次,共 2~3 个月或一直用至 6 个月,同时按年龄及发育缺陷进行功能训练,并从心身、行为、情绪、喂养等综合治疗基础上进行早期干预。

第十节　早产儿脑损伤

　　近年来早产儿数量呈明显上升趋势,随着产科技术及新生儿重症救护水平的提高,早产儿成活率逐渐增高,但随之而来的早产儿脑损伤发生率也相继增高。早产儿脑损伤包括出血性和缺血性脑损伤。生发基质-脑室内出血(GMH-IVH)和脑室周围出血性梗死(PHI)是早产儿出血性脑损伤的主要代表;而脑室旁白质软化(PVL)则是早产儿缺血性脑损伤的典型代表。不论是出血性还是缺血性脑损伤,绝大多数发生于胎龄<32周或出生体重<1500g的早产儿。

一、基质-脑室内出血

【病理解剖】

　　早产儿脑室内出血的起源部位特征性地位于脑室周围室管膜下生发基质,生发基质是一个在妊娠 24～34 周时最明显而足月时几乎完全退化的结构。生发基质组织在尾状核头端较为丰富,也可在脑室周围区发现。最近,MRI 证实了这种组织在早产儿中很广泛。生发基质在妊娠 10～20 周时,包含神经母细胞和胶质母细胞,这些细胞在迁徙到大脑其他部分之前先进行有丝分裂,分化成神经细胞。至妊娠 20～32 周时,主要分化成神经胶质细胞;32 周后开始退化消失。生发基质富含血管,而这些血管在解剖学上是一种不成熟的毛细血管网,仅由一层内皮细胞组成,缺乏肌层和结缔组织支持,因此,当缺氧致脑血流自我调节功能受损时,易因血压波动而出血。生发基质接受来自大脑前动脉的一根分支,即所知 Heubner 动脉的血供。其余血供来源于前脉络膜动脉和外侧条纹动脉的终末分支。深部白质静脉引流是通过一个短髓质静脉和长髓质静脉的扇形血管束进行的,血流从中进入生发基质,且随后汇入生发基质下方的终末静脉。Monro孔水平室管膜下区域深部静脉循环构成"U"凹路。GMH-IVH并发脑实质病变的解剖分布提示静脉梗死是因为这一静脉梗阻。血液可以充满部分或整个脑室系统,通过 Monro 孔、第三脑室、中脑导水管、第四脑室及 Luschka 和 Magendie 孔,最终在颅后窝的脑干周围汇集。

【病因及发病机制】

早产和出现呼吸窘迫综合征是 GMH-IVH 的主要风险因素。新生儿血小板有储存池缺陷,而新生儿内皮组织释放物质倾向于血管扩张性物质。大多数病例中,新生儿脑血流量降低,如缺氧、酸中毒等损害易干扰其自身的调节功能,如果有呼吸性疾病,更容易发生这种情况。受损的自身调节功能使脑循环成为"压力-被动"性,失去对血压剧烈波动或变化的保护。当全身血压升高时,脑血流增加,生发基质血管易破裂导致脑室内出血;当全身血压降低时,脑血流减少,导致脑室周围动脉边缘带和大脑白质末梢带的缺血及 PVL 的发生。所有这些都涉及 GMH-IVH 的发生,二氧化碳潴留、人工通气、缺氧、低血糖、贫血及惊厥发作也会改变脑血流。

【临床表现】

早产儿发生脑室内出血的危险期为出生后前 3～4d,25%～40%发生在出生后 6h 内,50%发生在生后 24h 内,4～5d 及以后发生的脑室内出血不到 5%。

1. 临床分型　脑室内出血可有 3 种基本的类型:急剧恶化型、断续进展型和临床寂静型。以寂静型最为常见,占脑室内出血病例的 50%;断续进展型其次,症状在数小时至数天内断续进展;出现自发性全身运动变化,可能有微小型癫痫发作和眼偏斜或咋舌发出声响。急剧恶化型可在数分钟至数小时内迅速恶化,此型最为少见,但临床此型也最严重,新生儿临床状况突然发生恶化,包括对氧或通气需求量增加、血压下降和(或)外周的花斑、苍白、喂养不耐受和酸中毒。这种病情变化不是特异性的,但是如果伴有血细胞比容的下降、临床发生癫痫且囟门饱满则强烈提示 GMH-IVH。

2. **并发症**　脑室内出血的并发症包括进行性出血后脑室扩张(PHVD)和脑室周围出血性梗死(PHI)。PHVD 可缓慢进展也可迅速进展。65% 的缓慢进展 PHVD 可以自发停止;30%～35% 的 PHVD 可在几天至几周迅速进展。PHI 发生在 15% 左右的脑室内出血病例中,这种脑室周围白质的大面积出血性坏死现在被认为不是脑室内出血的进展而是髓静脉和终末静脉的梗死,通常位于侧脑室外角背外侧,多为单侧性。损害广泛者可涉及整个脑室周围的白质从额叶直到顶-枕区;也可呈局灶性。

【诊断】

1. **头颅超声**　是一种能诊断 GMH-IVH 并研究其随时间进展的可靠的无创检查技术。50% 的脑室内出血病例发生在出生后 6～12h,对存在脑室内出血高危因素的婴儿应在出生后第 1 天进行超声检查;检查的最佳时机是第 1 周末(出生后 4～7d),出血患儿的检出率可达 90%～100%,但是须要反复进行影像学检查才能可靠地发现所有病变。可通过尾状核和脑室之间的高回声区识别生发基质出血,经过 2～4 周转变为一个囊性病变,并最终消失。可通过正常透声的脑室中存在一高回声结构来识别脑室内出血。当侧脑室内的出血量不多时,通常难以区分 GMH-IVH 还是 GMH 合并小型脑室内出血,大型脑室内出血易于识别,且在几周内脑室扩张。

2. **实验室检查**　腰椎穿刺检查发现 20% 以上脑室内出血患儿的脑脊液正常。脑脊液初期改变为红细胞和白细胞计数升高,蛋白浓度增加。脑脊液蛋白升高的程度几乎与出血的严重程度相关。脑室内出血和外伤性脑出血难以鉴别。出血后数天内脑脊液呈黄色,葡萄糖浓度降低。通常脑脊液中白细胞和蛋白浓度持续增高、葡萄糖浓度持续降低,与脑膜炎的脑脊液变化相似,此时可进行细菌培养以鉴别。

出生 1d 后有核红细胞绝对计数增高可作为即将发生或已存在严重 GMH-IVH。

【预防】

1. 产前预防

(1)避免早产。

(2)产前转运。

(3)产程活跃可能是早发脑室内出血的危险因素,而剖宫产手术具有保护作用。产程活跃期前行剖宫产手术虽对脑室内出血发生率无影响,但可降低重度脑室内出血的发生率及发展为重度脑室内出血的概率。

(4)吲哚美辛可增加坏死性小肠结肠炎、脑室内出血、呼吸窘迫综合征和支气管肺发育不良的发生率,因此应尽可能避免在分娩镇痛时使用该药。

(5)产前应用皮质激素:产前应用皮质激素可降低 GMH-IVH 的发生率。其预防 GMH-IVH 的机制可能是皮质激素增加血管完整性、减少肺透明膜病及改变细胞因子产物等诸多作用的联合效应。

2. 产后预防

(1)避免出生时窒息。

(2)避免血压波动过大。

(3)避免快速、过度扩容和高张液体输注。

(4)及时、谨慎应用心血管药物预防低血压。

(5)纠正酸碱失衡。

(6)纠正凝血异常。

(7)避免不同步的机械通气。

(8)脐动脉导管采血使脑血流波动,可导致 GMH-IVH。

(9)表面活性物质对预防 GMH-IVH 有积极作用。产前皮质激素和产后表面活性物质的联合应用可能有协同作用。

【急性出血期的治疗】

1. 一般支持疗法可保证正常血容量和酸碱平衡稳定。

2. 避免动静脉血压波动过大。

3. 连续影像学随访(超声或 CT 扫描)动态监测脑积水进展。

二、脑室旁白质软化

脑室旁白质软化(PVL)指特征性分布于侧脑室外角背侧、后侧的白质坏死。头颅超声可以发现在脑室外角和后角邻近处双侧对称性喇叭状展开的大量束性空洞,如"瑞士奶酪"。1～3 个月后消失形成扩大的脑室。

【病因】

脑室旁白质软化是早产儿最常见的缺血性损伤,被认为是早产儿脑瘫的重要原因。脑室旁白质软化的临床危险因素包括任何伴有全身血压降低的情况、慢性宫内缺氧、母亲绒毛膜羊膜炎和胎儿炎症。脑室旁白质软化也可能存在于出生时,但是通常发生在出生以后,表现为早期颅脑超声强回声(出生后 3～10d),接着出现典型的无回声的囊腔形成(出生后 14～20d),直至婴儿后期明显的神经系统后遗症-痉挛性脑瘫出现前,脑室旁白质软化通常是无症状的。

【发病机制】

早产儿脑室旁白质软化的发生主要通过 2 条重要的途径:缺血和炎症。早产儿容易发生脑室旁白质软化与其不成熟脑独特的解剖生理学特征相关联,由于早产儿脑白质的血供和少突胶质细胞的发育不成熟,因此对缺血和感染特别敏感。

1. **缺氧缺血**　是脑室旁白质软化发生的主要原因。缺氧缺血所致的一系列的病理生理学的改变与足月儿缺氧缺血脑病基本相仿,包括缺氧缺血时血流动力学的变化、细胞能量代谢变化及由于能量衰竭所致的兴奋性氨基酸神经毒性、钙离子内流、自由基、炎症介质产生、细胞凋亡的发生等。但是,同样的事件在早产儿呈现的损伤部位与足月儿明显不同。足月儿主要发生在大脑皮质的矢状旁区,而早产儿则主要表现为脑室旁的白质损伤,这主要取决于早产儿脑的独特的生理解剖特点。早产儿脑白质对缺氧缺血的易感性主要有以下几方面的原因:①脑室旁白质的血供主要来源于长穿支和短穿支动脉,这些血管远端在早产儿未发育完全;②早产儿脑白质血流量少,脑血流自主调节能力不足,调节范围很窄,形成压力被动脑循环,当全身血压降低时,脑血流减少,导致脑室周围动脉边缘带和大脑白质末梢带的缺血;③未成熟的少突胶质细胞(少突胶质细胞前体细胞)对缺血所致的自由基损伤非常敏感。

2. 炎症机制　炎症和脑室周围白质软化及脑瘫的发生强烈相关。与缺氧缺血一样,最不成熟的少突胶质细胞对细胞因子的损伤也是最脆弱的。促炎症细胞因子可通过几种不同的机制引起脑损伤:①炎症性细胞因子对脑有直接细胞毒性作用,从而抑制少突胶质前体细胞的分化,刺激少突胶质细胞凋亡和髓磷脂的空泡变性。②细胞因子也有强烈的血管舒缩和血管闭塞作用。③近来的资料还提示,细胞因子的毒性可能通过扰乱谷氨酸的转运而起作用,在胶质细胞培养中,促炎症因子 TNF-α 和 IL-β 可损伤谷氨酸载体的功能和加重谷氨酸介导的毒性作用,而抗炎因子 IL-4 和 IL-10 则可通过减少促炎症因子的形成而间接抑制这种作用。

【临床表现】

临床表现为双侧痉挛型运动障碍,下肢重于上肢。如果有明显的上肢痉挛,往往揭示病情严重,包括:永久性智力障碍;若皮质下神经元受损,可导致皮质下神经元重建;晚期星形胶质细胞移行至皮质表面,可导致认知障碍。总之,脑组织溶解、囊性空洞和脑室扩大提示脑白质萎缩;临床上可见 60%~90% 双侧痉挛。

【辅助检查】

1. 脑电图　脑白质损伤患儿急性期 EEG 变化,包括背景活动抑制和存在癫痫惊厥样活动；慢性期变化，包括成熟延迟和存在大量的中央区正相尖波，这些一过性尖波与早产儿 PVL 有特殊的关联，且能支持区分那些预后较差者。

2. 超声　对于逆性病变的新生儿，使用超声的敏感度非常高。然而，可能在非空洞型 PVL 新生儿中有许多漏诊。大多数出血性 PVL 病例通过超声得以正确诊断，但那些局部性非出血性 PVL 则常被漏诊。囊性病变消失，通常可见脑室扩张。

3. 磁共振　在诊断非囊性 PVL 方面，超声图像检查有其局限性。即使对有囊性 PVL 的儿童，MRI 也优于超声：MRI 能比超声更早发现囊肿，且通常能看到更多的囊肿。磁共振的扩散权重成像，能使我们在损伤发生后数小时内鉴别出细胞毒性水肿的区域。MRI 的附加价值还在于特别适合于诊断非囊性 PVL 的婴儿。通常出现异常信号强的局部区域，成为斑点样的白质病变；其信号强度变化与瘀点状出血相一致。也可见到白质的更加弥漫性变化，通常称为弥漫性超高强度信号。

【诊断】

与大型 GMH-IVH 相比，发生囊性 PVL 婴儿的临床症状较不明显，在数日到数周进展几乎无外在神经表现，并且可能容易被忽视。从临床角度看，这一破坏力极大的损害却表现得极其平静。在急性期，可观察到肌张力降低和一定程度的昏睡。6～10周可出现特征性的临床表现。婴儿变得非常激惹且难以安抚。其肌张力增高，表现为手臂过屈、腿过伸。可发现有频繁的震颤和惊跳，拥抱反射征反应通常异常。整体运动研究报告显示，这些婴儿有"局促同步"的运动模式。尽管在该组中常发现婴儿晚期有皮质性视觉损害，但视觉通路在此期仍表现为正常。

【预防】

脑室旁白质软化一旦发生，没有特异的治疗方法，因此应以预防为主。预防脑室旁白质软化应当从预防早产、缺血和感染着手，其中关键的是预防脑缺血。即使是存在完整的脑血流自由调节功能时,也应该避免可能导致脑缺血的因素(如严重的低血压或明显的低碳酸血症)和可能损害脑血流自主调节功能的因素(如严重的低氧血症或高碳酸血症)。应用近红外光谱仪连续监测,有助于早期发现处于脑血流自助调节功能受损和脑室周围白质软化高度风险的新生儿。对于伴有脑血流自主调节功能障碍的早产儿应尽可能减少护理操作,以避免血压的过度波动和稳定脑循环。母亲应用抗生素,预防母亲或胎儿感染可能有一定的价值。尽管对远期神经学预后的影响还不清楚,给予有羊膜早破史的早产儿抗生素,可降低新生儿死亡率和超声脑异常的发生率。至于抗细胞因子药物、抗凋亡药物或促凋亡旁路的特异性抑制药等应用,还有待于进一步研究。出生后糖皮质激素应用,由于近年来发现的脑损伤作用而应慎重。

第十一节　新生儿惊厥

新生儿惊厥(neonatal seizures),是指全身性或身体某一局部肌肉运动性抽搐,由骨骼肌不自主地强烈收缩而引起。其是新生儿期常见急症之一,常提示存在严重的原发病,一旦发生,应速查病因并迅速处理。惊厥在新生儿期尤其是生后 1 周内的发生率很高,随着年龄的增长逐渐下降。

【病因】

(一)围生期并发症

1. 缺氧缺血性脑病　是足月新生儿最常见的病因,惊厥多见于出生后 1~3d,超过 50%发生于损伤后 12h 内。

2. 缺氧性及产伤性颅内出血　足月儿多见缺氧和产伤引起蛛网膜下隙出血、脑实质出血或硬膜下、硬膜外出血,其中产伤性颅内出血多发生在体重较大的足月儿,常因胎位异常或头盆不称导致娩出困难,颅骨直接受压或不适当的牵引而致脑膜撕裂和血管破裂。早产儿因缺氧、酸中毒等原因易发生脑室周围-脑室内出血(PVH-IVH),后者是早产儿惊厥最常见的原因,主要是由于室管膜下胚胎生发基质尚未退化,具有丰富的毛细血管,对缺氧、酸中毒极为敏感,易出血。

3. 脑梗死 多为大脑中动脉梗死,惊厥多见于出生后1～4d。

(二)感染

脑膜炎、脑炎、脑脓肿、破伤风及 TORCH 感染等,以化脓性脑膜炎及败血症为多。宫内感染者,惊厥见于出生后 3d 内,出生后感染者则多见于出生 1 周后。

(三)代谢异常

1. 低血糖 多发生于生后 3d 内。

2. 低钙血症 包括惊厥发生于出生后 1～3d 的早发型及出生后 1～2 周的迟发型。

3. 低镁血症 常与迟发型低钙血症并存。

4. 高或低钠血症 在某些情况下会发生血钠浓度极高、极低而导致惊厥发作,如抗利尿激素分泌不当、Bartter 综合征或严重的脱水等。

5. 维生素 B_6 依赖症 惊厥见于出生后数小时或 2 周内,镇静药无效。

6. 高胆红素血症 早期新生儿重度高胆红素血症,大量游离胆红素进入脑组织,影响脑细胞的能量代谢而出现神经系统症状。

7. 先天性代谢性疾病 枫糖尿症、苯丙酮尿症、高氨酸血症、甲基丙二酸血症等。

(四)药物

1. 药物过量或中毒 兴奋药、氨茶碱、有机磷等。

2. 撤药综合征 孕母用麻醉药、苯巴比妥类药物,通过胎盘进入胎儿。分娩后药物供应突然中断,常于出生后 6h 内发生惊厥,24～48h 恢复正常。

(五)先天性中枢神经系统畸形

如脑积水、脑发育不全、小头畸形等。

(六)家族性良性惊厥

为自限性疾病,惊厥发生于生后 3d 内,发作频繁,但一般情况良好,87%于数周至数月后自愈,13%发展为癫痫。

(七)新生儿破伤风

由于使用未消毒的剪刀、线绳进行断脐、结扎脐带等引起。常在生后 7d 左右发病,全身骨骼肌强直性痉挛,牙关紧闭,"苦笑"面容。

(八)其他

半乳糖血症、色素失禁症等,或原因不明。

【发病机制】

新生儿期惊厥发生率高,与早期特殊的脑发育特点有关。新生儿期兴奋性神经递质和抑制性神经递质发育的不平衡,使新生儿特别是早产儿表现为兴奋性增高,较任何年龄阶段的儿童都更容易发生惊厥。

【临床表现】

新生儿惊厥发生率高于任何年龄组,临床表现常不典型,与正常活动不易区分,其表现形式和脑电图改变亦与成人和儿童有很大差别,因而其发作类型不宜按成人或儿童的癫痫类型分类。目前常用 Volpe 分类法,将新生儿惊厥发作分为微小发作、阵挛发作、强直发作和肌阵挛发作、惊厥综合征。

(一)微小发作

见于足月儿和早产儿,新生儿惊厥中最常见的类型,有以下表现。

1. 面-口-舌运动　皱眉、面肌抽动、咀嚼、吸吮、伸舌、吞咽、打哈欠。

2. 眼部异常运动　凝视、斜视、眨眼运动。

3. 四肢异常运动　单一肢体震颤,固定或四肢踩踏板或划船样运动。

4. 自主神经性发作　呼吸暂停、屏气、呼吸增强、心率增快、出汗、流涎、阵发性面红或苍白。

(二)阵挛发作

表现为一组肌肉的节律性运动。根据阵挛累及的部位和范围分为局灶性和多灶性阵挛发作。

1. 局灶性阵挛型　见于足月儿,以同侧单或双肢体局限性痉挛为特征,但无定位意义,多不伴意识丧失。

2. 多灶性阵挛型　见于足月儿,以多个肢体振幅小,频率每秒 1～3 次的肌肉痉挛为特征,可由一侧转到另一侧肢体,多伴意识丧失。

(三)强直发作

为四肢强直性抽搐。表示病情严重,有脑器质性病变。

(四)肌阵挛发作

多见于足月儿和早产儿,以单个或多个肢体同步,对称性急速屈曲痉挛为特征,上肢比下肢明显。表明有弥漫性脑损害。

(五)惊厥综合征

部分新生儿惊厥由某特定的病因引起并表现出共同的临床特征,称为惊厥综合征。

上述各种类型中,以微小型多见(占惊厥发作的 50%),其次为多灶性阵挛发作。

【诊断】

新生儿惊厥的诊断必须明确是否为惊厥发作,惊厥发作类型,惊厥发作对脑有无影响,病因诊断十分重要,是进行特殊治疗和估计预后的关键,有时几种病因并存,必须注意。具体诊断内容,见表 1-6。

表 1-6　新生儿惊厥的诊断

诊断要点	内容
病史	了解孕母健康情况及用药史,癫痫家族史,以排除先天性、遗传性、药物性惊厥,了解围产期情况以判断围产因素之惊厥。了解惊厥发作时间,惊厥发作有两个高峰,出生后 3d 内发作者多为围生期并发症及代谢因素,出生后 1~2 周发作者多为感染性疾病
体检	惊厥类型、头围大小、肌张力变化、黄疸程度、颅内压增高征等均有助诊断
实验室检查	血糖、电解质测定异常提示相应的代谢异常,如低血糖、低血钙、低血镁、低血钠、高血钠等。脑脊液检查对诊断颅内感染、颅内出血有帮助。外周血白细胞总数增加、C 反应蛋白增高、TORCH 病毒 IgM 含量增加、红细胞沉降率加快等提示感染
脑电图(EEG)	虽对病因诊断意义不大,却是确诊新生儿惊厥发作最重要的依据,对减少惊厥漏诊及判断预后有一定价值。新生儿惊厥可表现为电临床发作、电发作、临床发作三种,后两种又称电-临床分离
振幅整合脑电图(aEEG)	近年来,振幅整合脑电图越来越多地应用于新生儿惊厥的初步筛查、持续监测、治疗效果以及预后的评价
影像学检查	
颅骨 X 线检查	可见颅骨骨折、畸形、先天性感染的钙化点。可协助诊断硬脑膜下血肿及脑积水
脑CT 及颅脑超声波	对判定脑部病变的部位及性质有一定意义

【鉴别诊断】

1. 新生儿颤抖　新生儿颤抖为大幅度、高频率、有节奏的活动,可由被动屈曲肢体所停止,也可由刺激而诱发,不伴异常眼或口、颊运动。紧握该肢体可使其停止;而惊厥性颤抖则为无节奏抽动,幅度大小不一,低频率,不受刺激或屈曲肢体影响,常伴有异常眼或口、颊运动。

2. 间歇呼吸与非惊厥性呼吸暂停 间歇呼吸与非惊厥性呼吸暂停发作于足月儿为 $10\sim15s$,早产儿为 $10\sim20s$,伴心率减慢 40% 以上;而惊厥性呼吸暂停发作,足月儿 $>15s$,早产儿 $>20s$,无心率改变,但伴有其他部位抽搐及 EEG 改变。

3. 活动睡眠期(REM)运动 新生儿在活动睡眠期常有眼部颤动,短暂呼吸暂停,有节奏咀动,面部怪相,身体扭动等,但清醒后即消失。

4. 良性新生儿睡眠性肌阵挛 良性新生儿睡眠性肌阵挛多发生于出生后第 1 周,表现为仅在睡眠时,特别是在安静睡眠(非快动眼睡眠)时出现的双侧同步的节律性肌阵挛发作,主要累及前臂和手,也可累及足、面部、躯干或腹部肌肉。外界刺激可诱发,唤醒后发作即停止。发作期 EEG 无异常放电,EEG 背景亦正常。

综上所述,新生儿非癫痫样发作事件较惊厥发作具有以下的特点:①对于外界刺激有易感性;②可被动干预抑制;③常不伴有自主神经系统的功能异常,如心动过速、血压升高、皮肤血管舒缩、瞳孔变化、流涎等。

【治疗】

新生儿惊厥应紧急处理,对症治疗,确定病因,减少脑损伤。

(一)一般治疗

首先要确定患儿有无充分的氧合、有效的组织灌注,根据病情需要给予保持呼吸道通畅、吸氧、补充能量及液体入量、维持内环境稳定,密切监测呼吸、心率、血压、血氧饱和度等生命体征及患儿的抽搐发作情况。窒息、颅内出血常伴脑水肿,应限制液体为 $50\sim70ml/(kg \cdot d)$,供氧,使用脱水药 20% 甘露醇 0.5g/kg,30min 内静脉滴注,并使用利尿药呋塞米 $1\sim2mg/kg$ 静脉注射,争取于 48h 内降低颅内压。

(二)病因治疗

惊厥可引起新生儿严重换气不良和呼吸暂停。导致低氧血症和高碳酸血症;引起血压升高致脑血流增加,糖酵解增加使乳酸堆积及能量消耗增加,以上各因素均可导致脑损害。故对新生儿惊厥,应迅速做出病因诊断并给予特异治疗,这比抗惊厥治疗还重要。病因治疗依原发病而异,有些病因一经消除,惊厥即停止而不必用止惊药。

1. **低血糖** 10%葡萄糖注射液 2ml/kg 静脉注射后,以 10%葡萄糖注射液每小时 6~8ml/kg 维持。

2. **低血钙** 10%葡萄糖酸钙 2ml/kg 加等量 5%葡萄糖注射液稀释后缓慢静脉注射。

3. **低血镁** 2.5%硫酸镁 2~4ml/kg,静脉注射。

4. **缺乏维生素 B_6** 维生素 B_6 100mg,静脉注射。

5. **其他** 针对不同病因给予治疗,如有感染者抗感染,红细胞增多症者需做部分换血。缺血缺氧性脑病、颅内出血者应做相应处理。

(三)控制惊厥

临床发作伴脑电图异常者,对止惊药反应良好,预后亦较好,而不伴脑电图改变者,常需用较大量止痉药,且预后较差。目前普遍以苯巴比妥作为新生儿一线抗惊厥药物,必要时使用苯妥英钠、利多卡因等其他抗惊厥药物。抗惊厥治疗原则上选择一种药物,剂量要足或两种药物交替使用。用药后密切观察,以惊厥停止、患儿安静入睡,呼吸心律平稳、掌指弯曲有一定张力为度。是否需用维持量或维持用药期限,视病因消除或惊厥控制情况而定。一般用至惊厥停止、神经系统检查正常、脑电图癫痫波消失,则可停药。反复惊厥者,维持治疗可持续数周至惊厥的潜在可能性降低为止。

1. **苯巴比妥** 除有镇静作用外,对缺氧缺血性脑病尚有保护脑细胞作用,静脉注射快速达到血药有效浓度,半衰期长,疗效稳定确切,不良反应少,为首选药物。

2. 苯妥英钠 应用苯巴比妥不能控制惊厥时,可选用本药。静脉注射效果好,可迅速通过血-脑脊液屏障,比苯巴比妥快 5 倍,肌内注射或口服吸收不良。使用时应监测心率,注意发生心律失常,且不宜长期使用。

3. 利多卡因 上述两药用后仍未止惊,提示有严重颅内病变,选用利多卡因,通过血-脑屏障,可抑制大脑皮质异常放电,起效迅速(1min 内),较少导致意识低下,毒性及积蓄作用小,安全性大。禁用于有房室传导阻滞或肝功能异常者。

4. 地西泮 除新生儿破伤风外,一般不作一线抗惊厥药使用,仅作苯巴比妥与苯妥英钠治疗无效的持续惊厥。因本药含有安息香酸钠,会影响胆红素和白蛋白的结合,故新生儿黄疸明显时不宜应用。

5. 10%水合氯醛 可作为抗惊厥的辅助剂。

第十二节 新生儿胆红素脑病

新生儿胆红素脑病(neonatal bilirubin encephalopathy)是新生儿非结合胆红素通过血-脑脊液屏障,沉积于基底神经核、海马等特殊神经核团而引起的急性重度性脑病,是导致脑瘫的重要原因之一。胆红素水平增高可造成早期神经功能障碍,如果未能及时治疗,可能造成永久性神经损伤。胆红素脑病和核黄疸分别用于描述胆红素中枢神经系统毒性的临床表现和病理改变。

【病因】

高胆红素血症的严重程度、持续时间、白蛋白结合胆红素的能力、血-脑屏障的完整性及神经元细胞损伤的易感性等因素,对于胆红素脑病的发生都是重要的。胎龄和体重越小,发生胆红素脑病的危险性越大。其他因素,如窒息、颅内出血、溶血可能与胆红素竞争白蛋白位点的药物,都会增加胆红素脑病的易感性。很难对所有的新生儿设定一个精准的安全胆红素水平,但胆红素脑病很少会发生在健康的、胆红素水平低于 $428\mu mol/L$ 的新生儿。胆红素脑病常常在生后 1 周发生,但也有可能延迟至 2～3 周。

【发病机制】

非结合胆红素对神经细胞有毒性作用,它通过血-脑脊液屏障作用于脑细胞能引起脑损伤及中毒性脑病。血清胆红素水平、患儿日龄及是否存在高危因素与患儿是否患有胆红素脑病有关,早产或低出生体重儿、母婴血型不合溶血病、败血症、低血糖症、高碳酸血症、低氧血症等病理状态下,血-脑脊液屏障开放,胆红素大量进入脑组织后,最终在脑细胞膜上聚积、沉积;未结合胆红素在血浆中主要以与白蛋白连接胆红素形式存在,而游离胆红素水平是胆红素毒性的最直接、最敏感指标,白蛋白与胆红素联结,不仅能降低血浆游离胆红素,而且能降低胆红素对神经细胞的毒性。胆红素的神经毒性有高度的选择性:神经元比星形胶质细胞更易损伤,相同剂量的游离胆红素作用于两者,神经元首先凋亡,而星形胶质细胞表现为线粒体功能的改变,兴奋性氨基酸参与了凋亡过程,只有在大剂量胆红素的作用下神经元才以坏死为主要表现。最常见受累核团:①基底节的苍白球和底丘核、海马 H2～3 区、黑质、小脑的齿状核和浦肯野细胞(早产儿易见);②脑神经:动眼、前庭、耳蜗及面神经核;③此外,网状结构、下橄榄核及脑干的其他核团甚至脊髓的前角细胞也可受累。

【临床表现】

胆红素脑病多见于出生后 4～10d,溶血性黄疸出现较早,最早可 1～2d 出现症状。根据进行性的神经症状分为 4 期,即警告期、痉挛期、恢复期和后遗症期。

1. 警告期 警告期属于早期,持续 12～24h,常表现为骨骼肌张力减退、嗜睡、吸吮反射减弱或拒乳、精神萎靡、呕吐,可伴有发热。一旦进入痉挛期,其预后往往不良。

2. 痉挛期 痉挛期持续时间一般 12～24h,预后差,主要临床特点是痉挛、角弓反张和发热。

3. 恢复期　恢复期持续时间约 2 周,抽搐渐渐减轻,吸吮力和对外界反应渐渐恢复。

4. 后遗症期　后遗症期始于病后 1 个月或更晚,一般持续终身。

【诊断及鉴别诊断】

1. 胆红素肺病的 MRI 诊断

(1)累及部位:基底神经节区,特别是苍白球区,其次为丘脑下核群、海马。

(2)急性胆红素脑病常见双侧苍白球区对称性 T_1WI 高信号,T_2WI 等信号或稍高信号。早产儿的表现与足月儿相似。

(3)慢性胆红素脑病主要表现为苍白球对称性 T_2WI 上高信号,T_1WI 上无明显变化。

2. 胆红素脑病和核黄疸的区别　急性胆红素脑病主要指出生后 1 周内胆红素神经毒性引起的症状,而核黄疸则特指胆红素毒性引起的慢性和永久性损害。因此,需要注意的是,新生儿期的急性胆红素脑病如及时干预,可避免神经系统后遗症的发生,即不出现核黄疸表现;而发生黄疸的新生儿,尤其是早产儿或低出生体重儿,由于新生儿期可能缺乏典型的痉挛症状,在新生儿期没有确诊胆红素脑病,而在后期有出现神经系统损害即核黄疸的可能。

【治疗】

1. 新生儿出生后血-脑脊液屏障的发育和胆红素水平是一个动态发育的过程,胎龄及日龄越小,出生体重越低,血清胆红素对新生儿造成脑损害的危险性越大,新生儿黄疸的干预标准应为随胎龄、日龄和出生体重而变化的多条动态曲线。因此,对于溶血等导致黄疸高危因素患儿,应尽早干预,防止胆红素脑病。临床中,可根据光疗和换血曲线,作为新生儿黄疸的干预标准。

2. 对于出现急性胆红素脑病的患儿,在生命体征稳定 48h 后采用脑细胞代谢激活药和改善脑血流的药物及高压氧治疗,及时阻断神经细胞凋亡,恢复神经细胞能量代谢,促使神经细胞的修复与再生。

3. 根据 NBNA 评分,进行有目的、有计划的外界刺激,可使一些损伤的神经所支配的肌肉更协调地运动,调节肌张力,促进正常姿势出现,抑制异常姿势的形成。

第十三节　新生儿坏死性小肠结肠炎

新生儿坏死性小肠结肠炎(neonatal necrotizing enterocolitis,NEC),是由围生期多种致病因素导致的以腹胀、呕吐、腹泻、便血、严重者发生休克及多系统器官功能衰竭为主要临床表现的急性坏死性肠道疾病。是新生儿期的一种严重威胁患儿生命的疾病,也是新生儿重症监护室(NICU)最常见的胃肠道急症。腹部 X 线片以肠壁囊样积气为特征,病理以回肠末端和近端结肠的坏死为特点。本病的发病率和病死率随胎龄和体重增加而减少。其主要发生于早产儿(约占 90%),也可见于近足月儿和足月儿。极低出生体重儿 NEC 发生率为 5%～10%。国内本病的病死率为 10%～50%。

【病因】

1. 早产　早产是 NEC 最重要的发病因素,其发生率与患儿的胎龄呈负相关,胎龄越小,NEC 的发病率越高。早产儿肠道功能不成熟,胃酸分泌少,胃肠动力差,消化酶活力低,消化道黏膜通透性高,消化吸收功能差,当喂养不当、感染和肠壁缺血时易导致肠黏膜损伤。此外,早产儿肠道免疫功能不成熟,易发生肠道感染。

2. 肠黏膜缺氧缺血　新生儿缺氧、窒息时引起的潜水反射保证心、脑等重要脏器血供,胃肠道血供急剧下降,肠壁易受损伤。围生期窒息、严重呼吸暂停、严重心肺疾病、休克、双胎输血综合征、红细胞增多症、母亲孕期滥用可卡因等都可能通过肠壁缺氧缺血导致肠黏膜损伤。

3. **肠道喂养**　摄入配方奶的渗透压高（＞400mmol/L）、奶量过多、增加速度过快增加 NEC 发病率。口服茶碱类、小苏打、钙剂、维生素、布洛芬等增加食物的渗透负荷，成为 NEC 的易感因素。

4. **感染及炎症反应**　败血症或肠道感染时，细菌及其毒素可直接损伤黏膜或间接通过增加炎症介质如血小板活化因子（PAF）、白细胞介素（IL）、肿瘤坏死因子（TNF）等的释放，引起肠黏膜损伤。另外，肠道内细菌的过度繁殖造成的肠胀气也可加重肠损伤。病毒和真菌也可引起本病。

5. **其他**　脐动脉或静脉置管、换血疗法、红细胞增多症、动脉导管开放、围产窒息、低血糖、低体温等。

【发病机制】

NEC 的发病机制为在肠黏膜的屏障功能不良或被破坏和肠腔内存在食物残渣情况下，细菌在肠腔和肠壁繁殖并产生大量炎症介质，最终引起肠壁损伤甚至坏死、穿孔和全身性炎症反应（SIRS），甚至休克、多器官衰竭。

【临床表现】

NEC 发病日龄随胎龄而异，胎龄越不成熟，起病越晚。足月儿多在出生后 1 周内发病，极低出生体重儿发病在出生后的 2～3 周。

1. **腹胀**　腹胀常为首发症状，且持续存在，一般先出现胃潴留，最后全腹膨胀，肠鸣音减弱或消失。

2. **呕吐**　呕吐物先为奶液，逐渐出现胆汁及咖啡样物。无呕吐者可从胃管内抽出以上物质。

3. **血便**　多先有腹泻，排水样便，每天 5～10 次，1～2d 后排血便，血便可表现为血水样便，或血丝便，或粪便隐血阳性，大量出现者罕见。

4. **非特异性表现**　全身症状为精神萎靡、反应低下、四肢厥冷、面色苍灰、酸中毒、呼吸暂停、心率减慢。由于病情轻重不同临床表现差异很大，轻者仅表现为腹胀、胃潴留，或有呕吐、腹泻，重者可有腹膜炎表现,腹壁可见红斑及板结,腹部触诊压痛、肌紧张及捻发感,右髂窝可出现实体团块,常因回肠麻痹或腹膜炎出现肠鸣音消失。

【辅助检查】

(一)腹部 X 线检查

腹部 X 线表现是确诊 NEC 的依据。如一次腹部 X 线片无阳性发现时,应随访多次摄片,在发病开始 48～72h 期间每 6～8 小时复查 1 次。

1. 早期表现

(1)小肠选择性的胀气扩张,结肠少气或无气。

(2)肠道普遍轻度扩张或不规则狭窄,排列紊乱或僵直,可出现短小气-液平面。

(3)肠黏膜模糊,肠道间隙增宽。

(4)胃泡扩大,腔内可见网格状、条索状或小囊状透亮影。

2. 进展期表现

(1)肠壁积气:肠壁间条索状积气,呈离散状位于小肠浆膜下部分或沿整个小肠和结肠分布。

(2)黏膜下"气泡征":小囊泡或串珠样积气在黏膜下及浆膜下合并存在。

(3)门静脉积气:自肝门向肝内呈树枝状延伸,多于 4h 内消失。

(4)气腹征:腹腔出现游离气体,肠腔内气体减少;或腹水征:腹部密度增高、模糊,中腹部见肠管充气,立位片显示中下腹部密度增高。

(二)血常规

白细胞异常增高或降低,有核左移现象,粒细胞总数、淋巴细胞和血小板多降低,C 反应蛋白持续增高。

(三)粪检查

粪常规早期即表现为隐血试验阳性,粪细菌培养多阳性,以大肠埃希菌、克雷伯杆菌等革兰阴性杆菌多见。粪镜检可见大量的红细胞、白细胞。

(四)C 反应蛋白(CRP)

对诊断及处理都有价值。NEC 时 CRP 增高,如连续测 CRP
不增高,应考虑诊断的可靠性。连续测定居高不下,示有脓肿或
早期肠狭窄可能。

(五)细菌学检查

血、粪、胃内容物、腹水细菌培养及药敏试验。

【诊断】

NEC 发病日龄与胎龄呈负相关,早产儿为生后 3～4 周,足月
儿为生后 3～4d,胎龄极小的超低出生体重儿甚至可能延迟到生
后 10～12 周。NEC 既可表现为全身非特异性败血症症状,也可
表现为典型胃肠道症状如腹胀、呕吐、腹泻或便血三联征。因此,
在相应发病日龄出现 NEC 全身非特异性或典型胃肠道症状均需
警惕。具备下列 4 项特征中的任意 2 项可考虑临床诊断:①腹
胀;②便血;③嗜睡、呼吸暂停、肌张力低下;④肠壁积气。腹部 X
线片为诊断 NEC 的确诊依据,一次未见异常者,应连续做腹部 X
线片的动态观察,在发病开始 48～72h 期间每 6～8 小时复查 1
次。同时,注意白细胞、血小板、CRP 及血气分析的动态检测。

根据 Bell 的分期标准国际上将 NEC 分为 3 期(表 1-7)。

表 1-7　新生儿坏死性小肠结肠炎分期

分期		内容
Ⅰ期	疑似 NEC	全身症状包括体温不稳定、嗜睡、呼吸暂停、心动过缓等;胃肠道症状包括胃潴留、呕吐、轻度腹胀、粪隐血阳性(ⅠA)或直肠内鲜血(ⅠB);腹部 X 线片可以正常或肠扩张,也可有轻度肠梗阻征象,无肠壁囊样积气

分期	内容
Ⅱ期　确诊 NEC	除Ⅰ期症状外还有肠鸣音消失,腹部压痛和(或)腹壁蜂窝织炎或右下腹部包块,轻度代谢性中毒,轻度血小板减少;腹部 X 线片表现为肠管扩张、梗阻、肠壁积气征,门静脉积气和(或)腹水
Ⅲ期　重型 NEC	除Ⅱ期症状外,出现低血压,心动过缓,严重呼吸暂停,混合性酸中毒,DIC,中性粒细胞减少,无尿或病情突然恶化;胃肠道症状包括弥散性腹膜炎,腹胀和触痛明显,腹壁红肿,或腹胀突然加重;腹部 X 线出现腹水或气腹征

【鉴别诊断】

1. 肠扭转常见于足月儿,且多发生于生后较晚期,可伴各种畸形,剧烈呕吐胆汁,X 线检查可发现近端十二指肠梗阻征象,中段肠扭转很少有肠壁积气征(1%～2%),以上特点可与 NEC 鉴别。若怀疑肠扭转,可用水溶性造影剂行上消化道造影或 X 线检查以除外十二指肠位置异常。腹部超声对诊断肠扭转也有一定帮助。

2. NEC 是造成早产儿气腹征的最常见病因,但必须与间质性肺气肿、气胸、纵隔积气造成的胸腔向腹腔漏气鉴别,后者常见于接受机械通气治疗的患儿。若无法鉴别,应做穿刺或上消化道造影除外肠穿孔。气腹征也可由特发性肠穿孔引起或见于地塞米松、布洛芬治疗的患儿。特发性肠穿孔常发生于早产儿,穿孔部位局限,很少有类似 NEC 的严重临床表现。但应行腹腔引流和穿孔修补,预后良好。

3. 新生儿其他胃肠道疾病很少出现肠壁积气征,但可见于各种急性或慢性腹泻病,这在营养不良患儿中尤其常见。此外,心导管或胃肠道手术后、先天性巨结肠、中性粒细胞减少症、肠系膜静脉血栓、先天性恶性肿瘤患儿也可能出现肠壁积气征。

【治疗】

一旦疑诊 NEC,应立即禁食,行胃肠减压。治疗原则是绝对禁食,预防进一步损伤,纠正水、电解质、酸碱平衡紊乱和减少全身炎症反应。

1. 内科治疗 新生儿坏死性小肠结肠炎的内科治疗措施,见表 1-8。

表 1-8 新生儿坏死性小肠结肠炎的内科治疗措施

治疗措施	内容
禁食	疑似病例禁食 3d,确诊病例禁食 7～10d,重型病例禁食 14d 或更长。待其临床表现好转,腹胀消失,粪隐血试验转阴后可逐步恢复经口喂养
胃肠减压	禁食期间常规胃肠减压
抗感染	依据细菌培养及药敏试验结果选择敏感抗生素。细菌不明时,推荐使用氨苄西林、第 3 代头孢菌素、哌拉西林等。若为厌氧菌首选甲硝唑 7.5mg/kg,肠球菌选用万古霉素。抗生素疗程为 7～10d,重症至少 14d
支持疗法	维持水电解质平衡,液量 120～150ml/(kg·d),根据胃肠道丢失情况适当调整;能量 90～110kcal/(kg·d);注意必需氨基酸、必需脂肪酸和维生素的补充。心血管功能状态极不稳定时出现呼吸暂停、高碳酸血症($PaCO_2$>50mmHg)或低氧血症患儿给予气管插管机械通气。休克时抗休克治疗,血小板减少时输注血小板,凝血障碍时输新鲜冰冻血浆

2. 外科治疗 手术切除坏死肠段后再行肠吻合。手术指征包括:①气腹征为绝对适应证;②内科保守治疗无效(通常为 24～48h),伴少尿、低血压、难以纠正的代谢性酸中毒、腹部 X 线检测发现

肠襻僵直固定、门静脉积气者为相对适应证;③高度怀疑肠穿孔,但腹部 X 线检查未发现气腹者,若腹腔引流物为黄褐色浑浊液体,内含中性粒细胞,并培养出多种微生物也是手术探查的指征。

第十四节　新生儿急性肾衰竭

急性肾衰竭(acute renal failure,ARF)是新生儿危重的临床综合征之一。新生儿在血容量低下、休克、缺氧、低体温、药物中毒等多种病理状态下,肾脏在短时间内受到损害,出现少尿或无尿、体液紊乱、酸碱失调及血浆中需经肾排出的代谢产物(尿素、肌酐等)蓄积而浓度升高。新生儿肾功能紊乱也可以是先天性肾发育不全的首发症状。

【病因】

新生儿出生前、出生时及出生后的各种致病因素,均可引起ARF。按肾损伤性质及部位的不同,可将病因分成肾前性、肾性和肾后性三大类。

1. 肾前性　新生儿肾前性 ARF 的主要病因是肾血流灌注不足。凡能使心搏出量减少或血容量不足的临床因素均可能引起肾血流灌注低下,导致肾前性 ARF。新生儿肾血流灌注不足,最常发生在出生后 48h 以内的多种病理状态,如窒息缺氧、呼吸窘迫综合征、心力衰竭、低血压、严重脱水、大量出血、败血症、低体温等。正压通气压力过高可影响静脉血回流使心搏出量减少。应用大剂量血管扩张药致血压降低或大剂量血管收缩药(如去甲肾上腺素)可致肾血管痉挛,也可发生肾血流灌注不足而出现肾前性 ARF。

2. 肾性　各种病因引起的肾前性 ARF 如不及时处理,可引起肾损伤,发生肾性 ARF。

(1)缺氧缺血性肾病:窒息时缺氧严重或持续时间延长可致不同程度的肾损害。此外,新生儿冷伤及严重感染等,也是新生儿肾实质损伤的重要病因。

(2)血管病变:肾动脉(或肾小动脉)血栓形成、栓塞及狭窄、肾皮质或髓质坏死、肾梗死、肾静脉栓塞(严重脱水、DIC、循环不良、糖尿病母亲婴儿)等肾血管病变均可为肾性 ARF 的病因。

(3)肾毒性物质:包括致肾毒性抗生素如氨基糖苷类抗生素、多黏菌素、两性霉素等;易致肾损害药物如吲哚美辛、妥拉唑林等;各种致肾毒害产物如血红蛋白尿、肌球蛋白尿、过氧化物尿症、尿酸性肾病等。

(4)各种肾疾病:先天性肾发育异常如双肾不发育、肾性病变、先天梅毒、弓形体病、先天性肾病综合征及肾盂肾炎等。

3. 肾后性　主要为尿路梗阻引起的 ARF,见于各种先天泌尿道畸形,如后尿道瓣膜、尿道憩室、包皮闭锁、尿道狭窄、输尿管疝等。也可见于肾外肿瘤压迫尿道或医源性手术插管损伤致尿道狭窄。

【病理生理与发病机制】

1. 肾小球滤过率下降　各种病因引起的肾灌注不足,血管源性物质如儿茶酚胺、5-羟色胺、组胺、血管紧张素Ⅱ及血栓烷等释放或活性增强,肾血管收缩,阻力增高,均可致肾小球滤过率(GFR)下降而发生少尿。

2. 肾小管内滤液回漏及再吸收障碍　肾灌注不足,肾缺血缺氧或肾毒性物质使肾小管壁受损,管细胞坏死、脱落,基膜断裂。肾小球滤液经过受损的肾小管细胞和基膜,渗入间质,回漏至血液中,且受损肾小管伴有再吸收障碍,这些均促进少尿或无尿,加重肾功能损伤。

3. 肾组织的细胞代谢紊乱　缺氧时,肾组织细胞内氧化磷酸化障碍,ATP、ADP 减少,细胞功能紊乱,自由基生成,产生脂质过氧化物细胞膜损伤,细胞内钾下降,钠、钙内流等。肾髓襻升支较近端曲管更易受缺氧损害。

4. 免疫反应　严重感染(细菌、病毒等)时,免疫反应引起的抗原抗体复合物引起一系列反应可致 DIC,使肾毛细血管梗死,血管阻力增高,GFR 降低及肾小管坏死等。

【临床表现】

新生儿 ARF 常缺乏典型临床表现,根据病理生理改变和病情经过将临床表现分三期:少尿或无尿期、多尿期和恢复期。

1. 少尿或无尿期

(1)少尿或无尿:正常新生儿 93% 于出生后 24h 内,99.4% 于出生后 48h 内排尿。出生后 48h 不排尿者应考虑有 ARF。新生儿尿量 $<25ml/d$ 或 $1ml/(kg \cdot h)$ 者为少尿,尿量 $<15ml/d$ 或 $0.5ml/(kg \cdot h)$ 为无尿。新生儿 ARF 多数有少尿或无尿症状。新生儿 ARF 少尿期持续时间长短不一,持续 3d 以上者病情危重。

(2)电解质紊乱:①高钾血症,血钾 $>7mmol/L$。由于少尿时钾排出减少,酸中毒使细胞内的钾向细胞外转移。可伴有心电图异常,如 T 波高耸、QRS 增宽和心律失常。②低钠血症,血钠 $<130mmol/L$。主要为血稀释或钠再吸收低下所致。③磷、低钙血症等。

(3)代谢性酸中毒:由于肾小球滤过功能降低,氢离子交换及酸性代谢产物排泄障碍等引起。

(4)氮质血症:ARF 时蛋白分解旺盛,体内蛋白代谢产物从肾排泄障碍,血中非蛋白氮含量增加,出现氮质血症。

2. 多尿期 随着肾小球和一部分肾小管功能恢复,尿量增多,一般情况逐渐改善。如尿量迅速增多,可出现脱水、低钠或低钾血症等。

3. 恢复期 患儿一般情况好转,尿量逐渐恢复正常,尿毒症表现和血生化改变逐渐消失。肾小球功能恢复较快,但肾小管功能改变可持续较长时间。

【辅助检查】

1. 肾超声检查 为非侵袭性检查方法。能精确描述肾大小、形状、积水、钙化及膀胱改变。对疑有肾静脉血栓形成或无原因的进行性氮质血症者,应做此项检查。

2. 放射性核素肾扫描　了解肾血流灌注、肾畸形,并对肾小球滤过率能做系列对比性判断。

3. CT 及磁共振　有助于判断肾后性梗阻。

4. GFR 的计算　由于应用经典的内源肌酐清除率评估 GFR 较复杂,临床可应用 Schwartz 公式计算新生儿 GFR,评价新生儿 ARF 肾功能状态,其结果与应用内源肌酐清除率值呈显著正相关。

Schwartz 计算公式:$GFR [ml/(min \cdot 1.73m^2)] = 0.55 \times L/SCr$

其中,L 为身长(cm);SCr 为血浆肌酐(mg/dl)

【诊断】

新生儿急性肾衰竭的诊断标准如下。

1. 出生后 24~48h 无排尿或出生后少尿(每小时<1ml/kg)或无尿[<0.5ml/(kg · h)]。

2. $SCr \geqslant 132.6\mu mol/L$,$BUN \geqslant 7.5 \sim 11 mmol/L$,或 SCr 每天增加 $\geqslant 44\mu mol/L$,BUN 增加 $\geqslant 3.57 mmol/L$。

3. 常伴有酸中毒、水和电解质紊乱。

【鉴别诊断】

新生儿肾前性、肾性 ARF 的鉴别诊断见表 1-9。

表 1-9　新生儿肾前性、肾性 ARF 的鉴别诊断

项目	肾前性	肾性
尿常规	正常	异常
尿钠(mmol/L)	<20	>25
尿排钠分数%[FENa(%)][1]	<2.5	>2.5
尿渗透压(mOsm)	>350	>300
尿/血浆渗透压比值	>1.2	1.0
反肾衰竭指数(RFI)[2]	<3.0	>3.0

①尿排钠分数%[FENa(%)]$= \dfrac{尿钠浓度 \times 血浆肌酐浓度}{血浆钠浓度 \times 尿肌酐浓度} \times 100\%$;

②$RFI = \dfrac{尿钠浓度 \times 血清肌酐浓度}{尿肌酐浓度}$

【治疗】

治疗重点包括:去除病因,保持水及电解质平衡,供应充足热量,减少肾负担。

(一)早期防治

重点为去除病因和对症治疗,防止 ARF 继续进展。如纠正低氧血症、休克、低体温及防治感染等。①肾前性 ARF 应补足血容量及改善肾灌流。此时如无充血性心力衰竭存在,可给等渗盐水 20ml/kg,2h 静脉内输入,如无尿可静脉内给呋塞米 2ml/kg,常可取得较好利尿效果。②肾后性 ARF 以解除梗阻为主,但肾前及肾后性 ARF 如不及时处理,可致肾实质性损害。

(二)尿期或无尿期治疗

1. **控制液量**　每天计算出入水量。严格控制液体入量＝不显性失水＋前日尿量＋胃肠道失水量＋引流量。足月儿不显性失水为 30ml/(kg·d),每天称量体重,以体重不增或减少 1%～2% 为宜。此期若水负荷多可引起心力衰竭、肺水肿、肺出血等危重并发症。

2. **纠正电解质紊乱**

(1)高钾血症:应停用一切来源的钾摄入。无心电图改变时,轻度血钾升高(6～7mmol/L)可用聚苯乙烯磺酸钠 1g/kg,加 20% 山梨醇 10ml,保留灌肠(30～60min)。每 4～6 小时 1 次。每克可结合钾 0.5～1mmol,释放钠 1～2mmol/L 被吸收。需注意钠潴留,应计算到钠平衡量内,尤其是肾衰竭少尿或心力衰竭患儿。有心电图改变者,血钾＞7mmol/L,应给葡萄糖酸钙以拮抗钾对心肌的毒性,并同时应用碳酸氢钠。但若并发高钠血症和心力衰竭,应禁用碳酸氢钠。此外可给葡萄糖和胰岛素。以上治疗无效时考虑做透析治疗。

(2)低钠血症:多为稀释性,轻度低钠血症(血钠 120～125mmol/L),可通过限制液量,使细胞外液逐渐恢复正常。血钠＜120mmol/L,有症状时补充 3% 氯化钠。

（3）高磷、低钙血症：降低磷的摄入，补充钙剂。血钙＜1.8mmol，可给10％葡萄糖酸钙1ml/(kg·d)，静脉滴入。可同时给适量的维生素 D_2 或 D_3，促进钙在肠道的吸收。

3. 纠正代谢性酸中毒　pH＜7.25 或血清碳酸氢盐＜15mmol/L 应给碳酸氢钠 1～3mmol/(L·kg)，或按实际碱缺失×0.3×体重(kg)计算，在 3～12h 输入。

4. 供给营养　ARF 时应提供 167kJ(40kcal)/(kg·d)以上热量，主要以糖和脂肪形式给予。当输入液量限制于 40ml/(kg·d)时，应由中心静脉输注 25％葡萄糖注射液。脂肪乳剂可加至 2g/(kg·d)。氨基酸量一般为 1～1.5g/(kg·d)。少尿期一般不给钾、钠、氯。应注意维生素 D、维生素 B 复合物、维生素 C 及叶酸的供给。

5. 肾替代疗法　新生儿 ARF 应用以上措施治疗如无效，且伴有下列情况，可给予肾替代疗法，指征：①严重的液体负荷，出现心力衰竭、肺水肿；②严重代谢性酸中毒(pH＜7.1)；③严重高钾血症；④持续加重的氮质血症，已有中枢抑制表现，或 BUN＞35.7mmol/L(100mg/dl)者。

第十五节　新生儿溶血病

新生儿溶血病(hemolytic disease of newborn,HDN)主要指母婴血型不合引起的新生儿同族免疫性溶血。在已发现的人类 26 个血型系统中，以 ABO 血型不合最常见，其次为 Rh 血型不合，MN 血型不合罕见。本病只发生于胎儿期及新生儿早期，多发于 O 型血产妇所生的 A 型血或 B 型血的婴儿。

【病因及发病机制】

1. ABO 溶血　主要发生在母亲 O 型而胎儿 A 型或 B 型，如母亲 AB 型或婴儿 O 型，则不发生 ABO 溶血病。

（1）40％～50％的 ABO 溶血病发生在第 1 胎，其原因是：O

型血母亲在第 1 胎妊娠前,已受到自然界 A 或 B 血型物质(某些植物、寄生虫、伤寒疫苗、破伤风及白喉类毒素等)的刺激,产生抗A 或抗 B 抗体(IgG)。

(2)在母子 ABO 血型不合中,仅 1/5 发生 ABO 溶血病,其原因为:①胎儿红细胞抗原性的强弱不同,导致抗体产生量的多少各异;②除红细胞外,A 或 B 抗原存在于许多其他组织,只有少量通过胎盘的抗体与胎儿红细胞结合,其余的被组织或血浆中可溶性的 A 或 B 物质吸收。

2.Rh 血型不合溶血病　Rh 血型系统有 6 种抗原:D、E、C、c、d、e,抗原性依次为 D>E>C>c>d>e。故以 ThD 溶血病最常见,红细胞缺乏 D 抗原为 Rh 阴性,反之为阳性。Rh 血型不合溶血病一般不发生在第 1 胎,Rh 阴性母亲首次妊娠时,经 8～9周,Rh 阳性胎儿血进入母血刺激产生 IgM,不通过胎盘。如母亲再次妊娠(与第 1 胎 Rh 血型相同),妊娠期少量胎儿血进入母体循环即可产生大量 IgG 抗体,该抗体可通过胎盘引起胎儿溶血。

【临床表现】

新生儿溶血病症状轻重与溶血程度基本一致。多数 ABO 溶血病患儿除黄疸外,无其他明显异常。Rh 溶血病症状较重,严重者甚至死胎。

1. 黄疸　ABO 溶血病多在出生后第 2～3 天出现,而 Rh 溶血病多在 24h 内出现,且黄疸迅速加重,以未结合胆红素增高为主,少数严重者亦可结合胆红素增高,表现为"胆汁淤积综合征"。

2. 贫血　程度不一。重症 Rh 溶血病,出生时即可有严重贫血、胎儿水肿或伴心力衰竭。ABO 溶血病一般无贫血或程度较轻。

3. 肝脾大　Rh 溶血病多有不同程度肝脾大,ABO 溶血病则很少发生。

4. 胆红素脑病　早产儿更易发生。多于出生后 2～7d 出现症状,表现为嗜睡、喂养困难、吸吮无力、拥抱反射减弱或消失,肌张力减低。0.5～1d 很快出现凝视、肌张力增高、角弓反张、前囟隆起、呕吐、尖叫、惊厥,常有发热。如不及时治疗,1/2~1/3患儿死亡,幸存者吸吮力及对外界反应逐渐恢复,呼吸好转,肌张力恢复正常,但常逐渐出现手足徐动症,听力下降,智能落后,眼球运动障碍等后遗症。

【辅助检查】

1. **母子血型检查**　检查母子ABO和Rh血型,证实有血型不合存在。

2. **检查有无溶血**　溶血时红细胞和血红蛋白减少,早期新生儿血红蛋白＜145g/L可诊断为贫血;网织红细胞增高(＞6%);血涂片有核红细胞增多(＞10/100个白细胞);血清总胆红素和未结合胆红素明显增加。

3. **致敏红细胞和血型抗体测定**

(1)改良直接抗人球蛋白试验:即改良Coombs试验,是用"最适稀释度"的抗人球蛋白血清与充分洗涤后的受检红细胞盐水悬液混合,如有红细胞凝聚为阳性,表明红细胞已致敏。为确诊试验,Rh溶血病其阳性率高而ABO溶血病阳性率低。

(2)抗体释放试验:通过加热使患儿血中致敏红细胞的血型抗体释放于释放液中,将与患儿相同血型的成人红细胞(ABO系统)或O型标准红细胞(Rh系统)加入释放液中致敏,再加入抗人球蛋白血清,如有红细胞凝聚为阳性。为确诊试验,Rh和ABO溶血病一般均为阳性。

(3)游离抗体试验:在患儿血清中加入与其相同血型的成人红细胞(ABO系统)或O型标准红细胞(Rh系统)致敏,再加入抗人球蛋白血清,如有红细胞凝聚为阳性。表明血清中存在游离的ABO或Rh血型抗体,并可能与红细胞结合引起溶血。此实验有助于估计是否继续溶血、换血后的效果,但不是确诊试验。

【诊断】

1. **ABO溶血病诊断依据**

(1)出生后2~3d出现黄疸,血清胆红素增高,以未结合胆红素为主,且进行性加重。

(2)母为 O 型血,婴儿为 B 或 A 型血。产前孕妇血清中 IgG 抗 A 或抗 B≥1:64 提示可能发生 ABO 溶血病。

(3)改良 Coombs 试验阳性或抗体释放试验阳性可确诊。游离抗体试验可评估是否继续溶血。

2．Rh 溶血病诊断依据

(1)胎儿水肿,全身水肿、苍白、皮肤瘀斑、胸腔积液、腹水、肝脾大、心力衰竭、胎盘水肿。

(2)出生后 24h 内出现黄疸,迅速加重,血清胆红素以未结合胆红素为主。

(3)母 Rh 血型阴性,婴儿 Rh 血型阳性。产前母亲血抗 Rh 抗体呈动态上升。

(4)改良 Coombs 试验阳性或抗体释放试验阳性可确诊。游离抗体试验可评估是否继续溶血。

【鉴别诊断】

1．先天性肾病　有全身水肿、低蛋白血症和蛋白尿,但无病理性黄疸和肝脾大,临床表现及实验室检查可确诊。

2．葡萄糖-6-磷酸脱氢酶(G-6-PD)缺乏症　此病在我国南方地区高发,可在新生儿出生后 2 周内发病,男性多见。以贫血、黄疸为主要表现,Coombs 试验阴性。确诊依赖于 G-6-PD 的活性测定。

3．新生儿贫血　双胞胎的胎-胎输血或胎-母间输血可引起新生儿贫血,但无重度黄疸、血型不合及溶血 3 项试验阳性。

4．生理性黄疸　ABO 溶血病可仅表现为黄疸,易与生理性黄疸混淆,血型不合及溶血三项试验可资鉴别。

【治疗】

(一)产前治疗

对严重溶血病的胎儿,为了避免由于严重贫血而引起死胎或水肿胎儿,如估计胎儿早产能存活者可提早分娩,对不能提早分娩者可进行宫内输血。

1. **提前分娩** 既往有输血、死胎、流产和分娩史的 Rh 阴性孕妇,本次妊娠 Rh 抗体效价逐渐升至 1:32 或 1:64 以上,羊水胆红素增高,且羊水卵磷脂/鞘磷脂＞2 者,可考虑提前分娩。

2. **宫内输血** 对胎儿水肿或胎儿 Hb＜80g/L,而胎肺未成熟者,可直接将与孕妇血清不凝集的浓缩红细胞在 B 超下注入脐血管或胎儿腹腔内。

3. **血浆置换** 对血 Rh 抗体效价明显增高,但又不宜提前分娩的孕妇,可进行血浆置换。

4. **苯巴比妥** 孕妇于预产期前 1~2 周口服苯巴比妥,诱导胎儿肝酶活性增加。

(二)新生儿治疗

1. 一般治疗

(1)防止低血糖、低血钙、低体温。

(2)保持呼吸道通畅,纠正缺氧。

(3)维护心功能,防止心力衰竭。

(4)纠正水、电解质和酸碱平衡紊乱。

(5)及时纠正贫血,必要时输血。

2. 光照疗法

(1)当血清总胆红素水平增高时,根据胎龄、患儿是否存在高危因素及生后日龄,对照日龄胆红素与光疗干预列线图,当达到光疗标准时即可进行。具体见表 1-10 和表 1-11。

表 1-10 胎龄≥35 周的光疗参考曲线解读(mg/dl)

	出生	12h	1d	1.5d	2d	2.5d	3d	3.5d	4d	4.5d	≥5d
低危儿	5.5	9	11.4	13.5	15	16.4	17.5	18.7	19.7	20.5	21
中危儿	5	7	9.5	11.5	13	14.5	15.5	16.5	17.2	18	18
高危儿	4.6	5.8	7.7	9.5	11.2	12.5	13.5	14	14.5	14.9	15

表 1-11　出生体重＜2500g 的早产儿光疗参考曲线解读（mg/dl）

出生体重（g）	＜24h	24～48h	48～72h	72～96h	96～120h	≥120h
＜1000	4	5	6	7	8	8
1000～1249	5	6	7	9	10	10
1250～1999	6	7	9	10	12	12
2000～2299	7	8	10	12	13	14
2300～2499	9	12	14	16	17	18

（2）光疗的时间多需 48～72h，不宜超过 4d。

（3）由于蓝光可分解体内的核黄素，故光疗时应补充核黄素（光疗时每天 3 次，每次 5mg；光疗后每天 1 次，连服 3d）。

（4）不能单纯以黄疸消退为停止光疗的依据，而应以血清胆红素浓度的下降为依据。因为光疗主要作用于皮肤浅层组织，故黄疸消退并不代表血清胆红素也已正常。

（5）光疗不影响母乳喂养，可定时将新生儿抱出光疗箱进行喂养。为了方便母乳喂养，可将光疗箱置于母亲床旁，医护人员应定时进行观察和护理。

（6）光疗的不良反应相对较少，患儿偶可出现发热、腹泻和皮疹等，但多不严重，也不会影响继续治疗。

（7）由于新生儿裸放于光疗箱中，活动空间大，容易擦伤皮肤，因而在光疗结束后需检查新生儿皮肤有无破损，以便及时处理，防止继发感染。

3. 药物治疗

（1）静脉用免疫球蛋白：缓慢静脉滴注丙种球蛋白 1g/kg（时间 6～8h）。免疫球蛋白可阻断网状内皮系统的 Fc 受体，抑制吞噬细胞破坏已被抗体致敏的红细胞，抑制溶血过程，从而使胆红素产生减少。

（2）人血白蛋白治疗：输血浆每次 10～20ml/kg 或静脉滴注人血白蛋白，每次 1g/kg 可减少游离的未结合胆红素，以免游离未结合胆红素对脑细胞的损害,可减少胆红素脑病的发生。

(3)纠正代谢性酸中毒:输注 5%碳酸氢钠提高血 pH,以增加未结合胆红素与白蛋白的结合。

(4)肝酶诱导药:常用苯巴比妥每天 5mg/kg,分 2~3 次口服,共 4~5d。能增加尿苷二磷酸葡萄糖醛酸转移酶活性、增加肝脏结合和分娩胆红素的能力。

4. 换血疗法

(1)换血指征:换血能及时换出抗体和致敏红细胞,减少溶血;可置换出大量胆红素,预防胆红素脑病;并可纠正贫血,改善携氧,防止心力衰竭。符合下述条件之一者即应进行:①产前已明确诊断,出生时脐血总胆红素>68μmol/L(4mg/dl),血红蛋白低于 120g/L,伴水肿、肝脾大及心力衰竭者;②出生后 12h 内胆红素每小时上升>12μmol/L(0.7mg/dl)者;③高胆红素血症经光疗 4~6h 血清胆红素仍上升 8.6μmol/(L·h)[0.5mg/(dl·h)];④已有胆红素脑病早期表现者。

(2)血型选择:Rh 溶血病用 ABO 同型(或 O 型)Rh 阴性血。必要时也可用无抗 D 抗体的 Rh 阳性血。ABO 不合溶血症,用 AB 型血浆和 O 型红细胞混合血。所用血液应与母亲血清无凝集反应。

(3)抗凝药的应用:目前换血采用新鲜全血或红细胞悬液与血浆混合的血。全血常用枸橼酸右旋葡萄糖保养液,红细胞悬液常用枸橼酸-磷酸-腺嘌呤保养液。枸橼酸及枸橼酸盐可影响电解质及酸碱平衡,常见低钙、低钾及高血糖,故换血后数小时内需监测电解质、血糖及血气分析。

(4)换血流程

换血前准备:①手术在严格消毒后的房间进行。房间中应具备远红外线辐射床、心肺监护仪等。②参加人员包括手术者、助手、记录员、手术护士等。③药品准备,包括 500ml 生理盐水、1U/ml 肝素生理盐水、急救、复苏药品等。④计算换血量:通常为新生儿血容量的 2 倍,一般为 150~180ml/kg。⑤血管准备:多采用外周动静脉双管同步抽血。分别选择外周动脉(如桡动脉或颞浅动脉)和静脉(如大隐静脉、腋静脉或股静脉)各一条。⑥其他:术前停喂奶 1 次或抽出胃内容物以防呕吐,给予镇静等。

换血步骤:①患儿仰卧于远红外线辐射床上,固定好手脚并安置心肺监护。②选取好外周动静脉并常规消毒,用套管针穿刺进入血管后连接上三通管,胶布固定后连接充满肝素生理盐水的注射器抽注润滑。③从动脉端抽出血,从静脉端输入血,抽与注同时进行,同步、等量、等时。④换血速度:体重>3kg,抽出/输注血量为每次 20ml;体重 2~3kg,每次为 15ml;体重 1~2kg,每次为 10ml;体重 0.85~1kg,每次为 5ml;体重<0.85kg,每次为 1~3ml。一般控制整个换血全程时间在 90~120min。

换血后处理:一次换血后,组织内胆红素可回入血浆,加上致敏红细胞的溶血,以及换入红细胞的分解,可使血清胆红素再次上升,此时可按指征再次换血。①继续光疗,并监测血清胆红素,术后第 2、4、6 小时及以后每 6 小时监测血清胆红素。黄疸减轻后每天检测 1 次。②术后 3d 内,用抗生素预防感染;止血药防止出血。③监测血常规、电解质、血气分析、血糖等。④换血后需禁食 6~8h。⑤一次换血后,组织内胆红素可回入血浆,加上致敏红细胞的溶血,以及换入红细胞的分解,可使血清胆红素再次上升,此时可按指征再次换血。

第十六节　新生儿维生素 K 缺乏性出血症

维生素 K 缺乏性出血症(vitamin K deficiency bleeding,VK-DB)是指由于维生素 K 缺乏,体内维生素 K 依赖因子(Ⅱ、Ⅶ、Ⅸ、Ⅹ)凝血活性低下所致的出血性疾病。出血可发生在任何部位,最严重的是颅内出血,及时补充维生素 K 是防治本病的根本措施。由于对高危新生儿出生后常规注射维生素 K_1 预防,该病的发生曾明显减少,但近 20 年来,由于推行纯母乳喂养,新生儿维生素 K 缺乏的发生率有所升高,须引起高度重视。

【病因】

维生素 K 缺乏是导致本病发生的根本原因,凝血因子Ⅱ、Ⅶ、Ⅸ、Ⅹ主要在肝合成和储存,必须由维生素 K 激活后才能发挥作用。本病与下列因素有关。

1. 肝储存量降低 维生素 K 不易通过胎盘,母体维生素 K 很少进入胎儿体内,初生的新生儿(尤其是早产儿、小于胎龄儿)肝内维生素 K 储存量少,血维生素 K 水平低。

2. 合成少 肠道维生素 K 的合成依赖于肠道正常菌群的建立,新生儿出生时肠道中无正常菌群定植,新生儿腹泻可以干扰肠道正常菌群建立,维生素 K 合成减少,同时维生素 K 排泄增加、吸收减少;抗生素的使用可以干扰肠道正常菌群平衡,更可以使维生素 K 合成减少;母亲产前服用某些药物,如抗凝药、抗惊厥药等,可使维生素 K 降解加速或阻断维生素 K 循环。

3. 摄入少 母乳中维生素 K 含量低,所以母乳喂养的新生儿维生素 K 水平低,新生儿生后几天进食少,由食物获得维生素 K 少。

4. 吸收少 新生儿肝胆疾病(胆道闭锁、胆汁淤积症、肝炎综合征),因胆汁分泌减少和肝细胞受累,可影响维生素 K 的吸收合成。

【发病机制】

维生素 K 不参与凝血因子Ⅱ、Ⅶ、Ⅸ、Ⅹ的合成,但在这些凝血因子的前体蛋白转变成具有凝血生物活性(功能性凝血酶原)过程中,其谷氨酸残基必须在肝细胞微粒体内羧化后才具有凝血的生物活性,此羧化过程依赖维生素 K 参与。缺乏维生素 K,这些凝血因子是无功能的,不能参与凝血过程,常导致出血。在给予维生素 K 治疗后,其凝血机制得以迅速改善。但早产儿由于肝不成熟,上述凝血因子前体蛋白合成不足,因此维生素 K 疗效不佳。

【临床表现】

本病特点是突然发生出血，其他方面无特殊异常。出血部位以胃肠道、脐残端及皮肤出血常见。其他如肺出血、阴道出血、尿血、穿刺部位出血不止及鼻出血少见。颅内出血可发生于早产儿。一般为少量或者中量出血，一般情况良好，但消化道、脐残端大出血或者颅内出血可威胁生命。依据出血时间分为三型。

1. 早发型　在出生后 24h 内发病，较罕见，多与母亲产前服用影响维生素 K 代谢的药物有关。出血程度轻重不一，从轻微的皮肤出血、脐残端渗血、脑血肿至大量胃肠道出血、致命性颅内出血、胸腔或腹腔内出血。这种出血不能被出生后注射维生素 K 预防，因出血始于分娩过程中。如在分娩发作前母亲接受维生素 K 治疗，可能取得预防效果。

2. 经典型　在出生后 1～7d 发病。较常见，多数新生儿于出生后 2～3d 发病，最迟可于出生后 1 周发病。多与母乳喂养或开奶过迟、出生时未使用维生素 K 有关。早产儿可迟至 2 周，病情轻者具有自限性，预后良好。出血部位以脐残端、胃肠道（呕血或便血）、皮肤受压处（足跟、枕、骶骨部等）及穿刺处最常见。此外，还可见到鼻出血、肺出血、尿血和阴道出血等。一般为少量或中量出血，可自行停止；严重者可有皮肤大片瘀斑或血肿，个别发生胃肠道或脐残端大量出血、肾上腺皮质出血而致休克。颅内出血多见于早产儿可致死亡，成活者可有脑积水后遗症。

3. 晚发型　发生在出生后 8d 后的维生素 K 缺乏性出血，此型常见，多发生在生后 2 周至 2 个月，主要发生在母乳喂养儿，也可继发于肝胆疾病、慢性腹泻和长期应用抗生素。此外，长时间饥饿或长期接受静脉高营养的婴儿，亦可发生。此型多以突发性脑内出血为首发临床表现，死亡率和致残率高。脑内出血可单独存在，也可与其他部位出血同时存在，治疗后部分患儿留有神经系统后遗症。

【辅助检查】

对确定维生素 K 缺乏性出血症(VKDB)的诊断非常重要,主要检查项目包括患儿凝血功能、血清 PIVKA-Ⅱ和维生素 K 水平等。

1. 凝血功能检测　反映凝血功能的检查,包括凝血酶原时间(PT)、活化部分凝血活酶时间(APTT)或白陶土部分凝血活酶时间(KPTT)、凝血酶时间(TT)等。维生素 K 缺乏时,维生素 K 依赖因子(Ⅱ、Ⅶ、Ⅳ、Ⅹ)活性下降,PT、APTT 或 KPTT 延长,但 TT 正常,纤维蛋白质和血小板计数也在正常范围内,用维生素 K 治疗有效。另外,早期正常新生儿的凝血因子可有生理性降低,与维生素 K 缺乏引起的凝血因子Ⅱ、Ⅶ、Ⅳ、Ⅹ低下常有交叉,应注意区分。

2. PIVKA-Ⅱ测定　PIVKA-Ⅱ是无凝血活性的凝血酶原前体蛋白,其半衰期长达 60～70h,维生素 K 缺乏时,PIVKA-Ⅱ凝血因子Ⅱ、Ⅶ、Ⅳ、Ⅹ不能羧化而出现在血液循环中;在患儿使用维生素 K 后 2～3d,且 PT 恢复正常后仍可测得,为反映患儿机体维生素 K 缺乏状况和评估维生素 K 疗效准确而简便的生化指标。一般认为,PIVKA-Ⅱ≥2μg/L 为阳性。

3. 维生素 K 测定　维生素 K 测定可以采用高效液相层析加荧光法。VKDB 患儿血清维生素 K 水平一般＞200ng/L。

4. 其他检查　血红蛋白下降,粪隐血阳性;有脑内出血者脑脊液呈均匀血性。

【诊断】

新生儿 VKDB 的诊断主要根据病史特点、临床表现、实验室检查和维生素 K 治疗效果等,其中 PIVKA-Ⅱ是诊断新生儿 VKDB 的金标准,直接测定血清维生素 K 也是诊断的可靠指标。

【鉴别诊断】

新生儿 VKDB 需与其他有出血表现的疾病相鉴别,避免延误原发病的治疗,尤其是同时伴有维生素 K 缺乏的其他疾病。

1. 咽下综合征　婴儿娩出时吞下母血,于出生后不久发生呕血和便血。与本病鉴别点:①患儿无贫血,凝血机制正常,洗胃后呕吐停止;②碱变性(Apt)试验:取吐出物 1 份加水 5 份,搅匀,静置或离心(2000r/min)10min,取上清液(粉红色)4ml 加入 1%碳酸氢钠溶液 1ml,1～2min 观察,上清液由粉红色变为棕黄色者,提示母(成人)血;粉红色保持不变者,提示胎儿血。

2. 新生儿消化道出血　如应激溃疡、胃穿孔、坏死性小肠结肠炎等,常有诱发因素如窒息缺氧、感染、喂食不当等,可见腹胀、腹腔内游离气体、休克等症状体征。

3. 新生儿期其他出血疾病　先天性血小板减少紫癜有血小板减少。弥散性血管内凝血常伴有严重原发疾病,除凝血酶原时间及凝血时间延长外,纤维蛋白原及血小板计数降低,可资鉴别。

【治疗】

1. 病因治疗　轻症患儿只需注射维生素 K_1 1～2mg,出血即止,因亚硫酸氢钠甲萘醌或甲萘氢醌可致溶血和黄疸,不宜应用。严重者除注射维生素 K_1 以外,同时静注新鲜血浆或全血 10～15ml/kg,可及时补充凝血因子,纠正贫血。如婴儿表现苍白和休克,Hb 为 80～100g/L,收缩压＜30mmHg(4kPa),pH＜7.10,应立即快速输新鲜血 15～20ml/kg,可经脐静脉输入。有条件则同时脐动脉插管以监测血气改变。如婴儿仍然苍白和低血压,可重复一次输血。为防止血容量过多,可用一次呋塞米 1.0mg/kg 静脉注射。如出血不很急但历时较长,有时发生血液稀释,此时血压正常,血红蛋白低至80～100g/L,输血可增加心脏负担,应给予换血。

2. 一般治疗　消化道出血期间应禁食,静脉维持营养,脐部或注射部位出血处局部应用止血药,如云南白药、凝血酶等。

3. 对症治疗　对有颅内出血者,针对神经系统症状进行处理,如止惊、降颅压等。

【预防】

1. 孕妇产前维生素 K_1 的应用　对孕期服用影响维生素 K

代谢的药物的孕妇,在妊娠最后 3 个月内肌内注射维生素 K_1,每次 10mg,共 3～5 次,临产前 1～4h 再肌内注射或静脉滴注维生素 K_1 10mg,或于妊娠 32～36 周起开始口服维生素 K_1 10～20mg,每天 1 次,直至分娩,新生儿出生后立即肌内注射维生素 K_1 1mg,即可防止早发型的发生。

2. 新生儿维生素 K_1 的应用　新生儿需在出生时和出生后 3 个月内补充维生素 K_1。常用方案有:①新生儿出生后肌内注射维生素 K_1 1mg 或口服维生素 K_1 2mg 1 次;然后每隔 10d 以同样的剂量口服 1 次至 3 个月,共 10 次;②新生儿出生后肌内注射维生素 K_1 1mg 或口服维生素 K_1 2mg 1 次;然后分别于出生后 1 周和 4 周时再口服 5mg,共 3 次。对于慢性腹泻、肝胆疾病、脂肪吸收不良或长期应用抗生素的患儿,应每月肌内注射维生素 K_1 1mg。

3. 乳母维生素 K_1 的应用　乳母口服维生素 K_1(5mg/d),乳汁中维生素 K_1 含量升高可达配方奶水平,有利于防止新生儿出血症的发生。

第十七节　新生儿休克

新生儿休克(neonatal shock)是指机体受到任何急重症损害导致生命重要器官的微循环灌注量不足,有效循环血量降低及心排血量减少,组织中氧和营养物质的供应降低到细胞可以耐受的临界水平以下,并发代谢产物积聚,细胞结构和功能损害,最终导致脏器功能不全。

【病因】

(一)心功能障碍

虽然婴儿心肌正常情况下收缩良好,但各种围生期损伤、先天畸形、心律失常均有导致心脏衰竭可能。

1. 产时窒息　会引起心肌收缩不良及乳头肌功能不良,导致三尖瓣反流增加,使心排血量下降。

2. 心功能不良　可以继发于感染(细菌或病毒)或代谢异常(如低血糖)。心肌病可见于患糖尿病母亲的婴儿伴或不伴低血糖。

3. 血流阻塞　致心排血量下降,见于许多先天性心脏缺陷。

(1)流入通道阻塞:①全肺静脉回流畸形;②三房心;③三尖瓣闭锁;④二尖瓣闭锁。⑤继发性流入阻塞,发生于血管内气体(血栓)、高气道压力、气胸、纵隔气肿、心包积气所致的胸腔压力升高。

(2)流出通道阻塞:①肺动脉狭窄或闭锁;②主动脉狭窄或闭锁;③肥厚性主动脉下狭窄,在使用心肌变力药时更为多见;④主动脉缩窄或主动脉弓中断;⑤心律失常,最常见的是室上性心律失常,如阵发性房性心动过速。

(二)低血容量

1. 胎盘出血,如胎盘早剥、前置胎盘。

2. 胎儿向母体输血。

3. 双胎输血综合征。

4. 颅内出血。

5. 大量肺出血及动脉导管未闭。

6. 弥散性血管内凝血或其他严重凝血性疾病。

7. 血浆丢失进入血管外区室,如低渗透压或毛细血管渗漏综合征(如败血症)。

8. 大量液体丢失,如腹泻、光疗、不显性失水或不适当的利尿,常见于极早早产儿。

(三)感染

多见于严重肺炎、败血症、坏死性小肠结肠炎等。

(四)其他

1. 神经源性休克:分娩所致的脊髓损害。

2. 药源性休克:血管扩张药等的不适当应用。

3. 过敏性休克:新生儿体内无 IgE,出生后 6～8 周才开始合成,故见于儿童的药源性过敏性休克在新生儿罕见。

【发病机制】

1. 神经、内分泌和内环境失衡　交感-肾上腺素系统首先兴奋,循环血中儿茶酚胺浓度迅速增高,使小动脉痉挛,组织缺血。肾缺血时,肾素-血管紧张素系统激活,肾素释放增加,在血液循环中转化为缩血管作用比去甲肾上腺素更强的血管紧张素Ⅱ(AⅡ),血管进一步收缩,导致全身性微循环障碍,各脏器灌流不足,氧输送不足、组织缺氧缺血,细胞功能受损而引起休克。

2. 细胞分子功能异常　缺氧、酸中毒使细胞内溶酶体膜通透性增加甚至破裂,释放大量溶酶体酶,造成细胞凋亡,细胞凋亡达一定数量,使单个(循环功能)或多个器官功能衰竭。

3. 免疫反应异常　微生物及其毒性产物作用于机体产生的多种细胞因子及体液因子,导致各种炎症介质异常释放。炎症介质同样可使细胞膜和线粒体等细胞功能受损,脏器微循环障碍与炎症介质所致的炎症免疫反应互为因果,造成恶性循环。肠道内毒素及细菌易位,是休克过程中炎症介质的发源地,可触发机体失控性炎症免疫反应,进一步导致细胞内信息转导障碍,基因有序调控机制严重失调,最终导致休克与多脏器功能器官损害。

【临床表现】

休克早期主要表现为氧的输送不足和循环系统的代偿反应,不是单纯的心排血量不足,因此,除了低血压和心动过速(后者在极低体重儿中不常见),休克的主要表现如下。

1. 皮肤颜色苍白及皮肤灌注不良。

2. 肢体发凉,上肢达肘部,下肢达膝部。

3. 中枢神经系统症状,嗜睡、反应低下等。

4. 尿量减少,连续 8h 尿量<1ml/(kg·h)。

由于血流及氧供应不足使器官出现功能不良,细胞代谢以无氧代谢糖酵解为主,产生大量乳酸及丙酮酸。因此,代谢性酸中毒经常提示灌注不良。早产儿在严重低血压(倾向于以脑室内出血及脑室旁白质软化伴远期神经发育异常)可导致脑血流及氧气供应严重减少。此外,对于极低体重儿,血管收缩可能影响大脑皮质的血管收缩而不是血管舒张,导致短暂性心肌功能不全、休克,从而进一步降低脑灌注增加了神经受损的风险。

【辅助检查】

1. 血气分析

(1)代谢性酸中毒是最早、最敏感的变化,且与休克呈正相关,轻度休克多为单纯性代谢性酸中毒,主要是血乳酸升高;中、重度休克常存在二重甚至三重酸碱紊乱(可通过血气分析及预计代偿公式加以判断),大多数表现为代酸合并呼酸。血 pH<7.0 已为严重休克,pH<6.8 则预后不良。

(2)若动脉血与经皮氧分压差(PaO_2-$PctO_2$)增大,提示可能发生休克,若 $PaCO_2$ 突然升高,注意肺水肿可能。

(3)胃黏膜 pH(pHi)测定,有助于发现早期休克病例。

2. 体液因子、细胞因子、炎症介质检查 前炎症介质如肿瘤坏死因子(TNF),白细胞介素(IL)1、6、8、γ-干扰素(IFN)等;抗炎介质如白细胞介素(IL)4、10 等;凝血因子如组织因子(TF)、抗凝血酶(AT)等;其他细胞外因子如一氧化氮(NO)、血小板活性因子(PAF)等。均可发现其浓度有不同程度的升高或下降。

3. 中心静脉插管(CVP) CVP 代表心脏前负荷,是评价患儿血流动力学的重要指征之一,正常值为 3~5mmHg。CVP<3mmHg 为补充血容量的指征,CVP>6mmHg 则应小心输液过快过多,若 CVP 逐渐上升而心排血量却减少,则会发生严重心室扩大及心力衰竭,应立即停止液体补充,加强利尿或用血管活性药物。

4. 其他 胸片、心电图、心脏与腹部 B 超、脑 CT,有关弥散性血管内凝血与电解质的检查,肾功能检查、血培养等,均有助于病因或病情的诊断。

【诊断及鉴别诊断】

1. 临床诊断

(1)病史:不同休克类型均可找到不同的病因。

(2)临床改变:早期表现为低体温、呼吸暂停、持续酸中毒、血乳酸增多。晚期表现为低血压、急性意识障碍、器官、组织低灌注[尿量少于<1ml/(kg·h)]或伴多脏器功能衰竭。

2. **类型诊断及鉴别** 由于心源性、低血容量性及感染性休克的表现基本相同,但处理有异,故必须及时正确地加以区分。低血容量性休克之病史较为明显,感染性休克隐匿或呈暴发性经过时,不易与心源性休克区别,鉴别时须特别注意。

(1)心源性休克:须特别注意心力衰竭方面的表现与检查。常有心功能不全和肺动脉高压症状,伴心脏扩大或心律失常。

(2)低血容量性休克:可见皮肤苍白,血细胞比容低下。急性失血量为全身血量的10%~15%时,血压即开始轻度下降(降低4~5mmHg);失血量达20%~25%时,休克症状明显。而慢性失血量达30%以上时,即可出现典型休克症状。

(3)感染性休克:早期表现为发热,呼吸、心率增快,持续酸中毒,血乳酸明显升高,血压正常或轻降;晚期为低血压,严重者可导致多器官功能衰竭。

3. **分期诊断** 新生儿休克的分期诊断见表1-12。

表 1-12 新生儿休克的分期诊断

休克分期	诊断标准
休克早期	临床症状不明显,常为原发病症状所掩盖。①股动脉搏动减弱,但血压正常或略高;②皮肤苍白,肢端发凉;③心率增快;④CRT>2s;⑤尿量减少
休克中期	符合以下7项低灌注指标中之3项者:①意识改变,烦躁或萎靡、表情淡漠,甚至昏迷、抽搐;②血压开始下降,股动脉搏动较难触及;③皮肤改变:面色苍白,唇周、指趾发绀,皮肤花纹,四肢凉;④心率增快或减慢;⑤CRT>3s;⑥尿少[<1ml/(kg·h)]或无尿;⑦核心与外周温度差>3℃

（续　表）

休克分期	诊断标准
休克晚期或不可逆休克期	除有休克中期表现外,尚可有:①血压明显下降,甚至测不到;②神志不清;③多脏器功能损害:较常见为肺损害(常致肺出血)、心功能损害及肾功能损害(可致急性肾衰竭),常可有脑损害(可致颅内出血)、DIC及胃肠功能损害

【治疗】

(一)病因治疗

新生儿休克病因复杂,但病因又决定休克的类型和血流动力学变化,故弄清休克病因,积极治疗原发病,消除各种有害刺激因素,其他抗休克措施才能迅速见效。感染性休克,须对引起原发性疾病的外源性感染菌,选用有效抗生素,联合应用,但要注意避免肝、肾损害,并应清除病灶。

(二)呼吸支持

休克早期因缺氧、酸中毒及肺血管淤血,致氧耗增加,可出现肺功能损害,甚至引起呼吸衰竭、肺出血或急性呼吸窘迫综合征(ARDS),因此不论血气结果如何,都应尽早改善通气,及早供氧,使 SaO_2 维持在 $85\% \sim 95\%$。以下情况应及早行机械通气:①呼吸浅慢,呼吸节律不整或呼吸暂停;②呼吸增快,呼吸困难,肺啰音增多;③ $PaCO_2 > 60mmHg$;④ $FiO_2 \geqslant 0.5$, PaO_2 仍 $< 50mmHg$;⑤有肺出血征兆。必要时合并用肺表面活性物质治疗。

(三)液体复苏(补充血容量)

液体复苏(补充血容量)是临床早期治疗休克最重要的措施,须迅速建立静脉通道,如于 90s 内 3 次静脉穿刺失败,即做骨髓输液。

1. 首批快速输液

(1)常规先用生理盐水,第 1 小时内,早期休克首剂 $10 \sim 20ml/kg$,静脉推注或滴注,中、晚期休克首剂 $20ml/kg$,$10 \sim$

20min 静脉推注,然后根据心率、血压、脉搏、CRT 等血流动力学值评估,决定是否继续输液,若循环无明显改善,可再予第 2 次及第 3 次 10～20ml/kg 静脉推注。

(2)感染性休克输液,第 1 小时内最多可达 40～60ml/kg。

(3)心源性休克第 1 小时内输液量应限制为 40ml/kg,否则可致肺出血。

(4)低血容量性休克,除控制失血或失液外,第 1 小时内输液可略大至 60～80ml/kg。

(5)重度感染性休克亦可首先给予人血白蛋白 0.5～2g/kg。

(6)严重失血,亦可首先输全血 5～10ml/kg。

(7)如有低血糖,可用葡萄糖注射液 0.5～1g/kg 纠正。

2. 继续输液　由于血液重新分配,根据估计的脱水程度或首批快速输液后反应,继续以 1/2 张含钠液 5～10ml/(kg·h)持续4～6h 滴注,有因吐、泻导致体液丢失者用 2/3 张至等张含钠液,脑水肿用 1/3～1/2 张含钠液,整个扩容阶段用时 6～8h,直至休克基本纠正。严重低体温时,输液量应适当限制,否则可致肺出血。

3. 维持输液　指休克基本纠正后 24h 内输液,一般按正常生理需要量的 70%,即用 1/3～1/5 张钠盐溶液 50～80ml/(kg·d)给予,可给含钾维持液。

(四)纠正代谢性酸中毒

1. 酸中毒是组织缺氧的表现,纠正酸中毒最好的办法是恢复组织灌注,故应在保证通气的前提下给予碳酸氢钠(SB),使血 pH达 7.25 即可。中度(BE−10～−15 mmol/L)或重度(BE>−15mmol/L)代酸,可用 5% 碳酸氢钠注射液 3～5ml/kg(1.8～3.0mmol/kg),稀释成等渗液后缓慢静脉注射,必要时可重复给予。

2. 反复多次应用碳酸氢钠注射液可引起高钠血症和高渗血症,必须监测血钠。

3. 休克时乳酸酸中毒最常见,主要为高乳酸血症,此时单纯补碱效果欠佳,过量补碱反可转为代谢性碱中毒而形成更复杂的三重酸碱紊乱(呼酸＋代酸＋代碱;呼碱＋代酸＋代碱),必须在纠正缺氧、补充血容量、改善微循环的基础上,高乳酸血症才得以改善,同时应注意纠正潜在性低血钾或低血钙。

4. 如顽固性酸中毒不能纠正,提示预后不良。

(五)血管活性药的应用

1. 应用指征

(1)充分液体复苏,血容量难以迅速恢复,血压仍低于正常。

(2)虽然血压正常,但仍存在内脏器官组织缺氧。

(3)重度休克。

2. 应用方法

(1)多巴胺:①轻、中度休克纠酸扩容 4～6h,可开始应用多巴胺 5～10μg/(kg·min),至休克纠正后 24h。②重度休克可与纠酸扩容的同时,用多巴胺 10μg/(kg·min)加血管扩张药酚妥拉明,剂量为多巴胺的 1/2,以协同增加心肌收缩力,并抵消多巴胺的受体兴奋作用,至休克纠正后 24h。若使用 15min 后末梢循环仍差,血压不回升,可每 10～15 分钟增加 2.5μg/(kg·min),直至多巴胺用量达 20μg/(kg·min)止。

(2)去甲肾上腺素:新生儿交感颗粒数量不足,当多巴胺用量达 20μg/(kg·min)仍无效,应考虑有多巴胺抵抗,可改用去甲肾上腺素,也可一开始即用去甲肾上腺素。去甲肾上腺素从 0.05～0.1μg/(kg·min)开始,每 10～15 分钟增加 0.05μg/(kg·min)。可合并用小剂量多巴酚丁胺 5μg/(kg·min)以进一步改善肠道缺氧。

(3)多巴胺、硝普钠、多巴酚丁胺:心源性休克,为增强心肌收缩力,减轻心脏前、后负荷,可并用多巴胺及硝普钠 0.5～5μg/(kg·min),也可用多巴酚丁胺 5～15μg/(kg·min)。

(4)多巴胺、异丙肾上腺素:若每分钟心率<120 次,可用多巴胺加异丙肾上腺素 0.05～0.5μg/(kg·min),从小剂量开始,维

持每分钟心率约 160 次。

(六)保护心功能

休克早期多已存在心功能受损。心源性及感染性休克,须早期使用减轻心脏前、后负荷,增强心肌收缩力的药物。作为代偿机制,休克时人体内的内源洋地黄类物质(EDLS)显著升高,尤为心源性休克,此时若应用洋地黄药物,可加重细胞内外离子失衡的程度,故宜用非强心苷类正性心肌力药。除上述血管活性药已具有此作用外,还可用 1,6-二磷酸果糖 $100 \sim 250 mg/kg$ 静脉滴注,每天 $1 \sim 2$ 次,疗程 $3 \sim 7d$。

(七)保护微循环的抗凝治疗

1. 肝素的应用

(1)中度休克,血小板 $80 \times 10^{12}/L$ 左右,可不必等 DIC 实验室结果,即早期应用超微剂量肝素 $1U/(kg \cdot h)$ 静滴或 $6U(5 \sim 10U)/kg$ 静脉注射,每 6 小时 1 次。

(2)重度休克已有明显末梢循环障碍者,可先用 $62.5 \sim 125U/kg$,静注 $1 \sim 2$ 次后再改用上述剂量。

2. 莨菪类药物的应用

(1)山莨菪碱剂量为 $0.2 \sim 0.5 mg/kg$,东莨菪碱剂量为 $0.03 \sim 0.05 mg/kg$,每 $10 \sim 15$ 分钟静脉注射 1 次,至面色转红,病情好转后,延长间隔时间。

(2)新生儿对莨菪类药物较敏感,剂量稍大即出现毒性反应如心率加快、瞳孔扩大等,有效量与中毒量接近,难以掌握,故应慎用。

(八)保护肾功能

在补充血容量后,如尿量仍少,血尿素氮、肌酐升高,可用呋塞米 $1 \sim 2 mg/kg$ 静脉注射,每 30 分钟 1 次,直至尿量满意为止,但总量应 $\leqslant 10 mg/kg$,如仍无尿,则再加量亦无效,须注意肾功能不全或输液不足。

(九)免疫学治疗

应在全身炎症反应综合征(SIRS)发生的 3d 内做早期治疗,

3d后多器官功能不全综合征(MODS)一旦发生,其病死率很高。

(1)炎症介质抑制药物:可部分抑制炎症因子。①布洛芬可抑制前列腺素 E_2 和血栓素 A_2 产生,进而抑制其他一些炎症介质和细胞因子合成。②磷酸二酯酶抑制药(如己酮可可碱、米力农及某些 β 受体拮抗药如多巴酚丁胺等),可通过抑制 TNF 基因的转录、翻译而阻止 TNF-α 的合成。

(2)纤维连结蛋白(Fn):感染性休克时 Fn 减少,可用含丰富Fn 的冷沉淀物 10ml/kg(400ml 全血可制成冷沉淀物约 30ml),于抗休克 3h 后静脉滴注,2h 内滴完。

(3)肾上腺皮质激素:建议对儿茶酚胺抵抗性休克和怀疑或证实肾上腺功能绝对不全的患儿,及时使用类固醇激素治疗。

(4)静脉用免疫球蛋白(IVIG):IVIG 含有多价抗原特异性IgG 抗体,具有抗病毒抗原和抗细菌抗原双重作用,能明显增强体液及细胞免疫功能,改善疾病严重度,减少受损器官个数,降低病死率。对促炎与抗炎因子均有作用而侧重抗炎的药物,剂量为200～400mg/(kg·d)静脉滴注,连用 3～5d。

(5)血液净化疗法:换血疗法可治疗感染性休克。换血量为160～200ml/kg,换血后常可见血压回升,心率减慢,四肢转暖,皮肤硬肿减轻,尿量增加,血氧分压升高,甚至肺出血停止。以下情况下可做换血治疗:①合并有中、重度硬肿症;②抗休克治疗 48h无效;③合并弥散性血管内凝血;④出生体重≤1000g;⑤血小板显著减少或白细胞减少。

(十)营养支持

休克基本纠正后 24h 内,输液 50～80ml/(kg·d),初期可只用葡萄糖 3～4mg/(kg·min),氨基酸 0.5～1g/(kg·d)及电解质,数天内液量可渐增至 120～150ml/(kg·d),热量逐渐增至30～50kcal/(kg·d),其中 7%～10%葡萄糖 5～7mg/(kg·min),氨基酸 1.5～2g/(kg·d),乳化脂肪 0.5～2g/(kg·d)。

第2章

呼吸系统急危重症

第一节　急性上呼吸道梗阻

急性上呼吸道梗阻不仅包括上呼吸道,也包括隆突以上所有气道的梗阻。上呼吸道梗阻危及患儿的情况取决于多方面的因素,包括梗阻的部位、梗阻的程度、梗阻发展的速度及患儿的心和肺的功能状态。如果阻断的部位位于呼吸道隆突以上,往往会迅速引起窒息,危及生命。如果阻断的部位位于呼吸道隆突以下,影响支气管或小气道的气流,但不致立刻危及生命。

【病因】

以下所列为疾病引起的急性上呼吸道梗阻,不包括呛食引起的喉痉挛、溺水窒息、婴儿捂热综合征等人为的现象。

(一)引起急性上呼吸道梗阻病因的解剖分布

1. **鼻咽和口咽部**　①严重的面部创伤、骨折;②咽部异物;③咽旁脓肿;④咽部畸胎瘤;⑤扁桃体周围脓肿;⑥悬雍垂肿胀伴血管神经性水肿;⑦黏膜天疱疮;⑧鼻后孔闭锁。

2. **咽后壁软组织**　①咽后壁出血;②咽后壁脓肿;③颈椎损伤后水肿;④烫伤和化学性损伤。

3. **颈部软组织**　①创伤及医源性血肿;②颌下蜂窝织炎。

4. **会厌**　①急性会厌炎;②外伤性会厌肿胀;③过敏性会厌肿胀。

5. **声门**　①创伤性声门损伤(常为医源性);②手术引起的声带麻痹。

6. 喉　①急性喉炎;②血管神经性水肿,喉痉挛;③喉异物;④手足抽搐伴发的喉痉挛、喉软化症;⑤外伤、骨折、水肿、局部血肿;⑥白喉的膜性渗出;⑦传染性单核细胞增多症的膜性渗出;⑧喉脓肿;⑨软骨炎;⑩先天性疾病:先天性喉气管发育异常、先天性喉蹼、先天性喉囊肿或肿瘤、先天性大血管异常、喉膨出、声门下狭窄等。

7. 声门下区和气管　①喉气管软化;②喉气管炎;③异物;④先天性气管狭窄;⑤膜性喉气管炎;⑥插管、器械、手术引起的医源性水肿。

8. 食管　①食管异物;②呕吐物急性吸入。

(二)引起急性上呼吸道梗阻病因的年龄分布

1. 新生儿及小婴儿　①喉软化、声门下狭窄、声带麻痹、气管软化、血管畸形、血管瘤等;②先天性喉气管发育异常;③先天性喉蹼、喉膨出、声门下狭窄;④先天性大血管异常;⑤先天性喉囊肿或肿瘤。

2. 新生儿至1岁　先天性畸形(同上)、喉气管炎、咽后壁脓肿、异物等。

3. 1~2岁　喉气管炎、会厌炎、异物、先天性气管狭窄等。

4. 3~6岁　肿大的扁桃体及腺样体、鼻充血、会厌炎和异物等。

【临床表现】

小儿气道黏膜疏松,尤其是喉黏膜下层组织松弛,有丰富的淋巴组织,极易造成梗阻。气道部分梗阻时可听到喘鸣音,喘鸣声的大小与阻塞程度有关,阻塞愈重,喘鸣声愈响。可见到呼吸困难、呼吸费力、辅助呼吸肌参加呼吸活动,可有明显的吸气性三凹征(肋间隙、锁骨上窝、胸骨上窝凹陷)。严重病例呼吸极度困难,可表现为头向后仰,发绀,甚至窒息,如瞪眼、口唇凸出和流涎,患儿欲咳嗽,但咳不出。辅助呼吸肌剧烈运动,呈矛盾呼吸运动,吸气时胸壁下陷,而腹部却隆起,呼气时则相反。虽然拼命用力呼吸,但仍无气流,很快出现呼吸停止,继而出现心律失常,最终发生致命的室性心律失常,可因低氧和迷走神经反射引起心搏停止而迅速死亡。

【诊断】

根据病史、典型临床表现即可诊断。病情重者应首先进行急救处理,解除呼吸道梗阻后再进行进一步检查,明确病因。

1. 临床表现提供的诊断依据

(1)喘鸣的听觉特征可能对诊断有帮助,如喉软化症的喘鸣为高调、鸡鸣样、吸气性,声门梗阻亦产生高调喘鸣,而声门上病变通常产生低调、浑厚的喘鸣,粗糙的鼾声是咽部梗阻的表现。

(2)发音的特征对上呼吸道梗阻的病因也可能提供诊断线索,如声音嘶哑,常见于急性喉炎、喉气管炎、白喉和喉乳头状瘤病;声音低沉或无声,常见于喉蹼、会厌炎和喉部异物。

(3)咳嗽的声音也有一定诊断意义,犬吠样咳嗽高度提示声门下腔病变;"钢管乐样"咳嗽常提示气管内异物。

2. 辅助检查提供的诊断依据

(1)X 线诊断:上呼吸道梗阻在 X 线下有些疾病有特异性改变,有些则不具有特异性改变。在胸片上,上呼吸道梗阻的其他表现,包括:①肺充气量趋于正常或减少,这与其他原因的呼吸困难所见的肺过度膨胀相反;②气道可见狭窄的部分;③若下咽腔包括在 X 线片内,则可见扩张。

(2)胸部 CT:对呼吸困难患儿有一定的诊断价值。

(3)喉镜、气管镜或支气管镜:可直视诊断。但检查时可使呼吸困难明显加重,应做好气管切开术的准备。

【鉴别诊断】

临床上常以喘鸣音作为鉴别诊断的依据。喘鸣的重要意义在于反映部分性的气道梗阻。气道内径变小会使气流变慢并分裂,从而产生喘鸣。胸外气道梗阻会产生吸气性喘鸣,胸内气道梗阻会产生呼气性喘鸣。较大的病变会产生吸气性和呼气性双

相气流梗阻,从而引起双相喘鸣。双相喘鸣提示病情更加严重。不同病变引起的喘鸣的呼吸时相如下:

1. 倾向于产生吸气性喘鸣的病变 ①先天性声带麻痹;②喉软化;③插管后喘鸣;④急性喉炎;⑤小颌、巨舌;⑥甲状舌骨囊肿;⑦声门上及声门蹼;⑧声门下血管瘤;⑨喉气管炎;⑩会厌炎;⑪咽后壁脓肿;⑫白喉。

2. 常产生双期喘鸣的病变 ①先天性声门下狭窄;②气管狭窄;③血管环、血管悬带;④声门下血管瘤;⑤声门下蹼。

3. 倾向于产生呼气性喘鸣的病变 ①气管软化;②气管异物;③纵隔肿瘤。

【治疗】

1. 恢复气道通畅 急性上呼吸道梗阻患儿应立即设法使其气道通畅,尽量使患儿头向后仰。让患儿仰卧,抢救人员将一手置于患儿颈部,将颈部抬高,另一手置额部,并向下压,使头和颈部呈过度伸展状态,此时舌可自咽后部推向前,使气道梗阻缓解。若气道仍未能恢复通畅,抢救者可改变手法,将一手指置于患儿下颌之后,然后尽力把下颌骨推向前;同时使头向后仰;用拇指使患儿下唇回缩,以便恢复通过口、鼻呼吸。如气道恢复通畅后,患儿仍无呼吸,应即刻进行人工气道的建立,及时给予机械通气。

2. 迅速寻找并取出异物 如果气道已经通畅,但是患儿仍有明显的吸气性呼吸困难,并有异物吸入的可能,考虑有喉或主气管完全梗阻的可能,可通过突然增加胸内压的方法,以形成足够的呼出气压力和流量,使气管内异物排出。

(1)背部叩击-胸部按压法:适用于婴儿意识清楚者。具体操作方法:施救者将患儿呈俯卧位放于膝上,头低于躯干,稳固地支撑头部,在给予患儿5次背部叩击后,将其作为一个整体一起转换至仰卧体位,给一次胸部按压,如上循环直到异物取出。如患儿仍意识不清则进一步打开气道和尝试人工呼吸及解除气道梗阻(图2-1)。

(2)海姆立克急救法(Heimlich手法):适用于儿童意识清楚

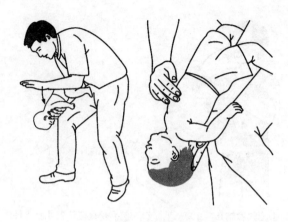

图 2-1　背部叩击-胸部按压法

者。具体操作方法：患儿骑在施救者大腿上，面朝前，施救者以两手的中指或示指，放在患儿胸廓下和脐上的腹部，快速向上重击压迫，重复，直到异物排出。因为大部分吸入异物位于咽部稍下方的狭窄处，不易进一步深入，患儿因无足够的潮气量将阻塞的异物排出。但此时患儿肺内尚有足够的残气量，故对胸或腹部迅速加压，排出的气量足以将异物排出(图 2-2)。

如上述这些方法仍未能排出异物，可以在硬质支气管镜或纤维支气管镜下取出异物。

3. 气管插管、气管切开或环甲膜穿刺术　如果来不及用上述方法或用上述方法失败的患儿以及其他情况紧急窒息时，如咽后壁脓肿、甲状舌骨囊肿等，可先做气管插管、人工气囊通气；必要时可做气管切开；来不及做气管切开时，可先用注射器针头做环甲膜穿刺或连接氧气装置或机械通气装置，以缓解患儿缺氧症状；然后再做气管插管或做气管切开，并置入套管。

4. 病因治疗　明确病因，对明确感染引起者给予抗感染药物及足量类固醇激素，消除黏膜和软组织肿胀。对原因不明患儿，只要无明确发绀，均可用喉镜、气管镜或支气管镜进行检查明确

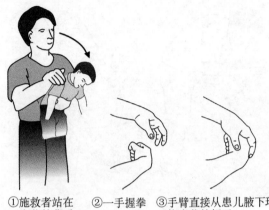

①施救者站在　　②一手握拳　　③手臂直接从患儿腋下环
　患儿的背后　　　　　　　　　　抱患儿的躯干

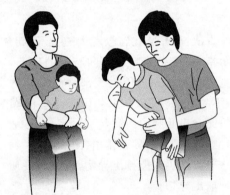

将拳头的大拇指一侧对准患儿腹部中线，正好在剑突的
尖端下和脐部稍上方，快速持续推压

图 2-2　海姆立克急救法

病因及观察梗阻程度。有发绀患儿，在保证氧供给的前提下，亦
可给予直接喉镜、气管镜或支气管镜检查，并伺机决定行气管插
管、环甲膜穿刺或气管切开治疗。

第二节 急性呼吸窘迫综合征

急性呼吸窘迫综合征(acute respiratory distress syndrome,ARDS)是由肺内、肺外严重疾病导致的以肺毛细血管弥漫性损伤、通透性增加为基础,以肺水肿、透明膜形成和肺不张为病理变化,以呼吸窘迫、顽固性低氧血症为特征的临床综合征。ARDS晚期多诱发或合并多器官功能不全综合征(MODS)。本病被定义为急性肺损伤的严重形式,为临床较常见的病死率极高的危重症。近年来随着 ICU 危重患儿综合诊治能力的提高,机械通气技术的进步,尤其肺保护性通气策略的应用,ARDS 的病死率在逐渐下降。

【病因】

1. 直接肺损伤因素

(1)严重的肺部感染(细菌、病毒、肺囊虫)。

(2)吸入有害气体(NO_2、Cl_2、SO_2、光气、烟雾、氧中毒)。

(3)误吸(胃内容物、淹溺、碳氢化合物)。

(4)肺栓塞(空气、脂肪、羊水)。

(5)肺挫伤。

(6)放射性肺炎。

2. 间接肺损伤因素

(1)败血症或脓毒症。

(2)休克。

(3)创伤(多发创伤、骨折、烧伤、头部创伤)。

(4)血液疾病(DIC、大量输血)。

(5)药物过量。

(6)代谢性疾病(糖尿病酮症酸中毒、尿毒症、胰腺炎)。

(7)体外循环。

(8)血液透析。

（9）心律转复后。

【发病机制】

ARDS 时肺部的基本病理改变是肺血管内皮和肺上皮急性弥漫性损伤。近年来认为，全身性炎症反应综合征（SIRS）对其发病起关键作用。如远距离的组织外伤或感染（可以是局部或全身感染）发生炎症反应，随即有多种炎症介质经自分泌或旁分泌释放入血液循环中，启动 SIRS 过程。使肺血管通透性增加，肺微循环障碍，引起间质肺水肿；继之肺表面活性物质继发性缺乏、功能残气量下降、弥漫性肺不张，进一步使肺血管阻力增加，通气血流比例失调，肺部气体交换异常，引起严重低氧血症，形成恶性循环，最终导致肺和其他多器官功能损伤，发生多器官功能不全综合征（MODS），故 ARDS 可视为 MODS 的一部分。

第 1 期：炎性因子的释放增加了中性粒细胞在血管内皮细胞的黏附作用，引起氧自由基和蛋白酶的释放，从而导致毛细血管内皮细胞的损伤，通透性增加。

第 2 期：几小时内，损伤血管的基底膜和间质及肺泡上皮，富含蛋白质的液体在肺间质和肺泡腔内积聚，形成透明膜，使肺功能残气量减少，肺顺应性下降，通气血流比例失调，呼吸功增加，出现明显低氧血症。

第 3 期：如果炎症持续存在，肺的巨噬细胞释放趋化物质，进一步加重炎症。影响肺的修复，此阶段常存在全身血流动力学变化。

第 4 期：由于肺泡巨噬细胞清除病原体能力受损，肺部的炎症引起全身感染的概率增加。成纤维细胞活动，弹性胶原在肺沉着增加，发生不可控制和不可逆的肺纤维化。

ARDS 患儿有炎症的持续存在，使肺循环对许多炎症介质的灭活作用丧失，进而导致其他器官的功能损害。各损伤器官又成为进一步的介质释放的源泉，使 SIRS 持续发展，导致更多的局部和全身组织损伤,因此,原发性的 ARDS 通常也导致 MODS 发生。

【临床表现】

1. 症状 起病急而隐匿,症状易被原发病掩盖。突然出现呼吸增快,每分钟常超过 40/min,吸气三凹征阳性、节律不整、鼻翼扇动。在 24～48h 可出现严重呼吸窘迫,呼吸时常带鼻音或呻吟,有明显发绀及胸凹陷现象。但多无咳嗽和血沫痰。到晚期可减慢。呼吸衰竭患儿呼吸方面表现可不明显。常伴有烦躁、焦虑表情、出汗等。进一步发展可出现神志昏迷、惊厥。年长儿可伴有肌肉震颤等。因肺部疾病引起的呼吸衰竭可导致脑水肿,发生中枢性呼吸衰竭。心率增快、缺氧开始时血压可升高,继则下降。可有肠麻痹、消化道溃疡、出血,肝功能受损。代偿性呼吸性酸中毒,严重者少尿或无尿,甚至造成急性肾衰竭。

2. 体征 早期有时可闻支气管呼吸音及偶闻干湿啰音、哮鸣音,X 线胸片早期可无异常或呈轻度间质改变;晚期肺部实变体征,如叩浊、呼吸音减低及明显管状呼吸音。边缘模糊的肺纹理增多,继之出现斑片状,以至融合成大片状浸润阴影。

3. 临床分期 典型的临床经过可分为 4 期。

(1)急性损伤期:ARDS 如系创伤诱发,急性损伤期的时间较为明确,如系氧中毒所引起则难以确定损伤的时间,此期并无肺或 ARDS 特征性体征,虽然某些患儿有通气过度、低碳酸血症和呼吸性碱中毒,但动脉血氧分压(PaO_2)仍正常,胸部听诊及 X 线检查正常,原发性损伤在肺部者例外。

(2)潜伏期:亦称表面稳定期,继上期之后持续 6～48h,此期患儿心、肺功能稳定,但通气过度持续存在,胸片可见细小网状浸润和肺间质性积液。通过连续观察,发现最终发展为 ARDS 的患儿在此期的血细胞比容、动脉血氧分压、肺血管阻力和 pH 与不发生 ARDS 者有明显区别。因此,在此期患儿虽然表面稳定,但有可能发展成为 ARDS,需提高警惕。

(3)急性呼吸衰竭期:突然气促、呼吸困难,表现为呼吸浅而快。刺激性咳嗽、咳白色泡沫痰或血痰、心率增快、恐惧感伴有发绀、鼻翼扇动、三凹征,肺部有时可闻及哮鸣音,病情严重时缺氧逐渐加重,吸氧及增加通气量后,缺氧状态不见好转。

(4)严重生理障碍期:从急性呼吸衰竭期过渡至本期的界线不明显,如患儿出现 ARDS 不常见的高碳酸血症时,表明病情转重,但并非不可逆。严重 ARDS 的慢性肺部病变,需要为时数月的呼吸支持才能消失,但有一些低氧血症及高碳酸血症的患儿对通气治疗毫无反应,最终死于难治性呼吸衰竭合并代谢紊乱。因此,也称此期为终末期。

【辅助检查】

1. 胸部 X 线片　早期仅有肺纹理增粗及少许片影。继之出现大片间质和实质浸润、肺不张、病灶间肺充气,随后过度充气。晚期可有大片融合或白肺样改变。不同原发病的胸部 X 线片表现可不一致。

2. 胸部 CT　对早期诊断提供帮助,早期可见肺实质有渗出。ARDS 时肺部 CT 可表现为未损伤肺、受损或萎缩肺、实变和坏死等 3 部分病变。

3. 血气分析　早期:明显低氧血症、低碳酸血症、呼吸性碱中毒。后期:低氧血症、高碳酸血症及混合型酸中毒,血液 pH 明显下降,BE 降低。

【诊断】

以往无肺部疾病,且排除左心力衰竭;突发性进行性呼吸窘迫,每分钟呼吸多于 35 次,常用的给氧方法不能改善;胸部 X 线检查及动脉血气分析结果符合 ARDS,并能除外造成肺水肿、缺氧的其他疾病,就可诊断为 ARDS。

1. 1988 年 Murray 肺损伤评分标准见表 2-1。

表 2-1 1988 年 Murray 肺损伤评分标准

评分	0	1	2	3	4
肺部浸润(胸片象限数)	0	1	2	3	4
PaO_2/FiO_2(mmHg)	≥300	225~299	175~224	100~174	<100
PEEP	≤4	5~6	7~8	9~11	≥12
静态顺应性[ml/(cmH$_2$O·kg)]	>0.85	0.75~0.85	0.55~0.74	0.30~0.54	<0.30

注:肺损伤评分=总分/4。0.1~2.5 分为轻至中度肺损伤,>2.5 分为 ARDS

2. 1994 年欧美联席会议制定的急性肺损伤(ALI)和 ARDS 诊断标准见表 2-2。此标准与 Murray 评分标准比较,省去了 PEEP 值和顺应性值,更为简化,反映了 ARDS 的动态发展过程。

表 2-2 1994 年欧美联席会议制定急性肺损伤(ALI)和 ARDS 诊断标准

诊断疾病	诊断内容	诊断标准
ALI	①急性起病;②PaO_2/FiO_2<300(无论 PEEP 值多少);③后前位 X 线胸片示双侧肺浸润影;④肺动脉楔压(PAWP)<18mmHg 或临床上无左心房高压的证据	具备⑤~⑧者可诊断为 ARDS
ARDS	①急性起病;②PaO_2/FiO_2<200(无论 PEEP 值多少);③后前位 X 线胸片示双侧肺浸润影;④PAWP<18mmHg 或临床上无左心房高压的证据	具备①~④者可诊断为 ARDS

3. 中华医学会呼吸病分会 1999 年制定的 ALI 和 ARDS 诊断标准见表 2-3。

表 2-3　1999 年中华医学会呼吸病分会制定的 ALI 和 ARDS 诊断标准

诊断项目	诊断内容
ALI/ARDS 的高危因素	
直接肺损伤因素	严重肺感染、胃内容物吸入、肺挫伤、吸入有毒气体、淹溺、氧中毒等
间接肺损伤因素	败血症、严重的非肺部创伤、重症胰腺炎、大量输血、体外循环、弥散性血管内凝血(DIC)等
ALI/ARDS 诊断标准	①有发病的高危因素;②急性起病,呼吸频数和(或)呼吸窘迫;③低氧血症:ALI 时 $PaO_2/FiO_2 \leqslant 300mmHg$;ARDS 时 $PaO_2/FiO_2 \leqslant 200mmHg$;④胸部 X 线检查两肺浸润阴影;⑤肺毛细血管楔压(PCWP)$\leqslant 18mmHg$ 或临床能除外心源性肺水肿。具备①~⑤者可诊断为 ALI 或 ARDS

4. 2012 年 ARDS 柏林新标准见表 2-4。

表 2-4　2012 年 ARDS 柏林新标准

诊断项目	内容
起病时间	已知临床损害,以及新发或加重呼吸系统症状≤7d(有危险因素者可在 12h 内诊断)
胸片 X 线片	两肺透亮度减低影,不能用渗出、小叶肺不张或结节影来解释
肺水肿原因	呼吸衰竭不能完全用心力衰竭或液体负荷过重解释,如无相关危险因素,需行客观检查(如多普勒超声心动图)以排除静水压增高型肺水肿
低氧血症	①轻度:在 PEEP/CPAP$\geqslant 5cmH_2O$ 时,$200mmHg < PaO_2/FiO_2 \leqslant 300mmHg$;②中度:在 PEEP$\geqslant 5cmH_2O$ 时,$100mmHg < PaO_2/FiO_2 \leqslant 200mmHg$;③重度:在 PEEP$\geqslant 5cmH_2O$ 时,$PaO_2/FiO_2 \leqslant 100mmHg$

【鉴别诊断】

1. 支气管肺炎合并急性呼吸衰竭　多以呼吸道感染起病,病情进展较 ARDS 慢。X 线胸片多呈一侧为主的肺实质浸润,血气可呈低氧血症,逐渐进展有 CO_2 潴留,经抗感染、氧疗、支持疗法逐渐恢复。如双侧病变迅速发展,$PaO_2/FiO_2 < 200$ 则可诊为 ARDS。

2. 急性特发性肺纤维化　起病即有咳嗽、咳痰等呼吸道症状,急性型常以感染为诱因。急性特发性肺纤维化胸片呈弥散性间质浸润和磨玻璃样改变,对激素治疗反应不一,血气呈明显低氧血症,婴幼儿常自觉坚持应用鼻塞吸氧。多数患儿 $PaO_2/FiO_2 < 200$,符合 ARDS 标准,也称为原因不明的 ARDS。

3. 新生儿肺疾病　新生儿肺疾病主要体征为发热、呼吸急促、吸气凹陷、呻吟、呼吸不规则。胸片显示间、实质混合浸润,肺部充气多正常,可有节段性肺不张,病理为明显间质肺泡水肿。

【治疗】

(一)呼吸支持

1. 肺保护通气　肺保护通气是指小潮气量、限制平台压、允许性高碳酸血症,并使用合适的呼气末正压(PEEP)的通气方式。目前,大量的数据证实小潮气量通气($\leqslant 6ml/kg$)已经成为 ARDS 患儿一个新的治疗标准。

(1)PEEP 的选择:ARDS 广泛肺泡塌陷,且部分可复张的肺泡周期性塌陷开放产生剪切力,会导致或加重呼吸机相关性肺损伤。通过调节 PEEP,可增加具有正常通气功能的肺泡比例,但可能引起肺水肿、循环抑制及肺泡过度膨胀。对早期和高可复张性 ARDS 患儿,应用高水平 PEEP,有助于维持肺泡复张和避免肺泡过度膨胀之间的平衡;对晚期和可复张性低的 ARDS 患儿,PEEP 应用价值有限,不适宜设置较高水平。

(2)肺复张:属于肺保护性通气策略的一种,类似呼吸机的"叹气"功能,是通过肺容量的加压达到开放肺泡的目的。复张塌陷的肺泡可短暂改善气体交换,降低吸入氧浓度(FiO_2),如结合适宜的 PEEP,肺复张手法的应用可以减少肺泡反复开闭的剪切力所致肺损伤。然而,由于塌陷肺泡不同的病理生理特点,导致并非所有 ARDS 患儿实施肺复张均有效,甚至可能有害。确定 ARDS 肺复张策略,首先要对肺可复张性评估。高可复张性患儿早期应积极实施肺复张;对于低可复张性患儿,早期应选择俯卧位通气或高频振荡通气等促进塌陷肺泡复张。

2. 高频振荡通气(HFOV) HFOV 是小潮气量(1～2.5ml/kg)、限制肺泡过度膨胀、高频率(3～15Hz,频率每分钟 180～900 次)的通气模式。吸气和呼气相较高平均气道压,可阻止肺泡的萎陷和改善氧合。肺泡内容量和压力变化很小,减少了开放、关闭所引起的肺机械损伤。推荐严重 ARDS 早期伴严重低氧血症和(或)高气道平台压可选择 HFOV 通气支持治疗。但患儿伴有休克、严重气道阻塞、颅内出血或难治性气压伤时不宜应用 HFOV。

3. 俯卧位通气 俯卧位通气是通过降低胸腔内压力梯度、促进分泌物引流和肺内液体移动,明显改善氧合。目前临床推荐严重 ARDS 伴危及生命的低氧血症和(或)高气道平台压考虑俯卧位通气,可与小潮气量通气联合应用。如果俯卧位通气 1d 无效则停止而及时改用其他治疗方案。

4. 体外膜氧合技术(ECMO) 通过体外膜氧合代替心肺功能,使心肺充分休息。对严重 ARDS 实施 ECMO,能明显改善氧合,有效清除二氧化碳,避免机械通气所致的呼吸机相关肺损伤,并能降低肺动脉压力,减轻右心后负荷,有利于心肺功能恢复。目前建议在重症 ARDS 早期上述方案治疗无效(即难治性低氧血症)可及早开始 ECMO 治疗。但如果严重 ARDS 接受高 FiO_2 或高压力通气治疗＞7d 或有 ECMO 禁忌证者不宜行 ECMO 支持治疗。

(二)体液疗法

ARDS 早期,血清蛋白浓度无明显下降时,补液以糖盐水为主,液体量应视患儿具体情况而定,但一般按生理需要量的 70% 给予。葡萄糖 $100\sim200mg/(kg \cdot h)$,钠 $2\sim4mmol/kg$,钾 $1\sim3mmol/kg$。低蛋白血症是 ARDS 的一个独立危险因素,利尿药及胶体的使用可以提高血清白蛋白水平,减轻水肿,改善氧合及维持血流动力学稳定。

(三)药物治疗

1. 糖皮质激素 糖皮质激素可以减轻细胞因子和毒素的释放,建议糖皮质激素应用于 ARDS 疾病早期(病程 14d 前),以中等剂量甲泼尼龙静脉注射 $[<2mg/(kg \cdot d)]$,$3\sim4$ 周减量停药,疾病 14d 及以后使用糖皮质激素可能增加病死率,因而不推荐使用。

2. 一氧化氮(NO) 一氧化氮可选择性扩张肺血管,同时具有抗炎的特性。常规治疗无效的低氧血症,尤其严重肺动脉高压时可给予一氧化氮吸入。

3. 肺表面活性物质 ARDS 患儿多伴有肺泡表面活性物质减少或功能丧失,易引起肺泡塌陷。表面活性物质可降低肺泡表面张力,防止肺泡塌陷,在低的气道压力下也能维持肺泡进行有效的气体交换,且能通过特异性、非特异性机制在宿主免疫反应中发挥重要作用。因而表面活性物质的补充可望成为 ARDS 的一项辅助治疗手段。但由于临床研究显示并没有改善生存率,且存在最佳用药剂量、具体给药时间、给药间隔及药物来源等尚未解决的问题,还不能将其作为 ARDS 的常规治疗手段。

4. 肝素 血流缓慢或停滞,可诱发血栓形成,造成肺栓塞症。抗凝药可改善局部或全身循环,小剂量肝素能使 ARDS 患儿肺栓塞的并发症减少。如果无特殊禁忌证,如出血倾向或出血性损伤、头颅损伤或严重肝脏疾病等,小剂量肝素治疗是安全的,一般可常规使用每次 $100U/kg$,每天 $4\sim6$ 次。

5. 利尿药　适当应用呋塞米等利尿药物,可改善肺水肿,促进肺液吸收,减轻心脏负荷。

(四)原发病的治疗

积极治疗脓毒血症、误吸、休克、急性胰腺炎等原发病,防止院内感染,给予营养支持(肠道营养优于肠外营养),预防消化道出血,监测生命体征和动脉血气等指标。

(五)并发症的治疗

1. 肺气压伤　由于长时间机械通气和高气道压力,使气压伤的危险性增加。临床上有气胸、纵隔积气、心包积气、气腹和皮下气肿等。预防措施包括采用间歇指令通气方式增加通气频率和降低潮气量来维持适当的通气量;选择合适的 PEEP 和防止咳嗽反射等。

2. 胃肠道出血　应激性溃疡导致胃肠道出血,可用抗酸药物预防。每 2 小时测定胃酸 pH,如果 pH<4.5,可给予抗酸药物;中毒性肠麻痹的治疗可用去甲肾上腺素 8mg 加入 0.9% 氯化钠注射液 100ml 中,不断口服,或用凝血酶 2000U 加入 0.9% 氯化钠注射液 20ml 中,不断口服,可获得迅速胃部止血的疗效。

3. 感染　最常见的继发性感染是机械通气相关性革兰阴性菌的支气管肺炎,特别是假单胞菌和克雷伯菌属,偶有病毒和真菌亦引起支气管肺炎。一旦疑有感染,应与治疗原发病所使用的抗菌药物一并考虑。

4. 其他器官受累　临床常见有尿排出量减少和液体潴留。应严密观察肾衰竭的早期症状,如尿量减少、体重增加、低钠血症、血细胞比容降低和排钠指标增加的征象。

第三节　哮喘持续状态

支气管哮喘(以下简称哮喘)是儿童期最常见的慢性疾病,是由嗜酸性粒细胞、肥大细胞和 T 淋巴细胞等多种炎性细胞和细胞组分参与的气道慢性炎症。这种慢性炎症导致气道高反应性,当接触多种刺激因素时,气道发生阻塞和气流受阻,出现反复发作的喘息、气促、胸闷、咳嗽等症状。哮喘持续状态或称哮喘危重状态诊断,系指哮喘急性严重发作,经及时合理一般剂量的 β_2 受体激动药和氨茶碱治疗不见缓解,病情持续发展者,属于哮喘重度的一种特殊临床类型。如支气管阻塞未得到及时缓解,可迅速发展为呼吸窘迫、呼吸衰竭甚至威胁生命,是儿科常见的呼吸系统急症之一。

【病因】

1. 过敏原

(1)引起感染的病原体及其毒素:小儿哮喘发作常和呼吸道感染密切相关,婴幼儿哮喘中 95% 以上是由于呼吸道感染所致,主要病原体是呼吸道病毒,如呼吸道合胞病毒(RSV)、腺病毒、流感、副流感病毒等。其他如鼻窦炎、扁桃体炎、龋齿等局部感染也可能是诱发因素。

(2)吸入物:通常自呼吸道吸入,引起哮喘最主要过敏原为尘螨、屋尘、真菌、多价花粉(蒿属、豚草)、羽毛等。特别是螨作为吸入性变应原,在呼吸道变态反应性疾病中占有一定重要地位,儿童期对螨的过敏比成人为多,春秋季是螨生存的最适宜季节,因此,尘螨性哮喘好发于春秋季,且夜间发病者多见。此外,吸入变应原所致哮喘发作往往与季节、地区和居住环境有关,一旦停止接触,症状即可减轻或消失。

(3)食物:主要为异性蛋白质,如牛奶、鸡蛋、鱼虾、香料等,食物过敏以婴儿期为常见,4～5 岁以后逐渐减少。

2. 非特异性刺激物质　如灰尘、烟(包括香烟及蚊香)、气味(工业刺激性气体、烹调时油气味及油漆味)等。这些物质均为非抗原性物质,可刺激支气管黏膜感觉神经末梢及迷走神经,引起反射性咳嗽和支气管痉挛,长期持续可导致气道高反应性。

3. 气候　儿童患儿对气候变化很敏感,如气温突然变冷或气压降低,常可激发哮喘发作,因此,一般春秋两季儿童发病明显增加。

4. 运动　运动常可激发哮喘,又称运动性哮喘。多见于较大儿童,剧烈持续(5～10min 及以上)的奔跑以后最易诱发哮喘。

5. 药物　药物引起的哮喘也较常见。主要有两类药物,一类是阿司匹林及类似的解热镇痛药,可造成所谓内源性哮喘,如同时伴有鼻窦炎及鼻息肉,则称为阿司匹林三联症。其他类似药物有吲哚美辛、甲芬那酸等。

6. 遗传因素　哮喘具有遗传性,患儿家庭及个人过敏史,如哮喘、婴儿湿疹、荨麻疹、过敏性鼻炎等的患病率较一般群体为高。

【发病机制】

支气管哮喘是多种因素引起的复杂疾病。发病机制至今不明,目前公认的机制有以下三方面。

1. Ⅰ型变态反应和IgE合成调控紊乱　抗原(变应原)初次进入人体后,作用于B淋巴细胞,使之成为浆细胞而产生IgE,IgE吸附于肥大细胞或嗜碱性粒细胞上,其 Fc 段与细胞膜表面的特异性受体结合,使 IgE 牢固吸附于细胞膜上,致使机体处于致敏状态。在相应抗原再次进入致敏机体时,即吸附在肥大细胞及嗜碱性粒细胞膜上与 IgE 结合,导致细胞膜脱颗粒,释放一系列化学介质包括组胺、慢反应物质、缓激肽、5-羟色胺和前列腺素等,这些生物活性物质可导致毛细血管扩张、通透性增强、平滑肌痉挛和腺体分泌亢进等生物效应作用,引起支气管哮喘。

2. 气道炎症改变　通过纤维支气管镜和支气管肺泡灌洗技术(BAL)对哮喘患儿进行活检,证明气道组织显示不同程度的炎症变化。

3. 气道高反应性　哮喘患儿存在气道高反应性。气道高反应包括即刻反应(Ⅰ型变态反应)及持续反应。持续气道高反应主要与气道炎症有关。而炎症时气道高反应的机制主要与炎症介质有关。气道对组胺、乙酰胆碱的反应性与哮喘患儿的病情严重程度是平行的。这些又与神经调节紊乱,特别是自主神经功能紊乱有关。

【临床表现】

哮喘持续状态时临床表现为严重呼吸困难、端坐呼吸、呼吸表浅、呼吸节律变慢、呼鸣音减低甚至消失、发绀、面色苍白、表情惊恐、大汗淋漓。当发作持续时间较长时,病儿可呈极度衰竭状态,发绀严重,持续吸氧不能改善,肢端发冷,脉搏细速,咳嗽无力,不能说话,甚至昏迷。如不及时治疗或治疗不当,则可发生呼吸衰竭或因支气管持续痉挛或痰栓阻塞窒息死亡。

【辅助检查】

小儿哮喘的诊断一般不需特殊实验室检查,但需进一步判别属于外源性、内源性或混合性哮喘及进一步了解其病因及发病机制,并考核疗效、评估预后,因此针对性地做一些实验室检查是必要的。

1. 嗜酸性粒细胞计数检查　大多数过敏性鼻炎及哮喘患儿,血中嗜酸细胞计数超过 $300 \times 10^6/L(300/mm^3)$。患儿痰液中,也可发现有嗜酸性粒细胞增多和库斯曼螺旋体和夏科结晶。

2. 血常规　红细胞、血红蛋白、白细胞总数及中性粒细胞一般均正常,但应用 β 受体兴奋药后白细胞总数可以增加。若合并细菌感染,两者均增加。

3. 胸部 X 线检查　当疑有感染或有急性哮喘并发症(肺气肿、气胸、纵隔气肿或肺不张)或疑有气道异物时,可进行胸部 X 线检查。

4. 皮内试验　用于明确引起哮喘的致敏原。皮试前 24～48h 应停用拟交感神经类、抗组胺类、茶碱类、皮质类固醇类药物,以免干扰结果。

5. 肺功能检查　肺功能检查对估计哮喘严重程度及判断疗效有重要意义。一般包括肺容量、肺通气量、弥散功能、流速-容量图和呼吸力学测验,但均需较精密的仪器,也不能随时监测。哮喘患儿常表现为肺总量(TLC)和功能残气量(FRC)增加,而残气量(RV)、肺活量(VC)可正常或降低;更重要的改变为呼吸流速方面的变化,表现为用力肺活量(FVC)、用力呼气流速(FEF25%～75%)和最大呼气流速率(PF)变化。

6. 血气分析　血气分析是测量哮喘病情的重要实验室检查,特别对合并低氧血症和高碳酸血症的严重病例,可用来指导治疗。根据血气结果,将哮喘发作分为三度。

(1)轻度:pH 正常或稍高,PaO_2 正常,$PaCO_2$ 稍低,提示哮喘处于早期,有轻度过度通气,支气管痉挛不严重,口服或气雾吸入平喘药可使之缓解。

(2)中度:pH 正常,PaO_2 偏低,PaO_2 仍正常,则提示患儿通气不足,支气管痉挛较明显,病情转重,必要时可加用静脉平喘药物。

(3)重度:pH 降低,PaO_2 明显降低,$PaCO_2$ 升高,提示严重通气不足,支气管痉挛和严重阻塞,多发生在哮喘持续状态,需积极治疗或给予监护抢救。

【诊断】

根据询问病史及典型哮喘发作,诊断一般并无困难。哮喘持续状态是小儿呼吸系统疾病的主要危症之一,判断病情危重的指标及诊断标准见表2-5。

表 2-5　哮喘持续状态判断病情危重的指标及诊断标准

项目	表现
判断病情危重的指标	①意识障碍;②明显脱水;③严重呼、吸气三凹征;④哮鸣音和呼吸音减弱或消失;⑤血压明显下降;⑥吸入40%氧后仍有发绀;⑦$PaCO_2 \geqslant 50mmHg$;⑧pH<7.25

（续　表）

项目	表现
哮喘持续状态诊断标准	①喘息发作突然，有呼吸困难，缺氧征，呼气性三凹征。②肺部早期广泛哮鸣音，晚期哮鸣音变弱或消失，肺呼吸音降低。患儿极度烦躁或逐渐意识模糊，大汗淋漓。③胸部 X 线以肺气肿为主要表现，可有肺纹理增多，伴感染时可见少量片絮状阴影。经使用拟交感神经药物和常规剂量的茶碱类药物仍不能缓解者，即可做出诊断

【鉴别诊断】

1. 毛细支气管炎　此病多见于 1 岁以内小婴儿，冬春两季发病较多。也有呼吸困难和喘鸣音，但其起病较缓，支气管扩张药无显著疗效。病原为呼吸道合胞病毒，其次为副流感病毒 3 型。但目前气管炎也能产生特异性 IgE，参与 I 型变态反应。

2. 喘息性支气管炎　好发于 1～4 岁，临床先有明显的呼吸道感染，进而随症状炎症控制而消失。临床虽可闻喘鸣，但呼吸困难不严重，非骤然发作和突然发作停止，病程持续 1 周左右；随年龄增长和呼吸道感染次数减少，喘息次数亦减少，程度随之减轻。

3. 支气管淋巴结核　本病可引起顽固性咳嗽及哮喘样呼气困难，但无显著的阵发现象。结核菌素试验阳性。胸部 X 线片显示肺门有结节性致密阴影，其周围可见浸润。个别患儿肿大淋巴结可压迫气管或其内有干酪性变，溃破后进入气管时可引起较严重的哮喘症状及呼吸困难。

4. 支气管扩张症　在有继发感染时，支气管扩张处分泌物增加及堵塞也可出现哮喘样呼吸困难及听到哮鸣音。一般可根据既往严重肺部感染，反复肺不张及咳出大量脓痰的病史予以鉴别，必要时胸部 X 线片或 CT 检查及支气管造影可以诊断。

5. 呼吸道内异物　有吸入异物后突然剧烈呛咳的病史,并出现持久的哮喘样呼吸困难,并随体位变换时加重或减轻。但因异物多数阻塞在气管或较大气管,因此表现以吸气困难为主,而哮喘则表现为呼气性呼吸困难。此外呼吸道异物患儿,既往无喘息反复发作病史。异物如在一侧支气管内,喘鸣音及其他体征仅限于患侧,有时尚可听到特殊拍击音,与哮喘病体征表现为双侧明显不同。经 X 线及支气管镜检查不但可明确诊断,还可取出异物。

【治疗】

小儿哮喘发作治疗越早,病情越容易控制。早期重点主要是支气管解痉问题和合理给氧。哮喘发作呈持续状态时,由于发生严重的脱水、酸中毒、低氧血症,甚至意识障碍、血压降低,病情就趋于危重。晚期发生呼吸衰竭,病情复杂,且多种措施不易奏效,需进行人工机械通气方能缓解症状。

(一)加强监护

严重哮喘一旦被确定即需急救治疗,住入重症监护病房。监测临床表现,生命体征,奇脉、血气、峰流速值、用氧情况、治疗过程及用药情况等。

(二)吸氧

氧气吸入可改善低氧血症,防止并纠正代谢性酸中毒。一般以 $4\sim5L/min$ 流量为宜,氧浓度以 40% 为宜,相当于氧流量 $6\sim8L/min$,使 PaO_2 保持在 $70\sim90mmHg(9.3\sim12.0kPa)$,如用面罩将雾化吸入剂与氧气同时吸入,更为理想。

(三)维持体液及酸碱平衡

患儿由于呼吸加快,张口呼吸,肺部丧失的体液增加。加之发热、出汗以及进食较少,常引起明显失水。体液丧失又能使呼吸道分泌物变黏稠,呼吸道阻塞加重,支气管平滑肌痉挛,病情更趋严重。容易造成严重的呼吸性酸中毒和代谢性酸中毒,发生严重的酸血症而危及生命。应给予足够重视和积极处理。

1. **补充水、电解质**　第一个 24h 输入液体量，可按 80～120ml/(kg·d)计算。年龄大者补液量计算时应偏小。为了及时补充丧失的水分，第 1 小时补液量可增加，年龄＜3 岁可以按 10～15ml/kg 给予，年龄＞3 岁按 10ml/kg 计算。以后进行维持补液。输入液体以 1/5～1/3 张含钠液即可。应注意适时纠正低钾、低钙或低镁血症。

2. **纠正酸中毒**　哮喘发作初期，呼吸加快，过度换气，可以没有酸中毒，有时常表现为轻度的呼吸性碱中毒。此时，不能盲目补碱性液体，若补入大量碱性液体，则可造成呼吸性和代谢性双重碱中毒，称为混合性碱中毒。严重的碱血症，可导致氧与血红蛋白的解离曲线左移，氧与血红蛋白的亲和力增强，最终组织缺氧加重。哮喘持续发作下去，呼吸道阻塞加重，低氧血症更明显，$PaCO_2$ 也升高，发生呼吸性酸中毒。

呼吸性酸中毒主要通过改善通气量和保持气道通畅来降低 $PaCO_2$。若 pH＞7.20，仍以不给予碱性液体为好。若 pH＜7.20 或 HCO_3^-＜13mmol/L，可补充少量碳酸氢钠。哮喘持续发作晚期，可伴有明显的代谢性酸中毒。此时，可产生双重酸中毒，应给予积极处理。首先应改善通气功能，使升高的 $PaCO_2$ 尽快恢复到正常，同时应给予碳酸氢钠纠正代酸。补入碳酸氢钠的量按以下公式计算：

5％碳酸氢钠毫升数＝0.3×kg×(−BE)×1.7

再稀释至 1.4％碳酸氢钠等渗液，先滴入半量，再根据血气分析结果调整。不宜短时大量补入 5％碳酸氢钠溶液。

(四)药物治疗

1. **吸入速效 β_2 受体激动药**　使用氧驱动(氧气流量 6～8L/min)或空气压缩泵雾化吸入，第 1 小时可每 20 分钟 1 次，以后根据病情每 1～4 小时重复吸入治疗；药物剂量：每次吸入沙丁胺醇 2.5～5mg 或特布他林。经吸入速效 β_2 受体激动药治疗无效者，可能需要静脉应用 β_2 受体激动药。药物剂量：沙丁胺醇

15μg/kg 缓慢静脉注射,持续 10min 以上;病情严重需静脉维持滴注时剂量为 $1\sim2\mu g/(kg\cdot min)[\leqslant5\mu g/(kg\cdot min)]$。静脉应用 μ 受体激动药时容易出现心律失常和低钾血症等严重不良反应,使用时要严格掌握指征及剂量,并做必要的心电图、血气及电解质等监护。

2. **糖皮质激素** 全身应用糖皮质激素是治疗儿童重症哮喘发作的一线药物,早期使用可以减轻疾病的严重度,给药后 $3\sim4h$ 即可显示明显的疗效。药物剂量:口服泼尼松 $1\sim2mg/(kg\cdot d)$。重症患儿可静脉注射琥珀酸氢化可的松每次 $5\sim10mg/kg$,或甲泼尼龙每次 $1\sim2mg/kg$,根据病情可每 $4\sim8$ 小时重复使用。病情严重时不能以吸入治疗替代全身糖皮质激素治疗,以免延误病情。

3. **抗胆碱药** 是儿童危重哮喘联合治疗的组成部分,对 β_2 受体激动药治疗反应不佳的重症者应尽早联合使用。药物剂量:异丙托溴铵每次 $250\sim500\mu g$,加入 β_2 受体激动药溶液做雾化吸入,间隔时间同吸入 β_2 受体激动药。

4. **氨茶碱** 静脉滴注氨茶碱可作为儿童危重哮喘附加治疗的选择。药物剂量:负荷量 $4\sim6mg/kg(\leqslant250mg)$,缓慢静脉滴注 $20\sim30min$,继之根据年龄持续滴注维持剂量 $0.7\sim1mg/(kg\cdot h)$,如已用口服氨茶碱者,直接使用维持剂量持续静脉滴注。亦可采用间歇给药方法,每 $6\sim8$ 小时缓慢静脉滴注 $4\sim6mg/kg$。

5. **硫酸镁** 主要通过干扰支气管平滑肌细胞内钙内流起到松弛气道平滑肌的作用,在用上述药物效果不佳时,往往能收到较好疗效。其用法为 $0.025g/kg$(即 25% 硫酸镁 0.1ml/kg)加入 10% 葡萄糖液 30ml 内,$20\sim30min$ 内静脉滴注,每天 $1\sim2$ 次。给药期间应注意呼吸、血压变化,如有过量表现可用 10% 葡萄糖酸钙拮抗。

6. **镇静药** 一般不主张应用。病儿烦躁不安时可用水合氯醛,在有呼吸监护的情况下可用地西泮,其他镇静药应禁用。

7. 祛痰药　痰液阻塞气道可增加呼吸困难。排痰、通畅呼吸道,可选用祛痰药如溴己新(必嗽平)、乙酰半胱氨酸、竹沥水等。

8. 抗生素　儿科哮喘发作常是病毒感染诱发,故可用利巴韦林、干扰素等抗病毒治疗。若合并有细菌感染,可选用青霉素类或头孢菌素等抗生素。

(五)机械通气

哮喘持续状态经多种治疗病情仍然不缓解,出现下列情况者,提示气道严重阻塞和极度缺氧,可考虑进行人工机械通气。①持续严重的呼吸困难;②呼吸音减低到几乎听不到哮鸣音及呼吸音;③因过度通气和呼吸肌疲劳而使胸廓运动受阻;④意识障碍;烦躁或抑制甚至昏迷;⑤吸入 40% 氧后发绀仍无改善;⑥$PaCO_2 \geqslant 65mmHg(8.6kPa)$。有 3 项或 3 项以上上述指征时用机械呼吸。

机械通气时应注意以下几点:①潮气量应较一般标准偏大而频率偏慢;②改变常规应用的吸/呼时比 1:1.5 为 1:2 或 1:3,以保证有较长的呼气时间;③可并用肌肉松弛药,同时应用支气管扩张药雾化吸入并经常吸出呼吸道黏液以降低气道的高阻力。

第四节　重症肺炎

肺炎是指由不同病原体或其他因素所致的肺部炎症。重症肺炎是一个概念性的临床诊断用语,它不是一个有严格定义的疾病概念的医学术语。广义的小儿重症肺炎应包括小儿各年龄组的感染性和非感染性肺部炎症性疾病。小儿尤其是婴幼儿由于全身器官和免疫系统发育不成熟、呼吸道黏膜分泌型 IgA 分泌不足、咳嗽、咳痰能力弱、吞咽反射较差易致反流等原因,呼吸系统感染尤其是肺炎仍是儿科领域的常见病和导致死亡的主要因素。重症肺炎除了有严重的呼吸功能障碍以外,还伴有呼吸衰竭、心力衰竭、中毒性肠麻痹、中毒性脑病、休克及弥散性血管内凝血等多脏器多系统功能障碍以及全身中毒症状,属于儿科危重疾病,应积极处理。

【病因】

1. 病毒病原 常见有呼吸道合胞病毒、流感病毒、副流感病毒、腺病毒、鼻病毒、呼肠病毒,偶有麻疹病毒、巨细胞病毒、EB 病毒、单纯疱疹病毒、水痘-带状疱疹病毒、肠道病毒等。病毒病原有明显地域性和季节性,可呈流行特征。

2. 细菌病原 常见细菌病原包括肺炎链球菌、流感嗜血杆菌(包括 B 型和未分型流感嗜血杆菌)、金黄色葡萄球菌、卡他莫拉菌,此外还有表皮葡萄球菌、结核分枝杆菌、肠杆菌属细菌等。

3. 非典型微生物病原 如肺炎支原体、肺炎衣原体、沙眼衣原体。

4. 真菌感染 是一种深部组织真菌感染,虽然比细菌或病毒感染少见,但近年来发病率有逐渐增加的趋势。

【发病机制】

病原体直接侵袭,机体反应性改变,免疫机制参与,三者共同作用是儿童重症肺炎的主要发病机制。

1. 机体易感性 为导致重症肺炎的内因、危险因素和诱因。流行病学资料显示,婴幼儿患儿占小儿重症肺炎的 $70\% \sim 85\%$。不同年龄组的呼吸循环生理解剖特征和免疫功能发育水平明显不同,对判断患儿的呼吸力学机制和病原学等均具有重要意义(如小婴儿和年长儿分别易发生 RSV 毛细支气管炎和支原体肺炎)。其次是既存疾病,包括先天性或获得性免疫功能缺陷、先天性心脏病、先天性代谢遗传性疾病和营养不良等重症感染危险因素。相反,过敏体质则提示,易发生气道高反应性的梗阻性呼吸力学机制异常。某些重症肺炎患儿对其所感染的病原体或 SIRS/sepsis 序贯状态存在着遗传的基因多态性。如某些小儿存在对特殊细菌的易感性和发生 sepsis/ARDS 的遗传多态性。

2. 感染/打击　要根据年龄、起病场所,当时流行病学资料对肺炎的病原体做经验性和循证医学判断。并注意呛奶、反流误吸等非感染刺激因素。根据病原体的基本判断分析其感染是侵袭性、内(外)毒素作用还是过敏/变应性(如支原体、曲霉菌可以是侵袭性感染,也可以是过敏性感染)的肺部致病机制。某些病毒、军团菌、支原体等细胞(内)寄生导致的细胞因子风暴、炎症介质瀑布效应是影像学迅速进展、病情加重、发生 ARDS 和全身多脏器受累的原因。另外,对实验室的病原学阳性培养结果进行全面分析,如气管内痰标本和置入体内导管血标本培养出的细菌可以是当前患儿的致病菌,也可以是定植或局部气道菌群紊乱结果。

3. 机体反应性　思考和鉴别该患儿的症状体征哪些是微生物感染对组织侵入性破坏所致反应,哪些是过度的炎症反应(感染免疫紊乱)、变应性反应(自身免疫)。从全身炎症反应角度,分析是 SIRS(狭义)为主,还是 CARS(代偿性抗炎反应综合征)或MARS(混合性炎症反应),是否存在免疫麻痹状态(目前常监测CD4/CD8、CD14、NK 和 HLA2DR 抗原等)。这些细胞免疫机制监测和分析是进行准确免疫调节治疗的基础。

【临床表现】

重症肺炎患儿临床上存在着不同的病因和病情发展过程。可分为以下三种状态,有时以某种为主,也可互相交叉、重叠发生,在危重症病例多为同时存在。

1. 急诊状态　肺炎患儿突然出现以下情况常使病情恶化,包括气道高反应性、气道梗阻、分泌物潴留、呼吸暂停、抽搐、呛奶、胃食管反流、呼吸肌疲劳等。此时处于潜在呼吸衰竭或临界呼吸衰竭状态,严重者立即出现呼吸衰竭,甚至呼吸、心搏骤停。

临床表现为发作性呼吸困难、喘憋、三凹征、发绀。因均存在气道病变,加之气道窄,咳嗽能力弱,易呛奶,有时吸气音几乎消失,发生窒息、呼吸衰竭、心力衰竭和心肺衰竭。很多婴儿重症肺炎(以病毒性多见)可发生气道梗阻的急诊状态。严重者可发展为闭塞性毛细支气管炎。心搏、呼吸骤停是重症肺炎急诊的最严重情况。发作时可出现急性心力衰竭，其重要机制之一是心肺互相影响，胸腔负压的急速增加导致左心室跨壁压增加，使左心室搏出量下降。

2. **危重状态**　重症肺炎可发展为急性肺损伤(ALI)和急性呼吸窘迫综合征(ARDS)。甚至继续发展为休克和多脏器功能障碍综合征(MODS)，约占 PICU 婴儿重症肺炎 1/3，病程中也可发生上述气道高反应性等急诊事件。发生 ALI 或 ARDS 时，肺部感染启动异常全身炎症反应，有细胞因子和炎症介质参与，使肺部病变迅速加重，表现严重低氧血症，普通给氧不能缓解，需要在 ICU 内给予呼气末正压(PEEP)为主的机械通气。同时患儿可合并脑水肿、DIC、中毒性心肌炎、脓胸和胸腔积液、肺大疱等并发症，病死率较高。

3. **亚急性、慢性疾病状态**　反复发生肺炎病情复杂。肺炎伴随各种先天性、慢性疾病，如先天性心脏病、先天性喉气管软化症、新生儿期遗留慢性肺疾病、肺血管炎(川崎病、Wegner 肉芽肿、系统性红斑狼疮等)。其中先天性心脏病最为常见，因其存在肺血多和肺高压的特殊发病机制，使肺炎更加严重而不易治愈，更易发展成呼吸衰竭和心力衰竭。

【辅助检查】

1. **病原学检查**　包括血培养、痰革兰染色和培养、血清学检查、胸腔积液培养、支气管吸出物培养，或肺炎链球菌和军团菌抗原的快速诊断技术。此外，可以考虑侵入性检查，包括经皮肺穿刺活检、经过防污染毛刷(PSB)、经过支气管镜检查或支气管肺泡灌洗(BAL)。

2. **X 线检查**　可以了解肺部病变的程度与性质，是诊断肺炎的重要指标，也是判断重症肺炎的重要指标之一。肺炎的影像学表现：片状、斑片状浸润性阴影或间质性改变，伴或不伴胸腔积液。影像学出现多叶或双肺改变，或入院 48h 内病变扩大 ≥

50％,提示为重症肺炎。另外一些病原引起的肺炎具有特殊的影像学特征,见表 2-6。

表 2-6　肺炎常见的 X 线表现和相关病原菌

X 线表现	相关病原菌
肺叶或肺段实变	肺炎链球菌、肺炎克雷伯杆菌、流感嗜血杆菌等其他革兰阴性杆菌
有空洞的浸润影	(多个时)金黄色葡萄球菌、结核菌、革兰阴性杆菌
浸润影加胸腔积液	肺炎链球菌、金黄色葡萄球菌、厌氧菌、革兰阴性杆菌、化脓性链球菌
多种形态的浸润影	肺炎支原体、病毒、军团菌(斑片状或条索状)
弥散性间质浸润影	军团菌、病毒、卡氏肺孢子虫

3. **血常规和痰液检查**　细菌性肺炎血白细胞计数多增高,中性粒细胞多在 80％以上,并有核左移。痰呈黄色、黄绿色或黄褐色脓性浑浊痰,痰中白细胞显著增多,常成堆存在,多为脓细胞。病毒性肺炎白细胞计数一般正常,也可稍高或偏低。继发细菌感染时白细胞总数和中性粒细胞可增高。痰涂片所见的白细胞以单核细胞为主;痰培养常无致病菌生长;如痰白细胞核内出现包涵体,则提示病毒感染。在重症肺炎时可因骨髓抑制出现白细胞减少症(WBC 计数$<4\times10^9$/L)或血小板减少症(血小板计数$<100\times10^9$/L)。二者均提示预后不良,是诊断重症肺炎的 2 个次要标准。

4. **血气分析**　可以了解呼吸功能状态,判断呼吸衰竭的类型,用以指导临床治疗及疗效判断。此外,患儿出现难治性代谢性酸中毒,应考虑有早期休克的可能性。

5. **C 反应蛋白和前降钙素原的测定**　两者血清水平升高,提示细菌感染。血清水平的动态观察有助于了解疾病的发展与治疗效果。

【诊断】

1. 首先确立肺炎

(1)在急诊室首先注意呼吸频率:在基层条件较差且情况较急时,可根据 WHO 儿童急性呼吸道感染防治规划强调呼吸加快是肺炎的主要表现,呼吸急促即可诊断肺炎(<2 个月每分钟呼吸≥60 次,2~12 个月每分钟呼吸≥50 次,1~5 岁每分钟呼吸≥40次),新生儿常伴口吐白沫状物。重症肺炎时有激惹、嗜睡、拒食、下胸壁凹陷和发绀。

(2)注意有无发绀:有些患儿为保证气道开放使头后仰,被动向前屈颈,应与颈项肌强直鉴别。若听诊肺部存在湿啰音,则可诊断肺炎。但小婴儿和新生儿、间质性肺炎等不出现湿啰音。听到捻发音或皮下有捻发感时应注意气胸;发现一侧叩诊浊音或呼吸音消失时注意胸腔积液。

(3)X 线片是判断肺炎的客观证据:可有片状阴影或肺纹理改变;同时能够区别支气管肺炎或大叶性肺炎,对细菌性、病毒性或支原体肺炎有一定提示作用,也能帮助排除肺结核、肺囊肿、支气管异物等导致呼吸急促的疾病。

(4)气道分泌物培养可协助肺炎的病因鉴定、明确导致肺炎的病原:可采取气管内吸引、纤维支气管镜或肺穿刺获取标本,但方法较复杂、操作难度大,口鼻咽部分泌物培养价值有限,故需临床合理选择。

(5)其他辅助检查:如 CT、B 超可进一步鉴别和确定有无脓气胸、肺脓肿、占位性病变、肺发育不良等。

2. 其次了解肺炎发生的状态

(1)病程:根据肺炎发生的时间可有急性(病程<1 个月)、迁延性(病程 1~3 个月)和慢性(病程>3 个月)肺炎。

(2)病理:根据肺炎的病理形态分为大叶性肺炎、支气管肺炎、间质性肺炎和毛细支气管炎。

(3)病原:由于微生物学的进展,同一病原可致不同类型的肺炎,部分肺炎可同时存在几种病原的混合感染,临床上主要区分为细菌、病毒、真菌、支原体和卡氏肺囊虫等性质的肺炎。

(4)来源:根据肺炎发生的地点不同可分为社区获得性和医院内感染性肺炎。

(5)途径:根据肺炎发生的方式不一,应特别分析肺炎属于吸入性(如羊水、食物、异物、类脂物等)、过敏性、外源感染性或血行迁徙性(败血性)等。

(6)病情:根据肺炎发生的严重程度区别为普通肺炎或重症肺炎。

3. 若考虑重症肺炎则需全面评估并发症

(1)重症肺炎的主要和常见并发症为心力衰竭、呼吸衰竭和中毒性脑病。

(2)应激反应在重症肺炎发生发展中产生一定影响。许多危重病包括严重感染、缺血缺氧、严重创伤等的发展和病情恶化过程中,一方面机体受到致病因素的影响;另一方面,同时也受到机体遭受刺激后的应激反应,导致机体微循环障碍、组织损伤和器官衰竭,引起机体内环境的平衡失调,加重原发疾病病情的发展。

4. 注意全身疾病的肺部表现　许多全身性疾病病情进展迅速,肺部表现成为全身表现的一部分,如心源性哮喘、肺水肿、DIC等,或全身表现不突出,首先则表现为呼吸系统的症状和体征,如肺含铁血黄素血症、恶性组织细胞增生症、肿瘤转移的肺部占位性病变。

5. 中华医学会儿科分会呼吸学组关于重度肺炎诊断标准
中华医学会儿科分会呼吸学组,结合我国实际情况,制定的重度肺炎诊断标准:①婴幼儿:腋温≥38.5℃,每分钟呼吸≥70次(除外发热、哭吵等因素影响),胸壁吸气性凹陷,鼻扇,发绀,间歇性呼吸暂停、呼吸呻吟,拒食;②年长儿:腋温≥38.5℃,每分钟呼吸

≥50次(除外发热、哭吵等因素影响),鼻扇,发绀,呼吸呻吟,有脱水征。

【鉴别诊断】

1. 全身性疾病 糖尿病酮症酸中毒、肾小管酸中毒等由于出现酸中毒深大呼吸常被误诊;高热或超高热使呼吸加快;有机磷农药中毒由于气道分泌物增加和心率增快、烦躁不安时易忽略中毒史而误诊;严重腹胀、心脏和心包器质性疾病等因呼吸代偿而加快;颅内压增高、吉兰-巴雷综合征、重症肌无力、镇静药与安眠药过量等状态下呼吸受到抑制或限制。

2. 肺部本身疾病 肺结核包括血行播散型结核、胸腔积液、气胸、肺纤维化、肺出血、肺水肿等均可出现呼吸困难;急性肺损伤(ALI)/ARDS可由多种原因引起,出现难治性低氧血症,支气管扩张可合并大咯血,气管异物和急性喉头水肿。

【治疗】

(一)快速心肺功能评估和监测

婴儿重症肺炎极期常处于心肺衰竭的高危状态,快速心肺功能评估可分为3个步骤(表2-7)。

表2-7　快速心肺功能评估步骤

评估步骤	内容
望	患儿体位或姿势、面色、眼神和呼吸状态(胸廓起伏、三凹征)、口鼻分泌物及对环境或外刺激的肢体和语音反应
触	肢体温度、肌张力和肌力、中心(颈内和股动脉)和周围脉搏(桡和肱动脉)强弱和节律
听	呼吸呻吟、痰鸣、用听诊器听心率、心律和吸气相呼吸音强弱

注:三者同时进行,望和听贯彻评估始终

及时地辨认潜在性或代偿性呼吸、循环功能不全状态,并给予及时、适宜的心肺功能支持是正确有效治疗婴儿重症肺炎的基础。

(二)氧疗及机械通气

重症肺炎患儿应给氧,以减缓呼吸肌疲劳、减轻心脏负荷及肺动脉高压。可以鼻导管给氧,氧流量 0.75～1.5L/min,维持动脉血氧分压在 60～90mmHg(8.0～12.0kPa)或血氧饱和度在92％以上;缺氧明显的可以面罩或头罩给氧,若出现呼吸衰竭或病情进行性恶化可考虑机械通气。

(三)抗感染治疗

重症肺炎细菌感染多见,应积极尽早抗感染治疗。根据患儿的年龄、临床表现和胸部 X 线特点,结合本地区病原流行病学资料、是否有基础疾病、社区抑或院内感染,立即进行经验性药物选择;同时进行必要的病原学检查,根据治疗效果、病原学检查结果和药物敏感试验调整药物。

(四)血管活性药物的应用

重症肺炎对机体的影响除了缺氧和二氧化碳潴留外,病原毒素及炎症因子造成的局部或全身微循环障碍,是肺炎并发中毒性脑病、中毒性肠麻痹、休克及 DIC 的重要因素,因此积极改善机体的微循环状态是治疗重症肺炎的重要环节。常用的药物包括多巴胺、酚妥拉明和山莨菪碱。

(五)糖皮质激素的应用

对于全身炎症反应强烈,中毒症状明显,伴有严重喘憋、中毒性脑病、休克的患儿应使用糖皮质激素抑制炎症反应,改善机体各脏器的功能状态,减轻全身中毒症状。可以选用甲泼尼龙、地塞米松和氢化可的松。

(六)对症处理

1. 重症肺炎并发心力衰竭　心力衰竭是重症肺炎最常见的并发症之一。重症肺炎合并心力衰竭均为急性,治疗原则如下。

(1)氧疗:发生心力衰竭应该立即给予氧疗,纠正低氧血症。

(2)镇静:休息,尽可能避免患儿哭吵,以降低耗氧量;必要时可适当使用镇静药,如苯巴比妥、异丙嗪、水合氯醛等。

(3)强心:强心药首选地高辛,口服饱和量为<2岁者0.04～0.06mg/kg,>2岁者0.03～0.04mg/kg;多选择静脉给药,剂量为3/4口服量。首剂为1/2饱和量,以后每6～8小时1次,每次给1/4饱和量。维持量为1/5饱和量,每天分2次给药,于洋地黄化后12h给予。

(4)利尿:可以减少充血性心力衰竭导致的水钠潴留,减轻心脏的负荷量。对于洋地黄药物治疗效果不满意或伴有明显水肿的患儿,宜加用快速强效利尿药,如呋塞米或依他尼酸。

(5)扩血管:可选用酚妥拉明、多巴胺及血管紧张素转换酶抑制药(卡托普利、依那普利)。

2. 重症肺炎并发呼吸衰竭 采用气管插管与机械通气治疗,气管插管应抓住最好的时机,不宜过晚,拔管应在恢复自主呼吸、呼吸频率及幅度维持正常时进行。高频喷射通气或高频振荡通气治疗对肺炎并发支气管胸膜瘘的病例效果较好。

纠正酸中毒治疗适用于呼衰合并混合性酸中毒时,及时改善通气功能比纠正酸中毒更为重要。除非有证据证明伴有代谢性酸中毒存在,pH低于7.25以下,否则,不可盲目应用碳酸氢钠。及时参考血气分析结果,随时调整治疗用药。

3. 重症肺炎并发中毒性脑病 主要是保持呼吸道通畅,改善通气,供氧、止痉,减轻脑水肿,降低颅内压。

(1)脱水疗法:包括使用渗透性脱水药、利尿药、激素及适当限制入水量。甘露醇的应用宜早勿晚。剂量为每次0.25～0.5g/kg,每6小时1次,病情缓解后,逐渐延长给药时间,直至停用。

(2)扩血管药物的应用:扩血管药物对缓解脑血管痉挛,改善脑微循环,保证渗透性脱水药能够到达脑组织而发挥作用,从而减轻脑水肿。常用药物有山莨菪碱,1～2mg/kg,视病情需要,可以每10～15分钟1次,或每2～4小时1次,也可静脉滴注维持。

(3)止痉:常因感染刺激大脑细胞而出现异常放电而出现惊厥,以后随病情加重,缺氧、电解质紊乱、低血糖等可加重惊厥,使脑组织进一步受损,加重脑水肿。因此,早期发现并积极控制惊厥是十分重要的。一般选用地西泮,剂量每次 0.2～0.3mg/kg,静脉注射,每 1～2 小时可重复 1 次。如果持续惊厥,可用氯硝西泮(氯硝安定)每次 0.01～0.05mg/kg,每次<1mg,静脉注射,每1～2 小时可重复 1 次。如果同时伴随有持续高热也可采用人工亚冬眠疗法。

(4)改善通气:通常用人工辅助通气,间歇正压通气,将$PaCO_2$ 降至 23～25mmHg(3.1～3.3kPa),换气后 30 s 内颅内压即可下降,5 min 后稳定在较低水平,以后缓慢上升,但大部分低于治疗前。过度通气时,一旦出现明显的疗效应及时改用正常通气,一般不大于 1h。过度通气时吸入氧浓度宜在 0.4～0.6,使PaO_2 维持在 90～150mmHg(12～20kPa),$PaCO_2$ 不应低于20mmHg(2.67kPa),以免因过度通气而造成血管强烈收缩,导致缺氧性脑损害,使临床症状更为恶化,出现意识障碍、脑电图改变、脑组织/丙酮酸比例增高、氧化还原反应异常等。

(5)促进脑细胞恢复药物:常用的有三磷腺苷(ATP)、辅酶A、细胞色素 C、谷氨酸、γ-氨酪酸、甲氯芬酯、氨乙异硫脲、维生素B_1 和维生素 B_6 等。

4. 中毒性肠麻痹　治疗可用去甲肾上腺素 8mg 加入 0.9%氯化钠注射液 100ml 中,不断口服,或用凝血酶 2000U 加入0.9%氯化钠注射液 20ml 中,不断口服,可获得迅速胃部止血的疗效。用 10%甘露醇口服,每次 3～5ml,不断喂服,可减轻肠壁水肿,增加肠道蠕动。还可用酚妥拉明每次 0.5～1.0mg/kg,静脉注射,或新斯的明每次 0.2～0.5mg,皮下注射,每 2～3 小时可重复应用;同时进行胃肠减压和肛管排气。

第五节　急性呼吸衰竭

急性呼吸衰竭(acute respiratory failure,ARF)为小儿常见急症的一种。是指各种原因导致的呼吸功能异常,使其不能满足机体代谢的气体交换需要,从而引发了通气和换气功能障碍,出现低氧血症或伴高碳酸血症,并由此引起的一系列生理功能和代谢紊乱的临床综合征。

【病因】

1. **呼吸道梗阻**

(1)上气道梗阻:喉炎、会厌炎、咽喉壁脓肿、异物、喉头水肿、严重喉软骨软化、扁桃体周围脓肿、喉痉挛、舌根囊肿等。

(2)下气道梗阻:哮喘、毛细支气管炎、窒息、溺水、慢性肺疾病、下呼吸道软化或狭窄、痰阻等。

2. **肺实质性病变**

(1)一般肺实质疾病:包括各种肺部感染如肺炎、毛细支气管炎、间质性肺疾病、肺水肿等。

(2)新生儿呼吸窘迫综合征(NRDS):主要由于早产儿肺发育不成熟,肺表面活性物质缺乏引起广泛肺不张所致。

(3)急性呼吸窘迫综合征(ARDS):常在严重感染、外伤、大手术或其他严重疾病时出现,以严重肺损伤为特征。两肺间质和肺泡弥散的浸润和水肿为其病理特点。

3. **呼吸泵异常**　呼吸泵异常包括从呼吸中枢、脊髓到呼吸肌和胸廓各部位的病变,共同特点是引起通气不足。各种原因引起的脑水肿和颅内高压均可影响呼吸中枢。神经系统的病变可以是软性麻痹,如急性感染性多发性神经根炎,也可以是强直性痉挛,如破伤风。呼吸泵异常还可导致排痰无力,造成呼吸道梗阻、肺不张和感染,使原有的呼吸衰竭加重。胸部手术后引起的呼吸衰竭也常属此类。

【临床分型】

急性呼吸衰竭分类方法很多,常依据血气、原发病、呼吸功能做以下分类。

1. 血气

(1)Ⅰ型呼吸衰竭:即低氧血症型呼吸衰竭,$PaO_2 < 50mmHg$(6.5kPa)。$PaCO_2$不正常或降低,多因肺实质病变引起,主要为换气功能不足。

(2)Ⅱ型呼吸衰竭:即高碳酸低氧血症型呼吸衰竭,$PaCO_2 > 50mmHg$(6.5kPa),同时有不同程度低氧血症。多因呼吸泵功能异常及气道梗阻所致,主要为肺泡通气功能不足。小儿许多急性呼吸衰竭常是两种类型混合存在。

2. 原发病

(1)中枢性呼吸衰竭:主要表现为限制性通气功能障碍。

(2)周围性呼吸衰竭:限制性通气障碍、阻塞性通气障碍、换气障碍均可导致。

3. 呼吸功能

(1)通气功能衰竭。

(2)换气功能衰竭。

【发病机制】

由于呼吸功能异常,使肺不能完成机体代谢所需的气体交换,导致动脉血氧下降和CO_2潴留即为呼吸衰竭。呼吸衰竭的发生有通气功能障碍和换气功能障碍两方面原因。

1. 通气功能障碍　通气功能障碍即肺泡与外界新鲜空气气体交换有障碍。呼吸中枢至呼吸效应器官的任何部位发生病变,均可通过以下机制造成缺氧及二氧化碳潴留。

(1)呼吸动力减弱:呼吸中枢包括控制随意呼吸动作的大脑皮质、脑干(间脑、脑桥、延髓)和脊髓。药物、脑炎和脑水肿等使呼吸中枢受抑制,减弱呼吸动力,发生通气功能障碍。

(2)生理无效腔气量增加:肺泡通气量=潮气量-生理无效

腔气量。在潮气量不变的情况下,生理无效腔气量增加,必然引起肺泡通气量下降。在肺炎及肺水肿时呼吸浅快,可使生理无效腔加大,肺泡通气量减小,呼吸效率降低。

(3)胸廓和肺扩张受限:由于肺泡不能正常膨胀,潮气量下降致使通气量降低。常见于呼吸肌麻痹(感染性多发性神经根炎最常见)、肺炎、胸腔积液、硬肿症等。

(4)气道阻力增加:肺炎、毛细支气管炎、哮喘时,气道痉挛、狭窄或阻塞,通气量减少。

2. 换气功能障碍

(1)通气/血流比率(V/Q)失衡:正常 V/Q 平均为 0.8,V/Q 比增加呈无效腔样通气,即肺泡有通气但血流不足,见于局部血流灌注减少时,如肺栓塞、急性肺损伤、ARDS。V/Q 下降即病理性肺内动静脉分流,指血流经过无通气或通气不良的肺泡,为严重低氧血症的原因,主要表现为 PaO_2 显著降低,增加吸氧浓度不能提高动脉血氧分压。多见于局部通气异常,如肺炎、肺不张、肺水肿等。

(2)弥散障碍:弥散障碍指氧通过肺泡毛细血管膜进行弥散时存在异常。凡弥散面积减少(如肺炎、肺不张)或弥散膜增厚(如肺水肿、肺纤维化)均导致弥散障碍。

【临床表现】

除原发病临床表现症状外,主要是缺氧和二氧化碳潴留引起的多脏器功能紊乱。

1. 原发病的临床表现　吸气性喉鸣为上气道梗阻的征象,常见于喉气管支气管炎、喉软化、会厌炎、异物吸入及先天气道异常。呼气延长伴喘鸣是下气道梗阻的征象,最常见于病毒性毛细支气管炎及支气管哮喘。

2. 呼吸系统的临床表现

(1)周围性急性呼吸衰竭:呼吸频率加快、鼻翼扇动,三凹征出现,喘憋等,上气道梗阻表现为吸气性呼吸困难,下气道梗阻表现为呼气性呼吸困难。

(2)中枢性急性呼吸衰竭:呼吸节律改变,潮式呼吸,间歇呼吸(Biot 呼吸),叹息样呼吸,下颌呼吸,点头样呼吸,鱼口样呼吸,呼吸微弱、浅慢,呼吸音减弱或消失,呼吸暂停或骤停。

3. 低氧血症的临床表现

(1)发绀:首先出现在口唇、口周及甲床等处。一般血氧饱和度降至 80%、$PaO_2 < 40mmHg$ 出现发绀。血红蛋白 $< 50g/L$,虽缺氧并不发绀,故不能单纯根据发绀而判断有无缺氧。

(2)神经系统:早期烦躁不安,出汗,易激动。随着缺氧加重,出现嗜睡、头痛等。意识模糊,甚至昏迷、抽搐等脑水肿或脑疝症状。

(3)循环系统:心率增快,后可减慢,心音低钝,轻度低氧血症、心排出量增加,严重时减少,血压先增高后降低,严重缺氧可致心律失常。

(4)消化系统:可有消化道出血、肝功能受损。

(5)泌尿系统:尿少或无尿,尿中出现蛋白、白细胞及管型,因严重缺氧引起肾小管坏死,可出现肾衰竭。

4. 高碳酸血症的临床表现

(1)早期可有头痛、烦躁、摇头、多汗、肌震颤。

(2)神经精神异常:淡漠、嗜睡、谵语,严重者可有昏迷、抽搐、视盘水肿乃至脑疝。

(3)循环系统表现:心率快,心排血量增加,血压上升。严重时心率减慢,血压下降,心律不齐。

(4)毛细血管扩张症状:四肢湿,皮肤潮红,唇红,眼结膜充血及水肿。

5. 水与电解质紊乱 血钾多偏高,因缺氧影响泵功能,钾离子向细胞外转移。高碳酸血症使细胞内外离子交换增多也可致高血钾。但饥饿、入量少、使用脱水药与利尿药,又常引起低血钾、低血钠。酸中毒时肾排酸增多;同时二氧化碳潴留时,碳酸氢根离子代偿保留,因而血氯相应减少。

【辅助检查】

1. 酸碱度(pH) 酸碱度(pH)是一项酸碱度指标,正常为7.35~7.45,平均值为7.40,静脉血 pH 较动脉血低0.03左右。pH>7.45 提示碱血症,pH<7.35 提示酸血症,pH 正常提示正常的酸碱平衡、代偿性的酸(碱)中毒或复合型酸碱平衡失调。

2. 标准碳酸氢盐(SB)与实际碳酸氢盐(AB) SB 的增减反映了体内 HCO_3^- 的储备量,反映了机体代谢性酸碱平衡的定量指标,正常值为22~27mmol/L。正常情况下 AB=SB。AB 与SB 的差值反映了呼吸因素对酸碱平衡影响的程度,AB>SB 时,提示体内二氧化碳潴留,多见于通气功能不足导致的呼吸性酸中毒或代谢性碱中毒。

3. 碱剩余(BE)或碱缺失(−BE) 因不受呼吸因素影响,通常只反映代谢的改变,其意义与 SB 相似。其正常范围:新生儿为−10~−2mmol/L,婴儿为−7~−1mmol/L,儿童为−4~+2mmol/L,成人为±3mmol/L。

4. 二氧化碳结合力(CO_2CP) 正常值成人为23~31mmol/L(55~70Vol%),小儿较低,为20~29mmol/L(45~65Vol%)。CO_2CP 受代谢和呼吸两方面因素的影响。CO_2CP 减低,提示为代谢性酸中毒或呼吸性碱中毒。反之亦然。但在混合性酸碱紊乱时并无决定性的意义,如在呼吸性酸中毒时,pH 下降而 CO_2CP 却上升;反之,呼吸性碱中毒时 CO_2CP 却下降。因此,CO_2CP 在呼吸性酸碱平衡时并不能反映体内真正的酸碱平衡状态。

5. 动脉血氧分压(PaO_2) 动脉血氧分压能较好地反映肺的功能情况,主要用于呼吸性缺氧时。但对其结果进行分析时,必须了解是否吸氧,因为吸氧与不吸氧意义完全不同,因此最好在不吸氧情况下进行测定。PaO_2 正常值为80~100mmHg(10.64~13.3kPa),新生儿为60~80mmHg(7.98~10.64kPa),

静脉血氧分压为 40mmHg(5.33kPa)。

6. 二氧化碳分压(PaCO$_2$)　PaCO$_2$ 可以反映肺泡通气量大小,是反映肺泡通气功能的良好指标。如患儿动脉血氧分压减低,二氧化碳分压正常,即提示换气功能障碍。但如动脉血氧分压减低且伴二氧化碳分压增加,说明通气不足。PaCO$_2$ 正常值为 35～45mmHg(4.66～5.99kPa),小儿偏低,为 34～40mmHg(4.5～5.3kPa),可能与小儿新陈代谢较快、呼吸频率较快有关。静脉血 PCO$_2$ 较动脉血的 PCO$_2$ 高 6～7mmHg(0.8～0.93kPa)。

7. 胸部 X 线检查　了解肺部情况,是否有过度通气或肺不张。膈肌运动情况,是否有气胸或纵隔气肿。诊断或除外支气管异物。

【诊断】

熟悉小儿急性呼吸衰竭常见病因,掌握临床表现,熟悉血气变化的意义,不难对急性呼吸衰竭做出诊断,并明确其类型和严重程度。一般呼吸功能障碍在临床可分为 3 个阶段(表 2-8)。

表 2-8　呼吸功能障碍临床阶段

临床阶段	内容
潜在性呼吸功能不全	安静状态下无呼吸困难,血气大致正常,仅在负荷增加时出现异常,若进行通气功能检查,已有减损
呼吸功能不全	PaO$_2$<80mmHg(10.6kPa)为轻度低氧血症。初始为代偿缺氧而过度通气,PaCO$_2$ 可偏低。病情进展时,代偿能力逐渐减弱,通气量由增高变为减低,低氧血症加重,二氧化碳潴留加重,为呼吸衰竭的开始
呼吸衰竭	急性呼吸衰竭常可致各种酸碱失衡

【鉴别诊断】

1. 急性呼吸窘迫综合征(ARDS)　小儿 ARDS 多为急性起病,有肺部和其他脏器的感染病史,主要表现为呼吸窘迫症状,放射学检查为双侧肺弥漫性炎症和渗出改变,血气分析提示严重低氧血症。可以合并严重肺内分流和肺动脉高压。应用常规机械通气往往效果差。

2. 呼吸功能不全　单纯使用血气值作为呼吸衰竭的诊断依据并不准确。如在吸入 30%～40% 氧后 30～60min,患儿 $PaO_2 > 60mmHg$,有可能为呼吸功能不全。因此,在呼吸困难症状出现时,采用持续非介入性正压通气或气道插管机械通气和气道清洗使黏稠分泌物导致的气道阻塞复通后,呼吸困难症状的迅速缓解。因此,需要与单纯性原发于肺部或肺外疾病演变发展的严重呼吸困难加以区别。动态检查血气,进行心率和呼吸监测。

3. 感染性休克和全身性炎症反应综合征　小儿感染性休克导致肺部严重损伤和呼吸功能障碍,应及时处理原发病因,采取抗感染和抗休克措施,解除导致呼吸功能障碍的主要原因。

【治疗】

治疗急性呼吸衰竭应积极寻找和祛除病因,改善通气功能,防治感染,维持重要脏器功能,维持水电解质平衡,及时给予呼吸机辅助呼吸,对原发病进行治疗,主要治疗方案如下。

(一)保持呼吸道通畅

1. 湿化治疗　吸入水蒸气或水雾统称为湿化治疗,对防止痰液干燥结痂或形成痰栓,保持气道通畅十分重要。

2. 胸部体疗　凡气道分泌物增多、黏稠或分泌物的自然清除机制因疾病受到影响时都可进行胸部体疗。步骤及手法据患儿对治疗的反应及时调整。一次治疗时间不宜超过 20～30min,治疗频度依病情每 2 小时 1 次至每日 1～2 次。方法主要有体位引流、拍击、振动、深呼吸、清除气道分泌物。

3. 化痰药物　盐酸氨溴索:6～12 岁每天 2～3 次,每次 15mg;2～6 岁每天 3 次,每次 7.5mg;2 岁以下每天 2 次,每次 7.5mg,缓慢静脉注射。

4. 解除支气管痉挛　可用 β_2 受体激动药,如 0.5% 沙丁胺醇溶液每次 0.01～0.03ml/kg,最大量 1ml,加盐水 2ml 稀释,雾化吸入每 4～6 小时 1 次。也可酌用氨茶碱、肾上腺皮质激素等药物。

(二)氧气疗法

1. 鼻导管给氧　氧流量儿童为 1～2L/min,婴幼儿为 0.5～1L/min,吸入氧浓度为 30%～40%。计算氧浓度公式:氧浓度(%)=21+氧流量(L/min)×4。

2. 开式口罩给氧　氧流量儿童为 3～5L/min,婴幼儿为 2～4L/min,氧浓度为 45%～60%。

3. 氧气头罩　氧流量根据需要调节,通常为 3～6L/min,氧浓度为 40%～50%。

4. 呼吸道持续正压(CPAP)给氧　可使病变肺泡保持开放,使减少的功能残气增加,减少肺泡内液体渗出,使肺内分流得到改善,血氧上升。早期应用 CPAP,可及时稳定病情,避免气管插管带来不良影响,减少高浓度氧吸入的肺损伤,并减少呼吸机的应用,使感染、气胸等并发症减少。可作为撤离呼吸机时向自主呼吸过渡的手段。CPAP 应用前应清除患儿鼻孔分泌物,FiO_2 为 40%～60%,将鼻塞置于鼻孔内。压力保持在 5～6cmH_2O(0.3～0.4kPa),最高不超过 10cmH_2O。原则上用能保持血氧分压至 60mmHg(7.98kPa)以上的最低压力 CPAP 压力逐渐降至 2～3cmH_2O,FiO_2 降到 40% 时,PaO_2 仍可维持正常,便可改为鼻导管吸氧。若 FiO_2 已达 80%,而 PaO_2 仍低于 50mmHg,应立即机械通气。

(三)机械通气

有下列情况之一可以考虑机械通气:①呼吸频率下降仅及正常 1/2 以下;②呼吸极其微弱,双肺呼吸音弱;③频繁呼吸暂停或呼吸骤停;④高浓度氧不能缓解发绀;⑤病情急剧恶化,经上述治疗无效;⑥$PaCO_2$＞60mmHg,吸入 FiO_2 0.6,PaO_2＜60mmHg。

呼吸机参数要根据具体情况及血气分析进行调节。

(四)体外膜肺

既可用于体外呼吸支持,也可用于体外心脏支持。一旦肺功能严重受损,应用膜肺后肺能得到休息,为病肺休息争取时间。应用指征如下:①在最大参数的呼吸机支持下肺泡动脉氧分压差$>62mmHg$;②氧合指数>40,持续 4h 以上;③病情迅速恶化,各种常规治疗无效时。

(五)对症治疗

1. 控制感染　呼吸道感染常是引起呼吸衰竭的原发病或诱因,也是呼吸衰竭在治疗过程中的严重并发症,其治疗的成败是决定预后的重要因素。

(1)抗生素治疗:控制呼吸道感染的主要手段。应用呼吸机的患儿,呼吸道感染的病原以革兰阴性杆菌多见。

(2)增加机体免疫力:静脉输入丙种球蛋白取得较好效果。

(3)营养支持:对感染控制和组织修复有极重要的作用。血细胞比容$<40\%$,可输入成分血或输入全血。

(4)减少重复感染:吸痰时的无菌操作、呼吸机管道的消毒,应尽早拔除气管插管等。

2. 维持血压及重要脏器功能

(1)维持血压:多巴胺 $3\sim15\mu g/(kg\cdot min)$静脉滴注。

(2)控制心力衰竭:毛花苷 C 饱和剂量 $0.025\sim0.03mg/kg$的一半,余量再分 2 次,依病情隔 4 小时以上使用,可同时加用呋塞米,每次 1mg/kg,葡萄糖液稀释后静脉注射。

3. 纠正酸碱失衡　呼吸性酸中毒可随通气改善而好转,不用碱性药。代谢性酸中毒严重者可给 5% 碳酸氢钠(ml)$=BE\times$体重(kg)$\times0.5$,先用 $1/2\sim2/3$ 张,以等量的 $5\%\sim10\%$ 葡萄糖溶液稀释,30min 滴完,余量 $4\sim6h$ 后再给,24h 用量为 $6\sim8mmol/kg$。无条件测血气时可按 5% 碳酸氢钠,每次 $3\sim5ml/kg$ 计算,静脉滴注速度低于 1mmol/min。

第六节　气　胸

气胸是指空气进入胸膜腔内。由于空气进入胸膜腔,改变了胸膜腔内的负压状态,空气压迫肺组织使其向肺门处萎陷,萎陷的程度取决于胸腔内空气量的多少以及肺和胸膜等的病理情况。由胸外伤、诊断性或治疗性如机械通气等引起的气胸称为继发性气胸。而无胸外伤等原因引起的气胸为自发性气胸。

【病因】

1. 感染　小儿时期气胸的常见病因是感染,常继发于肺部感染,如肺脓肿、脓胸、肺囊肿感染、粟粒性肺结核和卡氏囊虫肺炎等。病灶组织坏死,分泌物阻塞或部分阻塞细支气管,形成肺小疱或肺大疱,终因压力增高而破裂。

2. 机械损伤　另一原因是机械损伤,包括呼吸道异物、肺部挫伤、肺和胸腔穿刺、人工机械通气、持续正压(CPAP)给氧时的压力过高和(或)呼气末正压呼吸(PEEP)压力调节不当等,亦可引起气胸。

3. 诱因　用力过猛,咳嗽、喷嚏、屏气或高喊大笑等可能成为气胸的诱因。

【临床分型】

根据脏层胸膜破口闭合与否及其对胸腔压力的影响,自发性气胸可分为 3 种类型。

1. 闭合性(单纯性)气胸　破溃的脏层胸膜,其破口处或因肺组织的弹性回缩,或因纤维和纤维素性渗出物将其自行封闭,使肺泡气不再继续漏入胸膜腔,仅使胸腔内压一度增高。如果进行胸腔抽气,胸腔压力下降而不复回升。胸腔内残余气体会在数天内自行吸收,以维持胸腔负压。

2. 张力性(高压性)气胸　支气管胸膜瘘的破口成为单向活瓣式"阀门",吸气时开启,空气进入胸膜腔,呼气时关闭,胸膜腔内的积气无法经"阀门"返回呼吸道而排出体外。其结果是胸腔积气愈来愈多,压力愈来愈高,不仅压迫肺脏、心脏、血管系统,使纵隔向健侧移位,造成呼吸困难和循环障碍。胸腔内气压过高,气体可以通过纵隔的脏前间隙或内脏间隙,进入颈、胸部的皮下,形成皮下气肿。

3. 交通性(开放性)气胸 粘连的胸膜导致支气管胸膜瘘的瘘口持续开启,呼吸时,气体可以自由进出胸膜腔,使胸腔内压维持在 0 上下。

【病理生理】

无论气胸的病因如何,其产生的生理影响都是相同的。当胸膜破裂,胸膜腔内的负压消失,使肺发生萎陷,直至破口愈合或两个相通的腔内压力变得相等为止。如果胸膜破口形成了活瓣性阻塞,即形成张力性气胸。

胸膜腔内正压,会使纵隔摆动,机械性地干扰静脉血流回心脏,从而导致心排血量减少。气胸使肺容量减少,肺顺应性和弥散功能降低。若肺体积被压缩≥50%,往往导致低氧血症。如果对侧肺正常,低氧血症往往为一过性,当被压缩肺的血液灌注减少时,低氧血症可消失。

【临床表现】

引起气胸的原发病,各有不同的临床表现。

1. 症状

(1)闭合性气胸气量小时可无症状、较大量的气胸,肺组织受压。患儿可出现呼吸短促。呼吸困难程度与气胸气量的多少以及原来肺内病变范围的大小有关。

(2)张力性气胸时,由于胸腔内压骤然升高,肺组织被压,纵隔移位,出现严重的呼吸循环障碍、烦躁不安、发绀、冷汗、虚脱,甚至因缺氧而发生呼吸衰竭。

2. 体征 体检显示气管多移向健侧,患侧胸廓隆起,呼吸运动和语颤减弱,叩诊呈过度清音或鼓音,听诊呼吸音减弱或消失。

3. 并发症 约 20% 气胸患儿的 X 线胸片上可见胸腔积液征。积液往往来自粘连壁层胸膜破口的出血,偶尔也来自锁骨下静脉破裂。脏层胸膜出血较少见,因为肺循环的压力较低,且肺萎陷时肺血流减少。

自发性气胸引起的脓胸罕见,但继发于肺结核、肺脓肿或食管破裂的气胸可能并发脓胸。张力性气胸,由于纵隔移位及静脉回心血流受阻,导致严重的循环障碍。

张力性气胸可出现皮下气肿,气管偏向健侧。静脉回流到右心房受阻,出现颈静脉怒张和休克。

【辅助检查】

胸部 X 线示大多为单侧性,亦可见双侧性,肺组织受压面积大小不等,大部分肺组织受压均呈向心性,由上、外、下向内挤压,受压 80% 以上仅在肺门区内见密度增高的压缩肺组织。

气胸可伴有少量胸腔积液,纵隔移位,严重者出现纵隔疝伴有皮下或纵隔气肿者肺部几乎看不见明显原发病征,仅少数患儿治愈后复查有肺气肿征或可见有肺大疱。继发性可见肺气肿、肺结核及胸膜病变等慢性病症。韦格纳肉芽肿胸膜下结节是气胸的危险因素。

【诊断】

根据典型症状、体征、X 线正侧位胸片诊断不难。普通 X 线检查基本可以达到诊断的目的,因此应放在首选的位置,某些病情需要如术前检查,为提供临床治疗依据,进一步做 CT、MRI 或其他检查。在胸片上根据受压肺容积的百分数来估计气胸量,可作为随访比较的依据。

【鉴别诊断】

对于尚缺乏影像检查的患儿,根据临床症状需与急性哮喘发作鉴别;影像改变不典型的患儿应与肺大疱、大叶性肺气肿、先天性含气肺囊肿或横膈疝等鉴别。

【治疗】

气胸的治疗旨在消除症状,明确并发症,促进肺复张,防止复发。治疗方法的选择取决于症状的严重程度和持续时间、是否有基础肺部疾病、既往发作史。

(一)密切观察

稳定的小量气胸,若无症状,可以观察。虽然病情稳定、其他方面无异常的患儿并非必须住院,但在发病后的 24～48h,应密切观察,反复做胸片检查,以保证气胸不再发展。应嘱患儿限制活动,如果症状持续或加重,应住院治疗。一般情况下,每天约有 1.25% 的胸膜腔积气被胸膜吸收。因此,观察肺完全复张需几周时间。

(二)排气疗法

张力性气胸病情急重,危及生命,必须尽快排气。单纯气胸的穿刺部位为病侧第 2 肋间隙锁骨中线外侧,以避开乳房内动脉。可用 7 号针头抽气,可插入普通导管或 Argyle 导管,安装胸腔闭式水封引流,以达到有效地持续排气的目的。导管应置于水封瓶的水面下 1～2cm,使胸腔内压力保持在 1～2cmH$_2$O 以下,胸腔内积气超过此正压,气体便会通过导管从水面逸出。水封瓶宜放置在低于患儿胸腔的地方,以免瓶内的水反流入胸腔。闭式水封引流后数天,X 线显示肺未能复张,此时应首先通畅引流管,然后加用负压吸引闭式引流装置,使调压瓶内负压不低于 -12～8cmH$_2$O。闭式水封引流数天后,水封瓶内未见继续冒出气泡,X 线显示肺已复张,患儿自觉症状缓解,先夹住引流管,观察 1～2d,如气胸不再复发,便可拔除导管。如果是脓气胸、液气胸或血气胸,其穿刺点宜选患侧腋后线第 7～9 肋间隙或腋中线第 6～7 肋间隙;如果是局限性气胸或包裹性积液积气,宜根据 X 线片、胸透、超声检查等确定穿刺点。

经上述处理,胸膜破口未能自行关闭,患儿症状明显,肺未能完全复张,这种经单纯排气措施仍不能奏效者,可经胸腔镜检查,行粘连烙断术,促使破口关闭。亦可考虑手术结扎破口或肺叶、肺段切除等。

(三)治疗原发病及并发症

1. **抗生素治疗** 气胸的原发病多为肺部感染所致,近年来常由耐药的金黄色葡萄球菌、肺炎链球菌、铜绿假单胞菌及多种厌氧菌引起的坏死性肺炎、肺脓肿和干酪性肺炎等,均可伴发脓气胸。病情多危重,常有支气管胸膜瘘存在。脓液中常可找到病原菌。应合理应用抗生素治疗。

2. **呼吸衰竭治疗** 自发性气胸患儿的肺脏被压缩,影响气体交换,严重者可出现呼吸衰竭。压迫纵隔或使纵隔移位,影响静脉回心血流,可导致心力衰竭或循环衰竭。宜及时供氧,或CPAP或高频通气,以纠正呼吸衰竭。使用洋地黄类药物以纠正心力衰竭。皮下气肿和纵隔气肿,随着胸腔内减压能够自己吸收,仅只在纵隔气肿张力过高而影响呼吸和循环时,可做胸骨上窝穿刺或切开排气。

第3章

心血管系统急危重症

第一节　心力衰竭

心力衰竭(heart failure,HF)简称心衰,是指心功能(心肌收缩或舒张功能)减退,心排血量绝对或相对不足,不能满足全身组织代谢需要,出现肺循环和(或)体循环淤血的病理生理状态。心力衰竭是儿童时期的危重症之一,特别是急性心力衰竭,起病急,进展快,如不早期诊治,严重威胁小儿的生命。

【临床类型】

1. **按起病急缓分类**　按起病急缓分为急性和慢性心力衰竭。

(1)急性心力衰竭:由于突然发生心脏结构和功能异常,导致短期内心排血量明显下降,器官灌注不足及受累心室后向的静脉急性淤血。重症患儿可发生急性肺水肿及心源性休克,多见于心脏手术后(低心排血量综合征)、暴发性心肌炎,偶见于川崎病所致的心肌梗死等疾病。

(2)慢性心力衰竭:是逐渐发生的心脏结构和功能异常,或由急性心力衰竭演变所致。一般均有代偿性心脏扩大或肥厚,心肌重构是其特征。稳定的慢性心力衰竭患儿在某种因素作用下(如感染、心律失常等)可突然出现病情加重,又称慢性心力衰竭急性失代偿期。

2. **按受累部位分类**　按受累部位,分为左心、右心及全心衰竭。

(1)左侧心力衰竭:指左心室代偿功能不全,临床以肺循环淤血及心排血量降低的表现为主。

(2)右侧心力衰竭:指右心室代偿功能不全,临床以体循环淤血表现为主。单纯右侧心力衰竭主要见于肺源性心脏病、肺动脉瓣狭窄及原发或继发性肺动脉高压等。

(3)全心衰竭:指左、右心室同时受累,左侧与右侧心力衰竭同时出现。如左侧心力衰竭后肺动脉压力增高,使右心负荷加重,若持续存在,则右心力衰竭相继出现。

3. **按心脏收缩或舒张功能损伤分类**　按心脏收缩或舒张功能损伤,分为收缩功能衰竭和舒张功能衰竭。

(1)收缩性心力衰竭:是由于心室收缩功能障碍,导致心脏泵血功能低下,并有静脉淤血表现。临床特点为心室腔扩大、心室收缩期末容量增大及射血分数(EF)降低。

(2)舒张性心力衰竭:是由于心室舒张期松弛和充盈障碍,导致心室接受血液能力受损,表现为心室充盈压增高,并有静脉淤血表现。

4. **按心排血量分类**　按心排血量,分为低心排血量型和高心排血量型心力衰竭。

(1)低心排血量型心力衰竭:指心排血量降低,心排血指数(CI)<2.5L/(min・m²)。CI 正常范围为 3～5L/(min・m²)。

(2)高心排血量型心力衰竭:是指心排血量在正常或高于正常范围,但心排血量相对减少,不能满足组织代谢需要。

【病因】

心力衰竭在胎儿期即可发生,婴儿期较儿童期多见。既有心血管本身疾病所致,也可见于全身其他疾病或致病因素导致急性心力衰竭。主要病因如下。

1. **先天性心脏病**　婴幼儿时期以先天性心脏病导致的急性充血性心力衰竭为多见。

(1)容量负荷过重:大型左向右分流型先天性心脏病,如大型室间隔缺损、室间隔缺损伴动脉导管未闭或伴房间隔缺损、完全性房室通道、完全性肺静脉异位引流等。

(2)压力负荷过重:左心发育不良综合征、主动脉狭窄、主动脉缩窄、重度肺动脉瓣狭窄等。

(3)先天性心脏病手术后低心排血量综合征:因术后心室负荷的改变、心脏畸形残留、心律失常、感染、术中低温、体外循环及心肌保护措施对心肌的损伤等多种因素均可造成体、肺静脉充血,体循环血流量不能满足器官灌注。

2. 心肌疾病　感染性心肌炎(临床多见于病毒性心肌炎的急性型或暴发型)、扩张性心肌病。

3. 心律失常　室性心动过速、室上性心动过速、三度房室传导阻滞等。

4. 其他心血管疾病　感染性心内膜炎、风湿性心脏瓣膜病变、川崎病(发生冠状动脉瘤并心肌梗死可致心力衰竭)。

5. 继发性病因　严重脓毒症、休克、输液过多过快、电解质不平衡、围生期窒息、急性严重贫血等。

上述的先天性心脏病、扩张型心肌病等以慢性心力衰竭为主要表现者,在继发肺炎、严重全身感染等因素作用下可引起急性加剧。

【病理生理】

心肌损伤是发生心力衰竭的基本原因。缺血、炎症及血流动力负荷过重等均可引起心肌结构和功能的变化,导致心室泵功能低下,心排血量降低,从而激活心脏、血管及肾等一系列内稳定调节机制。心力衰竭早期这些调节机制相互作用可有利于提高心搏量,使心排血量在静息状态时能维持机体需要。随后转为不利因素,促进心力衰竭发展,出现心功能代偿失调的临床征象。

【临床表现】

(一)不同年龄及原发病的心力衰竭表现

1. 年长儿　与成人相似,主要表现为乏力、活动后气急、食欲缺乏、腹痛和咳嗽。安静时心率增快,呼吸浅表、增速,颈静脉怒张,肝大、有压痛,肝颈反流试验阳性。病情较重者有端坐呼吸,肺底部可闻及湿啰音,并出现水肿,尿量明显减少。心脏听诊除原有疾病产生的心脏杂音和异常心音外,常可听到心尖区第一心音减低和奔马律。

2. **新生儿**　早期表现不典型,如嗜睡、淡漠、乏力、拒食或呕吐、体重增加不明显,有时单纯烦躁不安,心绞痛现象。

3. **婴幼儿**　常见症状为呼吸急促、表浅、每分钟呼吸可达60～100 次,吸气时胸骨上凹及肋缘下陷,喂养困难,体重增长缓慢,烦躁多汗,肢端湿冷,哭声低弱,肺部可闻及干啰音或哮鸣音。浮肿常不明显,只能通过量体重判断有无浮肿存在。

(二)心力衰竭典型临床表现

1. **交感神经兴奋和心脏功能减退的表现**

(1)心动过速:婴儿每分钟心率＞160 次,学龄儿童每分钟心率＞120 次,是较早出现的代偿现象。在心搏出量下降的情况下,心动过速在一定范围内可提高心排血量,改善组织缺氧状况。

(2)烦躁不安,经常哭闹。

(3)食欲缺乏,厌食。

(4)多汗:尤其在头部,由于交感神经兴奋性代偿性增强引起。

(5)活动减少。

(6)尿少。

(7)心脏扩大与肥厚:X 线可协助诊断,但对新生儿及婴儿应注意,其肥大胸腺可被误认为心影增大。

(8)奔马律:舒张期奔马律的出现是由于心室突然扩张与快速充盈所致,提示患儿严重心功能不良。

(9)末梢循环障碍:患儿脉搏无力,血压偏低,脉压变窄,可有奇脉或交替脉,四肢末梢发凉及皮肤发花等,是急性体循环血流量减少的征象。

(10)发育营养不良:由于长期组织灌注不良,热量摄入不足,患儿表现体重不增,乏力,虚弱,生长发育迟缓。

2. **肺循环淤血的表现**　婴幼儿心力衰竭常有呼吸功能障碍，见于左心力衰竭或肺静脉阻塞病变。肺循环淤血多发生在体循环淤血即右心力衰竭之前。

(1)呼吸急促：患儿由于肺静脉淤血，肺毛细血管压力升高，发生肺间质水肿；此时呼吸频率加快，婴儿可高达 60～100 次/分。心力衰竭严重，产生肺泡及细支气管水肿者，呼吸困难加重，伴有三凹征。

(2)喘鸣音：小气道阻力增大产生喘鸣音，是婴儿左心力衰竭的体征。应注意与毛细支气管炎、支气管哮喘及支气管肺炎相鉴别。患儿细支气管周围及其黏膜水肿，呼气受阻，可发生阻塞性肺气肿。

(3)湿啰音：患儿肺泡聚积一定量液体出现湿啰音，有时可见血性泡沫痰。婴儿期多听不到湿啰音。

(4)发绀：当患儿肺泡积液影响气体交换时，可见发绀。若患儿原已存在 PaO_2 降低的先天性心脏病（如大动脉转位、肺静脉异位回流等），如发生肺静脉淤血，则使 PaO_2 进一步下降，发绀加重。

(5)呼吸困难：运动后呼吸困难及阵发性夜间呼吸困难，为年长儿左心力衰竭的特征。婴儿表现为喂养困难、哺乳时间延长及愿竖抱等。

(6)咳嗽：支气管黏膜充血可引起干咳。如咳嗽明显或伴有发热，则应考虑有肺部感染。

3. **体循环静脉淤血的表现**　患儿体循环淤血常发生在左心力衰竭或肺动脉高压的基础上，但也可单独出现，如肺动脉瓣狭窄、缩窄性心包炎等。

(1)肝大：肝大是体静脉淤血最早、最常见的体征。正常婴幼儿肝可在肋下 2cm 处，若超过此限且边缘较钝，应考虑心力衰竭，进行性增大则更有意义。年长儿可诉肝区疼痛或压痛。长期肝淤血，可出现轻度黄疸。

(2)颈静脉怒张：年长儿右心力衰竭多有颈静脉怒张；婴儿由于颈部短，皮下脂肪多，不易显示。年幼儿手背静脉充盈饱满，也是体静脉瘀血的常见征象。

(3)水肿:在成人及年长儿皮下水肿是右侧心力衰竭的重要体征,但在婴儿则因容量血管床相对较大,故水肿不明显,一般仅有眼睑轻度水肿,但每天测体重均有增加,是体液潴留的客观指标。腹水及全身性水肿仅见于较大儿童或缩窄性心包炎及限制型心肌病患儿。

(4)腹痛:因内脏淤血及肝大引起。

【辅助检查】

1. 脑利钠肽(BNP)和氨基末端脑利钠肽前体(NT-proBNP)　BNP 和 NT-proBNP 能快速检测,对诊断很有价值。血浆脑利钠肽在出生后最初几天较出生时高,3、4 天后下降,稳定在正常水平。血浆脑利钠肽升高可见于左心室肥厚、肾功能不全及川崎病急性期等疾病。先天性心脏病并心力衰竭时血浆 BNP 和 NT-proBNP 较左室收缩功能指标更能反映心力衰竭程度。

2. 血气分析及 pH 测定　患儿不同血流动力学改变可有相应的血气及 pH 变化。容量负荷过重,严重肺静脉充血,由于肺内右向左分流及通气-灌注功能障碍,使 PaO_2 轻度下降。病情严重者,有肺泡水肿,出现呼吸性酸中毒;病情较轻者,只有肺间质水肿,代偿性呼吸增快则发生呼吸性碱中毒。体循环血量严重降低者,组织灌注不良,酸性代谢产物尤其乳酸积蓄,导致代谢性酸中毒。动脉血氧张力严重减低,如肺血流梗阻、大动脉转位畸形等,无氧代谢增加,虽然体循环血量不少,但氧释放到组织不足,也可导致代谢性酸中毒。

3. 电解质　婴儿心力衰竭常出现低钠血症,血钠低于 125mmol/L,反映水潴留。低氯血症见于用襻利尿药后。酸中毒时血钾水平可升高。用强效利尿药可致低钾血症。新生儿低血糖或低血钙均可引起心力衰竭。

4. X 线胸片　心影呈普遍性扩大,搏动减弱。肺纹理增多,叶间胸膜明显,少量胸腔积液,显示肺淤血。根据各心腔大小及肺血情况可协助病因诊断。小婴儿正常胸腺心脏影可误诊心脏增大,应给予注意。

5. 心电图检查　可示房、室肥厚,复极波及心律的变化,有助于病因诊断及指导药物治疗。

6. 超声心动图检查　对心脏、大血管的解剖结构、血流动力学改变、心功能提供精确的资料,有助于病因诊断及病理生理、心脏收缩及舒张功能的评价。

【诊断】

(一)诊断标准

1. 具备以下 4 项考虑心力衰竭　①呼吸急促:婴儿每分钟呼吸>60 次;幼儿每分钟呼吸>50 次;儿童每分钟呼吸>40 次。②心动过速:婴儿每分钟>160 次;幼儿每分钟>140 次;儿童每分钟>120 次。③心脏扩大:体检、X 线或超声心动图表现。④烦躁、哺喂困难,体重增加,尿少、水肿,多汗,发绀,呛咳,阵发性呼吸困难(2 项以上)。

2. 具备以上 4 项,加以下 1 项或以上 2 项加以下 2 项,即可确诊心力衰竭　①肝大:婴幼儿在肋下≥3cm;儿童>1cm;进行性肝大或伴触痛者更有意义。②肺水肿。③奔马律。④周围循环障碍。

(二)心功能分级

1. 儿童心功能分级诊断　见表 3-1。

表 3-1　儿童心功能分级诊断

儿童心功能分级	内容
Ⅰ级	体力活动不受限
Ⅱ级	活动轻度受限。休息时无症状,但一般体力活动时,即出现症状。亦称Ⅰ度或轻度心力衰竭
Ⅲ级	活动明显受限,轻劳动即出现明显症状。亦称Ⅱ度或中度心力衰竭
Ⅳ级	在休息状态时亦有症状,亦称Ⅲ度或重度心力衰竭

2. 婴儿心功能分级诊断 见表 3-2。

表 3-2 婴儿心功能分级诊断

婴儿心功能分级	诊断
0 级	无心力衰竭表现
Ⅰ级	即轻度心力衰竭。每次哺乳量＜105ml,或哺乳时间需30min 以上,呼吸困难,每分钟心率＞150 次,肝大肋下 2cm,可有奔马律
Ⅱ级	即中度心力衰竭。每次哺乳量＜90ml,或哺乳时间需40min 以上,每分钟呼吸＞60 次,呼吸形式异常,每分钟心率＞160 次,有奔马律,肝大肋下 2～3cm
Ⅲ级	即重度心力衰竭。每次哺乳量＜75ml,或哺乳时间需40min 以上,每分钟呼吸＞60 次,呼吸形式异常,每分钟心率＞170 次,有奔马律,肝大肋下＞3cm;并有末梢灌注不良

【鉴别诊断】

年长儿童有典型心力衰竭的症状和体征,一般无诊断困难。婴儿心力衰竭应与毛细支气管炎、支气管肺炎相鉴别。

婴儿心力衰竭时,心脏病理性杂音可以不明显,尤其新生儿可无杂音。加上心动过速,肺部有干啰音和喘鸣音,常影响心脏听诊效果。轻度发绀、呼吸急促、心动过速、肝大是心力衰竭和肺部感染的共性体征;肺炎合并阻塞性肺气肿使横膈下降,可出现肝下移,造成肝增大假象。有时吸氧有助于对肺源性或心源性发绀的鉴别诊断;吸氧后肺源性发绀可减轻或消失,血氧分压升高,氧饱和度正常,而心源性者则改善不明显。肺部满布湿啰音、X线胸片表现肺部有片状阴影者,支持肺部炎症改变。心脏增大、杂音明显、有肺淤血的 X 线改变,则为心力衰竭。必要时进行心脏超声检查。心力衰竭确诊后应进一步明确病因。

【治疗】

心力衰竭的治疗关键是增强心肌收缩力、减轻心脏负荷。控制水电解质紊乱。通畅呼吸道,改善缺氧,治疗急性肺水肿和严重心律失常等危急症状。防治各种并发症。原则是消除病因及诱因,改善血流动力学,维护衰竭的心脏。

(一)一般治疗

1. 休息及镇静 卧床休息、防止躁动,避免哭闹,避免便秘及排便用力、减轻心脏负担,必要时用镇静药,如苯巴比妥、吗啡等皮下或肌内注射,但需警惕呼吸抑制。

2. 饮食 婴儿宜少量多次喂奶,给予营养丰富、易于消化的食品。急性心力衰竭或严重水肿者,限制入量及食盐量,液体量应控制在婴儿每天 60~80ml/kg,年长儿每天 40~60ml/kg,液体应 24h 内均速给予。

3. 供氧 急性心力衰竭时需供氧以满足组织代谢需要。一般可采用面罩或头罩吸氧,若缺氧无法改善则使用呼吸机辅助通气供氧。新生儿时期需特别注意:有些特殊类型的先天性心脏病(如室间隔完整的大动脉转位、主动脉弓离断、肺动脉闭锁等)需依赖动脉导管开放才能生存时,不能吸入高体积分数氧,早产儿高体积分数氧(>500ml/L)长时间吸入可导致慢性肺疾病或视网膜病变发生。

4. 体位 年长儿宜取半卧位,小婴儿可抱起,使下肢下垂,减少静脉回流。

5. 维持水电解质平衡 心力衰竭时易并发肾功能不全。进食差,易发生水电解质紊乱及酸碱失衡。需要监测出入量和血电解质以避免利尿药应用时出现水电解质失衡,根据监测结果及时调整和纠正。

(二)病因治疗

病因对心力衰竭治疗很重要,如有大量左向右分流的先天性心脏病,易合并肺炎、心力衰竭,药物治疗不易奏效。上述患儿宜控制感染后,尽快治疗先天性心脏病。高血压和肺动脉高压所导致的心力衰竭,亦须及时治疗病因。此外,心力衰竭患儿可合并心律失常、心源性休克、水电解质紊乱等,均须及时纠正。

(三)药物治疗

1. 洋地黄类药物　洋地黄作用于心肌细胞膜 Na^+,K^+-ATP酶的特异部位(钠-钾泵受体),使酶的结构发生变化抑制酶的活性,造成钠离子、钾离子主动运转减弱、细胞内钠离子增多,与钙离子竞争和肌浆网结合,致使肌浆中游离钙离子增多,并作用于收缩蛋白,从而增强心肌收缩力。心力衰竭患儿应用洋地黄可使心肌收缩力增强,心排血量增加,心室舒张末期压力下降改善组织灌注及静脉瘀血状态。洋地黄还作用于心脏传导系统,延长房室结和希氏束的不应期减慢室率。用于心力衰竭伴心房颤动,效果肯定;对窦性心律亦可取得良好效果。洋地黄还有神经内分泌作用,可恢复心脏压力感受器对中枢交感冲动的抑制作用,从而降低交感神经系统和肾素血管紧张素系统的活性。

(1)洋地黄类药物的用法

①负荷量法:该法主要适用于急性心力衰竭患儿,具体用药次数根据病情决定。常用制剂有地高辛,用于能口服的患儿,不能口服者可选用毛花苷 C(西地兰)静脉推注。在 24h 内给予负荷量地高辛,早产儿为 0.02mg/kg,足月儿 0.02~0.03mg/kg,婴儿和儿童 0.025~0.04mg/kg。毛花苷 C 剂量:<2 岁 0.03~0.04mg/kg,>2 岁 0.02~0.03mg/kg。首次用量为负荷量的1/2,余半量分 2 次,相隔 6~12h,加入 10% 葡萄糖注射液 10~20ml 中静脉推注。如心力衰竭仍未纠正,可在给予负荷量的 12h后,再给予维持量,即负荷量的 1/5~1/4,分 2 次给,每 12 小时1 次。

②维持量法:该法主要适用于慢性心力衰竭患儿。常用药物为地高辛,每天口服地高辛负荷量的1/5~1/4,分 2 次服用,每 12小时 1 次,一般经过 6~8 周即 4~5 个半衰期后即可达到稳定的

有效血药浓度。维持时间的长短,应视具体病情而定。心内膜弹性纤维增生症患儿需用2年以上,并随患儿的年龄及体重增长相应增加维持量。

(2)洋地黄类药物的使用注意事项:洋地黄的正性肌力作用与用量呈线性关系,但中毒剂量与治疗量也较接近,治疗量为中毒量的60%,故应用时要慎重。用药前应了解患儿在2~3周内洋地黄使用情况,以防药物过量引发中毒。在心力衰竭严重、肝肾功能障碍、电解质紊乱、心肌炎及大量利尿、低血钾后,患儿对洋地黄耐受性差,应用时应减量,按常规剂量减去1/3用药,且饱和时间不宜过快。未成熟儿和<2周的新生儿,肝肾功能发育尚不完善,也易引起中毒,洋地黄化剂量应按婴儿剂量减少1/2~1/3用药。钙剂对洋地黄有协同作用,故用洋地黄类药物时应避免同时应用钙剂。地高辛与维拉帕米(异搏定)、普萘洛尔(心得安)、奎尼丁、普罗帕酮(心律平)、胺碘酮、卡托普利合用,可使肾清除及分布容积下降,致血药浓度升高,易发生中毒。地高辛与红霉素合用增加地高辛吸收致血药浓度升高,可致中毒。

(3)洋地黄中毒的治疗:首先应立即停药。测定患儿血清地高辛、钾、镁浓度及肾功能,建立静脉输液并监测心电图。若中毒较轻,血钾正常,一般在停药12~24h后中毒症状消失。若中毒较重,血清钾低或正常、肾功能正常者,可静脉滴入0.3%的氯化钾,每小时0.3~0.5mmol/kg缓慢滴入,总量不超过2mmol/kg,有二度以上房室传导阻滞者禁用。窦性心动过缓、窦房传导阻滞者,可选用阿托品,每次0.01~0.03mg/kg,口服、皮下注射或静脉注射,每天3~4次。苯妥英钠对洋地黄中毒所致的房室传导阻滞、室性期前收缩、室上性心动过速及室性心动过速疗效较好,常用剂量为2~3mg/kg(一次用量不应超过100mg),溶于生理盐水中缓慢静脉注射,用药时间不应少于5min。若治疗效果欠佳,每15分钟后可重复用药1次。本品碱性强,应避免漏至血管外造成组织损伤。利多卡因适用于室性心律失常者,每次静脉注射

1～2mg/kg(一次用量不超过 100mg),5～10min 后可重复用药 1次,总量不超过 5mg/kg,治疗有效后改为 20～50μg/(kg·min)静脉维持滴注。严重洋地黄中毒伴有低血压、严重心力衰竭、高血钾及神经系统症状,并有生命危险者,可静脉注射地高辛特异抗体治疗。

2. 利尿药　利尿药可改善心力衰竭的临床症状,是心衰治疗的重要措施之一。

(1)襻利尿药:主要作用于髓襻升支,抑制钠和水再吸收,促进钠、钾交换,故排钠、氯及钾。用于急性心力衰竭、肺水肿及难治性心力衰竭。常用药物有呋塞米、依他尼酸(利尿酸)、布美他尼等。呋塞米静脉注射每次 1～2mg/kg,口服每次 1～2mg/kg,每天 2～3 次。

(2)噻嗪类利尿药:主要作用于远端肾小管,抑制钠再吸收,增加钠与钾交换,促进钾排出。适用于轻中度慢性心力衰竭。常用药物有氯噻嗪、氢氯噻嗪、美托拉宗等。氢氯噻嗪,口服每次1～2mg/kg,每天 2～3 次。

(3)保钾利尿药:与醛固酮结构相似,为醛固酮的竞争性抑制药。作用于远曲小管和集合管,阻断 Na^+-K^+ 和 Na^+-H^+ 交换,使 Na^+、Cl^- 和水的排泄增多。适用于轻、中度慢性心力衰竭。常用药物如螺内酯,口服每次 1～2mg/kg,每天 2～3 次。

3. 血管紧张素转换酶抑制药　抑制转换酶(ACE)降低循环中肾素-血管紧张素-醛固酮系统(RAAS)活性,使 Ang Ⅱ 减少。参与心血管局部 RAAS 的调节,ACEI 可阻止缓激肽降解,加强内源性缓激肽作用,促使一氧化氮和前列环素的释放使血管扩张,扩张小动脉和静脉,减轻心室前后负荷,使心肌耗氧和冠状动脉阻力降低,增加冠状动脉血流和心肌供氧,改善心功能。是治疗慢性心力衰竭的基本用药。儿科常用药物如下。

(1)卡托普利(开搏通):1～6mg/(kg·d),分 2～3 次应用;从小剂量开始,根据情况调整剂量,一般隔 3～5d 加量,逐渐增加至合适剂量。

（2）贝那普利：长效制剂，初始剂量 0.1mg/kg，每天 1 次口服，每周递增 1 次，每次增加 0.1mg/kg，最大耐受量 0.3mg/（kg·d）。

（3）依那普利：长效制剂，初始剂量 0.05mg/（kg·d），每天 1 次口服，根据病儿情况增量，最大耐受量 0.1mg/（kg·d）。

4. 血管扩张药　通过扩张静脉容量血管和动脉阻力血管，减轻心室前后负荷，提高心排血量；并使室壁应力下降，心肌耗氧减低而改善心功能。

（1）硝普钠：适用于急性心力衰竭尤其左心衰竭肺水肿，伴有周围血管阻力增高者效果显著。剂量为每分钟 0.2μg/kg，以 5％ 葡萄糖稀释后静脉点滴，以后每 5 分钟，可每分钟增加 0.1～0.2μg/kg，直到获得疗效或血压有所降低。最大剂量不超过每分钟 3～5μg/kg。如血压过低则立即停药，并给去氧肾上腺素（新福林）0.1mg/kg。

（2）硝酸甘油：代谢过程产生一氧化氮，扩张血管，主要对静脉血管有扩张作用，作用较硝普钠弱，但对肺静脉作用明显。常用剂量 0.25～10μg/（kg·min）。

（3）酚妥拉明：是 α_1 受体拮抗药，主要扩张小动脉，作用迅速，持续时间短，于静脉注射 15min 后作用消失。适用于血管痉挛性疾病，如雷诺病、手足发绀症等，感染中毒性休克及嗜铬细胞瘤的诊断试验，也可用于室性期前收缩。常用剂量 2～10μg/（kg·min），用 5％ 葡萄糖稀释后静脉滴注。

5. 非洋地黄类正性肌力药物

（1）β 受体激动药：洋地黄药物治疗效果不好时，可用肾上腺素能受体（β 受体）激动药如多巴胺及多巴酚丁胺。多巴胺和多巴酚丁胺可增加心肌收缩力、扩张血管。常是多巴胺和多巴酚丁胺各 7.5μg/（kg·min）联合应用，取得较好效果，一般主张短期内使用。常用于低排血量性急性心力衰竭及心脏手术后低心排血量综合征。①多巴胺:常用剂量 $5 \sim 10\mu g/(kg \cdot min)$;②多巴酚丁胺:$2 \sim 5\mu g/(kg \cdot min)$。

(2)磷酸二酯酶抑制药:通过抑制磷酸二酯酶,减少细胞内 cAMP 降解,增加钙浓度,加强心肌收缩力。同时扩张外周血管,减轻心室前后负荷。①氨力农:静脉注射,首剂负荷量 $0.5mg/kg$,继以 $3 \sim 10\mu g/(kg \cdot min)$静脉滴注;②米力农:静脉注射,首剂负荷量为 $50\mu g/kg$,以后 $0.25 \sim 1.0\mu g/(kg \cdot min)$静脉滴注。

6. β 受体阻滞药　经镇静、洋地黄、利尿、血管扩张药物治疗后,症状改善不明显,可用 β 受体阻滞药。β 受体阻滞药可以阻断交感神经系统过度激活,减少心肌耗氧,改善心舒张功能,可使 β 受体密度上调,恢复心脏对 β 受体激动药的敏感性,并可抑制心肌肥厚及细胞凋亡和氧化应激反应,改善心肌细胞生物学特性,从而增强心脏功能,是治疗慢性心衰的重要药物。常用药物如下。①倍他洛克:初始量为 $0.5mg/(kg \cdot d)$,分 2 次口服,根据情况调整剂量,最大耐受量 $3mg/(kg \cdot d)$,持续至少 6 个月,直至心脏缩小接近正常。②普萘洛尔:$1 \sim 4mg/(kg \cdot d)$,分 $2 \sim 3$ 次应用。③卡维地洛:为非选择性 β 受体阻滞药,并有 α 受体阻滞作用,故兼有扩血管作用,可降低肺楔压。初始剂量为 $0.1mg/(kg \cdot d)$,分 2 次口服,每周递增 1 次,每次增加 $0.1mg/(kg \cdot d)$,最大耐受量 $0.3 \sim 0.8mg/(kg \cdot d)$,分 2 次口服。

7. 改善心肌代谢药

(1)辅酶 Q_{10}:有增强心肌细胞线粒体功能,改善心肌代谢,稳定细胞膜和抗氧自由基作用。口服剂量为 $1mg/(kg \cdot d)$,大多数患儿在 3 个月内显效。

(2)1,6-二磷酸果糖:可改善心肌线粒体能量代谢稳定细胞膜,抑制中性粒细胞产生氧自由基,从而保护心肌。静脉滴注,用量每次 $100 \sim 250mg/kg$,每日 $1 \sim 2$ 次,静注速度为 $10ml/min$,$7 \sim 10d$ 为 1 个疗程。

(3)磷酸肌酸钠:是一种高效供能物质,外源性磷酸肌酸钠可维持心肌细胞的磷酸水平,稳定细胞膜,保护心肌细胞免受氧自由基的过氧化损害。婴幼儿 1g/d,年长儿 2g/d。

(四)急性心力衰竭性肺水肿的治疗

急性左心力衰竭多以肺水肿为主要表现。治疗方法是在急性心力衰竭治疗方法的基础上注意以下事项。

1. 供氧与通气支持　一般采用鼻导管或面罩法。有明显动脉二氧化碳分压($PaCO_2$)升高及氧分压(PaO_2)下降者,可选用机械辅助呼吸。

2. 镇静　心力衰竭伴肺水肿的患儿常因缺氧而恐慌、烦躁,应使用镇静药(如地西泮、苯巴比妥钠)。烦躁严重者可使用吗啡,不仅可减轻烦躁,并能扩张静脉、减轻前负荷,每次剂量为 $0.1\sim0.2mg/kg$,静脉注射或肌内注射。新生儿或有呼吸功能不全者慎用。

3. 利尿药　静脉注射强力快速利尿药,如呋塞米、布美他尼等。药物选择和用法见急性心力衰竭的治疗。

4. 洋地黄制剂　应静注快速洋地黄制剂,如地高辛或毛花苷C。药物选择和用法见急性心力衰竭的治疗。

5. 血管扩张药　首选静脉血管扩张药,静脉滴注硝酸甘油或硝普钠。

6. 肾上腺皮质激素　可改善心肌代谢,降低周围血管张力,解除支气管痉挛。常用静脉滴注地塞米松。

(五)心力衰竭合并心律失常的治疗

心力衰竭与心律失常之间的关系较复杂,可由一个病因(如心肌炎、心肌病)同时引起心力衰竭与心律失常,也可由心力衰竭引起心律失常或心律失常引起心力衰竭。心力衰竭猝死患儿,50%伴有心室颤动、室性心动过速、三度房室传导阻滞和电机械分离等。心力衰竭合并心律失常的药物治疗原则如下。

1. 非持续性心律失常可不用抗心律失常药。

2. 持续性室性心动过速、心室颤动、室上性心动过速,应使用抗心律失常药。

3. Ⅰ类和Ⅱ类抗心律失常药减弱心功能,不宜使用。

4. Ⅲ类抗心律失常药中的胺碘酮不影响心功能,可以使用,负荷量为 $5\sim7mg/kg$,1h 内静脉滴注,维持量为 $5\sim15\mu g/(kg \cdot min)$。

5. 三度房室传导阻滞需安装起搏器。

6. 寻找原因,如血压过低、心肌缺血、低钾血症或低镁血症等,应及时纠正。

(六)其他治疗

1. **心室辅助装置(VAD)**　主要用于心力衰竭末期,药物不能控制的心力衰竭,作为心脏移植等待时期的治疗方法。

2. **体外膜氧合器(ECMO)**　应用指征基本与 VAD 相似,适用于除心功能不全外,还有因肺部疾病显著缺氧者。

3. **主动脉内球囊反搏(IABP)**　对于心脏手术后或心肌炎、心肌病等并发心力衰竭者,药物不能控制时可选用。

4. **心脏移植**　心肌病终末期治疗无效,复杂型先天性心脏畸形手术风险极高者,部分先天性心脏病术后获得性心功能不全治疗无效者,可做心脏移植。手术后死亡的原因主要有感染、排异反应、移植冠状动脉病、肺动脉高压等。

第二节　严重心律失常

心律失常是因心脏激动频率、起源和(或)传导异常,致使心脏活动变为过慢、过快、不规则或各部分活动顺序改变,或在传导过程中时间延长或缩短。在儿童的心律失常中以窦性心律失常最为常见,各种期前收缩次之,心房颤动、扑动及完全性束支阻滞较少见,而先天性完全性房室传导阻滞较成人多见。

严重心律失常是指那些引起心排血量降低、心功能不全等血流动力学紊乱并导致或有可能导致严重后果乃至心脏停搏的心律失常,是一类需要紧急处理的心律失常。

【分类】

从治疗角度可将严重心律失常分为三类。

1. **致死性心律失常**　包括心室颤动或扑动、极缓慢心律(每分钟<30 次,极缓慢心室自主心律和极缓慢窦性心动过缓)、心脏停搏等,应立即治疗。

2. **严重警告性心律失常**　这类心律失常容易转变为致死性心律失常,包括频发多源性室性期前收缩,形态方向相反的成对室性期前收缩或室性期前收缩发生在 T 波上(R-on T 现象),室性心动过速(包括尖端扭转型室性心动过速),严重窦房传导阻滞,高度或完全性房室传导阻滞,三束支传导阻滞以及每分钟心室率<40 次的心律失常等。这类心律失常易引起严重血流动力学改变和阿-斯综合征。应尽快治疗。

3. **警告性心律失常**　这类心律失常向致死性心律失常发展的危险性相对较小,包括心房颤动或扑动、频发期前收缩、阵发性室上性心动过速、二度Ⅱ型房室传导阻滞和双束支阻滞等。应积极治疗。

【病因】

1. **心脏原发性疾病**　心脏原发性疾病是严重心律失常常见的原因。

(1)先天性三尖瓣下移畸形易并发阵发性室上性心动过速、心房扑动。

(2)大血管错位常并发完全性房室传导阻滞。

(3)发生室性心动过速最常见的心瓣膜病是主动脉瓣狭窄和二尖瓣脱垂,亦见于已行外科矫正的法洛四联症。

(4)单纯的心脏传导系统发育畸形可引起先天性完全性房室传导阻滞。

(5)Q-T 间期延长综合征易发生室性期前收缩、室性心动过速、尖端扭转型室性心动过速及心室颤动。

(6)后天性心脏病中以风湿性心肌炎、风湿性心瓣膜病和感染性心肌炎最为多见,可引起室性期前收缩、室上性心动过速、心房颤动及房室传导阻滞。

(7)所有类型的心肌病以及急性心肌梗死或无心肌梗死的急性心肌缺血,可引起室性心动过速。

2.心脏以外的原因 引起严重心律失常常见的有电解质紊乱、药物反应或中毒、内分泌代谢疾病等。其中低钾血症、高钾血症、低镁血症最为常见。

【发病机制】

1.快速型心律失常 快速型心律失常主要系折返与自律性增高所致。折返是由于心脏组织的传导性和不应期失去平衡,当心脏内小冲动抵达处于不应期的组织时,这一冲动会偏离方向,通过双重传导途径,再次进入邻近心肌组织。此外,某一部位心肌的传导性不一致,可发生单向传导阻滞,亦可形成折返激动。自律性增高可能系正常自动调节机制发生变化或由于心肌缺血、损伤、低血钾、低血钙、缺氧等产生了自律性异常的病灶所致。尤其是这些原因造成了窦房结以外的起搏点自律性增高,超过窦房结而控制部分或整个心脏活动,即形成期前收缩或异位心动过速。

2.缓慢型心律失常 缓慢型心律失常主要是心脏传导系统有不同程度的传导阻滞所致。由于窦房结或房室结病变引起起搏与传导功能低下可发生病态窦房结综合征。

【临床表现】

常见几种严重心律失常的临床表现如下。

1.阵发性室上性心动过速的临床表现 阵发性发作,突然发作及突然停止。可见于任何年龄,婴儿较多见,新生儿及胎儿期最后1个月也可发生。婴儿以房室折返多见,较大儿童以房室结折返为多。4个月以内男婴多见。发作时心率加速,儿童达每分钟160次以上,婴儿可达每分钟250~325次,频率恒定,一次发作可持续数秒钟乃至数日之久,但一般只持续数小时,很少超过

2～3d。发作时患婴常有拒食、呕吐、不安、气促、出汗、苍白、四肢凉与发绀等心源性休克的表现,儿童患儿自诉心悸、心前区不适、心绞痛或头晕等。如发作持续较久,达 24h 以上,则多出现心力衰竭。6 个月以内的婴儿每分钟心率超过 200 次者更易并发急性心力衰竭,其症状为呼吸困难、心脏扩大、肝大、肺部出现喘鸣音等。X 线检查心影轻度扩大及肺淤血。也可有发热、白细胞增多及呼吸急促,可误诊为重症肺炎。但发作一停止,心力衰竭即控制,患儿安适如常。心动过速骤发骤停为本病特点,胎儿室上速可致严重心力衰竭,胎儿水肿。预激综合征者常复发。反复持续发作可致心动过速性心肌病。

2. **阵发性室性心动过速的临床表现** 多发生于器质性心脏病患儿,如心肌炎、肥厚型心肌病、心肌肿瘤、先天性心脏病术后等。有突发突止的特点,临床症状的轻重与原有心脏病、心率增快的程度及持续时间长短有关。患儿多烦躁不安、苍白、呼吸急促;年长儿可有心悸、心前区疼痛;严重病例可有晕厥、休克、充血性心力衰竭。查体心率增快,每分钟常在 150 次以上,节律整齐,心音强弱不等。发作 24h 以上,有显著血流动力学改变。

3. **特发性室性心动过速的临床表现** 多发生于学龄期儿童。一般心脏检查,包括体格检查、胸部 X 线片、常规心电图、超声心动图及磁共振检查均无异常。非持续性特发性室性心动过速可无症状或感心悸、头晕。较长时间持续发作,心率快者,则可出现血流动力学改变、心脏扩大、心力衰竭或晕厥。长期随访结果表明,绝大部分特发性室性心动过速患儿预后良好,可有复发,经抗心律失常药治疗后,可满意控制。罕有猝死发生。

4. **特发性长 QT 综合征并发尖端扭转型室性心动过速的临床表现** 发病者多见于幼儿和青少年,甚至围生期新生儿。其临床特点为突然发生晕厥、抽搐,甚至心搏骤停。多数在情绪激动(激怒、惊吓)或运动时发生,呈反复发作。临床上分为三型:①Jervell-Lange-Nielsen 综合征,伴先天性耳聋,为常染色体隐性遗传；②Romano-Ward 综合征，听力正常，为常染色体显性遗传；③散发型，无家族史和听力障碍。

5. 心室扑动和心室颤动的临床表现 心室扑动（简称室扑）和心室颤动（简称室颤）分别是心室肌快而微弱的收缩或不协调的快速乱颤，其结果是心脏无排血，心音和脉搏消失，心脏、脑等器官和周围组织血液灌注停止，阿-斯综合征发作和猝死。室颤是导致心源性猝死的严重心律失常，也是临终前循环衰竭的心律改变，而心室扑动则为心室颤动的前奏。临床症状包括意识丧失、抽搐、呼吸停止，甚至死亡。听诊心音消失、脉搏触不到、血压亦无法测到。

6. 房室传导阻滞的临床表现 房室传导阻滞临床分为一度、二度及三度房室传导阻滞。

（1）一度房室传导阻滞：对血流动力学并无不良影响，临床听诊除第一心音较低钝外，并无其他特殊体征，诊断主要通过心电图，表现为 P-R 间期超过正常范围。

（2）二度房室传导阻滞：胸闷、心悸，严重者可出现眩晕和晕厥。如发展为完全性房室传导阻滞，可有阿-斯综合征发生。查体除原有心脏病的听诊改变外，可发现心律不齐，脱漏搏动。

（3）三度房室传导阻滞：部分患儿无任何主诉。较重者常有乏力、眩晕、活动时气短，甚至阿-斯综合征发作，知觉丧失，甚至死亡。脉率缓慢而规则，第 1 心音强弱不一，可闻及第 3 心音或第 4 心音；绝大多数心底部可闻及Ⅰ～Ⅱ级喷射性杂音或舒张中期杂音。

7. 心房颤动的临床表现 心悸、气短、胸闷、头晕、心跳不规则。常引起心力衰竭。心室率每分钟 100～150 次，心律完全不规则，心音强弱时有变异；脉搏扪不到，脉搏强弱不等，脉率小于心率，脉搏短绌。心脏疾病并发心房颤动常提示病情较重。

【辅助检查】

1. 阵发性室上性心动过速的心电图表现

(1)R-R 间隔绝对匀齐,每分钟心室率婴儿 250～325 次、儿童 160～200 次。

(2)QRS 波形态正常。若伴有室内差异性传导,则 QRS 波增宽,呈右束支阻滞型;若为逆传型旁路折返,则呈预缴综合征图形。

(3)约 50% 的病例可见逆行 P 波($P_{II, III, aVF}$ 倒置,P_{aVR} 直立),紧随 QRS 波之后。

(4)ST-T 波可呈缺血型改变,发作终止后仍可持续 1～2 周。

2. 阵发性室性心动过速的心电图表现

(1)连续 3 次以上期前 QRS 波,时间增宽,形态畸异,每分钟心室率 150～250 次,R-R 间隔略有不齐。

(2)可见窦性 P 波,P 波与 QRS 波各自独立,无固定关系,呈干扰性房室脱节,室率快于房率。

(3)常出现心室夺获及室性融合波。

除上述心电图改变外,QRS 波形态一致,偶有多形性。洋地黄中毒呈双向性室性心动过速。婴儿 VT 每分钟心率可达 300 次或更快,QRS 波可不增宽,但形状与窦性 QRS 波不同。

3. 特发性室性心动过速的心电图表现 室速发作均为单形性。根据特发性室性心动过速发作诱因、心电图表现和对药物治疗的反应,可将其分为左室、右室和儿茶酚胺敏感性特发性室性心动过速。

(1)左心室特发性室性心动过速:QRS 波呈右束支阻滞型,伴电轴左偏,多数异位冲动起源于左后分支的浦肯野纤维网内,此型多见。少数起源于左前分支的浦肯野纤维网内,QRS 波呈右束支阻滞,伴电轴右偏。维拉帕米能有效控制 IVT 发作并预防复发,而利多卡因、普萘洛尔等药物无效。

(2)右心室特发性室性心动过速:ORS 波呈左束支阻滞型,伴电轴向上(180°～360°),多数异位冲动起源于右室流出道。对抗心律失常药物的反应个体差异较大。

(3)儿茶酚胺敏感性特发性室性心动过速:患儿因精神因素

或运动诱发特发性室性心动过速进行心电生理检查时,静脉滴注异丙肾上腺素可诱发特发性室性心动过速,提示可能与交感神经张力增高或对儿茶酚胺的敏感性增高有关。用β受体阻滞药可有效控制发作。

4. 特发性长 QT 综合征并发尖端扭转型室性心动过速的心电图表现

(1)心动过缓,常为窦性心动过缓,5%可有二度以上房室传导阻滞,出现交界性逸搏心律。

(2)QT 间期延长,按 Bazett 公式($QTc = QT/RR0.5$)$QTc > 0.44s$。

(3)T 波宽大畸形,并有交替现象。

(4)可见单形或多形室性早搏。

(5)晕厥发作时出现尖端扭转型室性心动过速,可发展为心室扑动或颤动。

5. 心室扑动和心室颤动的心电图表现

(1)心室扑动:心电图示 P-QRS-T 波群消失,代之以每分钟 150~250 次振幅较大而规则的心室扑动波。

(2)心室颤动:①QRS-T 波消失,呈大小不等,形态不同的心室颤动波,常由室扑转变而来,波幅>0.5mV 称粗波型心室颤动,<0.5mV 称细波型心室颤动;②f-f 之间无等电位线;③每分钟频率在 250 次以上。每分钟频率>100 次者称快速型心室颤动,每分钟频率<100 次者称慢速型心室颤动;④如夹有心室扑动波则称之为不纯性心室颤动。

6. 房室传导阻滞的心电图表现

(1)一度房室传导阻滞:P-R 间期超过正常范围。

(2)二度房室传导阻滞

①莫氏 I 型:P-R 间期逐渐延长,最终 P 波后不出现 QRS 波;随 P-R 间期的延长,R-R 间期逐步缩短;脱漏的前后两个 R 波距离小于最短的 R-R 间期的两倍。

②莫氏Ⅱ型：a.P-R间期固定不变；b.心房搏动部分不能下传到心室，出现间歇性心室脱漏；c.QRS波增宽。

（3）三度房室传导阻滞

①有效不应期极度延长，P波全部在有效不应期内，不能下传到心室。

②心房与心室各自独立活动。

③心室率较心房率慢。

7.心房颤动的心电图表现

（1）P波消失，代以不规则的心房颤动波（f波）。

（2）QRS波正常。

（3）每分钟房率300～700次，心室率极不规则，每分钟100～150次。

【诊断】

严重心律失常主要是通过心电图检查确定，但一般通过病史、临床症状及物理检查即可做出初步诊断。如有条件，可进行临床电生理检查，这对于病态窦房结综合征、阵发性室上性心动过速、室性心动过速及房室传导阻滞具有重要的诊断价值。

【治疗】

治疗严重心律失常的目的在于终止致死性心律失常并促使其向非严重心律失常转化，恢复并维持窦性心律，对不能转为窦性心律者使心室率接近正常范围。迅速纠正严重心律失常造成的循环障碍和对重要脏器造成的不利影响，积极治疗引起严重心律失常的各种疾病、电解质及酸碱紊乱、药物中毒等，预防复发，维持疗效。治疗中需注意以下几点：①熟练掌握心电监测和描记方法，正确判断严重心律失常的种类和需要治疗的急缓；②正确选择抗心律失常药物、电击复律等治疗方法；③判断疗效，预测发生致死性心律失常的可能性及预防措施。

（一）病因治疗

对已能确定病因的心律失常者，除各种器质性心脏病外，如急性感染、呼吸功能衰竭或心力衰竭、低血钾、低血镁、严重酸中毒和缺氧、地高辛中毒等引起或并发严重心律失常,应给予针对性治疗。若能完全除去,则不一定进行抗心律失常治疗。病因治疗十分重要,否则单用抗心律失常治疗不一定能成功。

(二)抗心律失常药物及其分类

1. 抗快速型心律失常药 抗快速型心律失常药根据 Vaughan Willianms 分类分为 4 类。

(1)Ⅰ类抗心律失常药:①抑制细胞膜 Na^+ 通透性,降低动作电位 0 时相上升速度和幅度,使传导速度减慢并延长不应期;②变单向阻滞为双向阻滞,阻断折返;③减低起搏细胞 4 时相坡度,对心房肌和异位起搏点尤为明显,使其自律性降低。Ⅰ类抗心律失常药可分为Ⅰa、Ⅰb、Ⅰc 三类,它们的区别见表 3-3。

表 3-3　Ⅰ类抗心律失常药电生理作用的区别

分类	动作电位时程	对 0 相上升速度及振幅的抑制	减慢传导速度	有效不应期	药物
Ⅰa	延长	显著	++	延长	奎尼丁、普鲁卡因胺、丙吡胺
Ⅰb	缩短	轻度	+·	延长	利多卡因、苯妥英钠、美西律
Ⅰc	无影响	很显著	++++	—	恩卡尼、普罗帕酮、氟卡尼

(2)Ⅱ类抗心律失常药:为 β 肾上腺素受体阻断药。能抑制心肌细胞 β 受体,阻滞 β 肾上腺素能产生的各种应激反应。具有阻滞钠通道和缩短动作电位时程及有效不应期的作用,降低窦性和异位起搏点自律性,减慢心率,减慢房室传导,抑制心肌收缩性,降低心肌耗氧量。以普萘洛尔(心得安)为代表,还有阿普洛尔、吲哚洛尔等,长效和短效制剂如阿替洛尔(氨酰心安)、倍他洛尔、艾司洛尔和氟司洛尔等。

(3)Ⅲ类抗心律失常药:为复极抑制药。通过抑制动作电位钾离子外流而延长心肌细胞动作电位时程和有效不应期,但不减慢传导,有利于消除折返性心律失常,且具有扩张冠状动脉效果。代表药物有胺碘酮、溴苄胺等,索他洛尔(兼有Ⅱ类和Ⅲ类药理特性)。

(4)Ⅳ类抗心律失常药:为钙拮抗药。通过阻滞细胞膜的钙离子通道,抑制窦房结和房室结细胞的自律性,延长房室结的不应期,延长房室结传导,阻断折返激动,有类似Ⅰa、β受体阻断药的作用及扩张冠状动脉的作用。代表药物有维拉帕米、地尔硫䓬等。

2. 抗缓慢型心律失常药 常用药物有异丙肾上腺素、麻黄碱、肾上腺素和阿托品等,视病情的缓急,可采用静脉注射、静脉滴注,也可口服。

(三)电击复律与起搏疗法

1. 电复律用于终止异位快速性心律失常发作,如对心室颤动的非同步电除颤及持续室性或房性心动过速的同步电击复律。但不适用于反复短阵发作的异位心动过速。

2. 心电起搏可采用超速抑制中断快速性心律失常发作或用人工起搏治疗严重缓慢性心律失常。

(四)其他治疗方法

如采用潜水反射法,强烈地兴奋迷走神经或静脉注射三磷酸腺苷,抑制房室传导而终止阵发性室上性心动过速。对预激综合征所致的室上性心动过速,如药物治疗无效并反复发作时还可手术治疗。

第三节　高血压危象

小儿血压超过该年龄组平均血压的 2 个标准差以上,即在安静情况下,若动脉血压高于以下限值并确定无人为因素所致,应视为高血压(表 3-4)。

表 3-4　各年龄组血压正常值

年龄组	正常值(mmHg)	限值(mmHg)
新生儿	80/50(10.7/6.7kPa)	100/60(13.4/8kPa)
婴儿	90/60(12.1/8kPa)	110/70(14.7/9.4kPa)
≤8 岁	90～100/60～70(12.1～13.4/8～9.4kPa)	120/70(16.1/10.2kPa)
>8 岁	100～110/70～80(13.4～14.7/9.4～10.2kPa)	130/90(17.4/12.1kPa)

高血压危象(hypertensive crisis)是指一系列需要快速降低动脉血压治疗的临床高血压紧急情况。高血压危象包括高血压急症和高血压亚急症。高血压急症是指原发性或继发性高血压患儿,在某些诱因作用下,血压突然和明显升高,同时伴有进行性心脏、脑、肾等重要靶器官功能不全的表现。高血压亚急症是指血压明显升高但不伴靶器官损害。高血压危象,多发生于急进性高血压和血压控制不好的慢性高血压患儿。如既往血压正常者出现高血压危象往往提示有急性肾小球肾炎,而且血压无需上升太高水平即可发生。如高血压合并急性左侧心力衰竭、颅内出血时,即使血压只有中度升高,也会严重威胁患儿生命。

【病因】

儿童高血压分为原发性高血压和继发性高血压。

1. 原发性高血压

(1)遗传:双亲均患原发性高血压的家族中,其后代患原发性高血压的风险明显增高,且黑种人多于白种人。

(2)性格:具有极端竞争性、时间紧迫感、易被激怒或易对他人怀有攻击倾向的 A 型性格行为的青少年发病率高。

(3)饮食:膳食中食用盐过多可导致高血压,而摄盐量每天<3g 者,可减少高血压疾病的发生。食鱼多者,较少患高血压病。饮食中钾含量过低、饱和脂肪酸过多及低钙也可促成高血压。

(4)肥胖:肥胖者心脏负担加重,易引起高血压和心脏肥大。

2. 继发性高血压

(1)肾病:肾实质性疾病(急性和慢性肾小球肾炎、慢性肾盂肾炎)、先天性肾疾病(多囊肾、肾发育不全)、肾肿瘤、肾血管病(肾动脉和静脉狭窄、阻塞)、肾周围病变(炎症、脓肿、肿瘤、创伤、出血)、继发性肾病变(结缔组织病、糖尿病)、溶血性尿毒症等。

(2)血管病变:主动脉缩窄(上肢血压增高)、多发性大动脉炎等。

(3)内分泌疾病:肾上腺皮质疾病,包括皮质醇增多症(库欣综合征)、原发性醛固酮增多症、嗜铬细胞瘤、神经母细胞瘤(分泌儿茶酚胺类物质,是 2 岁以下婴幼儿高血压的常见病因)、甲状腺功能亢进、甲状旁腺功能亢进(高血钙)。

(4)颅脑病变:颅内肿瘤、出血、水肿、感染等可致颅压增高,或影响自主神经的稳定性而使交感神经兴奋。

(5)中毒及药物:铅、汞中毒、维生素 D 中毒应用肾上腺皮质激素、可卡因、兴奋剂等。

【发病机制】

高血压患儿在诱发因素的作用下,血液循环中肾素、血管紧张素Ⅱ、去甲肾上腺素和精氨酸加压素等收缩血管活性物质突然急骤的升高,引起肾出、入球小动脉收缩或扩张。若这种情况持续性存在,除了血压急剧增高以外,还可导致压力性多尿,继而发生循环血容量的减少,又反射性引起血管紧张素Ⅱ、去甲肾上腺素和精氨酸加压素生成和释放增加,使循环血中血管活性物质和血管毒性物质达到危险水平,从而加重肾小动脉收缩。由于小动脉收缩和扩张区交叉所致,故其呈"腊肠串"样改变。引起小动脉内膜损伤和血小板聚集,导致血栓素等有害物质进一步释放形成血小板血栓,引起组织缺血缺氧,毛细血管通透性增加,并伴有微血管内凝血点状出血及坏死性小动脉炎,以脑和肾损害最为明显。有动脉硬化的血管特别易引起痉挛并加剧小动脉内膜增生,于是形成病理性恶性循环。此外,交感神经兴奋性亢进和血管加压性活性物质过量分泌不仅引起肾小动脉收缩,而且还会引起全身周围小动脉痉挛,导致外周血管阻力骤然增高,使血压进一步升高,从而发生高血压的危险。

【临床表现、诊断及治疗】

儿童期高血压急症的主要表现:①高血压脑病;②急性左侧心力衰竭;③颅内出血;④嗜铬细胞瘤危象等。

(一)高血压脑病

高血压脑病为一组综合征,其特征为血压突然升高伴有急性神经系统症状。虽任何原因引起的高血压均可发生本病,但最常见为急性肾炎。

1. 临床表现及诊断　临床表现为头痛并伴有恶心、呕吐,出现精神错乱、定向障碍、谵妄、痴呆或出现烦躁不安,肌肉阵挛性颤动,反复惊厥甚而呈癫痫持续状态;也可发生一过性偏瘫,意识障碍,如嗜睡、昏迷;严重者可因颅内压明显增高发生脑疝。

眼底检查可见视网膜动脉痉挛或视网膜出血。脑脊液压力可正常亦可增高,蛋白含量增加。

本症应与蛛网膜下隙出血、脑肿瘤、癫痫大发作等疾病相鉴别。蛛网膜下隙出血常有脑膜刺激症状,脑脊液为血性而无严重高血压。脑肿瘤、癫痫大发作亦无显著的血压升高及眼底出血。临床确诊高血压脑病最简单的办法是给予降压药治疗后病情迅速好转。

2. 急症处理　一旦确诊高血压脑病,应迅速将血压降至安全范围之内(17.4/12.1kPa 左右),降压治疗应在严密的观察及监测下进行。

(1)降压治疗:静脉注射药物。①拉贝洛尔:目前唯一能同时阻滞 α、β 肾上腺素受体的药物,同时不影响心排血量和脑血流量。因此,即使合并心脑肾的严重病变者亦可取得满意疗效。本品因独具 α 和 β 受体阻滞作用,故可有效地治疗重症甲状腺功能亢进和嗜铬细胞瘤所致的高血压危象。②二氮嗪:可引起水钠潴留,可与呋塞米联合应用增强降压作用。又因本品溶液呈碱性,注射时勿溢到血管外。③硝普钠:对高血压脑病不做首选。该药降压作用迅速,维持时间短,应根据血压水平调节滴注速度。使用时应避光并新鲜配制,溶解后使用时间不宜超过 6h,连续使用不超过 3d,预防硫氰酸盐中毒。

(2)保持呼吸道通畅、镇静、控制抽搐:可用苯巴比妥钠(8～10mg/kg,肌内注射,必要时 6h 后可重复)、地西泮(0.3～0.5mg/kg 肌内注射或静脉缓注,注射速度＜3mg/min,必要时30min 后可重复)等止惊药物,但须注意呼吸。

(3)降低颅内压:可选用 20％甘露醇(每次 1g/kg,每 4 小时或 6 小时 1 次)、呋塞米(每次 1mg/kg)及 25％人血白蛋白(20ml,每天 1～2 次)等,用以减轻脑水肿。

(二)高血压合并急性左心衰竭

1. 临床表现及诊断　当血压升高到超过左心房所能代偿的限度时,出现急性左侧心力衰竭及急性肺水肿,动脉血压,尤其是舒张压显著升高,左室舒张末期压力、肺静脉压力、肺毛细血管压和肺小动脉楔压均升高,并与肺淤血的严重程度呈正相关。当肺小动脉楔压超过 30mmHg(4kPa)时,血浆自肺毛细血管大量渗入肺泡,引起急性肺水肿。患儿往往面色苍白、口唇发绀、皮肤湿冷多汗、烦躁、极度呼吸困难,咳大量白色或粉红色泡沫痰,大多被迫采取前倾坐位,双肺听诊可闻大量水泡音或哮鸣音,心尖区特别在左侧卧位和心率较快时常可闻及舒张期奔马律等。

在诊断中应注意,即使无高血压危象的患儿,急性肺水肿本身可伴有收缩压及舒张压升高,但升高幅度不会太大,且肺水肿一旦控制,血压则自行下降。而急性左侧心力衰竭肺水肿患儿眼底检查如有出血或渗出时,可以考虑并有高血压危象存在。

2. 急症处理

(1)体位:患儿取前倾坐位,双腿下垂(休克时除外),四肢结扎止血带,止血带压力相当于收缩压及舒张压之间,低于动脉压又能阻碍静脉回流,每 15 分钟轮流将一肢体的止血带放松。

(2)吗啡:可减轻左侧心力衰竭时交感系统兴奋引起的小静脉和小动脉收缩,降低前、后负荷。对烦躁不安、高度气急的急性肺水肿患儿首选吗啡,可皮下注射 0.1～0.2mg/kg。但休克、昏迷及呼吸衰竭患儿忌用。

(3)给氧:单纯缺氧而无二氧化碳潴留时,应给予较高浓度氧气吸入。肺水肿可将氧通过含有乙醇的雾化器,面罩给氧者乙醇浓度为 30%～40%,鼻导管给氧者乙醇浓度为 70%,1 次不宜超过 20min。还可用二甲硅油消泡气雾剂。低氧血症伴有二氧化碳潴留,应使用间歇正压呼吸配合氧疗。

(4)利尿药:宜选用速效强效利尿药,可静脉注射呋塞米(每次 1～2mg/kg)或利尿酸钠(1mg/kg,20ml 液体稀释后静脉注射),必要时 2h 后重复。

(5)洋地黄及其他正性肌力药物:对急性左侧心力衰竭患儿几乎都有应用洋地黄的指征。应采用作用迅速的强心药如毛花苷 C(西地兰)静脉注射,1 次注入洋地黄化量的 1/2,余 1/2 分为 2 次,每 4～6 小时 1 次;如需维持疗效,可于 24h 后口服地高辛维持量。如仍需继续静脉给药,每 6 小时注射 1 次 1/4 洋地黄化量。毒毛花苷 K 一次静脉注射 0.007～0.01mg/kg,如需静脉维持给药,可每 8～12 小时重复 1 次,使用中注意心电监护,以防洋地黄中毒。多巴酚丁胺为新的、作用较强、不良反应较小的正性肌力药物。用法:静脉滴注 5～10μg/(kg・min)。

(6)降压治疗:应快速降压药物使血压速至正常水平以减轻左心室负荷。硝普钠为高血压危象并急性左侧心力衰竭患儿的首选药物。强力短效血管扩张药,直接使小动脉和小静脉平滑肌松弛,降低周围血管阻力和静脉贮血,减低左室前、后负荷,改善心脏功能。从 1μg/(kg・min)开始静脉滴注,在监测血压的条件下,无效时每 3～5 分钟调整速度渐增至 8μg/(kg・min)。此外,也可选用硝苯地平或卡托普利,但忌用拉贝洛尔和肼屈嗪,因拉贝洛尔对心肌有负性肌力作用,肼屈嗪可反射性增快心率和心排血量,加重心肌损害。

(三)颅内出血

1. 临床表现及诊断

(1)蛛网膜下隙出血:起病突然,伴有严重头痛、恶心、呕吐及不同程度意识障碍。若出血量不大,意识可在几分钟到几小时内恢复,但最后仍可逐渐昏睡或谵妄。若出血严重,颅内压迅速增高,表现为全身抽搐,伴有脑膜刺激征,颈项强直是常见的体征,甚至是唯一的体征。

(2)脑实质出血:起病时常伴头痛、呕吐,昏迷较为常见,腰椎穿刺脑脊液压力增高,血性者占80%以上。除此之外,可因出血部位不同伴有如下不同的神经系统症状。

①壳核-内囊出血:典型患儿出现"三偏症",出血对侧肢体瘫痪、偏身感觉障碍及偏盲,中枢性面瘫。

②脑桥出血:初期表现为交叉性瘫痪,即出血侧面瘫和对侧上、下肢瘫痪,头眼转向出血侧。后迅速波及两侧,出现双侧面瘫痪和四肢瘫痪,头眼位置恢复正中,双侧瞳孔呈针尖大小,双侧锥体束征。早期出现呼吸困难且不规则者,常迅速进入深昏迷,多于24~48h死亡。

③脑室出血:表现为剧烈头痛、呕吐,迅速进入深昏迷。瞳孔缩小,体温升高,可呈去大脑强直,双侧锥体束征阳性,四肢软瘫,腱反射常引不出。

④小脑出血:走路不稳是常见的症状。临床变化多样,常出现眼震颤和共济失调症状。

2. 急症处理

(1)一般治疗:绝对卧床,头部降温,保持气道通畅,必要时做气管内插管。

(2)控制高血压:对于高血压性颅内出血,应及时控制高血压。由于颅内出血常伴颅内压增高,故给予降压药物时应避免短时间内血压下降速度过快和幅度过大,否则脑灌注压将受影响。舒张压不宜低于出血前水平。舒张压较低,脉压过大者不宜用降压药物。常用降压药物有硝苯地平、卡托普利和拉贝洛尔。

(3)减轻脑水肿:脑出血后多伴脑水肿并逐渐加重,严重者可引起脑疝,故降低颅内压,控制脑水肿是颅内出血急性期处理的重要环节。疑有继续出血者可先采用人工控制性过度通气、静脉注射呋塞米等措施降低颅内压,也可给予渗透性脱水药如20%甘露醇(1g/kg,每4~6小时1次)以及25%的血清白蛋白(20ml,每天1~2次)。短程大剂量激素有助于减轻脑水肿,但对高血压不利,故须慎用,不宜长期使用。

(4)止血药和凝血药:对蛛网膜下隙出血患儿,氨甲苯酸和氨基己酸能在一定程度上有效控制纤维蛋白原的形成,在急性期可短时间使用。

(5)手术清除血肿:经检查颅内有占位性病变者,条件允许时可手术清除血肿,尤其对小脑出血、大脑半球出血疗效较好。

(四)嗜铬细胞瘤危象

本病因肾上腺髓质、交感神经节等部位的嗜铬组织肿瘤间断或持续产生并释放大量儿茶酚胺,引起阵发或持续性高血压。

1. 临床表现及诊断 临床表现为阵发性血压升高,以收缩压升高为著,可高达200mmHg(26.8kPa)以上,舒张压相应增高。有搏动性头痛、面色苍白、大汗、心动过速、抽搐、手足发凉。有时恶心呕吐,视物模糊,甚至发生急性肺水肿、心律失常或脑血管意外。可发生暂时性高血糖和糖尿。发作可持续数分钟至1天以上,1天数次或数日1次。

持续性血压升高患儿怕热多汗,心动过速,基础代谢高而非"甲状腺功能亢进症"。一般降压治疗无效,用β受体阻滞药后,血压反可上升呈高血压危象。持久的高血压使心脏肥大,尤以左室肥厚明显,引致高血压性心脏病及充血性心力衰竭。

皮肤或结合膜毛细血管扩张,腹部可能有肿块。疑诊者可做酚妥拉明或称酚妥拉明试验,即经静脉迅速注射此药 3～5mg(一般用 0.1mg/kg)之后 3～5min,使血压下降 35/25mmHg(4.6/3.7kPa)并持续 3～5min 则呈阳性。由于此项试验假阳性容易发生,故试验前要停用镇静药 48h,停用降压药物最少 2 周。近年来主要依赖尿化学检查如尿中儿茶酚胺、尿香草基杏仁酸(VMA)、尿中 3-甲氧基肾上腺素测定。应用 B 超扫描及 CT 对嗜铬细胞瘤的定位,特别是对肾上腺外嗜铬细胞瘤有很大帮助,是一种无创诊断方法。此外,腹膜后充气造影及静脉肾盂造影对较大肿瘤仍有一定价值,但有引起高血压危象的危险。

2. **急症处理**　首先静脉注射酚妥拉明(每次 0.1mg/kg)以控制血压,必要时可重复。待血压降至 140/90mmHg(18.8/12.1kPa)左右时,找出一个使血压正常或接近正常的维持量静脉滴注,稳定后改口服酚妥拉明(苯氧苄胺),儿童维持量一般可为30～40mg/d。该药适于长期使用。心动过速者在用酚妥拉明后加用普萘洛尔,剂量为 1mg/(kg·d),分 3 次口服,但普萘洛尔绝不可单独使用。待临床情况改善后再考虑手术治疗。

第四节　法洛四联症缺氧发作

法洛四联症(tetralogy of Fallot,TOF)是最常见的发绀型先天性心脏病。常有突然缺氧发作(又称阵发性呼吸困难),轻者为时短暂且呈自限性,重者可危及生命,为先天性心脏病常见急症之一,需积极进行抢救。

【病因】

法洛四联症缺氧发作常见于 2 岁以下的婴儿,而年长儿较少见。发作最常出现在体循环血管阻力处于最低时,如常在晨起或喂奶后不久,啼哭及排便也可诱发。此外,贫血、直立性低血压(如蹲踞后突然站立)、脱水、发热等致体循环血管阻力急速下降时也可促使缺氧发作。情绪激动、酸中毒、心血管造影等可刺激右心室流出道肌肉发生痉挛,引起一过性肺动脉阻塞,肺血流量突然减少,也可促使缺氧发作。

【发病机制】

缺氧发作的机制包括右心室流出道(漏斗部)肌肉痉挛、体循环血管阻力下降和呼吸中枢敏感性的改变等。多数学者认为右心室漏斗部肌肉痉挛使原已狭窄的右心室流出道更加狭小,甚至阻塞是引发法洛四联症患儿缺氧发作的最主要机制。

【临床表现】

缺氧发作开始表现为呼吸加快、加深、烦躁、发绀逐渐加重,继之呼吸减慢、心动过缓,若持续时间稍长可致神志不清、抽搐、偏瘫甚至死亡。缺氧发作时心脏听诊位于胸骨左缘第 2~3 肋间的喷射性收缩性杂音可暂时减轻或消失。严重的缺氧发作伴有 pH 下降,出现明显的高碳酸血症和代谢性酸中毒。

【辅助检查】

1. **超声心动图检查**　右心室流出道变窄,主动脉内径增宽,主动脉前壁与室间隔连续中断,其后壁与二尖瓣前叶连续,并见主动脉不同程度骑跨在室间隔上。右房、右室大,大动脉关系正常,肺动脉干及右肺动脉内径变细。

2. **心导管检查**　肺动脉与右心室之间存在压力阶差。

3. **心血管造影**　右心室造影见肺动脉瓣环狭窄,左心室构成心尖。

【诊断】

1. **法洛四联症分型**

(1)轻型法洛四联症:即无发绀型法洛四联症。畸形特点:肺动脉瓣狭窄,不伴或伴有轻度右心室流出道异常、室间隔缺损、主动脉骑跨,心内分流以左向右为主。临床查体有心脏杂音但无发绀。

(2)典型法洛四联症:既有右心室流出道狭窄,又有肺动脉瓣狭窄,一定程度的肺动脉干发育不良、室间隔缺损、主动脉骑跨,右心室肥厚。在收缩早期及舒张期均有左向右分流,射血期以右向左分流为主。临床上有发绀,心前区杂音响亮,有杵状指。

(3)重型法洛四联症:又称极端型法洛四联症:①一侧肺动脉缺如;②假性动脉干;③多处畸形。肺动脉闭锁或右心室流出道、肺动脉瓣及肺动脉严重发育不良接近闭锁,室间隔缺损、主动脉骑跨,右心室肥厚。舒张期有少量血流从左向右分流,心室射血开始时,则有大量血液自右心室向主动脉分流。

2. 症状与体征 发绀、蹲踞和缺氧发作是法洛四联症的 3 个主要症状。

(1)发绀多发生在 1 岁以内,因出生时动脉导管未闭,因此肺动脉血流无明显减少,故发绀及缺氧发作不明显。通常 4～6 个月出现发绀,平静时减轻,活动、哭闹及缺氧发作时加重。

(2)蹲踞是法洛四联症的特异体征,常发生在 2～3 岁,不会走路的小婴儿常表现为四肢屈曲蜷缩呈蛙状,会走路的则为活动中主动下蹲。

(3)缺氧发作是小儿法洛四联症最严重的类型。

【鉴别诊断】

轻型法洛四联症,由于肺动脉狭窄不重,肺动脉血流量减少不多,右心室压力低于左心室,故在心室水平的分流方向为左向右,临床上可不出现发绀。此时需与单纯室间隔缺损相鉴别。无发绀型法洛四联症常需经心导管检查或心血管造影后始能确定诊断。

严重的法洛四联症,肺动脉可完全闭锁,在动脉导管关闭后症状极为严重,待侧支循环形成后可有所减轻。患儿发绀极重,杵状指、趾发生早,心前区杂音极轻或听不到,常因缺氧发作而早期死亡。

肺动脉瓣狭窄合并房间隔缺损有右向左分流时,也称"法洛三联症"。肺动脉瓣严重狭窄,右心室压力增高,然后右心房压力亦增高。分流方向为自右心房经房间隔缺损至左心房,故出现发绀。以下几点可与法洛四联症鉴别：①出现发绀较晚,杵状指、趾较轻;②胸骨左缘第2肋间的喷射性收缩期杂音较长而响亮,常可听到收缩早期喷射音,肺动脉瓣区第2心音分裂明显;③X线检查右心室、右心房增大显著,肺动脉段凸出;④心电图示右室肥厚,常伴有劳损;⑤二维超声可示肺动脉瓣叶增厚、回声增强、开放活动受限,狭窄处可示高速蓝五彩的湍流信号,房间隔缺损处有右向左的分流频谱;⑥心导管检查及选择性造影,可见肺动脉瓣狭窄及心房水平有分流。

【治疗】

1. 预防 平时除注意预防感染外,应摄入足够水分,如遇高热、呕吐、腹泻等情况,更需注意及时补液,防止血液过于浓缩而发生脑栓塞等并发症。贫血者应补充铁剂。婴幼儿则需特别注意合理护理,以免引起阵发性脑缺氧发作。

2. 吸氧 虽发作时肺血流量减少,不易达到肺内氧交换作用,但仍有一定作用改善缺氧症状。严重发绀时应经面罩给予100%浓度的氧。

3. 胸膝位 发作时应置婴儿于膝胸位,这种体位一方面可增加小动脉的阻力,使体循环的阻力增高,从而减少右向左的分流;另一方面又可促进静脉血回流,增加血液氧合,使缺氧改善。

4. 药物治疗

(1)吗啡:可镇静及缓解右心室流出道痉挛,剂量为 $0.1\sim$ $0.2mg/kg$ 皮下注射,或用葡萄糖注射液稀释后缓慢静脉注射。

(2)β_2 受体阻滞药:可减轻右心室流出道肌肉挛缩,周围血管阻力下降,减慢心率,以改善右心室充盈。严重缺氧发作时,可给予普萘洛尔 $0.05\sim0.1mg/kg$,溶于葡萄糖注射液中缓慢静注。为预防发作,可口服普萘洛尔 $1\sim3mg/(kg \cdot d)$,分 2 次,对大部分患儿可减少缺氧发作。

(3)升压药:如上述药物效果不显,可应用升压药如去氧肾上腺素(每次 $0.05mg/kg$)、间羟胺等,以增高血压;尤其伴低血压患儿,可减少心内右向左分流,改善冠状血管灌注和全身情况。

(4)碱性药物:因为酸中毒可进一步刺激右室流出道肌痉挛,形成恶性循环。5‰碳酸氢钠溶液 1.5～5ml/kg,静脉注射。复查血气后,如需要再次静脉滴注。

(5)禁用地高辛等正性收缩能药物,以免加重右心室流出道梗阻。

5. 机械通气　若发作持续严重,可用 CPAP 辅助呼吸或在充分镇静后,给予气管插管呼吸机辅助呼吸。

6. 手术治疗　法洛四联症病情严重的患儿,如经常有缺氧发作的应在婴儿期(1 岁内)手术。尽早进行法洛四联症的治疗手术可有利于减轻患儿心脏负担,改善法洛四联症患儿缺氧状况,有利于患儿的生长发育。

第五节　暴发性心肌炎

心肌炎(myocarditis)是指心肌局限性或弥漫性炎症,常为全身疾病的一部分。暴发性心肌炎(fulminant myocarditis,FM)又称急性重症病毒性心肌炎,是指因病毒感染或者其他原因引起的局灶性或者弥漫性的心肌间质炎性渗出的心肌纤维的变性或坏死,导致不同程度的心功能障碍和周身症状的疾病,是儿童时期好发的心脏病之一。暴发性心肌炎病情进展迅速,病死率高,但它具有自限性,如能及早给予有效治疗,患儿多能痊愈,否则将快速死亡。

【病因】

1. 感染性疾病

(1)病毒感染:有多种病毒可致心肌炎,包括柯萨奇病毒(A和 B 组)、艾柯病毒、脊髓灰质炎病毒、腺病毒、传染性肝炎病毒、流感和副流感病毒、麻疹病毒、单纯疱疹病毒、流行性腮腺炎病毒、鼻病毒以及类疱疹病毒等;其中以柯萨奇病毒 B 组(1～6 型)

最常见。

(2)细菌感染:败血症或细菌感染伴严重脓毒症时均可因细菌直接侵犯心肌或毒素损害而并发心肌炎,常见的有金黄色葡萄球菌、脑膜炎双球菌败血症、白喉、伤寒及重症肺炎等。

(3)其他感染:真菌(如组织胞浆菌)、立克次体(如斑疹伤寒)、寄生虫(如弓形体病)感染时亦可致心肌炎。

2. 结缔组织病 以风湿性心肌炎最常见,其他如系统性红斑狼疮、类风湿关节炎、结节性多动脉炎等也可致心肌炎。

3. 中毒及过敏 某些药物如锑剂、依米丁、免疫抑制药中毒、青霉素过敏反应等均可致心肌炎。

【发病机制】

1. 病毒及其毒素直接损害心肌 一般认为在疾病早期,病毒及其毒素可经血液循环直接侵犯心肌细胞产生病理变化。

2. 免疫机制 临床上在病毒感染后,往往经过一段潜伏期才出现心肌受累征象,符合变态反应性疾病的规律,故可能有变态反应或自身免疫反应参与发病机制。

3. 自由基的作用 心肌缺血缺氧及炎症细胞浸润均产生大量氧自由基,作用于细胞膜中多不饱和脂肪酸,引发脂质过氧化反应生成脂质过氧化物(LPO)及其他自由基,导致细胞膜及亚细胞结构的破坏,使细胞溶解、坏死。心肌炎患儿红细胞超氧化物歧化酶(SOD)活性降低,血清 LPO 浓度增加,经自由基清除剂治疗后,随着病情好转,酶活性恢复正常,提示心肌炎的发病与自由基引发的脂质过氧化造成心肌损伤有关。

【临床表现】

1. 症状 多数患儿发病前 1～3 周有呼吸道病毒感染所致的发热、倦怠、酸痛等所谓的"感冒"样症状,或消化道病毒感染所致的恶心、呕吐、腹泻等症状,也有部分患儿症状轻微而不被注意。某些患儿也可在肝炎、腮腺炎、水痘等感染之后发病。但无前驱症状者不能除外有前驱病毒感染史。

起病急骤，进展快，数小时至 1d 内出现心功能不全的表现或很快发生心源性休克。临床表现多样，患儿极度疲乏无力、头晕、呕吐、腹痛，较大患儿诉心前区痛或压迫感，有的烦躁不安、气喘、咳嗽或咳血性泡沫样痰，呼吸急促或端坐呼吸。

少数病例病毒感染并累及其他脏器，特别是新生儿和小婴儿易发生，常见的有胸膜炎、多发性浆膜腔炎、肌炎、肠炎、支气管炎、肺炎、胰腺炎及肝炎等。

2. 体征　常在安静时出现心动过速，个别表现为心动过缓，心律失常较常见。心尖区第 1 心音低钝，部分有胎心律或奔马律，一般无明显器质性杂音，有时可听到Ⅰ～Ⅲ级收缩期杂音。合并心包炎者心界多明显扩大，可闻及一过性心包摩擦音。严重患儿有心力衰竭者可出现水肿、气急、发绀、肺部湿啰音、肝大等。有心源性休克者则脉搏微弱、血压下降、皮肤发花、四肢湿冷。

【辅助检查】

1. 实验室检查

(1)急性期白细胞总数多增高，以中性粒细胞为主；部分患儿血沉轻度增快。

(2)血清谷草转氨酶(SGOT)在急性期大多数增高，但恢复较快。

(3)血清肌酸磷酸肌酶(SCPK)在早期多有增高，其中以来自心肌的同工酶(MB)为主，且较敏感。

(4)血清乳酸脱氢酶(SLDH)特异性较差，但其同工酶在心肌炎早期亦多增高。

(5)在心肌炎急性期的患儿因为心肌的损伤，心肌细胞的炎症，细胞膜通透性改变，使天冬氨酸氨基转移酶(AST)释放，使血清中 AST 活力增高。AST 酶活力在发病 2～3 周达高峰，多数病例中病程 4～6 周恢复正常。

(6)心肌肌钙蛋白(cTn)有三种亚单位 cTnT、cTnI、cTnC。心肌细胞受损时，cTnT 和 cTnI 易透过细胞膜释放入血，使血中的 cTnT 和 cTnI 升高。cTnI 或 cTnT 的变化对心肌损伤的敏感性和特异性均高于心肌酶,出现早、持续时间长。

2. **病毒学检查**　疾病早期可从咽拭子、咽冲洗液、粪、血液、心包液中分离出病毒,但需结合血清抗体测定才更有意义。一般采用病毒中和试验、补体结合试验和血凝抑制试验,如恢复期血清抗体滴度比急性期增高 4 倍以上,则有助于病原诊断。

3. **心电图检查**　多数表现为 ST 段偏移和 T 波低平、双向或倒置,少数严重病例 ST 段上升与 T 波融合形成向上的单向曲线,或 ST 段下降与 T 波融合形成向下的单向曲线,酷似急性心肌梗死的早期变化,提示有广泛的心肌损伤。此外,可有 QRS 波群低电压,QT 间期延长则多发生在重症病例。常有窦房、房室或室内传导阻滞,其中以一度房室传导阻滞最多见。可出现各种期前收缩而以室性期前收缩最常见,部分呈多源性,可有阵发性室上性和室性心动过速,心房扑动或颤动,甚至心室颤动。

4. **超声心动图检查**

(1)心肌收缩功能异常:心肌收缩功能异常,特别是左心室收缩功能异常是病毒性心肌炎最多见,也是最早出现的一种改变。有些患儿心腔不大,而左室后壁运动幅度呈弥漫性减低,心肌收缩功能降低。

(2)心室充盈异常:心肌炎患儿,左心室舒张功能也受到一定损害,表现为心室充盈异常,表现为二尖瓣血流频谱上 E 峰减低,A 峰升高,VA/VE 的比值增大。在 M 型超声心动图上可呈现左室后壁舒张早期的快速运动和中晚期的平坦现象。

(3)区域性室壁运动异常:急性心肌炎患儿可有区域性室壁运动异常现象,表现为在心肌的某些部分的室壁有运动减弱、运动消失和矛盾运动情况,而其他部位的收缩运动正常。这些区域多位于室间隔或心尖部。

(4)心腔扩大:病毒性心肌炎患儿在超声心动图上可显示有左心室、右心室、双心室或心房扩大,多属轻度扩大。左心室肌收缩功能受损,偶有心肌变薄。

(5)室壁心肌增厚:部分心肌炎患儿有左心室壁厚度增加,甚至有类似肥厚性心肌病的表现。但这些心室壁心肌厚度的增加往往是一过性或可逆的,治疗后心功能改善后肥厚可减轻或消失。心肌肥厚的部位多见于室间隔和左心室后壁,以室间隔的增厚更显著,往往呈现类似肥厚性心肌病的非对称性肥厚,但其增厚的程度一般较轻。此种局限性肥厚的部位经常在靠近心尖部,不易形成像肥厚性心肌病那样的左心室流出道狭窄和梗阻。此种心肌的一过性增厚可能为心肌组织充血、肿胀、变性所致。

(6)心肌回声反射异常:在心肌炎患儿中,常有室间隔、乳头肌、左心室后壁等呈局限或弥漫性回声增强,光点粗大不均,甚至呈强回声光斑。此种心肌回声反射的异常与心肌炎时心肌组织的浸润或纤维化等改变有关。

(7)心室内附壁血栓:心室内附壁血栓多发生在扩张型心肌病,但在急性心肌炎伴充血性心力衰竭时也可发生。血栓常发生于重度的活动减弱或无活动室壁区,血栓的形成可能是由于心室壁运动减弱及局部的血流缓慢所致,也可能与炎症过程波及心内膜有关。

(8)心包积液:在急性期可表现为轻度或中度心包积液,临床呈两种疾病的表现同时存在。超声心动图可以清楚地显示出积液的量及位置。

5. X线检查 暴发性心肌炎产生急慢性心力衰竭时可表现为肺淤血或肺水肿,伴或不伴胸腔积液,且心脏呈进行性扩大,心脏搏动减弱。合并少量心包积液时,心脏呈烧瓶状;大量积液时心脏外形呈烧瓶形,两侧心缘各弓消失,心脏中至重度增大,透视下可见心脏搏动减弱,甚至消失。心脏呈无力状,其心尖搏动位于心界内侧。

【诊断】

病毒性心肌炎诊断标准(1999年修订草案,中国昆明)如下。

1. 临床诊断依据

(1)心功能不全、心源性休克或心脑综合征。

(2)心脏扩大(X线、超声心动图检查具有表现之一)。

(3)心电图改变:以 R 波为主的两个或两个以上主要导联(Ⅰ、Ⅱ、aVF 和 V₅)的 ST-T 改变持续 4d 以上伴动态变化,窦房、房室传导阻滞,完全右或左束支传导阻滞,成联律、多型、多源、成对或并行早搏,非房室结及房室折返引起的异位性心动过速,低电压(新生儿除外)及异常 Q 波。

(4)CK-MB升高或心肌肌钙蛋白(cTnI 或 cTnT)阳性。

2. 病原学诊断依据

(1)确诊指标:自心内膜、心肌、心包(活检、病理)或心包穿刺液检查发现以下之一者可确诊:①分离到病毒;②用病毒核酸探针查到病毒核酸;③特异性病毒抗体阳性。

(2)参考依据:有以下之一者结合临床表现可考虑心肌炎由病毒引起。①自粪、咽拭子或血液中分离到病毒,且恢复期血清同型抗体滴度较第 1 份血清升高或降低 4 倍以上。②病程早期血中特异性 IgM 抗体阳性。③用病毒核酸探针自患儿血中查到病毒核酸。

病毒性心肌炎的确诊依据:具备临床诊断依据两项,可临床诊断。发病同时或发病前 1~3 周有病毒感染的证据支持诊断者。①同时具备病原学确诊依据之一者,可确诊为病毒性心肌炎;②具备病原学参考依据之一者,可临床诊断为病毒性心肌炎;③凡不具备确诊依据,应给予必要的治疗或随诊,根据病情变化,确诊或除外心肌炎;④应除外风湿性心肌炎、中毒性心肌炎、先天性心脏病、结缔组织疾病、甲状腺功能亢进症、原发性心肌病、心内膜弹性纤维增生症、先天性房室传导阻滞等引起的心电图改变。

暴发性心肌炎由于心肌急性炎性浸润和水肿性或大片性心肌细胞变性坏死,严重影响了心脏传导功能和舒缩功能,因而不仅可出现严重心律失常和急性心功能不全,同时可因严重的血流动力学改变而导致全身多脏器受累,临床相应出现多样表现。如脑组织供血不足,可出现头晕、抽搐甚至心脑缺氧综合征,临床易误诊为中枢神经系统疾病;肝急性淤血、增大,可出现肝包膜牵拉性疼痛、胃肠道淤血,腹部剧痛拒按,易误诊为急腹症,临床上以腹痛为首发症状的病例尤为多见。以呼吸道、消化道或神经系统症状为主诉的患儿,若同时伴有不能解释的精神极差、明显无力或面色发灰、末梢循环不良时,均应想到暴发性心肌炎的可能性,需留院严密观察血压、脉搏,常规进行心肌酶学和心电图的检查。若心肌酶查有 CK-MB 升高或心电图有明显改变,排除心外系统的原发病变,即可诊断暴发性心肌炎。在诊断暴发性心肌炎时,不要机械地套用心肌炎诊断标准,应强调综合分析,只要病情进展迅速,数小时或 1~2d 出现急性心功能不全或心源性休克,即使临床仅有 1 条符合诊断依据,也应诊断为暴发性心肌炎,立即实施紧急抢救。

【鉴别诊断】

临床上需要与以下疾病相鉴别。

1. **风湿性心肌炎**　风湿性心肌炎是风湿热的重要表现之一,其发病与链球菌感染有关,因此,风湿性心肌炎患儿发病前 1~3 周多有链球菌感染史,如扁桃体炎、咽炎、猩红热等。血清中抗溶血性链球菌抗体增高。除心肌炎外尚伴其他风湿活动症状,如游走性关节痛、环形红斑或皮下小结。

2. **中毒性心肌炎**　中毒性心肌炎是毒素或毒物所致的心肌炎症,除白喉、伤寒、细菌性痢疾等感染性疾病和外毒素、内毒素对心肌损害外,某些生物毒素如蛇毒、毒蕈、河豚、乌头等,以及某些药物或化学物质如奎尼丁、奎宁、依米丁、锑剂、有机磷、有机汞、砷、一氧化碳、铅、多柔比星等,均可引起心肌损害,产生中毒性心肌炎。中毒性心肌炎往往伴有高热、神萎、苍白等中毒症状,白细胞总数及中性粒细胞显著增高。

3. 心内膜弹力纤维增生症(EF)　本病多发生于 6 个月左右的婴儿,可由呼吸道感染诱发,临床表现为急性心力衰竭或心源性休克。心电图表现为 QRS 波群高电压,提示心房或心室大(以左心室大为主),且无明显动态改变,而病毒性心肌炎多为 QRS 波群低电压和 ST-T 异常,EF 的超声心动图主要表现为心脏呈球形增大,心内膜增厚,反光增强,心肌弥漫性动度减低,心功能下降。本病也可能为病毒性心肌炎的发展结果,故两者鉴别尚需结合病程发展来考虑。

【治疗】

(一)休息

暴发性心肌炎时需绝对卧床休息,给予吸氧,并限制活动,减轻心脏负荷。一般 6 个月内不参加体育活动;急性期至少卧床休息 1 个月;有心功能不全者绝对卧床休息 3 个月。

(二)营养心肌

1. 维生素 C　维生素 C 作为一种还原剂,有清除过多自由基的作用,且可增加冠状动脉血流量,改善心肌代谢,有助于心肌损害的恢复。用法为:维生素 C 100～200mg/kg 用葡萄糖注射液稀释至 10％～12.5％浓度,静脉缓慢注射,重症患儿每 6～8 小时 1 次,病情好转后改为每天 1 次,连用 2～4 周。

2. 1,6-二磷酸果糖(FDP)　FDP 为葡萄糖代谢过程的中间产物,外源性的 FDP 能通过激活磷酸果糖激酶和丙酮酸激酶的活性,使细胞内三磷腺苷和磷酸肌酸的浓度增加,促进钾离子内流,有益于缺血、缺氧状态下细胞的能量代谢和葡萄糖的利用,从而使缺血心肌减轻损伤,可改善心肌能量代谢,增加心肌能量,促进受损细胞修复,并可抑制中性粒细胞氧自由基生成。用法:1,6-二磷酸果糖 100～200mg/kg,每天 1～2 次,15～20min 内静脉滴注,2～4 周为 1 个疗程。

3. 磷酸肌酸　磷酸肌酸在心肌收缩的能量代谢中发挥重要作用。它是心肌的化学能量储备,并用于 ATP 的再合成,ATP

的水解为肌动球蛋白收缩过程提供能量。通过抑制核苷酸分解酶而保持细胞内腺嘌呤核苷酸水平,抑制缺血心肌部位的磷脂降解;通过抑制 ADP 诱导的血小板聚集而改善缺血部位的微循环。婴幼儿用量 0.5g/d,年长儿 1g/d 静脉滴注。

4. 泛癸利酮 具有促进氧化磷酸化反应和保护生物膜结构完整性的功能。①可减轻急性缺血时的心肌收缩力的减弱和磷酸肌酸与三磷腺苷含量减少,保持缺血心肌细胞线粒体的形态结构,对缺血心肌有一定保护作用;②增加心排血量,降低外周阻力,有利于抗心力衰竭治疗;③可使外周血管阻力下降,并有抗醛固酮作用。用法:1mg/(k·d),分两次,连用 3 个月。

(三)抗病毒的治疗

心肌炎的发生与病毒感染有关,对于仍处于病毒血症阶段的早期患儿,可选用利巴韦林等抗病毒治疗。一般用量为 10～15mg/(kg·d),静脉滴注,疗程 5～7d。但也有观点认为,多数患儿不必使用抗病毒药,因发病后 1～2 周病毒已停止复制,以后的心肌病变系自身免疫反应所致,病毒性心肌炎患儿出现症状已在病毒感染 1 周以后,故无必要使用抗病毒药。干扰素能抑制病毒复制,减轻炎性反应和心肌损害,具有广谱抗病毒能力,对免疫活性细胞有调节作用。干扰素每天 1 支,肌内注射,5～10d 为 1 个疗程,病情需要可再用 1～2 个疗程。

(四)抗心律失常的治疗

1. 单源偶发期前收缩,可不加抗心律失常药物。

2. 单源频发但没有自觉症状,尤其活动后减少者,可先观察;如果营养心肌后不减少或增多者或为多源、并行心律尤其有短阵室速或成对出现者,做以处理。

(1)首选普罗帕酮(心律平),按照 5～8mg/(kg·次),每 8 小时 1 次口服,最大量 200mg/次,如期前收缩很快控制住,可连服 3 个月以后逐渐停药,注意监测心电图。

(2)如果普罗帕酮(心律平)不耐受(如严重的昏迷、恶心、呕吐)或出现传导阻滞或出现新的心律失常,可换用胺碘酮(乙胺碘呋酮),按照 $5\sim10mg/(kg\cdot d)$,分 3 次口服。该药 7d 左右达到有效浓度,10d 以后需减至原量的 1/2 维持用药,总疗程最好不超过 4 个月。注意皮肤改变并监测心电图、胸片、甲状腺功能、角膜及肝功能。

(3)高度房室传导阻滞者可在急性期静脉滴注异丙肾上腺素,按照 $0.05\sim2\mu g/(kg\cdot min)$,如果仍不能有效提升室性心率,可安装临时起搏器,如经食管右心房起搏(因局部过热可引起物理损伤,故建议不超过 3d),如果时间较长可经股静脉下安装临时右心室起搏器(为减少局部感染,不应超过半个月),多数急性心肌炎在半月内能够恢复到有效的室率。如仍不恢复,可安装永久起搏器。

(五)抗心力衰竭的治疗

常用地高辛或毛花苷丙等。由于心肌炎对洋地黄较敏感,容易中毒,故剂量宜偏小,一般用洋地黄化量的 $1/3\sim1/2$,重症加用利尿药,但需要警惕电解质紊乱致心律失常。烦躁不安者宜用地西泮、苯巴比妥等镇静药,必要时可用吗啡皮下注射,每次 $0.1\sim0.2mg/kg$。

(六)心源性休克的治疗

心源性休克是心脏射血功能障碍,而非明显的血容量减少,如果过分扩容会增加心脏负担,因此全日的入液量不应超过 $50ml/kg$,多巴胺可以扩张肾动脉减轻心脏后负荷,同时收缩皮肤等血管提升血压,可按照 $2\sim5\mu g/(kg\cdot min)$ 静脉滴注维持血压;维生素 C 可按照前面剂量静脉推注,$30\sim60min$ 可重复应用 1 次,24h 内按急性期给药;氢化可的松 $5\sim10mg/(kg\cdot d)$ 或者地塞米松 $0.2\sim0.5mg/(kg\cdot d)$ 静脉滴注,症状减轻后改为泼尼松 $1mg/(kg\cdot d)$ 口服,逐渐减量停用,疗程 $4\sim8$ 周。

(七)免疫调节及抑制治疗

丙种球蛋白不仅可提供特异性的病毒抗体或抗毒素,迅速清除心肌病毒感染,而且可调节免疫反应,阻断自身免疫过程,减轻心肌炎性病变。大剂量丙种球蛋白使用后临床症状会显著改善,心肌酶和心功能明显好转,总量 2g/kg,根据心功能 2～5d 缓慢静脉滴注。静脉输注大剂量丙种球蛋白,可增加心脏前负荷,治疗中应严密观察心力衰竭是否恶化及过敏反应。其他免疫抑制药可选用环孢素。免疫调节剂可用胸腺肽、转移因子等。

(八)机械循环支持治疗

暴发性心肌炎的典型特征是严重而又快速的血流动力学异常改变,具有潜在致命性,因其可快速进入心源性休克阶段,故机械循环支持是它的一个重要治疗部分。暴发性心肌炎常规治疗无效时需尽早机械循环支持,必要时还需适时更换机械循环支持模式,以帮助患儿度过急性期,改善预后。患儿有较好的治疗效果和长期预后归功于机械循环支持的早期使用。使用机械循环支持指征:难治性低血压、心脏指数 $<2L/(min \cdot m^2)$、高心脏充盈压(中心静脉压为 $10～12cmH_2O$ 和肺毛细血管楔压为 $15～18mmHg$)和高乳酸血症($>2mmol/L$)。

第六节 休 克

休克(shock)是儿科经常遇到的急危重症,其发生是一个复杂的病理生理过程,是由各种强烈致病因素作用于机体,使循环功能急剧减退,组织器官微循环灌流严重不足,全身有效血流量减少,微循环出现障碍,使得重要生命器官功能、代谢严重障碍的临床综合征。其表现:面色苍白、四肢发冷、皮肤苍白有花纹、脉搏细弱、血压下降、尿量减少、神志不清或烦躁不安等综合征象,常发生在有原发病的基础上。

为了便于临床诊断治疗,根据病因将休克分为感染性休克(脓毒性休克)、低血容量性休克、心源性休克、过敏性休克、神经源性休克等。

一、感染性休克（脓毒性休克）

感染性休克（脓毒性休克）是在严重感染的基础上发生的休克，是儿科危重症中常见的类型。是由致病微生物及其产物所引起的急性微循环障碍、有效循环血容量减少、组织血液灌流不足而致的复杂综合病症，病死率较高。

【病因】

小儿免疫功能低下，抵抗力较低，易招致多种致病微生物感染，如细菌、病毒、原虫、真菌、立克次体等。因此，感染性休克（脓毒性休克），常发生在这些致病微生物所致严重感染时，如流行性脑脊髓膜炎、中毒型痢疾、重症肺炎、败血症、急性坏死性小肠炎、急性胆道感染等。

【发病机制】

感染性休克（脓毒性休克）的发生发展受多种因素影响，当机体遭受致病微生物及其内毒素的侵袭后，引起组织细胞代谢、功能和结构的损害，并引起机体免疫、应激和炎症反应，同时机体代偿性的变化，使生物活性物质增多。各种因素相互作用、影响，形成错综复杂的病理生理过程。既有微循环的功能障碍，也有炎症介质对细胞功能的损害，甚至导致各系统器官功能衰竭。

【临床表现】

1. 临床分期　根据 2006 年儿科急救学组与儿科学组拟定的新治疗方案，将感染性休克（脓毒性休克）在临床分为代偿期（早期）与失代偿期两期。

(1)代偿期（早期）：临床表现如下。①意识改变：烦躁不安或萎靡、表情淡漠、意识模糊甚至昏迷惊厥；②面色灰白、唇周指（趾）发绀、皮肤花纹、四肢凉；③心率、脉搏增快；④毛细血管再充盈时间＞3s（除外环境温度影响）；⑤尿量＜1ml/(kg·h)；⑥代谢性酸中毒。符合上述 6 项中之 3 项即可诊断。

(2)失代偿期：上述代偿期临床症状加重，伴有血压下降，收缩压小于该年龄组第 5 个百分位或小于该年龄组正常值 2 个标准差[1～12 个月＜70mmHg、1～10 岁＜70mmHg＋(年龄×2),＞10 岁＜90mmHg]。

2. 临床分型

(1)暖休克:为高动力性休克早期,可有意识改变,尿量减少或代谢性酸中毒,但面色潮红,四肢温暖,脉搏无明显减弱,毛细血管再充盈时间无明显延长,可很快转为冷休克,如出现心率增快、血压下降、过度通气、中心静脉压高、心排血量降低则为失代偿表现。

(2)冷休克:为低动力性休克,皮肤苍白花纹,四肢凉,脉搏快细弱,毛细血管再充盈时间延长,儿科以冷休克多见。

3. 全身炎症反应综合征(SIRS)　至少出现下列四项标准中的两项,其中必有一项为体温变化或白细胞计数异常。

(1)中心温度＞38.5℃,或＜36℃。

(2)心动过速,平均心率＞同年龄组正常值 2 个标准差以上(无外界刺激、慢性药物或疼痛刺激),或不可解释的持续性增快超过 0.5～4h;或＜1 岁出现心动过缓,平均心率＜同年龄组值第 10 百分位以下(无外部迷走神经刺激及先天性心脏病,亦未使用 β 受体阻滞药);或不可解释的持续性减慢超过 0.5h。

(3)平均呼吸频率＞各年龄组正常值 2 个标准差以上,或因急性病程需机械通气(无神经肌肉疾病,也与全身麻醉无关)。

(4)白细胞计数升高或下降,或未成熟嗜中性粒细胞＞10％。

4. 多器官功能障碍综合征(MODS)和多系统器官功能衰竭(MSOF)　感染性休克(脓毒性休克)继续发展,可出现 MODS。如休克症状未能及时控制,症状继续加重,则可发展成多系统器官功能衰竭。常在发病 24h 后出现,有两个或两个以上器官序贯性的或同时发生功能衰竭。伴有多系统器官功能衰竭的休克,多是休克的晚期,称为难治性休克。年龄越小发生的概率越多;或原发感染严重,继续恶化;或抢救不及时,治疗不恰当;或伴有难以纠正的顽固性酸中毒及代谢紊乱等。都是导致难治性休克的原因。

【诊断】

在严重感染的基础上,有发热或体温不升、面色苍白、四肢厥冷、皮肤有花纹、厌食、嗜睡或烦躁不安,双眼凝视对周围无反应。呼吸不均匀,脉细数,心率快,毛细血管再充盈时间延长>5s,尿量显著减少,中心和周围温差>3℃等,应考虑为感染性休克。如有血压下降则为更可靠的诊断依据。可根据条件做有关检查,包括病原菌检查、内毒素测定、中心静脉压、肺动脉楔压、心排血量,血气分析,血乳酸测定,尿量等监测。

【监护】

1. 常规监测　对危重休克患儿除密切观察病情变化外,应常规监测心率、脉搏、呼吸、血压,视病情每 15～30 分钟 1 次,病情稳定后改为每 1～2 小时 1 次,直到休克纠正。

2. 中心静脉压(CVP)　CVP 正常值为 6～12cmH$_2$O(0.49～1.18kPa)。<5cmH$_2$O 示血容量不足,>15cmH$_2$O 提示液体过量、心力衰竭。CVP 有助于鉴别心功能不全或血容量不足所致的休克,能反映右心的充盈压,对决定输液的质量和速度及是否需要强心药提供依据。在输液过程中常结合血压的测定结果,作为判断输液量是否已达标准的依据。

3. 肺动脉楔压(PAWP)　PAWP 一般仅限于急性心肌梗死所致心源性休克患儿使用,能较好地反映左心室的功能。PAWP 正常值为 8～12mmHg(1.07～1.60kPa)。<8mmHg(<1.07kPa)时,表示血容量不足;>20mmHg(>2.67kPa)时,表示左心功能不全;26～30mmHg(3.47～4.0kPa)时,表示有重度肺充血;>30mmHg(>4kPa)时,常发生肺水肿。

4. 心排血量　心排血量下降,对监测休克有重要意义。

5. 血气分析　血气分析是休克必不可少的监测指标,用以监测体内酸碱平衡状态,监测体内氧的运送情况,监测肺功能状态。

6. 血乳酸测定　乳酸盐的含量反映休克时微循环和代谢的

状况,正常含量为 0.1～1mmol/L,休克时血乳酸的含量常＞2mmol/L。

7. 中心静脉血氧饱和度(SCVO$_2$)或混合静脉血氧饱和度(SVO$_2$) 两者都是反映氧输送和组织氧代谢的重要参考指标。循环功能正常情况下,SCVO$_2$ 正常值为 75%～85%。感染性休克 SCVO$_2$ 时降低,表示组织灌注不良;但高于正常值也可能存在循环功能障碍。根据早期目标导向治疗提示,6h 内使患儿 SCVO$_2$ 或 SVO$_2$≥70%可提高抢救成活率。

8. 尿量 尿量监测有助于早期诊断和判断治疗后血流量改善的状况,以及判断肾脏功能损害的性质。最好每小时记录 1 次。尿量因年龄而异,一般学龄儿童＜400ml/d,学龄前儿童＜300ml/d,婴幼儿＜200ml/d,即为少尿。24h 内尿总量为 20～50ml,即称无尿。

【治疗】

感染性休克(脓毒性休克)病情复杂,变化迅速,在不同阶段有不同的特点,因此,治疗应争分夺秒,在综合治疗的基础上,针对主要矛盾予以救治。

休克早期的矛盾是有效循环血量不足和组织血液灌注不良,因此应首先通过输液纠正低血容量,其次用升压药物维持灌注压,如仍存在灌注不足,则需应用强心药物,增加组织血液灌注。依照早期目标导向治疗(EGDT)方案,即在感染性休克诊断后的最初 6h 黄金时段内,输注足量的液体、红细胞和正性肌力药物,恢复组织器官灌注,使 CVP 正常及 SCVO$_2$(或 SVO$_2$)≥70%。至休克晚期,则以防治细胞损害、代谢紊乱和器官功能衰竭为主。常用的治疗措施归纳为几个方面。

1. 液体复苏 充分液体复苏是逆转病情、降低病死率的关键措施。液体复苏的步骤如下。

(1)在第 1 小时快速输液时常用 0.9%氯化钠注射液,按 20ml/kg。在 10～20min 推注完,然后评估输液后心率、脉搏、血压、毛细血管再充盈时间、尿量等循环恢复的状况。若循环无明显改善,可再给予第 2 剂、第 3 剂。每剂均为 10～20ml/kg,总量可达 40～60ml/(kg·h)。在液体复苏阶段,既要重视液体的量是否充足,又要密切观察心肺承受的能力。如肺部出现啰音,心脏有奔马律、肝大、呼吸做功增加等,常示心功能衰竭、肺水肿等发生。如已置有 CVP 或 PAWP,在快速输液阶段宜每 10 分钟监测 1 次,如:①CVP≤2cmH$_2$O 或 PAWP≤3mmHg,则继续快速输液;②CVP 2～5cmH$_2$O 或 PAWP 3～7mmHg,暂停快速输液,等 10min 后再评估;③CVP≥5mmHg 或 PAWP≥7mmHg,停止快速输液。CVP 仅在治疗早期对液体复苏平衡有指导意义,但随后的 1～4d 治疗期间 CVP 与液体平衡无明显相关性。休克处于应激状态,血糖较高,对机体不利。故此期不宜使用含糖溶液。

(2)继续和维持输液:经液体复苏后,还要继续和维持输液数天。继续输液可用 1/2～2/3 张液体 5～10ml/(kg·h),6～8d 输入;维持输液用 1/3 张液体,2～4ml/(kg·h),24h 内输注。24h后根据病情调整输液方案。注意不恰当的累积液体正平衡可能加重病情。

2. **纠正酸中毒** 改善微循环灌注及通畅气道是纠正酸中毒的根本措施。由于碳酸氢钠在使用过程中,可加重细胞内酸中毒,使血红蛋白离解曲线左移,致血红蛋白不易解离。因此,临床一般不主张大剂量、快速静脉滴注高渗性碳酸氢钠溶液,以免引起高渗血症及碱中毒。经液体复苏后酸中毒仍未纠正时,可适当使用碳酸氢钠溶液,使血 pH 达 7.25 即可。所需碳酸氢钠的计算公式为:碳酸氢钠(mmol/L)=剩余碱(BE)×体重(Wt)×0.3。先给半量,稀释成 1.4% 等渗液滴入。

3. **血管活性药物** 用以调整微血管的舒缩功能,改善微血管的血液灌流是抗休克治疗的重要措施。常用的药物有 3 大类,即:①交感-肾上腺素能兴奋剂,属儿茶酚胺类药物。有多巴胺、多巴酚丁胺、去甲肾上腺素、异丙肾上腺素、间羟胺、枳实注射液等。

②交感-肾上腺素能神经阻滞药,这类药物有酚妥拉明、酚苄明、普萘洛尔等。③莨菪类药物主要有阿托品、山莨菪碱(654-2)、东莨菪碱等。

4. **控制感染** 控制感染是抢救感染性休克的根本措施,因此,感染性休克一旦诊断,应在 1h 内静脉输入有效抗生素。开始根据患儿年龄、临床表现、发病季节、流行病学特点等初步判断病因,选用抗菌谱广,能覆盖所有可能的病原菌,常选用 2 种以上抗生素联合抗感染治疗。48~72h 得到药敏结果应根据临床反应及细菌培养与药敏结果分析调整抗感染药物,尽量换用非广谱抗生素,以防止耐药菌株产生,可改用单一抗生素,疗程 7~10d,必要时可适当延长。

5. **肾上腺皮质激素的应用** 用肾上腺皮质激素抗休克治疗临床存在争议,应用需谨慎。建议对儿茶酚胺抵抗性休克和怀疑或证实肾上腺功能绝对不全的儿童患儿及时使用类固醇激素治疗,而达不到肾上腺功能不全最低诊断标准的则不应使用。

6. **保持气道通畅**

(1)保持头颈位置,及时吸痰,必要时气管插管,最好在呼吸状况恶化之前进行。

(2)如有肺水肿,可加用 PEEF,以提高肺部氧合,如有 ARDS 应加大 PEEP,以维持功能残气量和氧合。

7. **纠正凝血功能障碍** 早期可给予小剂量肝素 5~10U/kg,皮下注射,每 6 小时 1 次,低凝阶段肝素化的同时,应适当补充血浆、血小板及其他凝血成分。

8. **静脉注射丙种球蛋白(IVIG)及其他免疫治疗** 可调节机体的免疫机制,提高免疫功能,改善预后,降低病死率,有望成为感染性休克的辅助性治疗。

9. **脱水药** 重症患儿可有不同程度脑水肿,当扩容后应考虑使用甘露醇等利尿药,每次 0.5~1g/kg,根据需要每 4~6 小时 1 次,利尿治疗和肾替代治疗两者效果相当,当休克纠正后,若使用利尿药无效,可使用持续静脉-静脉滤过治疗或间歇透析治疗以除去体内约 10% 的过负荷液体。

10. **应激性溃疡的治疗**　危重症患儿常有胃肠道出血倾向,与凝血功能障碍或与机械通气有关。处理:可用 5% 碳酸氢钠 10~30ml,稀释成等渗液后洗胃,至无咖啡色液体抽出,然后给予西咪替丁 10~20mg/kg,用 0.9% 氯化钠注射液 10~20ml 溶解后,注入胃内保留 3~4h,无效时 3~4h 后可重复给药。

11. **血糖控制**　当患儿应激反应时,常表现出应激性高血糖,若血糖在 6.67~10mmol/L 时,以限制外源性高浓度葡萄糖输入为主。若血糖在 10~15mmol/L 时,除限糖外,给予胰岛素 0.1~0.2U/kg 皮下注射,每 2 小时 1 次,用 2 次后检测血糖水平,若血糖仍高再用 2 次。若血糖 > 15mmol/L 则用胰岛素 0.1~0.2U/kg 静脉注射 2 次,并复查血糖,待血糖 < 15mmol/L 时,改用皮下注射。

12. **体外膜肺(ECMO)**　难治性的感染性休克或伴有急性呼吸窘迫综合征的患儿,可考虑行 ECMO 治疗。

13. **营养支持疗法**　营养支持疗法是使患儿康复的重要条件,应给予高度重视。用氨基酸供给蛋白质,浓度从 0.5%~1% 开始,最高不超过 2%,年龄不同剂量不一样:新生儿 2~2.5g/kg,婴儿 2.5~3g/kg,年长儿 1.5~2.5g/kg。10% 脂肪乳剂第 1 天 5~10ml/kg,以后每天增 5ml/kg,最大量新生儿 40ml/(kg·d),年长儿 20ml/(kg·d)。

二、低血容量性休克

低血容量性休克是由于大量失血、失液、血浆丧失等原因引起血容量急剧减少而出现循环衰竭的现象,称为低血容量性休克。

【病因】

低血容量性休克常见于消化道出血、大咯血、凝血机制障碍所引起的出血性疾病等。频繁吐、泻导致大量水分丢失引起的低血容量性休克,是儿科常见的原因,多发生于严重腹泻病重度脱水的患儿。大面积烧伤时血浆大量渗出,亦可使血量锐减而致休克。

【临床表现】

原发病不同,临床表现也不一致,出血性休克都有大出血的病史,其临床表现与出血量及出血速度有关,即休克严重程度与出血量多少以及出血速度有关。在同等量出血情况下,出血速度越快,休克也越严重,出血量达总血量的 10%～15% 时,一般无明显临床症状,称为轻度失血。失血量达 20% 时,除表现眩晕、口渴、烦躁、尿少外,血压下降,脉搏增快,血红蛋白下降至 70～100g/L,称为中度失血。失血量达总血量的 30% 以上时,出现四肢厥冷,出冷汗,少尿或无尿,神志恍惚,血压下降至 75mmHg(10kPa)以下,每分钟脉搏＞120 次,血红蛋白＜70g/L,称为重度失血。若患儿已出现上述症状,并已进入休克状态,但未发现明显出血部位,应进一步检查排除体腔内出血的可能。重症腹泻患儿水样稀便每天达数 10 次,常伴有重度以上脱水,体液丢失量占体重 10%～15%,可出现四肢厥冷、皮肤黏膜干燥、尿量减少、脉搏细弱、血压降低等循环衰竭征象,均属低血容量性休克。

【治疗】

治疗低血容量性休克,关键在于补液量是否充足、输液是否及时,如能迅速改善组织的低灌流状态,避免细胞损害,使血流动力学和代谢恢复正常,则休克得以纠正,否则易致多系统器官功能衰竭(MSOF),而发展成难治性休克。

1. 补充血容量 出血性休克的治疗关键在于迅速补充血容量,在输血前应先给予林格溶液或平衡盐溶液,因为休克时血流缓慢,血液黏度增加,不利于微循环改善,如因大量出血引起的出血性休克应补液与输血同时进行。经扩容后血容量基本恢复正常。出血停止,而血压仍低者,可使用血管活性药物间羟胺等。如因失水所致,则应判断脱水的性质、程度,积极给予相应液体,输液的速度和量是治疗的关键。

2. 对症治疗

(1)首先应压迫止血并积极做好手术准备:临床常用止血药如下。①卡巴克洛:口服,<5 岁每次 1.25～2.5mg,>5 岁每次 2.5～5mg,每天 2～3 次;肌内注射,<5 岁每次 2.5～5mg,>5 岁每次 5～10mg,每天 2～3 次。②6-氨基己酸:静脉滴注,每次 0.1mg/kg,加于 5％～10％葡萄糖注射液 50～100ml 中静脉滴注。③抗血纤溶芳酸每次 5～100mg,加于 5％～10％葡萄糖注射液 40ml 中静脉注射,每天 2～3 次。

(2)肺源性大咯血:可先用垂体后叶素 5U,加入 10％葡萄糖注射液 20～40ml 中静脉滴注,或应用纤维支气管镜局部注药,如非手术治疗无效,仍反复大咯血,对已明确病变部位者,可考虑行肺叶或肺段手术治疗。

(3)溃疡病或胃黏膜病变所致上消化道出血:可用西咪替丁,对胃酸具有抑制作用,对上消化道出血有效。用法:口服,<5 岁每次 0.05～0.1g,>5 岁每次 0.1～0.15g,每天 3 次。如止血效果不满意,必要时可在纤维胃镜观察下,向病变部位喷洒止血药物,如去甲肾上腺素等。如为下消化道出血,可先用垂体后叶素静脉滴注,剂量为 0.2 U/min。

三、心源性休克

心源性休克是比心力衰竭更为严重的临床状况,是指纠正前后负荷后,心脏泵功能急剧减退导致组织低灌注的临床综合征。虽然小儿心源性休克的患病率不如感染性休克多见,但其常起病急骤,发展迅猛,有时尚未明确诊断,在急诊室或入院不久即死亡。

【病因】

小儿心源性休克常发生在暴发性或重症心肌炎、先天性心脏病(包括心脏手术后低排综合征)、体肺循环高压、大量心包积液(心脏压塞)、心包狭窄、心肌病、严重心律失常(如阵发性室上性心动过速、室性心动过速、心室颤动)、感染性疾病等。

【临床表现】

心源性休克一般进展迅速,根据其发生、发展的病理生理学特征,临床可分为三期。

1. 休克初期(代偿期) 表现为直立性低血压,即血压在坐位和立位时降低,而平卧位可以正常,收缩压变化＞10mmHg(1.3kPa)。脉压减低,心率加快,神志清醒,但烦躁不安,焦虑或易激惹;患儿畏寒,面色苍白,四肢湿冷;尿量正常或稍减少。

2. 休克期(失代偿期) 出现间断平卧位低血压,收缩压降至80mmHg(10.64kPa)以下。脉压在 20mmHg(2.6kPa)以下;患儿神志尚清楚,但反应迟钝,意识模糊;皮肤湿冷,呈大理石样花纹,毛细血管再充盈时间延长;心率更快,脉搏无力,浅表静脉萎陷,呼吸稍快,肠鸣音减弱;尿量减少或无尿,婴儿少于 2ml/(kg·h),儿童少于 1ml/(kg·h)。

3. 休克晚期 血压降低且固定不变或不能测出;患儿昏迷,肢冷发绀;心率更加快速或转为缓慢;脉搏微弱或触不到;呼吸急促或缓慢、不整;腹胀,肠麻痹;少尿或无尿。此期患儿可出现弥散性血管内凝血和多脏器损伤。前者表现为皮肤黏膜出血、便血、呕血及血尿,最终导致呼吸衰竭、肾衰竭以及多脏器衰竭,甚至死亡。

【诊断及鉴别诊断】

心源性休克的诊断实际上包括对休克和对其心源性病因两部分的综合诊断。应与儿科常见的感染性休克,吐泻引起的水、电解质紊乱所致休克,过敏性休克,急性中枢神经系统疾病,重症衰竭等相鉴别。诊断为心源性休克后应进一步确定原发病,为采取有效措施提供重要依据。

【治疗】

积极抢救心源性休克的同时,重视原发病的相应治疗。治疗关键是提高心排血量,改善组织细胞氧供应及减少氧消耗。

1. 积极供氧、减少耗氧量

(1)平卧位或头稍低位,鼻管或面罩给氧,必要时加压给氧。

(2)维持动脉 $PO_2 \geqslant 70mmHg$,经皮血氧测定的氧饱和度 $\geqslant 90\%$。

(3)纠正代谢性酸中毒,当出现高碳酸血症、呼吸性酸中毒时,需行气管插管机械通气。

2. 补液及纠正电解质紊乱　心源性休克主要因心功能不全引起,扩容往往不能使心排血量增多,输液过多或过快反而会导致肺水肿,使病情恶化。首次输液可给予 100g/L 葡萄糖氯化钠注射液或右旋糖酐-40,5~10ml/kg,于 30min 内静脉滴注,休克状态无改善可重复 1 次,静脉输液总量为 1000~1200ml/(m^2·24h)(不宜超过 50ml/kg),严格掌握液体量及输液速度,多用 100g/L 葡萄糖液缓慢均匀静脉滴注。

3. 血管活性药物和正性肌力药物　在补充血容量的基础上,休克症状仍未改善,可酌情使用血管活性药物,首选多巴胺或多巴酚丁胺加间羟胺,均能兴奋 β 受体,增强心肌收缩力,增加心排血量,改善心功能。尚可根据血流动力学特点,采用相应治疗措施。①有肺充血而心排血量减少不显著者,可用硝酸甘油或消心痛。②低心排血量而无明显肺充血者,宜用酚妥拉明。③既有肺水肿又有心排血量降低者可用硝普钠,10~20mg 置于 10% 葡萄糖注射液 100ml 中,按每分钟 1~2μg/kg 静脉注射。注意要新鲜配制,避光使用。多巴胺加多巴酚丁胺治疗心源性休克,不仅能增加心排血量,降低全身静脉阻力,提高动脉压,还能降低 PAWP,增加肾血流量,且不增加心率,剂量每分钟各为 7.5~10μg/kg 静脉滴注。洋地黄类药物在心源性休克初始不起作用,仅用于阵发性室上性心动过速和心房纤颤转复无效时为控制心率才使用。暴发性心肌炎尽量避免使用洋地黄制剂。茛菪类药物因有加快心率及增加心肌耗氧量的作用,不宜首选,但有周围血管痉挛明显且有心动过缓时,可试用小量分次静脉注射。

4. 利尿药　应用利尿药可减轻肺淤血并增加携氧,但危重情况下应慎用,因为骤然利尿有加重低血压及减少冠状动脉血流灌注的危险。如利尿效果不理想时,应考虑系低血容量、心排血量严重下降及肾血流量不足(肾衰竭)的影响。

5. 改善心肌代偿　可使用大剂量维生素 C、1,6-二磷酸果糖等。

6. 肾上腺皮质激素　目前尚无统一的意见。由急性心肌梗死引起的心源性休克,可以使用肾上腺皮质激素,而且应早期应用(休克 4～6h),如＞9h 使用,则效果较差。

7. 体外机械辅助装置　休克时应用各种辅助装置如主动脉内气囊反搏(IABP)、心室(左心室或双心室)辅助装置(VAD)、人工膜肺(ECMO)等技术。

四、过敏性休克

过敏性休克是指致敏机体对抗原物质发生强烈的变态反应时,导致弥散性的肺纤维蛋白血栓及多脏器受累,发生急性微循环功能障碍。

【病因】

外界抗原性物质进入机体后,与相应的抗体相互作用引起的一种强烈的全身性过敏反应。使组胺、缓激肽、5-羟色胺、血小板激活因子等大量释放,导致全身毛细血管扩张,通透性增加,血浆渗出,循环血量急剧减少。常见致敏物质如某些抗生素类药物、血清制剂或食物及蜂虫叮咬伤等。因注射青霉素或血清所引起的过敏性休克,临床较多见,且颇严重。

【临床表现】

过敏性休克为速发性变态反应(Ⅰ型超敏反应),临床病情轻重有个体差异,重者起病急骤变化迅猛,常危及生命。临床表现主要是由于组织器官广泛充血、水肿和渗出所致的症状,如喉或支气管水肿,可致呼吸困难、气促、胸闷、发绀甚至窒息。其循环衰竭表现为面色苍白、四肢厥冷、脉搏细弱、血压下降等,甚至因脑缺氧,出现脑水肿、意识丧失、昏迷、抽搐。

青霉素引起过敏性休克临床多见,50%的患儿用药 5min 内出现症状。约 10%在用药 30min 后发生。多数患儿是在用药过程中出现过敏。但也有少数在连续用药数天后,才发生过敏反应的。甚至正在做皮试时也偶尔发生,因此使用青霉素一定要严格按照说明,并在用药后密切观察一段时间,一旦出现症状立即抢救。

【辅助检查】

实验室检查可见白细胞计数增高,嗜酸细胞比例增多,尿蛋白阳性,血清 IgE 升高。

【诊断】

有明确的用药史或被毒虫刺咬等,接触过敏原史。多数突然发病,很快出现上述临床症状与体征。

【治疗】

1. 由药物引起的应立即终止用药,并清除可能引起过敏反应的物质。

2. 青霉素过敏者,可在原注射部位肌内注射青霉素酶 80 万U。抢救成败的关键,在于及早发现、及早给予有效的治疗措施,以免耽误抢救时机。

3. 立即静脉注射 0.1%肾上腺素,每次 0.01～0.03mg/kg,皮下或肌内注射。每 10～15 分钟可重复 1 次。

4. 肌内注射异丙嗪,每次 0.5～1mg/kg,以对抗组胺的作用。

5. 静脉滴注或推注肾上腺皮质激素,剂量要比一般剂量大,如地塞米松 0.2～0.4mg/kg 加于 5%葡萄糖注射液 20～40ml内,静脉注射或滴注,每 4～6 小时 1 次,可重复使用。

6. 一般选用缩血管药物如间羟胺,每次 0.02～0.2mg/kg,加于 5%葡萄糖溶液 100ml 中静脉滴注。根据血压调整滴速。

7. 10％葡萄糖酸钙 5～10ml 稀释于 10％葡萄糖溶液 20ml 中缓慢静脉推注。

8. 保持呼吸道通畅给氧,如有喉梗阻、吸气困难,应立即做气管切开。

五、神经源性休克

神经源性休克是由于剧烈疼痛等因素所引起的休克。因创伤过程中该型休克多见,故又称为创伤性休克,临床上在做胸穿、腹穿、心包穿刺等操作时,有时也可发生神经源性休克。

【病因】

因损伤或药物阻滞交感神经系统引起。受损部位小动脉扩张,血管容量增加,造成相对性低血容量和低血压。

【临床表现】

1. 患儿头晕、面色苍白、出汗。

2. 疼痛、恶心、呕吐。

3. 胸闷、心悸、呼吸困难。

4. 脉搏增快、血压下降。

【治疗】

1. 如果是由于医疗操作所致,则立即停止所进行的操作。

2. 0.1％肾上腺素每次 0.01～0.03mg/kg 立即皮下或肌内注射,必要时 10～15min 后可重复使用。

3. 选用间羟胺、去甲肾上腺素等缩血管药物,间羟胺每次 0.02～0.2mg/kg,静脉滴注;去甲肾上腺素 0.5～1mg 加于 5％～10％葡萄糖注射液 100ml 中,按 4～8μg/min 速度静脉滴注,根据血压调整滴速。

4. 静脉滴注肾上腺皮质激素。地塞米松 0.2～0.4mg/kg 加于 5％葡萄糖注射液 20～40ml 内,静脉注射或滴注,每 4～6 小时 1 次,可重复使用。

5. 使用镇痛药。

第七节 感染性心内膜炎

感染性心内膜炎(infectious endocarditis, IE)是指一种或多种病原菌感染心脏的内膜、瓣膜或邻近大动脉内膜而引起的炎症性疾病。多发生在有先天或后天心脏病的患儿,亦可发生在心脏正常者。

感染性心内膜炎本身是一种急症、重症,给机体造成很大的危害。不仅如此,本病经常出现各种并发症。最常见的并发症有心力衰竭、瓣膜或心肌损害或穿孔、心肌脓肿、心肌炎、心包炎、主动脉瘤、脑动脉瘤及全身各处动脉的栓塞。常见的栓塞部位是脾、肾、冠状动脉和肺、脑。这些并发症是影响本病预后的最重要因素。尤其心力衰竭和脑动脉栓塞是本病致死的主要原因。因此,在治疗过程中一定要注意有无并发症的发生,根据相应的临床表现做必要的辅助检查。早期明确诊断、早期治疗所出现的并发症是改善本病预后的非常重要的措施。

【病因】

1. 病原微生物

(1)草绿色链球菌为最常见的致病菌,常见于有龋齿和牙周病或行牙科手术的患儿。

(2)金黄色葡萄球菌、白葡萄球菌、腐生葡萄球菌、表皮葡萄球菌感染较前显著增多,常见于手术后,人瓣膜置换术后早期。

(3)肠球菌,常见于泌尿生殖系或胃肠道手术或操作。

(4)真菌性(多为念珠菌和曲霉菌)感染,常见于新生儿、长期应用抗生素、糖皮质激素患儿或进行开胸手术患儿,预后较差。

2. 易感因素

(1)多发生于器质性心脏病的患儿,主要为先天性心脏病。其中,心脏内置入人工瓣膜或人工材料是发生感染性心内膜炎的高危因素。

（2）无器质性心脏病者发生感染性心内膜炎呈明显增加趋势，与各种内镜检查、持续性静脉导管留置等经血管的创伤性检查和治疗及使用未经消毒的注射器有关。

（3）新生儿、免疫缺陷者及应用免疫抑制药的患儿易发生感染性心内膜炎。

【病理】

本病的基本病变为心瓣膜、心内膜及大血管内膜表面附着疣状赘生物。显微镜下赘生物主要由血小板栓子、纤维蛋白、细菌和坏死的心瓣膜组织形成。心瓣膜的赘生物可造成瓣膜溃疡、穿孔及破坏，且可累及腱索和乳头肌窦感染性动脉瘤等。巨大的赘生物可堵塞瓣膜口。这些病理改变可导致急性血流动力学障碍，引起顽固性心力衰竭，是本病的主要致死原因。

【临床表现】

1. 全身感染中毒症状　发热是最常见症状，伴寒战、疲乏、出汗、头痛、肌痛及关节疼痛等，个别无发热。常有明显食欲缺乏。

2. 心脏症状　原有心脏杂音改变或出现新的杂音，可有心脏扩大、心力衰竭的表现。

3. 栓塞症状　多发生于病程后期，约 1/3 的患儿为首发症状。皮肤瘀点，眼底出血点，便血、血尿，肺、肾、脑、脾等实质脏器梗死表现。病程长者可见杵状指（趾）。

【辅助检查】

1. 血常规　进行性贫血，白细胞增高且以中性粒细胞为主，血小板减少。血沉增快，C 反应蛋白阳性。血清 α_2 球蛋白增高，血清补体 C3 降低，部分病例类风湿因子阳性。

2. 血培养　血培养是诊断的关键，应于药物治疗前进行，48h 内抽血至少 3 次，每次取血 6～10ml，寒战或体温骤升时取血可提高阳性率。用过青霉素者培养液内应加入青霉素酶；用过磺胺类药物者应加入对氨苯甲酸以利细菌生长。即使采取上述措施仍约有 10% 病例血培养阴性，如做骨髓血培养，可增高阳性率。细菌培养疑为绿色链球菌者,培养标本需保留2周。

3. 尿液检查 有血尿、蛋白尿及管型尿等。

4. 超声心动图 可准确探测赘生物的部位、数量、形态、大小,心瓣膜损伤情况,心脏大小和心功能状况,有助于判断药物疗效和预后。

5. CT检查 对怀疑有内脏出血及梗死者应及时做CT检查,了解病变部位和范围。

【诊断】

原有心脏病的患儿如有1周以上不明原因的发热,即应考虑感染性心内膜炎的可能。对本病的诊断需保持高度警惕性。具有以下数点者提示本病存在:①有心脏病或近期心脏手术病史;②明显的栓塞症状;③难以解释的发热及进行性贫血;④新出现的心脏杂音或原有心脏杂音发生变化。血培养阳性者可确诊。

2000年中华医学会儿科分会心血管学组、中华儿科杂志编委会共同拟定了小儿感染性心内膜炎的诊断标准(试行),可供参考。

1. 临床指标

(1)主要指标:①血培养阳性。分别2次血培养有相同的感染性心内膜炎常见的微生物(如草绿色链球菌、金黄色葡萄球菌、肠球菌等)。②心内膜受累证据。应用超声心动图检查,有以下征象之一,即附着于瓣膜或瓣膜装置,或心脏、大血管内膜,或置入人工材料上的赘生物;心内脓肿;瓣膜穿孔、腱索断裂、人工瓣膜或缺损补片有新的部分裂开。③血管征象:重要动脉栓塞,脓毒性肺梗死,或感染性动脉瘤。

(2)次要指标:①易感染条件。基础心脏疾病,心脏手术、心导管术或中心静脉内插管。②较长时间发热(≥38℃),伴贫血。③原有心脏杂音加重,出现新的反流杂音或心功能不全。④血管征象:瘀斑、脾肿大,颅内出血,结膜出血,镜下血尿或Janeway斑。⑤免疫学征象。肾小球肾炎、Osler结、Roth斑或类风湿因子阳性。⑥微生物学证据：血培养阳性，但未符合主要指标中的要求。

2. 病理学指标 ①赘生物（包括已形成的栓塞）或心内脓肿经培养或镜检发现微生物；②存在赘生物或心内脓肿，并经病理检查证实伴活动性心内膜炎。

3. 诊断依据

(1)具备以下①～⑤项任一项者即可诊断为感染性心内膜炎：①临床指标中，具备主要指标两项；②临床指标中，具备主要指标中任意1项和次要指标3项；③具有心内膜受累证据和临床次要指标任意2项；④具备临床次要指标中任意5项；⑤具备病理学指标中的任意1项。

(2)有以下情况时可排除感染性心内膜炎诊断：①有明确的其他诊断解释临床表现；②经抗生素治疗≤4d临床表现消除；③抗生素治疗≤4d，手术或尸检无感染性心内膜炎的病理依据。

(3)临床考虑感染性心内膜炎，但不具备确诊依据时仍应进行治疗，根据临床观察及进一步的检查结果确诊或排除感染性心内膜炎。

【鉴别诊断】

1. 以发热为主要表现者，需与伤寒、败血症、结核、风湿热和系统性红斑狼疮等鉴别。

2. 以心力衰竭为主要表现者，需与伴有低热的先天性或后天性心脏病并发心力衰竭者相鉴别。

3. 与活动性风湿性心肌炎的鉴别比较困难，但感染性心内膜炎有栓塞、脾大、杵状指(趾)及血培养阳性，特别是二维超声心动图检查发现较大赘生物等均可与之相鉴别。

4. 手术后感染性心内膜炎，需与心包切开综合征及术后灌注综合征鉴别，后两者均为自限性疾病，经休息、服用阿司匹林或糖皮质激素治疗后可痊愈。

【治疗】

感染性心内膜炎及早治疗可以提高治愈率,但在应用抗生素治疗前应多次行血培养和药敏实验,明确病原体,采用最有效的抗生素是治愈本病的关键。必要时,应进行手术治疗。

(一)抗生素

1. 抗生素应用原则

(1)早期应用:不可等待血培养而耽误治疗。

(2)合理选用抗生素:选用能穿透血小板纤维素成分赘生物基质,杀灭细菌,达到根治瓣膜感染、减少复发的敏感抗生素。

(3)联合应用:单纯抑菌药效果差,易于复发,联合抑菌药和杀菌药,可获得良好疗效,并能减少每种抗生素剂量及不良反应。

(4)剂量足:有条件时可测定血清中抗生素的最小杀菌浓度,一般在给药后 1h 抽血,然后按照杀菌药的血清稀释水平至少为 1:8 时所测定的最小杀菌浓度给予抗生素。

(5)疗程长:疗程要足够长,一般为 4～6 周。

2. 不同病原菌抗生素的应用

(1)草绿色链球菌:青霉素为首选。青霉素 G 40 万～60 万 U/(kg·d),每 6 小时 1 次,静脉滴注,疗程 4～6 周;加庆大霉素 4～6mg/(kg·d),每 8 小时 1 次,疗程 2 周。对青霉素过敏者可用头孢菌素或万古霉素。但要注意的是有青霉素严重过敏者,如过敏性休克,忌用头孢菌素类,因其与青霉素可出现交叉过敏反应。

(2)肠球菌:首选氨苄西林,每天 6～12g,联合万古霉素和氨基苷类抗生素,疗程 6 周。头孢菌素对肠球菌作用差,不能替代青霉素。对万古霉素耐药者,可选用喹诺酮类药物,如环丙沙星、舒巴坦、氨苄西林(优立新)和泰宁等药物。对青霉素过敏的患儿可用头孢菌素或万古霉素。

(3)金黄色葡萄球菌:青霉素敏感者选用青霉素治疗,青霉素

G 40 万～60 万 U/(kg·d),与庆大霉素联合应用,用法同上。青霉素耐药可选用第一代头孢菌素如萘夫西林或甲氧西林,或万古霉素、利福平。对青霉素过敏者可用头孢菌素或万古霉素。治疗过程中应仔细地检查是否有必须处理的转移病灶或脓肿,避免细菌病灶迁移再度引起心脏病变处的种植。

(4)表皮葡萄球菌:青霉素效果欠佳,宜用万古霉素或联合庆大霉素、利福平。

(5)革兰阴性杆菌或大肠埃希菌:氨苄西林 300mg/(kg·d),每 6 小时 1 次,静脉滴注,疗程 4～6 周;或用头孢哌酮或头孢曲松(菌必治),200mg/(kg·d),每 6 小时 1 次,静脉滴注,疗程 4～6 周,加用庆大霉素 2 周。铜绿假单胞菌感染可加用阿莫西林 200～400mg/(kg·d),每 6 小时 1 次,静脉滴注。对青霉素过敏者可用头孢菌素或万古霉素。

(6)真菌性心内膜炎:停用抗生素,选用两性霉素 B 为优,0.1mg/(kg·d)开始,逐步增加至 1mg/(kg·d),总剂量为 1.5～3g。两性霉素 B 的毒性较大,可引起发热、头痛、显著胃肠道反应、局部的血栓性静脉炎和肾功能损害,并可引起神经系统和精神方面的改变。氟胞嘧啶(5-FC)是一种毒性较低的抗真菌药物,单独使用仅有抑菌作用,且易产生耐药性。和两性霉素 B 合并应用,可增强杀真菌作用,减少两性霉素 B 的用量及减轻 5-FC 的耐药性。用量为 50～150mg/(kg·d),分 3～4 次服用。真菌感染的病死率高达 80%～100%,药物治愈极为罕见,应在抗真菌治疗的早期手术切除受累的瓣膜组织,尤其是真菌性的 PVE,术后继续抗真菌治疗才可有治愈的机会。

(7)立克次体心内膜炎:可选用四环素,每天 2g,静脉给药治疗 6 周。

(8)病原菌不明或手术后:选用萘夫西林加氨苄西林及庆大霉素,或头孢菌素类,或万古霉素。

3. 抗生素停用指征 抗感染药物应连用 4～8 周,用至体温正常,栓塞现象消失,血常规、血沉恢复正常,血培养阴性后逐渐停药。停药后,应随访2年,以便对复发者及时治疗。

(二)支持疗法

保证休息,给予营养丰富的饮食、铁剂等,必要时可输血,也可输注丙种球蛋白。

(三)手术治疗

手术治疗使感染性心内膜炎的病死率降低,尤其在伴有明显心力衰竭者,死亡率降低更为明显。

(1)手术:包括剔除赘生物、对人造置入物做清创处理、修复或置换损害的心脏瓣膜和矫治原有的心脏畸形等。

(2)手术指征,包括:①瓣膜功能不全引起的中重度心力衰竭;②赘生物堵塞瓣口;③反复栓塞者;④霉菌感染;⑤经最佳抗生素治疗无效;⑥新发生的心脏传导阻滞。

如有外科治疗指征应尽早手术。

第八节 急性心脏压塞

急性心脏压塞是指心包中的液体急剧聚集致心脏明显受压,心室充盈受阻及其所引起的一系列血流动力学异常,如静脉压升高,甚至发生心源性休克等。心脏压塞为一急症,往往危及患儿生命,故一旦发生需紧急做心包腔减压处理。

【病因】

1. **感染性心包炎** 包括细菌、病毒、支原体和寄生虫感染,其他病原体如真菌、立克次体和螺旋体等。

2. **非感染性心包炎** 包括自身免疫性疾病、代谢和内分泌疾病性心包炎。

3. **创伤性心包炎** 胸部贯通伤或顿挫伤累及心包,开心手术或心导管术后也可累及心包。

4. **其他** 如心包膜肿瘤,接受抗凝治疗后亦较常见。

【病理生理】

正常儿童心包腔内有 10～15ml 淡黄色液体润滑心脏表面，以保证心脏在心包腔内可自由搏动，并减少心脏搏动时脏层和壁层之间的摩擦。心包积液对血流动力学影响主要取决于心包腔的压力，由心包积液生成速度和量来决定。如缓慢出现的少量心包积液对血流动力学无明显影响，但如果心包腔内迅速积聚液体，即使量不多，同样可以引起心包腔内压力急剧升高，出现心脏压塞。心肌功能不好会加重心包积液对循环功能影响。心脏压塞时，一方面心室舒张期充盈受到限制，每搏量下降，反射性增加心率，维持心搏出量。如心搏量进一步减少，导致收缩压下降，末梢血管收缩，使舒张压上升，脉压变小，并出现奇脉。另一方面，心包腔内压力升高使静脉回流受阻，导致静脉压升高。当心包腔液体迅速积聚引起急性心脏压塞，心搏出量急剧减少，可发生心源性休克，甚至死亡。

【临床表现】

1. 症状 患儿呈急性病容，呼吸困难，发绀，因胃肠淤血可有恶心、呕吐。较重的急性心脏压塞可有低血压，患儿表现焦虑、烦躁、冷汗、面色苍白、肢端湿冷，甚至神志不清、休克，很快处于濒死状态。

2. 体征 查体有心尖搏动消失、心音遥远、心率加快（Beck 三联征），左肺肩胛角与脊柱间叩诊实变，听诊管状呼吸音（Ewart 征）。

70%～80%患儿可有奇脉，在吸气时脉搏明显减弱。但用触摸桡动脉强弱方法判断奇脉不易实施，尤其对低血压患儿，可检查颈动脉或股动脉。采用血压计检查时，吸气末收缩压较呼气时降低 10mmHg（1.33kPa），并可触及脉搏减弱时可肯定为奇脉。

绝大多数急性心脏压塞患儿均有静脉压升高。患儿取坐位时颈外静脉充盈，是静脉压升高的简易标志。也可出现颈静脉搏动，但当颈静脉极度充盈时，搏动反而不明显。肝颈静脉回流征阳性。肝大伴触痛。严重者肢体静脉亦显示怒张。测定中心静脉压是判断静脉压有无升高的最可靠方法。

【辅助检查】

1. 胸部 X 线检查　当心包积液量超过 300ml 时,心影向两侧增大;超过 1000ml 时,心影呈梨形或烧瓶状,左右缘各弓消失,腔静脉影增宽,卧位时心底部变宽,且卧位与立位心影形态有显著差异。心膈角成锐角,上腔静脉影增宽而肺野透明。透视或计波摄片心搏动减弱。心包腔内注气术可见液平面、心脏大小、心包厚度及有无肿瘤。透视下心搏减弱或消失,肺野清晰无淤血改变,这一点有助于与心力衰竭相鉴别。

2. 心电图检查　心脏压塞没有特征性心电图表现。可出现 ST 段抬高、T 波低平或倒置、QRS 低电压等心包炎或心包积液改变。如果临床发现完全性电交替(P 和 QRS 向量均随心搏而变化)的心包积液患儿,大多数最后都发展为心脏压塞。

3. 超声心动图检查　超声心动图对鉴别心脏压塞、缩窄性心包炎和限制性心肌病等特别有用。心脏压塞时,有意义的心动图表现为:舒张早期的右室流出道塌陷和(或)舒张晚期和等容收缩期的右房游离壁内陷;吸气时右心室扩大,室间隔左移、左心室受压,二尖瓣开放延迟到左心房收缩开始时才发生。

4. 其他检查　必要时可行核素心脏扫描、心内二氧化碳造影或心血管造影及与原发病有关的检查。

尽管上述检查对心脏压塞的确诊具有重要的意义,但对压迫症状十分严重的急性患儿,要紧迫的还是心包腔减压治疗。

【诊断】

对每一个全身静脉压升高的患儿,除非有明确的心脏瓣膜或心脏病变者,都应想到心脏压塞的可能。如果同时具有 Beck 三联征加之胸闷气急,则心脏压塞的可能性较大。

对有外伤、感染、结缔组织病史或抗凝治疗中的患儿,心脏压塞症状不一定具备,特别当心音遥远不明显、血压正常时,只要静脉压明显升高,出现奇脉,同时具有超声心动图等检查证明有心包积液,则心脏压塞的诊断即有可能。

外伤性心包积液,积血量往往不多,因此 X 线显示心影可能在正常范围内,但可迅速发展为急性心脏压塞。如已知的失血量与休克程度不成比例或经足够的输血但循环障碍不缓解者,应疑有心脏压塞。

【治疗】

(一)一般治疗

1. 卧床休息,取半卧位,进流质或半流质饮食。

2. 疼痛时服镇静药,必要时可用可待因、哌替啶或吗啡。

3. 有气急、呼吸困难者吸氧。可用鼻导管、面罩等方法给氧,勿用正压给氧,以免增加心包压力,加剧心脏压塞。如自主呼吸停止,必须人工机械通气,宜用间歇正压通气治疗,吸气峰压不宜太高,并尽快做心包减压。

4. 患儿烦躁时,可适当给予镇静。

(二)心包穿刺

心包腔穿刺抽液是缓解心包腔压,减轻心脏压塞唯一有效的急救措施。心脏压塞患儿的收缩压下降幅度一旦超过 30mmHg(4kPa),是立即穿刺抽液的指征。

心包穿刺术最好在心电监护或超声心动图监测下进行。穿刺点在剑突与左肋缘交界处,经过膈肌穿刺心包前下方。穿刺时,患儿一般取半卧位,背部适当加垫。在穿刺点行局部麻醉并向深部浸润。穿刺针与腹壁呈 30°～45°角向上、向后刺入,针尖对准左锁骨中点,缓慢前进。根据患儿年龄、身长、皮下脂肪厚度进针 1～3cm 可达心包壁。如感觉穿刺针搏动,说明已近心脏,放开夹住针头与注射器之间橡胶管上的血管钳,试抽心包液。如未抽出,或边抽、边退,或将针头退至皮下适当更换方向前进,一般多能抽液成功。一旦抽得液体,固定针头不得移动,每次取下针筒前必先夹紧橡胶管,防止空气进入。大量心包积液时,每分钟勿超过 20～30ml。抽液过程中应密切观察患儿面色、呼吸、心率等状况。如上述途径抽液失败而诊断又无误，可改换成心尖途径或胸骨旁途径进行穿刺。

心包穿刺偶可刺破冠状血管、划破心房或心室壁或直接穿到心腔内造成血性液体。如穿刺中，心电监护并未出现 T 段或 PR 段改变，亦未出现心律失常，则血性液体来自心腔的可能性不大。血性心包积液具有血细胞比容低于静脉血而且不凝固等特点，亦可用来鉴别。

对外伤引起的急性心脏压塞，一旦出现必须争分夺秒地进行抢救治疗。应紧急做心包穿刺，排血减压、缓解填塞，暂时改善血流动力学，争取抢救时间。如有其他复合伤需手术治疗，可直接做心包切开引流后同时手术；对化脓性心包积液，现提倡早期做心包切开引流。

（三）药物治疗

1. **补液**　急性心脏压塞，尤其在血压下降，又不能立即做心包穿刺或穿刺失败的情况下，应静脉补充适当液体以扩充血容量，增加心室充盈。此时最好用血浆、全血或胶体液。可按 10ml/kg 在 30min 内补完，然后根据中心静脉压和血压的动态变化、临床表现决定是否再输液。

2. **血管活性药物**　在心室充盈压不变条件下，给予血管扩张药可增加心搏出量。因此，在扩容补液同时，如血压能维持，可给予酚妥拉明、硝普钠等。异丙肾上腺素具有正性肌力和血管扩张作用，也可应用。洋地黄及肾上腺素均有增加心脏后负荷作用，不宜使用。

（四）急救后的处理

穿刺后本已下降的中心静脉压又上升，说明心脏压塞又复发生。如有留置管则可重复抽液。对复发性心脏压塞或大量心包积液患儿，采用心包腔内置管（前端有多个侧孔）行闭式引流的方法尤其适用，如化脓性心包炎或尿毒症出血性心包炎患儿的排液。留置导管还有助于抽液后向心包腔注入所需药物。导管一般可保留数天。如引起严重心律失常应立即拔出。

如无留置管又反复发生压塞或穿刺始终不能成功并危及患儿生命,可直接行心包切开引流。

(五)病因治疗

急性心脏压塞一旦解除,并不意味治疗的结束。必须就其原发病予以治疗。如因抗凝疗法引起则须停止抗凝治疗,并应用鱼精蛋白对抗肝素;细菌性感染采用有效抗生素;结核性心包炎则需给予抗结核治疗。

第九节　小儿肺动脉高压危象

肺动脉高压(pulmonary artery hypertension,PAH)是一组以肺动脉压和肺血管阻力升高伴进行性右心衰竭为主要特征的综合征。

肺动脉高压危象(pulmonary hypertensive crisis,PHC)是在肺动脉高压的基础上,缺氧、肺栓塞、感染等诱发肺循环阻力升高,右心血泵出受阻,导致突发性肺动脉高压和低心排血量的临床危象状态,是引起肺动脉高压患儿死亡的重要原因之一。

【病因及发病机制】

肺动脉高压主要原因是小肺动脉原发病变或其他的相关疾病导致肺动脉阻力增加,表现为肺动脉压力升高而肺静脉压正常。

PAH 的发病机制迄今尚未完全阐明,血管收缩、血管重构和原位血栓形成是 PAH 发生发展的重要病理生理基础。目前认为多种因素参与了 PAH 的发病机制。

1. 低氧

(1)急性低氧可使体循环血管扩张而使肺血管收缩。急性低氧后,血管收缩物质上调,肺动脉低氧敏感性钾通道活性增加,导致平滑肌细胞膜去极化,胞质内钙离子水平增加,从而导致肺血管收缩。

(2)慢性低氧可直接干预细胞的生长,可导致血管平滑肌细胞迁移和增殖,抑制内皮细胞生长,从而发生血管重构。

2. 内皮功能障碍　血管内皮在维持正常肺血管张力及肺循环病理状态(如先心病 PAH)的发生中起关键作用。由内皮细胞释放的前列腺素类和一氧化氮(NO),是血管扩张的重要介质。这种扩血管作用被几种缩血管物质如内皮素-1(ET-1)、血栓素及细胞色素 P450 途径的产物所对抗。当内皮受损时,可导致血管反应性及平滑肌增殖的改变,从而引起 PAH 病理状态的发生。

3. 血管活性物质及离子通道的改变　参与 PAH 形成的血管活性物质的产生、分泌平衡失调是 PAH 发生的重要机制,也是当前多种药物的作用靶点。这些血管活性物质主要包括两大类:一类是收缩血管/促进血管平滑肌细胞增殖的因子,如内皮素(ET)、5-羟色胺(5-HT)、前列腺素 F2α、血管内皮生长因子(VEGF)、血小板衍生性生长因子(PDGF)等;另一类是舒张血管/抑制血管平滑肌细胞增殖的因子,如前列环素(PGI$_2$)、心钠素、肾上腺髓质素(ADM)及气体信号分子一氧化氮、一氧化碳等。

4. 遗传学基础　大多数家族性 PAH 病例及高达 20%的散发性 IPAH 的儿童患儿,与骨形成蛋白受体-2(BMPR-2)基因突变有关。

【临床分类】

1973 年,世界卫生组织召开的第一次原发性肺动脉高压会议,将肺动脉高压分为原发性肺动脉高压和继发性肺动脉高压两大类。1998 年,法国 Evian 会议根据肺高压的病理学特点、病理生理学特点和治疗方法的不同将肺高压分为五大类,并于 2003 年威尼斯会议对 Evian 诊断分类标准进行修订。2008 年在美国 Dana Point 举行的第 4 次世界肺高压会议经过讨论达成共识,对肺高压的诊断分类进行了新的更新(Dana Point 分类),如表 3-5,表 3-6,表 3-7 所示。

表 3-5　肺高压临床分类(Dana Point,2008)

1. 肺动脉高压

　1.1　特发性肺动脉高压

　1.2　遗传性肺动脉高压

　1.2.1　骨形成蛋白受体Ⅱ基因(BMPR-2)突变

　1.2.2　活化素受体样激酶Ⅰ(ALK-1),转化生长因子-β受体Ⅲ(endoglin)基因突变

　1.2.3　未知基因突变

　1.3　药物和毒物诱导

　1.4　相关因素所致

　1.4.1　结缔组织病

　1.4.2　HIV 感染

　1.4.3　门脉高压

　1.4.4　先天性心脏病

　1.4.5　血吸虫病

　1.4.6　慢性溶血性贫血

　1.5　新生儿持续性肺动脉高压

　1.6　肺静脉闭塞病和(或)肺毛细血管瘤

2. 左心疾病相关性肺高压

　2.1　收缩功能障碍

　2.2　舒张功能障碍

　2.3　心脏瓣膜疾病

3. 与呼吸系统疾病或缺氧相关的肺动脉高压

　3.1　慢性阻塞性肺疾病

　3.2　间质性肺疾病

　3.3　其他同时存在限制性和阻塞性通气功能障碍的肺疾病

　3.4　睡眠呼吸障碍

　3.5　肺泡低通气综合征

　3.6　慢性高原病

　3.7　肺泡-毛细血管发育不良

（续　表）

4. 慢性血栓栓塞性肺高压

5. 不明原因或多种因素所致肺高压

  5.1　血液系统疾病：骨髓增生性疾病，脾切除

  5.2　全身性疾病：结节病，肺朗格汉斯组织细胞增多症，淋巴管肌瘤病，多发性神经纤维瘤，血管炎

  5.3　代谢性疾病：糖原贮积病，戈谢病，甲状腺疾病

表 3-6　先天性心脏病相关性肺动脉高压的临床分类（2008 年 Dana Point 会议更新）

A. 艾森曼格综合征	大缺损导致肺血管阻力明显增加，体-肺分流方向发生逆转或双向分流。临床表现为发绀、红细胞增多及多脏器受累等
B. 体-肺分流相关性肺动脉高压	中-大缺损导致肺血管阻力轻中度增加，以左向右分流为主，休息时无发绀
C. 肺动脉高压合并小缺损	存在小缺损（超声心动图评价室缺＜1cm，房缺＜2cm），临床特点与特发性肺动脉高压相似
D. 心脏修补术后肺动脉高压	心脏畸形修补术后仍持续存在肺动脉高压术后明显好转，但数月甚至数年后再次明显加重，且没有明显术后残余瘘

表 3-7　先天性体-肺分流心脏病相关性肺动脉高压的解剖-病理生理学分类（2003 年威尼斯修订版）

1. 类型

  1.1　单纯三尖瓣前分流

  1.1.1　房间隔缺损

  1.1.1.1　继发孔型

  1.1.1.2　冠状窦型

  1.1.1.3　原发孔型

  1.1.2　完全性或部分性非梗阻型肺静脉异位引流

（续　表）

1.2　单纯三尖瓣后分流

1.2.1　室间隔缺损

1.2.2　动脉导管未闭

1.3　复合分流

1.4　复杂性先天性心脏病

1.4.1　完全性房室间隔缺损

1.4.2　永存动脉干

1.4.3　无肺动脉血流梗阻的符合单心室循环生理的疾病

1.4.4　完全性大动脉转位合并室间隔缺损（不存在肺动脉狭窄）和（或）动脉导管未闭

1.4.5　其他

2. 大小（若存在 1 个以上先天性缺损，则特指每一个缺损）

2.1　血流动力学（特指 Qp/Qs）

2.1.1　限制性（缺损两侧存在压力阶差）

2.1.2　非限制性

2.2　解剖学（缺损大小仅适用于成年患儿）

2.2.1　小到中等缺损（ASD≤2.0cm，VSD≤1.0cm）

2.2.2　大缺损（ASD＞2.0cm，VSD＞1.0cm）

3. 分流方向

3.1　以体-肺分流为主

3.2　以肺-体分流为主

3.3　双向分流

4. 伴有心内和心外畸形

5. 修补情况

5.1　未接受手术

5.2　姑息手术（详细说明手术的种类和手术时年龄）

5.3　根治手术（详细说明手术的种类和手术时年龄）

【临床表现】

1. 症状　儿童 PAH 的症状与成人不同。婴儿常表现为低心排血量、食欲缺乏、发育不良、出汗、呼吸急促、心动过速和易激惹。此外，婴儿和年长儿由于卵圆孔未闭导致右向左分流，出现劳累后发绀。无明显卵圆孔未闭分流的患儿常表现为用力后晕厥。儿童期之后，其症状与成人相同，最常见的为劳累后呼吸困难，有时有胸痛。右心衰竭常见于 10 岁以上有长期严重 PAH 的患儿，年幼儿罕见。所有年龄段的儿童均可有恶心、呕吐，这反映了心排血量的下降。胸痛可能是由于右心室缺血所致。

2. **体征**　除原发病的征象外，可出现与 PAH 和右心衰竭有关的体征(表 3-8)。

表 3-8　PAH 的主要体征

与 PAH 有关的体征	右心衰竭体征
P_2 亢进并分裂	外周静脉瘀血
右心室肥大	右心房压力高
"a"波增强	右心房压力高
"v"波增强	右心室第 3、第 4 心音
舒张期杂音(肺动脉瓣反流)	三尖瓣反流
全收缩期杂音(三尖瓣反流)	肺动脉瓣区喷射性收缩期杂音

【辅助检查】

1. **X 线胸片**　胸片可见右心室增大，肺动脉段突出，外周肺野的情况取决于肺血流量。肺血管阻力增加导致肺血流量减少，外周肺野纹理进行性减少。末端肺血管的稀疏"截断"现象在成人常见，而儿童则罕见。

2. **心电图**　可出现右心室、右心房肥厚，电轴右偏，心肌劳损，RV_1 明显增高，P 波高尖，P-R 间期正常或稍延长。

3. **多普勒超声心动图**　多普勒超声心动图是最常用、最有意义的无创性影像诊断方法。超声心动图在寻找儿童先天性或获得性心脏病中的作用极其重要。典型的儿童 PAH 超声心动图表现与成人相似:右心室、右心房扩大,左心室大小正常或缩小。多普勒可估计肺动脉压力,常用的方法有 3 种。

(1)测量三尖瓣反流血流速度:PAH 者常伴三尖瓣反流。在心尖部位应用连续多普勒超声可测到三尖瓣反流的最高流速,根据公式计算肺动脉收缩压(PASP):PASP$=4V^2\times1.23$(V 为三尖瓣反流的最高流速)。

(2)测量肺动脉瓣反流速度:大部分先天性心脏病及几乎所有合并 PAH 的患儿,伴肺动脉瓣反流。测量舒张末期的反流速度可估计肺动脉舒张末期压力。根据舒张末期血流速度(V)可算得肺动脉与右心室的舒张期压差,然后按回归方程 $4V^2=0.61\times$PADP-2.0 直接计算肺动脉舒张压(PADP)。

(3)右室收缩时间间期估测肺动脉压力:用超声多普勒血流频谱测量右室射血前期(RPEP)、右室射血时间(RVET)和加速时间(AT),计算出 RPER/RVET、RPEP/AT 的比值,进行估算肺动脉平均压(PAMP)及肺动脉收缩压(PASP)。估测公式为PASP$=5.5\times$RPEP/AT-0.8,PAMP$=43.2\times$RPEP/AT-4.6,当 RPER/RVET>0.3 时提示 PAH。

4. **放射性核素显像** 经心血池显像,通过测定右心室射血分数(RVET)等估测肺动脉压力,此指标与肺动脉压力呈负相关。若 RVET$\leqslant40\%$,则认为有 PAH 的存在。此外,还可通过心肌灌注显像、肺显像方法估测肺动脉压力。

5. **磁共振显像(MRI)** MRI 能清晰地显示心脏和大血管的结构并可进行功能和代谢分析。通过主肺动脉内径及右心室壁厚度以及大血管内信号强度的时相变化可估测肺动脉压力。

6. **右心导管术** 右心导管术是测定肺动脉压力最可靠的方法,可直接测定肺动脉的压力;同时还可进行药物急性扩血管试验,以评价肺血管的反应性并指导药物治疗。

7. **肺活检** 通过上述检查诊断困难者,对先天性心脏病患儿术中行肺活检有助于对其预后的判断。重度 PAH 患儿不仅使手术治疗的并发症和死亡率增高,而且也是决定手术远期疗效的主要因素。然而常规肺活检并不能完全代表肺小血管病理改变的真实情况,这是由于肺血管病变在各个肺野分布不均匀,且所获得的组织范围有限。

【诊断】

1. PAH 的诊断标准　WHO 定义 PAH 的标准:静息状态下右心导管测定肺动脉平均压(mPAP)≥25mmHg,肺毛细血管楔压(PCWP)15mmHg,肺血管阻力指数(PVR)≥3Wood 单位。PAH 的确诊必须依靠心导管检查。

2. PHC 的诊断标准　PHC 的诊断标准是肺动脉压突然上升,达到或超过体循环压力,即肺动脉压与体循环血压比值(PAP/SBP)≥1,导致严重的低血压及低氧血症。呈现左心房压下降,体循环动脉压下降,中心静脉压上升,心率增快;动脉血氧饱和度下降,高碳酸血症,代谢性酸中毒等。

3. WHO 肺动脉高压功能性分级　诊断 PAH 后可按 WHO 的建议对 PAH 进行功能性分级(表 3-9)。

表 3-9　WHO 肺动脉高压功能性分级

分类	症状
Ⅰ级	患儿有 PAH,日常活动不受限。日常活动不会引起呼吸困难或疲劳、胸痛或晕厥
Ⅱ级	患儿有 PAH,日常活动轻微受限,休息后可缓解。日常活动可能会引起呼吸困难或疲劳、胸痛或晕厥
Ⅲ级	患儿有 PAH,日常活动明显受限,休息后可缓解。轻微日常活动就会引起呼吸困难或疲劳、胸痛或晕厥
Ⅳ级	患儿有 PAH,日常活动完全受限,并有右心功能不全,甚至休息时也会引起呼吸困难或疲劳。任何日常活动均引起不适

【治疗】

PHC 的治疗是基于 PAH 治疗基础上的一个急症,显然药物能迅速起效是必要条件。只有在平时肺动脉压力得到了良好的控制,才能防治 PHC 的发生。早期手术治疗先天性心脏病是预防 PHC 的较好措施。对重度 PAH 患儿,在左向右分流的 CHD 患儿,特别是合并动脉导管未闭或单纯动脉导管未闭者,由于大量的血流直接冲击肺血管床,可早期引起肺血管病变,在肺血管发生病变之前手术较少发生 PHC。

1. 吸氧　对慢性肺实质性疾病引起的 PAH,低流量供氧可改善动脉低氧血症,减轻 PAH。而大多数艾森曼格综合征或原发性 PAH 患儿并无肺泡缺氧,因此氧疗的益处不大,但对某些睡眠中动脉血氧过低的 PAH 患儿,夜间吸氧可能有益,且可减慢艾森曼格综合征患儿红细胞增多症的进展。有严重右心衰竭及静息低氧血症的 PAH 患儿,应给予持续吸氧治疗。

2. 抗凝　抗凝药主要用于 IPAH 患儿,因其有微血栓形成的机制,亦可用于右心功能不全或长期静脉药物治疗者。常用药物为华法林,其最佳剂量尚未明确,一般可给予华法林至 INR 为 1.2～2.0 国际标准化比值。对特别好动的患儿,如初学走路的儿童,INR 应控制在 1.5 国际标准化单位以下。

3. 钙通道阻断药(CCB)　应用 CCB 前需要做急性药物扩血管试验,试验结果阳性的轻中度 PAH 患儿可长期口服钙通道阻滞药以改善症状和血流动力学,提高生存率。相反,如试验结果为阴性,若使用 CCB 是危险的,可出现显著的体循环血管扩张和低血压而不是肺血管的扩张。常用 CCB 如硝苯地平[心率较慢者,可舌下含服 2.5～10mg/(kg·d),吸收迅速]。心率较快者可用地尔硫䓬。

4. 前列腺素类药物前列环素(PGI_2)和前列腺素 E_1(PGE_1)

(1)依前列醇:为人工合成的 PGI_2,是最早应用于临床的 PGI_2 静脉制剂,对各类肺动脉高压患儿都有明显疗效,患儿生存率得到明显改善。依前列醇的半衰期短（2～5min），酸性条件下易失活，输注前需低温保存。因为依前列醇给药途径特殊，且儿童系超说明书用药，不便于儿童患儿应用，但重症 PAH 患儿可考虑应用，所以儿童患儿的剂量需摸索确定，持续静脉滴注治疗。长期用药者需中心静脉置管，由便携式输液泵控制给药。儿童应用指征和成人患儿相似，起始剂量为 2ng/(kg·min)，然后迅速加量，每 15 分钟增加 2ng/(kg·min)直至预期效果出现，平均最终剂量为 9～11ng/(kg·min)。应避免突然停药，因为可导致部分患儿肺动脉压力反弹，使症状恶化甚至死亡。主要不良反应包括血栓形成、面部潮红、头痛、恶心、腹泻、腹部不适及静脉注射的相关感染等。

由于依前列醇用药的特殊要求且价格昂贵，故限制了其临床应用。因此，近年来已研制出一系列前列环素衍生物，代表性的药物包括以下几种。①曲罗尼尔：对血流动力学的影响与依前列醇相似，半衰期可达 3～4h，主要给药途径是皮下注射，也可静脉给药，其参考剂量为 1.25ng/(kg·min)。皮下注射可在局部出现疼痛和红斑，儿童应用尤其受到限制。②伊诺前列素：是一种化学性质稳定的 PGI_2 类似物，半衰期为 20～30min，可作为依前列醇的替代品。给药途径包括静脉、雾化吸入及口服。静脉剂量为 0.5～5.5ng/(kg·min)；雾化剂量为每次 20ng/ml，每次吸入5～7min。缺点是作用时间短，每天必须吸入 6～12 次。不良反应有咳嗽、皮肤潮红、下颌痛等。③贝前列素：是一种化学性质稳定的口服 PGI_2 类似物，半衰期为 30～40min，初始参考剂量为 $1\mu g/(kg·d)$，每天 3～4 次，逐渐增至 $2\mu g/(kg·d)$ 或最大耐受量。一般用于病情较轻的 PAH 患儿。主要不良反应包括面部潮红、头痛、颌骨疼痛、腹泻和心悸等。

（2）PGE_1：静脉剂量 20ng/(kg·min)，最大剂量可用到100ng/(kg·min)，每天滴注 5～6h，7～10d 为 1 个疗程。雾化剂量为每次 15～35μg/kg。

5. 一氧化氮及其前体和供体　一氧化氮是一种气态的内源性介质,具有松弛血管平滑肌、抑制血小板聚集和参与神经递质信号等多种生物效应,对维持正常的体循环和肺循环血管紧张性起着重要作用。它可选择性地扩张通气良好的肺段血管,改善肺通气/血流比,而不影响体循环压。一般吸入 40mg/L 以及更低的一氧化氮,高铁血红蛋白浓度将保持在一个安全范围。

由于吸入一氧化氮在氧合过程中具有高反应性和不稳定性,操作较复杂需气管插管和借助呼吸机,专用监控设备昂贵,且有一定不良反应等,使其临床广泛应用受到限制。故近几年来,已研究出一些 NO 的供体或前体来代替 NO 治疗 PAH,目前较常用的如下。①硝酸甘油:将该药稀释浓度为 1mg/ml,每次 10min 雾化吸入,每天 1 次,共 3 周;②硝普钠:将该药 5～25mg 溶于 2ml 0.9%氯化钠注射液中,吸入到呼吸机环路的吸气支,流速 2L/min,每次 20min,也可不经呼吸机直接雾化吸入。

6. 磷酸二酯酶(PDE)抑制药　枸橼酸西地那非是特异性 PDE_5 抑制药,能够高选择性地提高肺血管平滑肌的环磷酸鸟苷(cGMP)浓度,通过激活蛋白激酶 G,增加 K^+ 通道的开放,使细胞膜超极化,抑制 Ca^{2+} 内流,导致细胞内钙浓度减低,使平滑肌细胞松弛和血管舒张,降低肺动脉压力,增加心排血量,而对体循环的血流动力学无影响。此外还可增强和延长一氧化氮和 PGI_2 及其类似物的扩血管作用。西地那非剂量为 0.25～2mg/kg,口服,每 6 小时 1 次,从小剂量开始服用。不良反应有头痛、脸红、消化不良、视觉障碍等。

米力农是 PDB 抑制药,通过抑制 cAMP 的降解使细胞内 cAMP 水平增高,使血管扩张。该药常用于左向右分流先心病并 PAH 的围术期处理,剂量为 0.5～0.75μg/(kg·min),静脉泵入,共 5～7d。不良反应可有头痛、失眠、肌无力、室性心律失常加重等。

7. 血管紧张素转换酶抑制药(ACEI)　ACEI 类药物通过抑

制血管紧张素Ⅰ转换为血管紧张素Ⅱ,使血管扩张,同时可抑制缓激肽的降解,进一步促使血管松弛,并可抑制交感神经末梢释放去甲肾上腺素,故可用于治疗 PAH。常用药物为卡托普利,剂量为 $0.5 \sim 2 mg/(kg \cdot d)$,口服。但该类药物治疗左向右分流先心病并 PAH 时应谨慎使用。对肺血管阻力无明显增高而又伴心力衰竭时,应用 ACEI 最合适。对仅有 PAH 而无心力衰竭者不宜使用,因此时肺循环阻力高,但体循环阻力不高,ACEI 不仅不能减少左向右分流和改善血流动力学,而且可能会使病情恶化。当左向右分流先心病发展到梗阻性 PAH 阶段(艾森曼格综合征),则更不宜使用 ACEI,此时 ACEI 会导致右向左分流,血氧饱和度降低而加重缺氧。

8. 联合用药　联合应用不同的药物取得最佳临床疗效,是治疗 PAH 的新观点。由于不同药物作用途径不一样,联合治疗可以使治疗作用互相叠加,因而疗效更佳。枸橼酸西地那非与一氧化氮和前列环素联合应用,可增强后两者舒张肺血管的作用并延长其作用时间,减少药物用量。使用持续一氧化氮吸入和持续静脉滴注 PGE₁ 后仍出现 PHC 的患儿,加用口服枸橼酸西地那非后,取得了良好的降低肺动脉压力效果,并使体循环血流动力学渐趋稳定。目前的联合用药,多来自有限病例的经验总结,尚无联合治疗的适用标准,尚需开展设计缜密的对照研究以得到联合用药的最佳方案。

9. 心房间隔造口术　心房间隔造口术的指征:①尽管给予最大限度的药物治疗,包括口服钙通道阻滞药或持续静脉注射依前列醇,仍然反复发生晕厥或右心室衰竭;②作为保持患儿到移植的干预措施;③没有其他选择时。

10. 肺或心肺移植　对长期扩血管疗法无效以及继续有症状或右心衰竭的患儿可做肺或心肺移植术,以改善 PAH 患儿的生活质量和生存率。心肺联合移植可用于原发性 PAH、心脏瓣膜病所致的 PAH、复杂性心脏畸形导致的艾森曼格综合征和复杂性肺动脉闭锁的患儿。单纯肺移植可应用于肺部疾病导致的PAH而心脏正常的患儿。

第十节 川 崎 病

皮肤黏膜淋巴结综合征(mucocutaneous lymph node syndrome,MCLS),于1967年由日本医生川崎富作先生首次报道,故称为川崎病(Kawasaki disease,KD)。川崎病是一种急性、自限性的血管炎,累及全身的动脉、静脉及毛细血管,可导致冠状动脉扩张、狭窄和血栓形成,引起缺血性心脏病甚至猝死。该病分布于世界各地,各种族均有发生,东方人最多发,在日本发病率最高。

【病因】

本病迄今病因尚未完全清楚,有以下几种推测。

1. 感染   临床表现与某些急性感染性疾病相似,但尚无病原学证明。有人推测可能由一种新的或难于培养的致病菌或病毒所致。

2. 免疫反应   有学者认为是机体对感染原的变态反应参与了发病机制,特别是局部过敏坏死性的Arthus型反应,或由IgE介导的变态反应。

3. 其他因素   如环境污染、药物、化学剂、涤净剂等。

【病理】

本病的病理变化为血管周围炎、血管内膜炎或全层血管炎,可累及动脉、静脉和毛细血管。皮疹活检可见到毛细血管周围炎性改变,单个核细胞浸润,皮肤水肿。淋巴结活检呈现类似"急性淋巴结炎"的病变。致死病例中最严重的病变在心脏,特别是冠状动脉有增殖性炎症和血栓形成。此外,还可有心包炎、心肌炎、脑炎、肝炎和肾炎等损害。

【临床表现】

本病发病年龄多为2岁以内婴幼儿,男女比例为2:1。本病一般为自限性,绝大多数病程为 6～8 周,有心血管症状时可持续数月至数年。

(一)主要症状和体征

1. 发热　为最早出现的症状,体温达 38～40℃ 以上,可持续 1～2 周,呈稽留热或弛张热。

2. 皮肤黏膜表现

(1)肢端变化:肢端变化为本病特点。在急性发热早期,手足皮肤广泛硬性水肿,指、趾呈梭形肿胀,并有疼痛和关节强直,与急性类风湿关节炎相似。继之手掌、脚底弥漫性红斑和膜样脱皮,重者指甲脱落。

(2)皮疹:与发热同时或发热后不久发生,呈向心性、多形性。最常见为遍布全身的荨麻疹样皮疹,其次为深红麻疹样斑丘疹,还可见到猩红热样皮疹,无水疱或结痂。当体温渐降时手足硬性水肿及皮疹亦随之消退,同时出现膜样脱屑,即在指、趾端和甲床交界处,沿甲床呈膜状或薄片脱皮,重者指、趾甲亦可脱落。在卡介苗瘢痕处特别易发红斑及上述顺序的膜样脱屑。这些都具有特征性诊断意义。

(3)黏膜表现:双眼球结膜充血,但无脓性分泌物或流泪,持续于整个发热时期或更长些。唇红干燥、皲裂、出血或结痂;舌乳头突起呈杨梅舌;口腔咽部黏膜呈弥漫性充血。

3. 淋巴结肿大　一般在发热同时或发热后 3d 内出现,质硬,不化脓,表面皮肤一般不发红,常位于颈部单侧,少数为双侧,有时枕后或耳后淋巴结亦可受累。

(二)其他系统受累的表现

本病为多系统受累的疾病,不少患儿出现脓尿及尿道炎,有的患儿伴腹泻、呕吐、腹痛,少数患儿可发生肝大、轻度黄疸及血清转氨酶活性升高。少见肺部感染,偶有无菌性脑膜炎,可能是血管炎引起的反应性脑膜炎。

心血管系统表现:常于发病 1～6 周出现症状,也可以迟至急性期后数月,甚至数年才发生。在急性发热期,如心尖部出现收缩期杂音,心音遥远,心律失常和心脏扩大,即提示冠状动脉损害。发热末期可出现充血性心力衰竭、心包炎及二尖瓣关闭不全等,亦可发生高血压或心源性休克。在亚急性期及恢复期,可因冠状动脉炎及动脉瘤而发生心肌梗死,其中约50%患儿的动脉瘤可在1年内消散。

【辅助检查】

1. **血液检查** 轻度贫血,白细胞计数多升高,且以中性占优势。早期血小板数正常,以后升高可达 1200×10^9/L。发热期血沉明显增快,C反应蛋白阳性。蛋白电泳显示白蛋白偏低,而 γ 球蛋白明显增高。部分病例 SGPT 和 SGOT 活性增高。抗"O"滴度正常,抗核抗体阴性,病初 IgE 增高,恢复期 IgA 及 IgM 增高,总补体及 C3,正常或降低。

2. **尿与脑脊液等检查** 尿中白细胞可能增多或有脓尿,脑脊液也可出现以淋巴细胞为主的白细胞增高。但各种体液和排泄物做细菌培养均为阴性。

3. **心血管系统检查** 少数患儿心电图有改变,主要为 ST 段及 T 波改变、P-R 间期和 Q-T 间期延长、低电压、心律失常等。R 波和 T 波下降是预测冠状动脉病变的主要线索。目前认为二维超声为诊断冠状动脉瘤最可靠和有用的无损伤性方法。血管造影术因有一定危险性,仅在必要时采用。

【诊断】

川崎病的诊断标准自 1970 年第 1 次发表以来,日本川崎病研究班曾修订过多次,2002 年为第 5 次修订,美国儿科学会和心脏病学会在 2004 年制定了美国川崎病诊断标准。典型的诊断标准如下:①发热持续 5d 以上;②双侧球结膜充血;③口唇、口腔所见:口唇潮红、杨梅舌、口腔黏膜弥漫性充血;④多形性皮疹;⑤四肢末端变化:(急性期)手足硬肿,掌跖或指(趾)端潮红,(恢复期)由指尖起始膜状脱皮;⑥急性期非化脓性颈部淋巴结肿胀。6 项主要症状中,具有 5 项以上即可诊断本病。具有 4 项主要症状,在病程中超声或冠状动脉造影发现冠状动脉瘤或扩张,排除其他疾病,也可诊断。具有川崎病诊断标准中的 4 项主要症状,诊断为不完全型川崎病。不足 4 项主要症状,为广义的不完全型川崎病。

【鉴别诊断】

1. **猩红热**　①多发生于 3 岁以上小儿;②多在 12h 内出疹;③无手足硬肿及指(趾)端脱皮;④抗"O"滴度增高;⑤抗生素治疗有效。

2. **传染性单核细胞增多症**　①多发于 2 岁以上小儿;②常有肝脾大;③外周血异型淋巴细胞增多;④无肢端改变。

3. **脓毒症**　①中毒症状更重;②无典型的手足硬肿及脱皮;③抗生素治疗有效。

4. **幼年特发性关节炎(全身型)**　①起病相对慢;②发热持续时间长;③可能有关节症状;④可能有随发热而时隐时现的充血性皮疹;⑤无典型的黏膜症状和肢端肿胀、脱皮。

【治疗】

主要是对症与支持疗法,包括减轻血管炎症和对抗血小板凝集等。

1. **阿司匹林**　阿司匹林具有抗炎、抗凝作用。急性发热期 30～50mg/(kg·d)分 3 次口服,热退后改为 3～5mg/(kg·d),1 次服用。疗程 6～8 周。若有冠状动脉异常。继续服用阿司匹林至少 1 年;若冠状动脉瘤持续存在应长期服用阿司匹林,直至冠状动脉恢复正常。

2. **丙种球蛋白**　20 余年的临床应用证明,与单用阿司匹林相比,大剂量丙种球蛋白静脉注射加阿司匹林口服可减少冠状动脉病变的发生。丙种球蛋白预防冠状动脉损伤的机制尚不明确,可能与封闭抗体、降低细胞因子水平、减轻了引起血管损伤的免疫激活反应有关。用法:在发病后 5～10d,静脉滴注丙种球蛋白

2g/kg。除单剂量用法外,也可以选择每天 1g 连用 2d,或每天 400mg,连用 5d,总量达到 2g/kg。关于应用丙种球蛋白的时机,大多数专家认为最好在发病初 10d 内应用,因为冠状动脉受累的高峰是在病后 2 周,丙种球蛋白使用过迟,失去了应用的意义。但是,如果患儿持续高热不退,其他症状也非常明显,即使在发病 10d 之后,也还是可以考虑应用。

3. **皮质激素** 疗效不肯定,有时早期应用激素可使体温下降,症状好转。因激素有增加血小板和发生血栓的倾向,故以不用为宜,必要时可考虑与肝素或阿司匹林联合用药。

4. **抗生素** 由于不能排除致病的感染因素,故临床上通常在发热期应用广谱抗生素治疗。

5. **心血管疾病的处理** 对心血管损害严重者进行一段时间的心电监护,有心肌损害者给予 ATP、辅酶 A 等。若发生心肌梗死、心源性休克等,应及时进行心肺复苏术。少数冠状动脉后遗症如阻塞、狭窄、动脉瘤或严重二尖瓣关闭不全等,必要时可行手术治疗。

6. **支持疗法** 急性期应卧床休息,恢复期仍需限制剧烈活动,加强营养,纠正水、电解质平衡,严重患儿可少量多次输给血浆。

第4章

神经系统急危重症

第一节　癫痫持续状态

癫痫持续状态(status epilepticus,SE),是指一次癫痫发作(包括各种类型癫痫发作)持续时间大大超过了该型癫痫发作大多数患儿发作的时间,或反复发作,在发作间期患儿的意识状态不能恢复到基线状态。小儿癫痫持续状态多见于急性病的并发症或高热惊厥综合征,发作不能自行缓解,是小儿常见的急危重症,及时准确的诊断和治疗,对减少病死率及神经系统后遗症至关重要。这里要注意的是,高热惊厥不是癫痫,但是可能是癫痫持续状态的诱因。

【病因】

癫痫持续状态既可见于癫痫患儿,也可见于感染、中毒、外伤及代谢紊乱等急性病患儿。其常是损伤中枢神经系统的急性病的临床表现,或症状性癫痫的急性发作,真正找不到原因的特发性癫痫持续状态不足 10%,超过 1h 的癫痫持续状态几乎都有器质性疾病。小儿癫痫持续状态的病因分布与成人有很大差别,小儿癫痫持续状态最常见的原因是感染、发热,此外,还有抗癫痫药物应用不当、中毒与意外事故、先天发育畸形等。小儿癫痫持续状态的病因分布与年龄密切相关,如发生在婴幼儿癫痫持续状态,主要是由先天异常、热性惊厥、感染性疾病引起,而隐匿性癫痫持续状态或慢性疾病引起者多见于年长儿。此外,遗传因素在癫痫持续状态发生中也起一定作用。及时查明引起癫痫持续状态的病因和诱因,不仅有利于癫痫持续状态的治疗,也有利于癫痫持续状态的预防。

1. 癫痫　小儿癫痫容易出现癫痫持续状态,且癫痫持续状态常可为癫痫病的首次发作。造成癫痫患儿持续发作的常见诱因是用药不当,如患儿顺应性差、突然停药、减药太快、换药不当、服药不规则、抗癫痫药中毒、药物间的相互作用等。此外,情绪激动、剥夺睡眠、感冒、发热等也可为其诱因。

2. 热性惊厥　热性惊厥是指颅外感染发热而引起的惊厥。在3个月至3岁的小儿,热性惊厥是引起癫痫持续状态的常见原因之一。

3. 感染

(1)颅内感染:小儿由于免疫功能低下,在宫内、分娩时及产后都有可能发生各种感染,如细菌性脑膜炎、病毒性脑炎、脑脓肿、真菌性脑膜炎、结核性脑膜炎、脑寄生虫病、接种后脑炎、传染后脑炎等。急性期由于炎症的刺激、毒素和代谢产物的聚集、脑水肿、血管炎症或血栓形成等,可引起癫痫持续状态。后遗症期,由于脑实质的破坏、瘢痕形成、脑脊液循环障碍等,也可发生癫痫持续状态。

(2)颅外感染:某些严重急性感染性疾病,如败血症、中毒型菌痢、中毒性肺炎等均可出现癫痫持续状态,其原因可能是由于高热、急性中毒性脑病及脑部微循环障碍引起脑细胞缺氧、组织水肿等所致。

4. 缺氧性疾病　各种原因引起的窒息、休克、呼吸循环衰竭等均可引起癫痫持续状态,如新生儿缺氧缺血性脑病、一氧化碳中毒等。

5. 脑血管病　如高血压脑病、颅内出血、脑血栓、脑栓塞、脑血管炎、脑血管畸形、烟雾病等。

6. 脑外伤　如由外伤引起的颅骨骨折、脑挫裂伤、颅内出血等均可引起癫痫持续状态。

7. 中毒　包括化学药物(如氨茶碱、异烟肼、阿托品、中枢兴奋药)、重金属(如铅、汞)、各种农药、有毒的动植物(如毒蕈、白果)、变质食物(如霉甘蔗)等。毒物直接作用于中枢神经系统或由于中毒所致代谢紊乱、缺氧等间接影响神经系统而发生癫痫持续状态。

8. 代谢紊乱　水中毒、高血钠症、低血钠症、低血糖症、低血镁症、低血钙症以及碱中毒、抗利尿激素分泌失调等。

9. 脑的进行性或非进行性疾病　神经皮肤综合征、脑瘤、脑变性病及先天性脑发育畸形等。

【发病机制】

神经电生理的研究虽已对大脑皮质局灶性痫样放电及其扩散的机制进行了大量研究,但迄今对于癫痫持续状态的发生原因仍不明确。对于癫痫发病机制的神经生化方面研究也很广泛,如中枢兴奋与抑制性神经递质及调质系统的功能障碍、神经胶质细胞调节细胞内外离子的功能失调、神经元膜受体与通道的缺陷、兴奋性氨基酸神经毒等多个方面。近年也认为在癫痫发作后,脑内如内啡肽、胆囊收缩肽、腺苷及肌苷等物质迅速增加而可使下一次发作时间延长,严重程度减轻,称为内源性抗痫物质。这些物质在持续状态时却不能发挥作用的原因则不详,是否与脑内原发病变有关,尚无法肯定。

大脑皮质持续性异常放电可使神经元代谢供不应求而产生与脑缺氧相类似的病理改变,即选择性(尤其是海马、杏仁、小脑大脑皮质及丘脑等区)神经元损伤甚至坏死。未成熟动物脑损伤更为严重。实验证实持续痫样发作 20min 后已有脑缺氧及代谢率下降,称"过渡期",以后则有脑细胞内钙离子浓度升高、二甘油花生四烯酸及前列腺素等累积而产生脑水肿;发作超过 60min 可导致永久性脑损伤;惊厥本身可导致全身呼吸循环及肾衰竭。脑病理除有缺血缺氧性改变外,对患儿进行脑 CT 系列随访的主要所见是进行性脑萎缩。总病死率为 $10\% \sim 15\%$,其病死率及后遗症发生率与发病年龄、频率、原发脑病变及治疗情况均有关。

【临床表现】

(一)全身惊厥性癫痫持续状态

1. **强直-阵挛性癫痫持续状态** 小儿时期最常见、最严重的发作,开始表现为短的强直期,继而转为持续性阵挛,或每小时4~5次短暂发作,间歇期意识不清。可从开始即表现为全身性发作,也可由部分性发作转为全身性发作。发作可持续数小时至数日,多因呼吸循环衰竭、脑水肿或过高热死亡。

2. **强直性癫痫持续状态** 以长时间强直发作为特征,常表现为上肢屈曲、下肢伸直,常呈间歇性。多见于婴儿痉挛症(West综合征)及Lennox综合征等。

3. **阵挛性癫痫持续状态** 婴幼儿多见,常伴有发热,也可见于慢性脑病。开始即为持续性阵挛发作,但无强直表现,阵挛幅度低,非对称性且无规律。如病因不明,多属原发性,一般预后较好。

4. **肌阵挛性癫痫持续状态** 双侧肌阵挛性抽搐,间歇无规律。发作时无意识丧失,发作间歇时可记忆并叙述发作过程。

(二)全身非惊厥性癫痫持续状态

1. **典型失神性癫痫持续状态** 小儿失神发作很少发生癫痫持续状态,主要见于少年和成人。发作特点:有意识障碍而无肌强直的阵挛性或肌阵挛性发作。可突然表现为缄默不语、少动、定向力丧失,神志恍惚或频发短暂失神。发作时脑电图持续出现两侧同步性、对称性、每秒钟3次棘慢波,短者持续数分钟,长者持续数日。

2. **不典型失神性癫痫持续状态** 多见于幼儿期发生Lennox综合征的患儿,伴意识障碍,脑电图呈阵发性每秒钟1~4次棘慢波。偶伴有肌阵挛性或失张力性癫痫。

3. **失张力性癫痫持续状态** 主要发生于热性惊厥幼儿,表现意识不清及跛行。可间歇出现或表现为轻症肌阵挛发作。脑电图显示双侧慢波,偶可见棘波。大多数患儿无后遗症。

(三)局灶性癫痫持续状态

1. 简单部分性癫痫持续状态

(1)简单部分运动性癫痫持续状态:持续性限局性发作或频繁的反复限局性发作,无意识丧失,可持续 30min 以上。可由限局性发作很快泛化为全身强直-阵挛癫痫持续状态并出现意识丧失。多有一侧脑急性损伤,如炎症、外伤、出血及肿瘤等。

(2)持续性部分性癫痫:任一小肌群的抽搐,如口角、面部、颈、躯干、肢体及手指和足趾等。抽搐特点:低波幅、不规则、非对称性的缓慢肌肉收缩,入睡后症状减轻,可逐渐发展为进行性偏瘫、单瘫等。脑电图多有限局性异常,少数患儿也可正常。

(3)半身惊厥-偏瘫-癫痫综合征(HHES):多见于婴儿,多以半身惊厥持续状态为首发症状,可持续数分钟至数小时,发作后出现偏瘫症状,称为半身惊厥偏瘫综合征(HHS),频繁癫痫发作 HHS,则为 HHES。临床少见。病因可为热性的或无热性的疾病:由脑血管病变引起的急性小儿偏瘫综合征、中枢神经系统感染、中毒性脑病、预防接种反应及脑外伤等,婴儿的限局性惊厥持续 90min 以上可发展为 HHS 或 HHES。

2. 复杂部分性癫痫持续状态(精神运动型) 持续性意识混乱、精神运动性兴奋,可连续数小时或数日,易误诊为小儿精神病。可见于病毒性脑炎、中毒性脑病等急性期。可表现情感异常,如时有精神恐怖及自动症,不自主咀嚼、吞咽等。脑电图一般为局灶性颞区癫痫样放电;异常放电偶见于颞叶深部,表面电极难记录,故脑电图也可正常。

【辅助检查】

应根据病情进行必要的化验及辅助检查,以协助做出诊断。

1. 血液检查 包括血常规,血钙、磷、钠、氯含量,血糖,血气分析以及肝、肾功能,凝血酶原时间、血培养、抗癫痫药物血浓度测定等。

2. 尿便检查　进行尿、粪常规,尿糖、酮体、三氯化铁、尿胆红素、尿胆原及尿氨基酸筛查等。

3. 脑脊液检查　包括脑脊液常规、生化检查及细菌培养等。有颅压增高征象时,应在紧急降颅压后再行腰穿,以防形成脑疝。疑有颅内肿物者禁止腰椎穿刺。

4. 脑 X 线检查　确定有无颅骨骨折,有助于对外伤性癫痫的诊断。慢性颅压增高的表现为脑回压迹增多加深。对局限性颅骨缺损亦有诊断价值。病理性钙化影提示脑肿瘤及宫内感染。

5. 硬膜下穿刺　前囟未闭的小儿,当疑有硬膜下积液、积脓或血肿时,经颅骨透光检查证实后,可进行硬膜下穿刺明确诊断。

6. 脑电图检查　癫痫异常波形:棘波、尖波、棘慢波、高幅阵发慢波等。可排除非癫痫性发作疾病。根据波形区分发作类型,选择相应的抗癫痫药物进行治疗,并结合临床判断预后。有助于对颅内肿瘤、脓肿、瘢痕形成等颅内病灶的定位,但对定性诊断无意义。

(1)普通脑电图:监测时间短,可反复监测,提高癫痫的诊断率。

(2)动态脑电图:可对 24h 正常活动进行脑电监测,对非惊厥性癫痫持续状态(如失神癫痫持续状态)及复杂部分性癫痫持续状态(精神运动癫痫持续状态)的诊断与治疗有帮助。

(3)视频脑电图:利用脑电图给患儿记录的同时,进行同步摄像,真实地再现患儿面部表情、自主神经变化及全身的情况,可显示脑电活动与临床表现的相互联系。

脑电图正常并不能排除颅内病变的可能,其异常程度与病情严重性也不完全一致。

7. 脑超声波检查　用于诊断婴幼儿脑部病变安全、简便、易行的诊断技术。用于诊断脑室扩大、脑内出血、脑肿瘤等脑实质性病变。根据中线波移位的情况,判断病变所在部位,适用于天幕上占位病变的诊断。

8. CT 扫描　对幕上肿瘤、脑室系统扩张、脑萎缩及脑结构改变诊断率最高；对颅内出血、脑脓肿、颅内钙化等也有诊断价值。有助于简单部分性发作的病因诊断。对确立癫痫患儿的手术适应证有指导意义。

9. 磁共振成像（MRI）　能获得解剖及组织化学的独特诊断信息，对软组织的对比度和血流的差异很敏感，常应用于 CT 难以辨别的脑水肿和血块的诊断，早期检出微小病变；磁共振成像能显示颅后窝肿瘤及其血管性质；可显示婴儿发育过程中脑部髓鞘的形成、脱髓鞘病变、脑发育异常、脱髓鞘脑病、脑血管病。其优点在于：不需经静脉或鞘内注射造影剂，且不通过离子性辐射即能辨别中枢神经系统的对比差别；为非侵入性检查手段，无辐射危害，具有安全性。

10. 其他　如染色体核型分析、智商测定及遗传代谢病特殊酶活性的测定等。

【诊断】

以下是有助于诊断的一些重要因素。

1. 年龄　不同年龄阶段引起癫痫持续状态的原发病不同，发作类型也不同。

2. 是否伴有发热　如伴高热，多为急性感染所致，首先应慎重排除颅内感染，特别是 18 个月以下的小儿，高热呈持续状态，或惊厥前已发热 2～3d 者，须认真排除颅内感染。脑脊液检查可明确诊断。

无热而惊厥持续状态者，应详细询问以下病史：①出生史；②智力、体格发育状况；③既往有无类似发作；④有无误服毒物及药物史；⑤有无脑外伤；⑥有无突然停用抗癫痫药物史等。

3. 发作情况　了解发作为全身性或限局性，痉挛性或强直性，有无意识丧失等，有助于明确癫痫持续状态的发作类型。

4. 全面检查　发作前后均无神经系统阳性体征，考虑为原发性癫痫持续状态或因代谢异常所致；伴有其他特殊体征时，常可作为鉴别诊断的重要线索。

【鉴别诊断】

1. 根据病史、体格检查及实验室检查鉴别症状性及癫痫本身产生的持续状态。

2. 非惊厥性癫痫持续状态应注意与小儿精神病(脑电图无痫样放电)、散发性脑炎(脑部 CT 可有额颞部病变,脑脊液可有改变)及智力低下等鉴别。

【治疗】

癫痫持续状态常可导致脑损伤甚至可留下永久后遗症或导致死亡,因此积极有效地治疗非常重要。在治疗的各个环节,如现场急救、转运途中的处理、医疗机构的专业治疗等都必须及时、得当。既要分秒必争,又要适时合理。

(一)治疗原则

1. 尽快控制癫痫发作,选择作用快、疗效好的抗癫痫药物,静脉途径足量给药;并应维持有效的药物血浓度。

2. 维护生命体征,维持脑、呼吸及循环功能,保证充足的氧供,避免缺氧缺血性脑损伤。

3. 对症处理高热、低血糖、酸中毒、水和电解质紊乱及脑水肿。

4. 尽快明确病因,及时针对病因治疗。

5. 发作停止后,给予规范的长期抗癫痫治疗,防止惊厥反复发作。

(二)抢救治疗

1. 现场急救　因为患儿癫痫持续状态常在家中、托幼机构、学校及其他院外环境中发生,故积极宣传癫痫持续状态的现场急救知识特别重要。

(1)让患儿迅速脱离或避开危险环境,维持呼吸功能,注意患儿体位,不要强行制止患儿抽动。

(2)不必把硬性物品,如筷子、压舌板放入口中;也不必强行拉出舌头,否则影响吞咽功能。

(3)发作时不要喂水,以防窒息。分泌物多时应及时抽吸。

(4)在抽搐发作时,不要做人工呼吸。如果肌肉抽动停止后仍不能恢复呼吸功能,或有液体吸入窒息时,应及时做人工呼吸。

(5)为了迅速控制抽搐,而没有静脉注射条件时,可用咪达唑仑 0.2mg/kg 肌内注射,或给予地西泮灌肠,每次 0.5mg/kg。

(6)如发作超过 5min,或连续发作,或有外伤、意外事故等情况时,应立即呼叫救护车,送往 PICU。

2. 急诊处理

(1)接诊后迅速吸氧并检测体温、血压、脉搏、心率、ECG、EEG,并做好抢救呼吸抑制和心肺功能不全的一切准备,如气管插管、吸痰器、呼吸机、各种抢救药品等。同时医师要抓紧时间问病史、查体,尽可能早做诊断。

(2)尽快开通静脉通道。如果能建立两条静脉通道更好,一条用于推注 50% 葡萄糖注射液 2ml/kg,婴幼儿加用维生素 B_6 100mg;或用 10% 葡萄糖注射液 5~10ml/kg 加用维生素 B_6 100mg 静脉滴注维持以备抽血化验等。另一条用生理盐水维持,随时准备注射抗癫痫药或其他急救药。

(3)在开通静脉通道的同时,酌情抽血查血常规、抗癫痫药物浓度、血糖、电解质、BUN、血气分析、毒物监测等,必要时收集尿液标本做代谢病筛查。

(4)应快速给予止惊药。研究发现,如果苯二氮䓬类迟用几分钟,癫痫持续状态控制率就明显下降。多种类型癫痫持续状态,一般首选苯二氮䓬类,如咪达唑仑 0.1mg/kg、地西泮 0.3mg/kg、氯硝西泮 0.05mg/kg、劳拉西泮 0.1mg/kg 缓慢静脉注射。继之给予苯妥英钠(最好用磷苯妥英)10~15mg/kg 加入生理盐水中缓慢静脉注射。

(5)如 15~20min 仍不能控制或控制后又有发作,可选用下列方案之一:①重复静脉使用地西泮。②给予苯巴比妥,以<

25mg/min 速度静脉注射,负荷量是 15～20mg/kg。③配合新型抗癫痫药(AEDs)或 10%水合氯醛。④给予咪达唑仑或地西泮持续静脉滴注。苯二氮䓬类持续静脉滴注时应注意观察呼吸,特别是在应用苯巴比妥钠后更应注意,一般咪达唑仑以 0.1mg/(kg·h)速度静脉滴注,必要时可渐增至 0.2mg/(kg·h)。⑤可把地西泮 50mg 加入 250ml 生理盐水中,以每小时 1ml/kg(即 0.2mg/kg)的速度静脉滴注,血浓度可达 0.2～0.8mg/ml。静脉滴注地西泮溶液应 6h 换新 1 次,且输液管宜短。

(6)顽固性癫痫持续状态可用:①巴比妥昏迷疗法多首选戊巴比妥,先静脉缓慢注射 3～5mg/kg(每分钟<1mg/g),然后渐增加剂量达爆发抑制脑电图,再以每小时 1～3mg/kg 的速度维持戊巴比妥麻醉 4h,尔后逐渐减量以观察发作情况。如果仍有临床发作或脑电图的异常放电,则重复上述戊巴比妥疗法;如已不见临床发作或脑电图的异常放电,则在 12～24h 逐渐减量停药。②硫喷妥钠也常为顽固性癫痫持续状态的选用药物。③可请麻醉科医师帮助用全身麻醉药物或用神经肌肉阻断药,如丙泊酚等。

(三)加强患儿的监护和护理

1. 密切注意发作情况准确记录发作类型、持续时间、发作后状态、意识水平、瞳孔大小等。

2. 及时测体温、脉搏、呼吸、血压等,并注意呼吸类型、节律及各生命体征的变化。

3. 心电监护特别是在使用苯妥英钠等止惊药时,进行 ECG 和血压监护更为重要。

4. 脑电监护:有条件时用视频脑电监护十分必要,它对于癫痫持续状态的诊断、分型、鉴别诊断、评估治疗效果、判断脑功能和预后都有重要意义,特别是对非惊厥型癫痫持续状态和微小发作型,用脑电图监护更为重要。

5. 随时测血生化血糖、血 pH。或做血气分析,酌情调节输液的速度和成分,保持患儿的能量供应,维持水电及酸碱平衡。

(四)抗癫痫药物的应用

癫痫持续状态的治疗一般采用快速起效和生物利用度高的药物。目前治疗癫痫持续状态的药物主要见于下列药物。

1. 地西泮　是控制 SE 的首选药之一,属于长效类抗癫痫药,静脉注射后可迅速分布于脑组织,3～5min 抽搐即可停止。常见不良反应有头晕、嗜睡、乏力,偶可引起呼吸抑制,宜缓慢静脉注射(1mg/min),常用方法如下。①直肠灌注:0.25～0.5mg/kg 加入生理盐水 5～10ml 中,用塑料肛管直接注入直肠,捏紧臀部 5～10min 以防排出。必要时 15～20min 重复使用 1～2 次。②静脉注射:首剂 0.25～0.5mg/kg,最大剂量不超过 10mg,缓慢静脉注射,速度 1mg/min(新生儿 0.1mg/min),惊厥控制后地西泮 0.5～1mg/(kg·h)[8～16μg/(kg·min)]加入 5% 葡萄糖注射液中持续静脉泵入,惊厥控制后 3～4h,逐渐缓慢减量,持续 2～4d。静脉注射期间监测血压、脉搏、呼吸、心率、意识、瞳孔及肌张力变化,以防不良反应发生。另外,在使用地西泮同时,应加用抗癫痫药物或调整抗癫痫药物的种类和剂量,以便地西泮减量至停止后长期抗癫痫治疗,防止惊厥复发。

2. 氯硝西泮　本药是较好的广谱治疗癫痫持续状态药物,注射后可使脑电图的癫痫放电立即停止,对于非惊厥性癫痫持续状态也有较好的效果。小儿每次 0.02～0.06mg/kg 静脉注射,速度不超过 0.05～0.1mg/min。也可用 0.1mg/kg 灌肠止惊。但本药对心脏及呼吸的抑制作用较强,且有肌肉松弛、呼吸道分泌物增多等不良反应,用时应注意。

3. 劳拉西泮　对各种类型持续状态均有效,作用快,静脉给药数秒钟即达脑内,很少有呼吸抑制,是治疗癫痫持续状态最理想的药物之一。每次 0.05～0.1mg/kg,1～2min 静脉推注。10～15min 可重复,作用持续时间达 12～48h,注射后若仍有发作可再用 1 次。该药直肠给药起作用比地西泮稍慢,静脉用药的镇静作用比地西泮持续时间长,且易产生耐药性。国内至今尚无静脉用劳拉西泮。且其遇热易分解,需低温保存,而且价格昂贵,故有被咪达唑仑取代的可能。

4. 咪达唑仑 为水溶性安定类药物。不良反应少,作用迅速。$0.1\sim0.2$ mg/kg $[1\mu g/(kg \cdot min)]$ 静脉推注,然后按 $1\mu g/(kg \cdot min)$ 的速度持续静脉泵入,如发作未能控制,每 15 分钟增加 $1\mu g/(kg \cdot min)$,最大剂量 $8\mu g/(kg \cdot min)$。发作停止后,以原滴速维持 $24\sim48h$,以后以每 2 小时递减 $1\mu g/(kg \cdot min)$ 至最后停用。

5. 苯妥英钠 是治疗儿童 SE 一种疗效较好的药物,但对非惊厥性 SE 无效。如果地西泮或劳拉西泮不能终止发作时,可选用苯妥英钠。苯妥英钠的负荷量是 $15\sim20$ mg/kg,一般先用 $10\sim15$ mg/kg,以每分钟 $0.5\sim1$ mg/kg 的速度注入。如果不能控制,15min 后还可再用 5mg/kg,如仍不能控制,15min 后还可再用 5mg/kg,这样逐渐用到负荷量。控制发作 $12\sim24h$ 后给予维持量。苯妥英钠不宜肌内注射,因其吸收不规则,且易在注射部位发生无菌性坏死。苯妥英钠的优点是不影响意识,不抑制呼吸,对外伤性癫痫持续状态尤为适用,其缺点是起效较慢,注射太快时可引起心律失常和低血压,因此应注意心电监护,特别是对原有心脏疾病的小儿更应注意。

6. 苯巴比妥 为控制癫痫持续状态的常用药物。因其达脑峰浓度需要 $20\sim60$ min,故起效较慢,但持续时间较长,故常与地西泮类联合应用,即首选苯二氮䓬类静脉注射或灌肠后,再用苯巴比妥钠。其负荷量是 $15\sim20$ mg/kg,新生儿可达 $20\sim30$ mg/kg,静脉注射要慢,不少于 $10\sim30$ min。一般开始先按 $10\sim15$ mg/kg 给予,必要时 15min 后再用 $5\sim10$ mg/kg,癫痫发作控制后 $12\sim24h$ 改为维持量每天 5mg/kg。苯巴比妥对意识有显著影响,大剂量应用可使患儿深睡数日之久,影响对病情的观察。要密切注意呼吸抑制的发生,应准备好气管插管和人工呼吸机。

7. **丙戊酸**　治疗难治性癫痫持续状态患儿有效,此药是一种短链脂酸,口服或直肠给药后可迅速吸收,2～4h 即达峰值,抗癫痫作用可持续数小时。丙戊酸静脉注射的剂量为首剂 12～15mg/kg,速度 3～6mg/(kg·min),然后以 0.5～1mg/(kg·h)静脉输液泵维持 3～7d 逐渐停药。使用丙戊酸的同时,原来癫痫患儿或新确诊的癫痫患儿应按照癫痫类型继续使用或加用抗癫痫药物,应注意重要生命指标监测,如血压、心率、呼吸、监测丙戊酸的血药浓度、血常规及肝肾功能,防止药物不良反应发生。

8. **10%水合氯醛**　是临床上应用较广而且效果较好的止惊药。每次 0.5ml/kg,用等量生理盐水稀释后保留灌肠,对大多数患儿有较好疗效。

9. **利多卡因**　主要用于苯二氮䓬类药物静脉注射无效时。用法开始 2～3mg/kg,加入 10%葡萄糖注射液中,以每分钟<25mg 的速度缓慢静脉注射,发作控制后如再复发,可给予每小时1～4mg/kg 的速度持续静脉滴注,维持 12～24h。有心脏传导阻滞或心动过缓者慎用。

(五)并发症的预防

1. 严密监测生命体征,保持呼吸道通畅,维持正常呼吸、循环、血压、体温,避免发生缺氧缺血性脑损伤。

2. 监测出入量,静脉输液以维持水电解质平衡,开始时输液量限制在每天 1000～1200ml/m² 体表面积,供给足够的热量。

3. 对症退热,物理降温、擦浴或用亚冬眠疗法。

4. 避免低血糖,可静脉注入葡萄糖注射液使血糖维持在8.4mmol/L 左右。

5. 针对脑水肿继发性颅内压增高,可用地塞米松抗炎及甘露醇脱水。

(六)病因治疗

通过病史、查体和必要的辅助检查,尽可能地查出原发病,如系颅内细菌感染,迅速给予抗生素治疗;如果是急性中毒,应给予解毒药物;如果由外伤造成,应及时清除颅内血肿或行减压手术;如系高热惊厥,则以降温为主;如有代谢紊乱,尽快给予纠正;如原有癫痫患儿,应查明诱因并给予去除,同时给予正规治疗;对于首发癫痫持续状态的癫痫患儿,控制惊厥后应给予酌情处理。

(七)采取有效措施、防止反复发作

治疗癫痫持续状态,一般情况下在给予速效抗癫痫药物后,应继以长效抗癫痫药物维持,以防复发。但癫痫持续状态控制后,是否需长期口服抗癫痫药物治疗,还应根据具体情况而定,主要取决于原发病。对于一个反复癫痫发作的癫痫或具有进行性神经系统病变的患儿,无疑需长期规律服用有效的抗痫药;对于感染、中毒、外伤、缺氧等原因引起的癫痫持续状态,服抗癫痫药物的长短应根据其病情轻重、恢复状况而定;对于高热惊厥持续状态或精神发育良好而无癫痫病史的特发性惊厥持续状态患儿,将发作控制后,在征得家长同意的情况下,可先密切观察,而不给予长期抗癫痫治疗。

第二节　急性颅内高压综合征

颅内压是指颅腔内容物,包括脑组织、颅内血液及颅内脑脊液对颅腔壁所产生的压力,可用脑脊液压力来代表。正常颅内压是指在安静水平侧卧位时经腰椎穿刺所测得的压力。平卧时小儿正常颅内压力:新生儿 $10\sim20mmH_2O$,婴儿 $30\sim80mmH_2O$,幼儿 $40\sim150mmH_2O$,年长儿 $60\sim180mmH_2O$,凡高于此值为颅内高压综合征。对儿童颅内压值的判断,要除外操作技术因素以及患儿哭闹、姿势、呼吸等干扰因素。

【病因】

引起急性颅内高压综合征的常见病因如下。

(一)脑脊液循环损伤

1. 脑脊液在脑室系统以外受阻,如脑外伤、感染、先天性畸形等,形成交通性脑积水。

2. 脑室系统的脑脊液流动受阻,如先天性畸形、感染、肿瘤等。

3. 脑脊液分泌过多或吸收障碍,如颅内疾病。

(二)脑组织容量增加

1. **弥漫性脑水肿**

(1)感染:脑炎、脑膜炎、重症肺炎、中毒性痢疾、败血症等引起的中毒性脑病。

(2)脑缺氧:窒息、溺水、心搏骤停、一氧化碳中毒、癫痫持续状态等引起的严重脑缺氧水肿。

(3)脑外伤。

(4)瑞氏综合征等。

2. **局部脑水肿**

(1)脑肿瘤:特别是发展迅速的脑肿瘤。

(2)颅内出血:新生儿颅内出血、血液病(血友病、白血病、血小板减少性紫癜等)。

(3)脑囊虫、囊肿等病变邻近的脑水肿。

(三)颅内血容量增加

1. 静脉回流受阻,如上腔静脉综合征。

2. 代谢障碍所致脑血流量增多,如缺氧或各种原因引起的高碳酸血症所致的脑血管扩张。

3. 高血压、血容量过多及水、电解质平衡紊乱等。

4. 脑血流自动调节功能的丧失,如外伤、肿瘤、脑缺血、严重高血压或低血压。

【发病机制】

正常情况下,密闭的颅腔内脑实质、脑血流量及脑脊液量保持相对恒定,使颅内压维持在正常范围内。当其中任何一种内容物的容积增加时,通过生理调节,其他两种内容物的容积代偿性缩小或减少,从而保证了颅内压的稳定。如果上述颅腔内容物增加过快或过多超过其代偿的限度时,即可发生颅内压增高。

婴幼儿因前囟与颅骨缝尚未闭合,可通过前囟隆起颅缝裂开及头围增大等代偿作用,使颅内压增高症状得以减轻,常造成误诊,必须引起注意。颅骨缝闭合后,颅腔成为密闭的内腔,当颅腔内容物任何结构的容积增大时,调节颅内压的能力有限,颅内压增高的症状易出现并较明显。

严重的颅内压增高会将部分脑组织嵌入孔隙,形成脑疝。最常见的有小脑幕切迹疝及枕骨大孔疝,后者可使脑干受压,延髓呼吸中枢缺血及缺氧,导致中枢性呼吸衰竭,甚至呼吸骤停。

【临床表现】

脑水肿为病理诊断,其临床表现为颅内高压征,与颅内压增高的病因、发展速度、有无占位性病变及其所在部位有关。其临床表现包括以下症状和体征。

(一)头痛

头痛是颅内压增高的主要症状。颅内压增高时,硬脑膜、颅内动脉及静脉受到牵扯,脑神经(主要是三叉、舌咽、迷走神经)受刺激而产生头痛。其特点:①程度不等,早期较轻,后期加剧;②多在清晨起床时明显;③通常为弥散性,以额部或枕部疼痛较为明显,可因咳嗽、打喷嚏、用力等动作而加重;④婴幼儿不能自诉,可表现为躁动不安或用手拍打头部,新生儿和小婴儿则睁眼不眠,呈脑性尖叫和前囟隆起紧张。

(二)呕吐

呕吐的原因,可能由于颅内压增高刺激第 4 脑室底部及延髓呕吐中枢所致,是儿童常见症状;常在清晨空腹时发生或于剧烈头痛同时伴发,可呈喷射性呕吐,无恶心,与饮食无关。

(三)眼底改变

1. 视盘水肿是颅内高压重要指征之一,颅内压增高时由于视神经鞘内脑脊液回流和静脉回流受阻,出现眼静脉淤血、视网膜水肿及视盘水肿、出血等。

2. 急性颅内高压时,因病变弥散而发展迅速,很少见到视盘边缘消失,可见到视盘隆起及其局部边缘模糊、颜色发红,视网膜反光增强,眼底小静脉曲张,小动脉痉挛慢性颅内高压可致继发性视神经萎缩。

3. 慢性颅内高压可致继发性视神经萎缩。

(四)复视

颅内压增高时,易受压而发生单侧或双侧不全麻痹,出现复视。

(五)意识障碍

由于颅内压增高及脑水肿,导致大脑皮质的广泛性损害及脑干网状结构受损,出现不同程度的意识障碍,常出现躁动不安、淡漠、嗜睡,严重者进入昏迷。

(六)惊厥及肌张力改变

颅内压增高或炎症时大脑皮质运动区受刺激而发生惊厥,可频繁发作。如大脑皮质不能控制下级神经中枢,脑干网状结构受刺激,则出现肌张力明显增高。严重者可呈去皮质强直(上肢屈曲,下肢内收挺直),甚至呈现去大脑强直(四肢挺直,上肢内旋、下肢内收、双足下垂)。脑疝时如果累及小脑,肌张力反而降低,深反射消失。

(七)生命体征改变

1. **呼吸障碍**　出现节律不整、深浅不一,重者出现叹息样、周期性(潮式呼吸)或长吸式呼吸,提示延髓衰竭、脑功能有明显损害,预后极差。

2. **循环障碍**　皮肤苍白和发凉,指(趾)末端发绀。主要发生于急性颅内压增高或慢性颅内压增高而病情突然恶化并有高颅压危象者。

3. **血压**　收缩压高于年龄×2+100mmHg。主要由于延髓的血管运动中枢受刺激而产生代偿性血管加压反应使血压升高,从而维持脑血流,特别是延髓的血流。晚期血压下降,提示延髓功能衰竭。

4. **脉搏缓慢**　急性颅内压增高可出现缓脉,但在小儿较少见。慢性颅内压增高一般不引起缓脉现象。

5. **体温调节障碍**　高热,主要由于下丘脑体温调节中枢受损,加之肌张力增高时肌肉产热增加所致;脑疝形成后,自主神经调节障碍,体温可上升到40℃以上。晚期可有体温不升。

(八)脑干功能障碍及脑疝形成

当颅内占位性病变或弥漫性脑水肿引起颅内压不断增高时,导致脑组织向压力相对较低的部位移位,并被挤入附近的硬脑膜裂隙或枕骨大孔,发生嵌顿,压迫部分脑组织、颅神经及血管,而产生一系列紧急的临床综合征,称为脑疝。最常见的脑疝有小脑幕切迹疝和枕骨大孔疝。

1. **小脑幕切迹疝**

(1)意识障碍:压迫中脑及网状结构,初期表现剧烈头痛、嗜睡、躁动、血压升高,继而意识模糊或昏迷加深。

(2)瞳孔变化:压迫患侧动眼神经,开始有同侧瞳孔先缩小,继而扩大,对光反射迟钝或消失。如弥散性脑水肿,对侧动眼神经也受损则出现同样的症状,两侧瞳孔大小不等,晚期双侧瞳孔均扩大,对光反应消失。

(3)肢体瘫痪:一侧或两侧中脑及大脑脚的锥体束受压,出现对侧或双侧肢体痉挛性瘫痪,锥体束征阳性。

(4)生命体征改变:由于脑干受压,脑疝初期出现代偿性呼吸加快变深,体温升高,脉搏加快,血压更高。如脑疝继续发展时,生命中枢受损严重或出现枕骨大孔疝,调节作用丧失,出现中枢性呼吸衰竭,呼吸变浅、不规则,脉搏细弱,血压下降,最后呼吸停止。

2. **枕骨大孔疝**

(1)意识障碍:占位性病变引起者,因进展较缓慢,意识状态可保持清醒。急性弥漫性脑水肿所致的脑疝,多先有小脑幕切迹疝,继之枕骨大孔疝,表现为突然意识障碍加深,迅速进入深昏迷。

(2)瞳孔变化:常为动眼神经核受损,表现双侧瞳孔对称性缩小,继而双侧瞳孔扩大,对光反射消失,眼球固定。

(3)呼吸抑制:呼吸浅、慢、不规则,发展迅速可呼吸骤停。

(4)血压变化:短暂上升后逐渐下降,脉搏细弱,心搏停止。

(5)肌张力及锥体束征:脑疝时小脑受损,双侧肌张力减低,深反射消失。因延髓受压,双侧锥体束征可阳性。

【辅助检查】

1. 颅内压测定 临床常用的颅内压测定方法为脑脊液压力直接测定法,可采用腰椎或脑室穿刺测压法。脑脊液循环正常情况下,侧卧位脑室液与脊髓腔终池脑脊液压力相等,故可用腰椎穿刺所测脑脊液压力代表颅内压,因而腰椎穿刺测压在临床最常用,具有简便、易于操作之优点。但在脑脊液循环梗阻时,所测压力不能代表颅内压力。且颅内压增高时,引流脑脊液过快可导致脑疝。临床应用时应慎重掌握指征和方法,术前30min静脉推注甘露醇,可防止脑疝的发生。脑室穿刺测压具有安全、准确,并可行控制性脑脊液引流、控制颅压增高之优点。但弥漫性脑水肿时,脑室被挤压变窄,穿刺不易成功,临床应用受到一定限制。其他测颅压方法还有在硬膜外置入传感器或前囟非损伤性测压方法。

2. 颅脑CT、磁共振成像 能直观地显示脑水肿及其累及范围和程度,进行脑水肿的定位、定性和定量的分析,还能对脑水肿进行分类、分期的研究,动态地分析不同疾病脑水肿过程的发生、发展、消散吸收的演变规律。

(1)CT可见脑水肿区显示吸收度降低,CT数值减少,出现低密度的图像。

(2)MRI呈现长 T_1 和长 T_2 异常信号,即 T_1 加权像呈低信号,T_2 加权像呈高信号,且以加权像上显示清楚。紧急情况下可

采用 T_1 加权高速回旋成像。

3. B超　在前囟未闭的婴儿,经前囟行头颅 B 型超声扫描,可诊断较重的脑水肿,并可测到侧脑室及第 3 脑室的大小。

4. 经颅多普勒超声(TCD)　TCD可床边、无创、连续观察患儿脑血流频谱变化,间接判断脑水肿的存在。

5. 头颅 X 线　颅内压增高征的 X 线表现如下。①颅缝增宽:可见于婴幼儿及 12 岁以下儿童;②颅骨指压痕增加;③蝶鞍改变:颅内压明显增高时,可见蝶鞍扩大,如蝶鞍扩大、变形并在蝶鞍上部有钙化现象则提示颅咽管瘤;④颅面比例失调见于脑积水。脑血管造影对颅内占位性病变有重要诊断意义。

【诊断】

一般来说,头痛、呕吐、视神经盘水肿为颅内高压的典型表现,但在临床上这些表现并不一定同时存在。在婴幼儿颅缝及前囟未闭合,颅内压增高时可有前囟膨隆或颅缝分离以代偿,症状表现不典型,容易被疏忽,可根据表 4-1 指征进行临床诊断。

表 4-1　小儿颅内高压诊断指征

指征	表现	诊断
主要指征	①呼吸不规则;②高血压大于年龄×2＋100mmHg(13.3kPa);③视神经盘水肿;④瞳孔改变缩小、扩大或双侧瞳孔不等大;⑤前囟紧张或隆起	具备主要指征 1 项,次要指征 2 项即可做出小儿颅内高压的临床诊断
次要指征	①昏睡或昏迷;②惊厥或四肢肌张力明显增高;③头痛;④呕吐;⑤静脉推注甘露醇 0.75～1.0g/kg 后,4h 内症状明显好转	

【治疗】

小儿颅内压增高,尤其是脑水肿病情进展迅速,常危及生命。在早期,如能消除病因,积极降低颅压,病变往往是可逆的。治疗目的在于保证脑灌注及能量的充分供给;防止脑组织在颅内空间移动。采用直接减少颅腔内容物容积的方法,常可维持脑的正常代谢。

(一)降低颅内压

1. 渗透性脱水药　适用于各类型脑水肿,尤其是细胞性或渗透性脑水肿。常用渗透性脱水药如下。

(1)20%甘露醇:能降低血液黏稠度,改善脑血流量,使聚集的细胞再流通,利尿、扩张肾血管,增加肾血流,抑制醛固酮抗利尿激素分泌,减少脑脊液生成,清除自由基。每次剂量 0.5～1g/kg,可使血浆渗透压提高 10～20mmol/L,即可达到降颅压目的。对颅高压危象和脑疝的患儿,可每次 2g/kg。给药速度以30min 注射完成为宜,重者可缩短至 15min。给药后 10min 起效,30min 作用最强,1h 后作用开始减退,可维持 3～6h。故可每 4～6 小时给药 1 次,重症或危象时需每 2～4 小时 1 次,并可加大剂量,每次 2g/kg。停药原则为先减每次剂量,再减次数至完全停药。为避免复发,甘露醇至少连用 3～5d。

(2)10%甘油盐水:能形成渗透压梯度,减少血液黏度。剂量为 0.5～1g/kg,静脉注射后 30～60min 起作用,但维持时间短,故应每 2～4 小时给药 1 次。恢复期改为口服,可用 50%溶液,剂量相同。最大可用至 5g/(kg·d)。优点:脱水作用较强,很少引起电解质紊乱与反跳。部分在肝内转化为葡萄糖,其余由肾排出,可促进利尿。作用快,对假性脑瘤疗效好。缺点:增加脑血流,使用后有时产生颅内出血、脱水等。不良反应:呕吐、腹泻等胃肠道反应;头痛、眩晕;剂量过大、浓度过高可产生溶血、肾功能衰竭及静脉炎。

(3)30%～50%山梨醇:是甘露醇的同分异构体,分子量为

185,进入人体后,部分化为果糖,作为能源被消耗,失去高渗作用,脱水效果较差,多用于预防反跳。用量为 $2\sim3g/kg$,每 $4\sim6$ 小时 1 次。

(4)其他:高渗盐水作用短暂,易致水钠潴留与反跳,仅用于低钠血症与水中毒。25%人血白蛋白用于低蛋白血症伴脑水肿时,有利于增加胶体渗透压及吸收组织间液。

2. 利尿药 可迅速降低血容量,减少影响钠离子的主动转运氯离子向损伤的脑细胞内转移,有抑制脑脊液生成的作用,可减轻脑水肿,降低颅内压,与甘露醇合用可增加疗效,并减少各自用量。选用呋塞米,剂量每次 $1\sim2mg/kg$,静脉注射或肌内注射,常与甘露醇合用。

3. 肾上腺皮质类固醇 稳定脑毛细血管细胞间的紧密联结处,改善血-脑屏障功能,减少毛细血管通透性。非特异性的抗炎、抗毒作用,减少组织水肿,减少脑脊液生成;抗氧化,清除自由基;提高血糖,增加尿量。对血管源性脑水肿效果最佳,持续时间长。用药 $5\sim12h$ 出现效果,$12\sim24h$ 作用较明显,$4\sim5d$ 作用最强,$6\sim9d$ 作用消失,无反跳。多选用地塞米松,剂量 $0.5\sim1mg/(kg \cdot d)$,每 12 小时应用 1 次。

4. 脑保护药 巴比妥类药物可降低颅内压、抑制脑代谢、改善脑血流。以戊巴比妥钠为优,剂量首次为 $3\sim5mg/kg$,以后每次 $1\sim3mg/kg$,静脉滴注,每 2 小时 1 次,见效后立即停药,但此药有抑制呼吸的作用,应备好人工呼吸机。

5. 止惊 地西泮能抗惊厥,从而降低脑代谢,减少血流量,降低颅内压。剂量每次 $0.3mg/kg$,静脉推注。

6. 控制性过度通气疗法 适用于治疗急性颅脑外伤所致颅内高压。开始可给纯氧 $11\sim12L/min$,频率为每分钟 20 次,不超过 1h。通常将 $PaCO_2$ 降至 $25\sim30mmHg$ 为宜,PaO_2 维持在 $90\sim180mmHg$,如 $PaCO_2$ 过低,可导致缺血、缺氧性脑损害,故在过度换气过程中最好每 4 小时测血气分析 1 次。

（二）一般治疗

1. 保持安静　任何躁动、惊厥均会增加脑组织的耗氧量，导致颅内压增高，必要时给予镇静药或止惊药。护理操作轻柔，避免用力压胸、压腹、压颈等动作，以防颅内静脉回流受阻，加重颅内压。

2. 调整体位　取侧卧位，上半身抬高 20°～30°，移动颈部时需极为小心。头位过高，也可引起颅内高压。避免颈部扭曲，影响颈静脉回流，防止胸部受压。

3. 保持呼吸道畅通　如呼吸道分泌物较多，应尽早进行气管切开或插管和吸痰，保证氧的吸入。

4. 氧气疗法　①鼻导管给氧：婴儿氧流量为 0.5L/min，1 岁以上为 1L/min，氧浓度为 30%～50%。②口罩给氧：用于婴儿或重度缺氧者，浓度为 40%～60%，氧流量增加至 3～5L/min，如不能解除发绀可以 100% 纯氧间歇供给。③高压氧治疗：可使血浆中的溶解氧显著增加，动脉血氧分压提高，脑血管收缩，减轻脑水肿，降低颅内压；充分给氧还可改善脑代谢，减少乳酸的产生，有助于脑水肿的恢复。一般应用 2～2.5 个大气压。进行性出血，肝、肾、心功能不全时要慎用；压力过大（如 3 个大气压）可产生的氧中毒。

5. 液体疗法　对急性脑水肿颅内压增高征的患儿，主张采用"边补边脱""补脱兼顾"的液体疗法。根据患儿的心、肾功能有无障碍，是否存在休克、脱水、高热、酸中毒等各方面情况酌情补充液体，一般液体量控制在每天 60～80ml/kg，张力在 1/5 左右。总的要求是使患儿在脑水肿病程中始终保持轻度脱水状态。同时注意补钾、纠正酸中毒。适当给予全血、血浆或者人血白蛋白输注。如发生脑疝，应"慢补快脱"，快速多次大量输入脱水药，维持慢速补液。

6. 控制体温　低体温可降低脑代谢率，提高脑细胞对缺氧的耐受性，保护血-脑屏障，抑制脑损伤后内源性物质的释放，以及减

少 Ca^{2+} 的内流,减轻脑水肿。体温下降 1℃ 脑代谢率可下降 6.7%,颅内压下降 5.5%。可采用人工冬眠疗法,将体温降到 35~37℃。常用氯丙嗪和异丙嗪各 1~2mg/kg,入眠后开始冰敷降温,在 2~3h 使体温降至 35~37℃,以后每 4~6 小时用药 1 次,每次各 1mg/kg,一般维持 12~24h。当度过危急阶段后就撤掉,以免持续时间过长增加并发症的发生。

(三)病因治疗

积极控制感染,注意纠正休克与缺氧,改善通气,防止二氧化碳潴留。治疗原发病,如手术切除肿瘤,处理硬膜下积液等。

(四)脑营养代谢促进药的应用

1. 胞磷胆碱 增强与意识有关的脑干网状结构功能,对锥体系有兴奋作用,增加脑个体容量,改善脑代谢,促进受损的运动功能得以恢复。应用时不增高颅内压,也不造成抽搐;或长期反复使用,不良反应小,意识障碍时可用 50~200mg 加入葡萄糖注射液中静脉滴注。

2. 1,6-二磷酸果糖(FDP) 其为一种能量制剂,在缺氧情况下参与激活多种酶系,促进无氧糖代谢,转成为 ATP。如脑缺氧时 1mol 糖可产生 2mol ATP,使用 FDP 后则可产生 4 mol ATP。脑复苏时 FDP 70~250mg/kg 每天静脉滴注 1 次,1 周为 1 个疗程。

第三节 急性感染性多发性神经根炎

急性感染性多发性神经根炎(actue infectious polyradiculo-neuritis),又称吉兰-巴雷综合征(Guillain-Barre syndrome,GBS),是一种急性炎性脱髓鞘自身免疫性疾病。该病是进展迅速,而又大多可恢复的以运动神经受累为主的周围神经病,多见于儿童,夏秋季好发,男略多于女。其主要临床特征是急性进行性对称性弛缓性麻痹,多为上行性进展,常有脑神经受累,重者可出现呼吸肌麻痹甚至危及生命。

【病因及发病机制】

本病的病因尚未完全明了，多认为是病毒感染等多种致病因素所引起的一种自身免疫性疾病。大多数患儿于发病前 2～3 周有上呼吸道或胃肠道感染等前驱疾病，最常见的是上呼吸道病毒感染。除了常见的肠道病毒和呼吸道病毒以外，还有巨细胞病毒、EB 病毒、水痘病毒、麻疹病毒、肝炎病毒、流感病毒、HIV 等。也有报道弓形体、肺炎支原体等感染或疫苗接种后也可发生该病。近年来，有关该病与空肠弯曲菌的关系报道较多，血清学检查发现不少患儿血清中空肠弯曲菌特异性抗体滴度增高。其中以 Penner 血清型 O:19 和 O:41 与该病的发病关系最为密切。已经证实空肠弯曲菌菌体脂多糖涎酸等终端结构与周围神经中的神经节苷脂 GM1、GD1a 等分子结构相似，因而可发生交叉免疫反应。感染空肠弯曲菌后，血清中同时被激发抗 GM1、GD1a 等抗神经节苷脂自身抗体，导致周围神经免疫性损伤而发病。

【病理】

主要在神经根神经节部有水肿、淤血、髓鞘和轴索变性。髓鞘的最突出表现为节段性肿胀、空泡变性、囊样变性脱失。电子显微镜可观察到本病的病理特点是以脱髓鞘为主，髓鞘呈节段性脱失，吞噬细胞和单核细胞破坏施万细胞基底膜；施万细胞的改变是在脱髓鞘晚期出现，是脱髓鞘所造成的结果。脊神经前根较后根先受累。在脱髓鞘的相应节段，脊髓前角细胞和脑干运动神经核可见退行性变，但病变的程度不重。一部分患儿的主要病变为运动神经轴索受累，称为急性运动轴索神经病。

【临床表现】

多数患儿发病前 2～3 周有上呼吸道感染史，起病较急，也可呈亚急性起病。

1. 运动障碍　进行性肌无力是该病的突出表现，一般先从下肢开始，逐渐向上发展，累及上肢及脑神经，少数患儿呈下行性进展。两侧基本对称,一般肢体麻痹远端重于近端。瘫痪呈弛缓性,腱反射消失或减弱,受累部位肌肉萎缩。患儿肌力恢复的顺序是自上而下,与进展顺序相反,最后下肢恢复。

2. 脑神经麻痹 约 50% 的患儿累及第 Ⅸ、Ⅹ、Ⅻ 对脑神经,表现为语音低微、吞咽困难、进食呛咳、易发生误吸。约 20% 的患儿合并周围性面瘫。少数患儿可出现视盘水肿而无明显视力障碍。眼外肌受累概率较小,但是少数患儿在病程早期即可出现动眼神经的严重受累,如 Miller-Fisher 综合征,其特征是眼外肌麻痹和共济失调为主要表现,这是 GBS 的一种变异型,预后良好。

3. 呼吸肌麻痹 约 50% 以上的患儿出现轻重不同的呼吸肌麻痹,可使呼吸表浅、咳嗽无力、声音微弱,其中 7%～15% 的患儿需辅助呼吸。

4. 感觉障碍 感觉障碍远不如运动障碍明显,且主观感觉障碍明显多于客观检查发现。在发病的初期,患儿可诉痛、麻、痒或其他不适的感觉,持续时间比较短,常为一过性。少数患儿可查到手套、袜子型的感觉障碍。

5. 自主神经功能障碍 患儿常有出汗过多或过少,肢体发凉,面色潮红,心动过速或过缓,可有心律失常,期前收缩;血压升高及不稳,可突然降低或上升,有时上升与下降交替出现。最严重的表现为心搏骤停。病情好转后,心血管障碍亦减轻。患儿还可以出现膀胱和肠道功能障碍,表现为一过性尿潴留或失禁,并还可有便秘与腹泻。

【辅助检查】

1. 肌电图检查 在诊断上有非常重要的价值,可显示下运动神经元受损。一般认为神经传导速度减慢与髓鞘受损有关,复合肌肉动作电位的波幅降低与轴索损害有关。另外,本病肌电图可显示 F 波的潜伏期延长或消失,F 波的改变常提示周围神经近端或神经根受损。

2. 脑脊液检查 早期脑脊液正常。在病程 1 周后脑脊液虽然细胞基本正常而蛋白逐渐增高,3~4 周时达高峰。以后逐渐下降。这种蛋白细胞分离现象在 50% 以上患儿可见到。

3. 血液检查　50% 以上的患儿早期有中性粒细胞增高,血清 IgG、IgM、IgA 可有增高。有些患儿血清中可查到抗神经髓鞘抗体。

【诊断】

根据患儿急性或亚急性起病,不发热、进行性对称性弛缓性麻痹,脑脊液呈蛋白细胞分离现象,诊断一般不困难。以下几点可供诊断参考:

1. 病前有上呼吸道或消化道等非特异性感染,其后间隔一段时间发病。或病前 1 天至 6 周有接种疫苗史。

2. 多为急性或亚急性起病,迅速出现对称性、进行性的下运动神经元性肢体瘫痪,肌张力降低、腱反射减弱或消失。

3. 可伴有脑神经损害和呼吸肌麻痹,但神志清楚。

4. 可有感觉异常及根性疼痛。

5. 脑脊液蛋白细胞分离现象。

6. 肌电图显示下运动神经元受损,有运动神经的传导速度减慢或动作电位波幅降低,以及 F 波的潜伏期延长或消失。

【鉴别诊断】

在病程早期或临床表现不典型时,应注意与以下疾病的鉴别。

1. 脊髓灰质炎　先有发热,体温开始下降时出现瘫痪,体温正常后不再进展。瘫痪为不规则不对称分布,以单侧下肢瘫多见。无感觉障碍,疾病早期脑脊液细胞数增加,粪便病毒分离或血清学检查可证实诊断。

2. 急性脊髓炎　特别是高位脊髓炎,可出现四肢瘫痪,在脊髓休克期表现为肌张力低下,腱反射消失,需注意鉴别。但急性脊髓炎常有明显的感觉障碍平面和自主神经功能障碍引起的大小便排泄异常。

3. 脊髓肿瘤　多进展缓慢,有根性痛,常呈不对称性上运动神经元性瘫痪,可有感觉障碍和排便功能障碍,MRI 检查可明确诊断。

4. 急性脑干脑炎　常累及脑神经并可引起交叉性瘫痪,应注意与 Miller-Fisher 综合征鉴别。

5. 其他　如周期性瘫痪、癔病性瘫痪、卟啉病引起弛缓性麻痹等亦应注意鉴别。

【治疗】

本病对患儿生命威胁最大的症状是呼吸肌麻痹,其次是后组脑神经功能障碍。如能顺利度过急性期,大多恢复良好,因此,急性期细心护理和综合治疗非常重要。

(一)一般治疗及护理

因该病患儿可以进展很快,甚至 24h 内即可出现呼吸肌麻痹,因此,应严密观察病情变化和呼吸情况。耐心细致的护理对该病尤为重要,要使瘫痪患儿体位舒适,勤翻身,维持肢体功能位;及时清除口咽部分泌物,保持呼吸道通畅。脑神经受累者进食要小心,吞咽困难时给予鼻饲,以防食物呛入气管。室内温度、湿度要适宜,保证营养、水分供应及大小便通畅等。

(二)静脉注射免疫球蛋白

在急性进展期静脉注射大剂量丙种球蛋白可以缩短患儿的进展期,使病情提前停止进展,减轻症状,并能缩短麻痹静止期,使恢复期提前,促使早日恢复,并减少后遗症。

静脉注射大剂量丙种球蛋白对吉兰-巴雷综合征显示良好的治疗效果。一是要在发病早期应用;二是每天剂量要足够大,才能显示临床效果。剂量与用法:有 3 种用法。①每天静脉滴注 1g/kg,用 1d 或连用 2d;②静脉滴注 2g/kg,用 1d;③每天静脉滴注,剂量为 400mg/kg,连用 3～5d。上述 3 种方法总剂量约相同,但前 2 种效果更好。

(三)糖皮质激素

大多数患儿对糖皮质激素的疗效不显著,但对本病的变异型,如复发型吉兰-巴雷综合征、Fisher 综合征、脑脊髓神经根炎患儿,激素治疗往往显示较好的效果。遇上述变异型患儿可积极应用激素,早期足量,冲击治疗更好。冲击甲泼尼龙 3d 后改用泼尼松 1mg/kg 左右,数周后减量停药。总疗程 3～8 周,视病情所定,但应注意激素的不良反应。

(四)血浆交换疗法

疗效确切,能减轻病情,缩短瘫痪时间,减少并发症,改善预后。但因需专用设备且价格昂贵,使临床应用受到限制。但应用大剂量丙种球蛋白以后,血浆交换疗法几乎可以被取代。

(五)人工呼吸机的应用

需要呼吸支持的患儿能及时应用人工呼吸机,并做好呼吸管理,防止合并症,是降低病死率的最重要措施之一。

1. 应用呼吸机的指征　①呼吸肌麻痹致呼吸功能不全,肺活量减少到正常的 1/3 或 1/4,或肺活量只比潮气量大 1 倍左右。这时呼吸肌极易出现疲劳而衰竭。②呼吸幅度减弱或消失,胸式呼吸减弱或消失,或腹式呼吸减弱或消失,或胸腹式呼吸减弱。③口鼻腔分泌物增多,咳嗽无力,分泌物反流气管导致呼吸道阻塞,一侧或两侧肺底呼吸音减低。④呼吸浅促、安静状态下烦躁、鼻扇、口唇开始出现发绀等,此时情况更为严重。⑤合并肺部感染、肺不张等加重上述病情。

2. 呼吸机与人体的连接　病情严重,自主呼吸几乎消失(一旦意外脱管就有危险),且年龄较大者可选择气管切开。而年龄较小的婴幼儿由于气管切开后拔管困难,或病情相对轻一些的患儿,可选择经鼻气管插管。

3. 人工呼吸机的选择　可选用一般的定容型呼吸机,年龄较小患儿可选用定时限压持续气流型呼吸机。

4. 呼吸管理　应用呼吸机后,使 $PaCO_2$ 保持在 35～

40mmHg。观察两肺通气情况,听诊两肺呼吸音有无降低情况,并观察患儿面色、精神、心率、脉搏、血压,特别要观察胸廓起伏。要进行充分的湿化,间隔一定时间向气管内注入生理盐水,每次可注入数毫升,并拍背吸痰。遇肺部呼吸音减低或出现管状呼吸音,并为分泌物阻塞所致时应加紧气管内用生理盐水每次数毫升反复冲洗、拍背,直到情况改善。

5. 呼吸机的撤离 呼吸有力,呼吸肌麻痹基本恢复正常,脑神经麻痹亦恢复正常,吞咽正常,咳嗽较有力,能将痰咳出,可逐渐通过间歇指令通气(IMV)或压力支持通气(PSV)逐渐过渡到完全停机。

6. 应用呼吸机的并发症及其处理 患儿应用呼吸机时间较长,长期开放呼吸道,加上患儿体质弱、营养状态不佳,容易发生呼吸机相关性肺炎。这种感染以革兰阴性杆菌多见,特别容易发生铜绿假单胞菌的感染,所以必要时要选用对铜绿假单胞菌敏感的抗菌药物。

(六)自主神经紊乱的治疗

一般患儿出现自主神经紊乱如出汗、窦性心动过速、窦性心动过缓、轻度血压升高和波动,可不给特殊处理。但对这种患儿应密切监测心脏情况,及时发现心搏骤停、及时抢救。一旦心搏骤停需立刻心脏按压,并加强人工呼吸,将机械通气改为人工捏球。并注入肾上腺素。心脏复苏后应积极进行脑复苏治疗。

(七)其他药物治疗

维生素 B_1、维生素 B_6、维生素 B_{12}、呋喃硫胺等有利于损伤神经的修复,应长期应用。脑脊髓神经根炎或脑-神经根炎合并颅内压增高时可应用甘露醇降颅压,疗程 $3\sim5d$ 或视病情而定。

第四节　瑞氏综合征

瑞氏综合征(Reye syndrome,RS)又称脑病合并内脏脂肪变性,属于继发性线粒体肝病,以急性脑水肿和肝细胞内微滴性脂肪浸润为主要病变的综合征。临床特点是在前驱的病毒感染或其他致病因子(如服用阿司匹林、摄入黄曲霉、接触农药和杀虫剂,甚至偶然见于服用丙戊酸)损伤之后出现呕吐、意识障碍和惊厥等脑症状以及肝功能异常和代谢紊乱。本病起病急,迅速出现昏迷惊厥,重者和治疗不及时者常导致死亡和致残,对小儿健康危害极大,应提高对本病的认识,早期诊断,恰当治疗。

【病因】

本病的病因至今尚未完全阐明,多认为其发生和各种微生物感染、毒性物质作用和内源性毒素有关。

1. 微生物感染　可能与本病发生有关联的病毒有 B 型流感病毒、水痘-带状疱疹病毒、A 型流感病毒、3 型腺病毒、柯萨奇病毒、EB 病毒、麻疹病毒、呼吸道合胞病毒等。另外本病也可发生于百日咳、化脓性脑膜炎、铜绿假单胞菌性肺炎,福氏痢疾杆菌与沙门菌属感染、流感杆菌性菌血症和脑膜炎等各种细菌性感染时。

2. 毒性物质作用　如黄曲霉素、农药、杀虫剂等摄入,可引致本病发生。另外,在美国等地还发现在水痘或 B 型流感病毒感染时服用阿司匹林,更易发生本病,而其他病毒感染时使用,却无类似现象。可能与阿司匹林对细胞的线粒体有损害作用有关。

3. 内源性毒素　在瑞氏综合征时,由于脂肪代谢障碍,体内二羧酸的量增多,能加重线粒体的结构和功能损伤,成为二源性毒素,造成本病病变和恶性循环。

【发病机制】

瑞氏综合征的发病与机体广泛的线粒体损害,特别是肝细胞内的线粒体受损有关。线粒体是主宰细胞呼吸的细胞器,蛋白质、糖类及脂肪均在此氧化而提供能量,线粒体损害使其内所含的各种代谢酶活力降低引起体内一系列代谢障碍。

1. 糖代谢紊乱　如低血糖、乳酸及丙酮酸血症等。

2. 蛋白质、氨基酸代谢异常　线粒体内有尿素循环所需的酶系统,线粒体功能受损时该酶系统发生缺陷,不能将体内的氨转变成尿素,大量的氨聚积体内形成高氨血症,引起机体氨中毒。高氨血症是造成脑功能障碍的重要原因之一。

3. 脂肪代谢紊乱　脂肪酸氧化过程受阻,致使短链脂肪酸积聚体内加重了高氨血症,并干扰糖酵解、丙酮酸的分解和线粒体的氧化磷酸化功能。

4. 有机酸尿(血)症　瑞氏综合征患儿血中二羧酸明显增高,二羧酸抑制线粒体功能,且其浓度与血氨增高水平及病情严重程度相关。

5. 其他　血浆内凝血酶原、磷酸、纤维连接蛋白及补体减少。脑细胞线粒体受损时能量代谢障碍,使 ATP 产生减少,钠泵功能下降,而致脑水肿,再加上低血糖、高氨血症、脂肪酸血症等内源性毒物的致病作用,加重了脑病。

【临床表现】

本病可发生于任何年龄,在我国以婴幼儿患儿多见。其临床特点如下。

1. 前驱病症　有些患儿在起病前 3～5d 先有病毒性上呼吸道感染,如发热、咳嗽、流涕等征象,或患有水痘等。不过,我国病例的前驱病症常不明显。

2. 消化系统征象　患儿起病时有频繁呕吐,有时可伴呕血。查体可见不少患儿有肝大、质地异常,然而黄疸罕见。

3. 脑病征象　根据患儿神经精神方面的异常表现,将之分为5级。

(1)第 1 级(轻度):安详、嗜睡,呼之能醒,对疼痛刺激的反应灵敏,瞳孔对光反应佳。

(2)第 2 级(中度):深度谵妄、躁动,神志恍惚、语言不清、对疼痛刺激的反应不灵敏,瞳孔对光反应尚佳。

(3)第 3 级(重度):浅昏迷,对疼痛反应差,瞳孔对光反应迟缓。

(4)第 4 级(极重度):昏迷,去大脑强直状态,瞳孔散大,对光反应迟缓,呼吸加深。

(5)第 5 级(脑死亡):昏迷,全身软瘫,深腱反射消失,呼吸暂停,瞳孔对光反应消失。

此外,还有脑水肿,重者甚至出现脑疝征象,表现为昏迷、惊厥、肢体强直扭曲,血压升高、呼吸节律不整、瞳孔两侧不等或散大等。神经精神征象可很早发生,成为首次表现,也可先有呕吐,然而在 24~48h 内发生等。一般在婴儿,病情更为严重。

4. 其他　有的患儿可有心肌受损,出现心律失常。

【辅助检查】

1. 周围血常规　白细胞总数增多,分类以中性粒细胞为主。

2. 血生化检查　血氨值增高,血糖降低(也可正常)。总血脂、胆固醇降低,而游离脂肪酸增加。

3. 肝功能检查　血丙氨酸转氨酶(sALT)值增高;凝血酶原时间延长,肝功能可随着病情好转而较快恢复正常。

4. 脑脊液检查　除压力增高,有时葡萄糖值降低外,余无异常。

【诊断】

对本病的诊断,首先应有警惕性,尤其对婴幼儿患儿,出现呕吐和精神改变等时,更应考虑本病的可能。实验室检查结果出现典型的"二高一低"征象即血氨、sALT 增高及血糖减少时即可诊断。肝活组织检查,发现脂肪微滴性肝细胞脂肪变性,有确诊意义。

【鉴别诊断】

瑞氏综合征应与中毒性脑病、婴儿捂热症,急性病毒性脑炎、各种急性脑膜炎、重症肝炎及与瑞氏综合征酷似的遗传代谢病相鉴别。上述疾病与瑞氏综合征有许多共同点,但也有根本不同点之处。

1. **急性中毒性脑病** 本病与瑞氏综合征共同点是也有意识障碍、惊厥及颅内压增高的表现。产生脑病的病理基础也是脑水肿,但本病有明确的原发病,如菌痢、败血症、肺炎等。因没有机体细胞内的线粒体损害,故不出现低血糖、高血氨及凝血酶原时间延长。

2. **婴儿捂热症** 临床表现为急性脑病,起病急骤、惊厥、意识障碍,重者昏迷、高热或高热后体温不降、多汗,有代谢性酸中毒和转氨酶增高,也可有高氨血症,极似瑞氏综合征。所不同的是有捂闷过热病史,如室温过高、穿衣盖被过多、童车内过热。只见于小婴儿,多在冬春季天气寒冷的清晨发生,预后差,病死率较高。尸检:脑水肿,脾、肾、肺、肠等脏器广泛性充血,可有出血,肝内充血也见到弥漫性脂肪浸润,但多伴有病灶性坏死(此点与瑞氏综合征不同),在电镜下肝细胞内也有线粒体肿胀,因为高热本身就可直接损害肝细胞和线粒体,并能引起脑水肿、高氨血症、低血糖或DIC。通常有高钠血症、肌酸磷酸激酶剧增是本病特征。

3. **急性病毒性脑炎、脑膜炎** 脑脊液(CSF)常有蛋白及细胞增高,急性脑膜炎时伴发热,有脑膜刺激征,CSF呈炎性改变。

4. **重症肝炎** 除呕吐外,有腹胀、重度黄疸、肝脾大、腹水等持续性的肝功能损害。

5. **遗传代谢病** 尿素循环障碍、脂肪酸乙酰辅酶A脱氢酶缺乏和卡尼汀缺乏时临床表现与瑞氏综合征酷似。实验室检查都有高氨血症,有的有二羧酸尿症。但上述遗传病起病年龄小,常见于小婴儿甚至新生儿,有反复发作或周期出现的倾向,常因进食其所不能代谢的食物(近期膳食改变)、饥饿或体力消耗过大而诱发。常伴生长发育迟缓,肝不大;有家族史,特别是同胞中可有类似病史,更进一步地鉴别需生化代谢分析、酶测定及基因分析。

【治疗】

本病病情轻重不等,轻症或及时治疗者预后较好,可在病的早期停止发展,5～10d 逐渐恢复,留后遗症者少。严重者在数天内甚至在病后 24h 内死亡。致死的原因常为脑水肿、颅内压增高和脑疝,存活儿可能留下严重的后遗症,如癫痫、肢体运动障碍、智力低下、行为障碍等。因此必须把瑞氏综合征患儿放在重症室,即使病情较轻者,因常有突然转重的可能,应随时进行颅内压及心肺功能的监护。

1. **重症监护**　具有重度以上脑病者必须予以心肺和颅内压监护,及时发现异常,给予处置(要求颅内压控制在 $200mmH_2O$ 以下)。由于本病变化迅速,常可由轻症突变为重症,故对病情较轻者也应密切观察,切不可大意。

2. **降低颅内压**　颅内高压是引致本病患儿死亡的主要原因,故应积极处理。

(1)根据病情,给予静脉注射 20％甘露醇 2.5～10ml/kg,每 4～6 小时 1 次。

(2)气管插管用呼吸机做过渡通气,以降低 $PaCO_2$,是紧急降颅压的措施之一,但通气不可过度,不能使 $PaCO_2$ 降至 20mmHg 以下,应维持在 25～30mmHg(3.3～4kPa),并且持续时间不超过 1h,否则会使脑缺血。同时要充分供氧,使 PaO_2 达 13.3～20.0kPa(100～150mmHg),pH 7.5 左右(如有颅压监测装置及血气检查则过渡通气不受时间限制)。降低 $PaCO_2$ 能使脑血管收缩,减少颅内血容量,降低颅内压。

(3)控制性侧脑室引流是紧急降低颅内压的好方法,但对瑞氏综合征患儿不适合,因瑞氏综合征时大脑弥漫性肿胀,脑室及蛛网膜下隙被肿胀的脑组织压缩,大部分 CSF 已被挤出颅腔,通过 CSF 引流降颅压效果不大。此法最适用于因脑积水引起的颅内压增高者。

(4)巴比妥类药物是大脑保护药,选用硫喷妥钠、戊巴比妥、苯巴比妥使患儿进入麻醉状态。维持 3～4d 或更长有利于降低脑代谢、缩小脑体积、降低颅内压。需备有 EEG 监测及人工呼吸设备在紧急时应用。

(5)降体温,使其维持在 37℃ 以下,有监护条件时可降至 32℃,以降低脑耗氧量及代谢量,必须监护心脏。

(6)去骨瓣扩大颅腔容积,做颞肌下或枕下减压或两者兼做。

3. 纠正代谢紊乱

(1)纠正低血糖:静脉注射 10%～20% 葡萄糖注射液,使血糖维持在 8～11mmol/L(150～200mg/dl)水平。当血糖达到稍高于正常水平时加用胰岛素,按 1U/5g 葡萄糖计算,以每小时 50ml 速度静脉滴注。胰岛素能通过抑制脂蛋白、脂酶阻断脂酸从脂肪组织中释放出来,葡萄糖能促进脂酸重入脂肪组织,从而减轻游离脂肪酸血症。

(2)降低血氨:可给以食醋保留灌肠,食醋量每次 10～20ml,1 份食醋加 2 份消毒过的 0.9% 氯化钠注射液稀释。也可口服 50% 乳果糖混悬液 2～3ml/(kg·d)以酸化肠道,减少氨的吸收。维持足够热量(30～40kcal/kg)供给,减少组织分解产氨。静脉注射谷氨酸钾(钠)液,每天 20～40ml,分 1～2 次加于葡萄糖液中静脉滴注,以纠正高血氨。必要时可用血浆置换方法,以去除血液中有毒物质。

(3)防止出血:给予维生素 K、凝血因子或输新鲜血浆等。

第五节　重症肌无力

重症肌无力(myasthenia gravis,MG)是一种因突触后膜上的乙酰胆碱受体(AChR)受到损害数目减少导致神经肌肉接头处传递障碍的获得性自身免疫性疾病。本病临床特点是骨骼肌无力,疲劳时加重,休息或用胆碱酯酶抑制药后症状减轻。脑神经支配的肌肉比脊神经支配的肌肉受累更多见。重症肌无力危象是儿科临床危急状态之一,若不及时抢救和进行恰当治疗常可危及生命。一般轻症重症肌无力患儿如单纯眼肌型可在门诊治疗观察,有危象者必须收住院。

【病因及发病机制】

重症肌无力的本质是自身免疫应答反应,其攻击的靶子是神经肌肉接头处突触后膜上的乙酰胆碱受体抗体和被乙酰胆碱受体致敏的 T 细胞,以及分泌乙酰胆碱受体抗体的 B 细胞。乙酰胆碱受体抗体通过不同机制最终使有功能的乙酰胆碱受体数目减少;神经肌肉传递发生障碍,从而导致相应肌群的肌肉易疲劳性及临床上的肌无力。重症肌无力免疫学异常的病因迄今尚无定论。自身免疫性疾病多发生在遗传的基础上,遗传可能为其内因,在外因中,多数认为与胸腺的慢性病毒感染有关。本病与人类白细胞抗原(HLA)型别有关。一般如为女性,早发,且伴胸腺增生的患儿以 $HLA-A_1B_8$ 及 Dw_3 多见;而男性,晚发,伴胸腺肿瘤患儿以 $HLA-A_2A_3$ 居多。

【临床表现】

根据发病年龄和临床特征,本病主要分为以下三型。

1. 新生儿暂时性重症肌无力　如母亲患重症肌无力,娩出的新生儿中约 1/7 患本病。患儿在出生后数小时至 3d 内,可表现哭声无力,吸吮、吞咽、呼吸均显困难。肌肉弛缓,腱反射减弱或消失。患儿很少有眼外肌麻痹及上睑下垂。如未注意家族史,易与分娩性脑损伤、肌无力综合征等混淆。患儿血中乙酰胆碱受体抗体可增高。轻症患儿可自然缓解,但重症者要用抗胆碱酯酶药物。

2. 新生儿先天性重症肌无力　又称新生儿持续性肌无力。本病多有家族史,但患儿母亲无重症肌无力,可呈常染色体隐性遗传。患儿出生后主要表现为上睑下垂,眼外肌麻痹,全身肌无力,哭声低弱和呼吸困难者并不常见。肌无力症状较轻,但持续存在。血中乙酰胆碱受体抗体水平不高,血浆交换治疗及抗胆碱酯酶药物均无效。患儿皮纹可有如下改变:①双手均为猩猩纹;②指纹有 8 个以上斗形;③轴三角在 t' 的位置;④掌心有混乱纹线交织或网状。而其他儿童型重症肌无力的皮纹表现正常。

3. 儿童型重症肌无力 又称少年型重症肌无力,属于后天获得性,临床最常见。女性患儿较多。发病最小年龄为6个月,发病年龄高峰在出生后第2年及第3年。根据临床特征可分为眼肌型、脑干型及全身型。

(1)眼肌型:最多见,是指单纯眼外肌受累,但无其他肌群受累之临床和电生理所见。首先症状多数先见一侧或双侧眼睑下垂,晨轻、暮重,也可表现眼球活动障碍、复视、斜视等。重症患儿表现双侧眼球几乎不动。

(2)全身型:有一组以上肌群受累,主要累及四肢。轻症患儿四肢肌群轻度受累,致使走路及举手动作不能持久,上楼梯易疲劳。常伴眼外肌受累,一般无咀嚼、吞咽、构音困难。重者患儿常需卧床,除伴有眼外肌受累外,常伴有咀嚼、吞咽、构音困难及程度不等的呼吸肌无力,多数患儿腱反射减弱或消失,无纤性颤动,感觉正常。

(3)脑干型:突出症状是吞咽困难、声音嘶哑等,可伴有上睑下垂及全身肌无力。

【辅助检查】

1. 疲劳试验 令患儿快速眨眼,因疲劳而眼睑下垂,或连续讲话后语声变小、口齿不清,或连续举臂而出现举臂乏力、臂下垂。

2. 肌电图 可见肌肉动作电位的幅度很快递减,因不能配合检查,不适用于5岁以下儿童。

3. 血清抗乙酰胆碱受体抗体测定 全身型自身免疫性重症肌无力90%患儿血中抗体浓度升高,多大于10nmol/L;眼肌型者浓度为0~10nmol/L。新生儿一过性肌无力血中抗体浓度也升高。遗传型重症肌无力患儿通常无该抗体升高。当有胸腺瘤时则抗体明显升高。

4. 新斯的明试验 每次给予0.04mg/kg,最大量不超过

1mg,肌内注射(可同时加阿托品 0.01mg/kg)后 15～30min 眼裂开大接近正常或正常,眼球运动显著好转可判断为阳性;同时,注射阿托品的目的是避免出现副交感神经刺激症状,如腹痛、流涎等。

5. 依酚氯铵试验　依酚氯铵 0.15mg/kg,静脉滴注后,若睑下垂或眼能动性好转,则重症肌无力诊断可成立。依酚氯铵是短效抗胆碱酯酶药,为避免一些患儿对本药高度敏感致肌束颤动甚至呼吸停止,首剂量宜先用全量的 1/10。即使如此,仍有发生不良反应者。故用药前应备好呼吸机及阿托品。以 1/10 量给予后,每隔 1 分钟再给 1/3 的量,观察反应。依酚氯铵一般不用于婴儿,因为可以致心律失常。

【诊断】

除详细询问病史及仔细做体检外,通常依靠依酚氯铵或新斯的明药物试验可有助于诊断。

【鉴别诊断】

1. Lambert-Eaton 综合征　为一种自身免疫性疾病。①临床表现也以肌无力为主,但受累肌群的分布以四肢骨骼肌为主,下肢症状往往重于上肢。脑神经支配的肌群很少受累;②患肌无力时短暂用力收缩后肌力反而增强,而持续收缩后又呈病态疲劳;③约 50% 的患儿伴有自主神经传递失常,表现为唾液、泪液和汗液减少;④新斯的明试验可以阳性,但不如重症肌无力敏感;⑤在肌电图检查中大部分患儿可发现下列表现:静息肌肉用单个电刺激时诱发电位(CMAP)振幅减小,低频重复电刺激时波幅变化不大,肌肉最大活动后几秒钟内或强直性刺激或低频电刺激时,其电位振幅增加,用高频重复刺激波幅增高达 200% 以上;⑥血清 AChR 抗体水平不增高,但抗电压敏感性钙离子通道抗体阳性。

2. 肌无力危象和胆碱能危象　严重重症肌无力病例全身无力、吞咽困难,特别是出现危及生命的呼吸困难时称为肌无力危象,占 95%。在治疗期间如用抗胆碱酯酶药物过量可出现肌无力加重,并有严重自主神经紊乱、瞳孔小、出汗、流涎、腹痛、腹泻、肌肉抽动、兴奋、谵妄,称为胆碱能危象,占 4%。如病史不清,临床判断困难时可用新斯的明试验。前者注射新斯的明后症状减轻。用于后者时出现肌无力加重,应立即停用抗胆碱酯酶药物,并注射阿托品拮抗。反拗性危象占 1%,在使用抗胆碱酯酶药物期间,因感染等因素导致该药突然无效,出现呼吸困难等症状。

3. **肉毒杆菌中毒**　肉毒素作用在突触前膜,影响了神经-肌肉接头的传递功能,表现为骨骼肌瘫痪。但患儿多有肉毒杆菌中毒的流行病学病史,应及时静脉输注葡萄糖和生理盐水,同时应用盐酸胍治疗。

4. **其他疾病鉴别**　眼肌型重症肌无力应注意与肌营养不良眼肌型、慢性进行性眼外肌麻痹、眼咽肌型肌病、强直性肌营养不良、Fisher(吉兰-巴雷综合征的特殊类型)、脑干肿瘤、Wernicke-Korsakoff 综合征、眶后肿瘤,基底动脉血管病等相鉴别。有脑神经症状的重症肌无力与儿童脊髓性肌萎缩症相鉴别。严重的婴儿腹泻伴低钾血症时也可发生肌无力现象,但常以颈、腹部肌群和心肌首先受累,必要时宜用心电图及血清钾测定做出鉴别。有时,还须与癔病鉴别。

【治疗】

重症肌无力是一种可治之病,又是难治之病,经过较早、恰当的治疗,绝大多数患儿病情可以得到改善、完全缓解或药物缓解状态,治疗顺利者可多年不复发,约有 1/4 的重症肌无力患儿病情可自然缓解。治疗的目标主要是针对抗体、淋巴细胞和胸腺组织,重症肌无力是一慢性病,需坚持长期规则治疗,1 年以上可获满意疗效,过早停药、不规则用药、感染是重症肌无力复发的主要诱因。

(一)抗胆碱酯酶药物

又称胆碱酯酶抑制药,适用于除胆碱能危象以外的所有重症肌无力患儿。本类药通过抑制胆碱酯酶使乙酰胆碱（ACh）的浓度增加，使重症肌无力的症状获得改善。这类药物常用有溴化吡啶斯的明、硫酸新斯的明。单纯眼肌型 MG 应首选溴化吡啶斯的明口服，该药作用时间长，不良反应较少。新生儿每次 5mg，婴幼儿每次 10～15mg，年长儿每次 20～30mg，最大量不超过 60mg（1片），每天 3 次或 4 次（6h 1 次）口服。针剂新斯的明儿童用量每次 0.03～0.04mg/kg，肌内注射后 20～30min 起作用，1h 左右作用达高峰，常用于肌无力危象或球麻痹患儿进食前 30min 注射。口服吡啶斯的明者应坚持服用 1 年以上，效果不佳时可逐渐增加剂量，但剂量不宜过大，以免出现不良反应。如加用免疫治疗，当肌无力症状改善后，溴化吡啶斯的明应逐渐减量甚至停用。

（二）肾上腺皮质激素

本药对生长发育中的儿童近期、远期都有一定的不良反应，单纯眼肌型重症肌无力不作为首选。仅在全身型重症肌无力及抗胆碱酯酶药物治疗无效或多次复发时可加用或改用激素，首选泼尼松，开始剂量为 1～2mg/（kg·d），直到症状完全缓解，病情稳定后开始减量，小剂量可维持 1 年以减少复发，用激素治疗的初期部分患儿可出现一过性肌无力加重。激素用法，还有渐减法和渐增法。①渐减法：即大剂量冲击→渐减→小剂量维持。可用大剂量甲泼尼松龙短程冲击 3～5d；以后口服泼尼松症状稳定改善 4～5d 即可逐渐减量，一般经 3～6 个月才减至维持量，在减量过程中症状可进一步改善或完全消失；小剂量维持，小儿根据体重酌情，一般每天 5～10mg，清晨顿服若维持治疗 1 年左右仍无复发，可进一步减量后试停观察。②渐增法：即小剂量开始→渐增→大剂量冲击→渐减→小剂量维持。渐增法出现疗效较慢，但用激素后一过性加重者较少见。一过性加重的原因是因大剂量激素抑制了乙酰胆碱的释放，可用增加吡啶斯的明的用量及次数进行调整，可补充钾和钙剂（钾能改善膜电位，钙能促进乙酰胆碱释放）。在应用激素期间注意上消化道出血、类固醇糖尿病、肌病、精神异常及股骨头坏死等不良反应。

(三)免疫抑制药

用于激素依赖重症肌无力和(或)对激素难以耐受的患儿,选用硫唑嘌呤、甲氨蝶呤(MTX)、环磷酰胺等。

(四)肌无力危象的处理

肌无力危象是一种危急状态,病死率高,必须分秒必争地抢救。处理原则如下。

1. 保持呼吸道通畅 当自主呼吸不能维持正常通气量时,应尽早气管切开或插管并进行人工辅助呼吸。

2. 控制感染 选用有效抗生素,如青霉素、红霉素、头孢菌素等。禁用和慎用链霉素、卡那霉素、庆大霉素、氨苄西林、多黏菌素、巴龙霉素。

3. 应急处理 选用下列方法之一。

(1)大剂量甲泼尼松龙冲击疗法:用量 30mg/(kg・d),每天 1 次,应用 3~5d。

(2)丙种球蛋白疗法:丙种球蛋白可在 AChR 位点上取代 AChR 抗体而保护 AChR 不受抗体损害,在大剂量输入后,还可抑制 AChR 抗体合成,因而使肌无力症状迅速改善。丙种球蛋白剂量 0.2~0.4mg/(kg・d)静脉注射,每天 1 次,5d 为 1 个疗程,用后 3~4d 即可见到明显效果,疗效持续(52±37)d,缺点为价格昂贵,不良反应有荨麻疹、寒战等。

(3)血浆置换:对新生儿一过性肌无力有呼吸困难者、急性病例发生肌无力危象或全身重度肌无力无法行胸腺手术时可以进行血浆置换,特别是对类固醇治疗无反应的患儿有效,但仅提供暂时缓解,对抗乙酰胆碱受体抗体高浓度的患儿最为有效。方法为取全血,分离出血浆,除掉之,再将血细胞和置换液一起输回,隔天换 1 次,3~4d 为 1 个疗程。不良反应有感染、低蛋白血症等。

(4)换血疗法:给重症肌无力患儿输入健康人的新鲜血液或

血浆可抑制重症肌无力患儿产生抗 AChR 抗体,输入量为 5～10ml/kg,输前可采用等量放血的方法,将患儿血液放出。如能将患儿的血浆及白细胞除掉,将红细胞回输,将换全血改为换白细胞及血浆则更为理想。

第六节　脑性瘫痪

脑性瘫痪(cerebral palsy,CP)是由于多种原因引起的脑损伤所致的非进行性中枢性运动功能障碍。重症者可伴有智力发育迟缓,视、听语言功能障碍,抽搐发作与感觉异常等。早产儿患本病较多。脑瘫是先天或后天性脑病变的残留现象,病情不再进展。因此,经过长期综合功能训练、智力开发,给予营养脑细胞及神经、肌肉药物,并配合按摩、针灸等治疗,轻症可以基本治愈。重症可在上述治疗基础上行外科矫形手术,以减轻痉挛状况。但瘫痪重者恢复的程度较小。

【病因】

脑性瘫痪其病因由于患儿在出生前、出生时及出生后 1 个月因窒息、缺氧、缺血、出血、感染、产伤、畸形、放射线或化学物质等造成脑损伤所致。具体归纳主要有以下原因:新生儿窒息、黄疸、早产、妊娠早期用药、新生儿痉挛、低体重、急产、母体中毒、阴道出血、颅内出血、产程过长、前置胎盘、母患精神病、妊娠中毒症、吸入性肺炎、双胎、巨大儿、妊娠反应重、脐带绕颈、胎头吸引、臀位、横位、硬肿症等。

【临床表现】

(一)临床类型

按运动障碍的范围和性质特点可分为以下 4 个类型。

1. 痉挛型　约占患儿的 75%,其中双下肢约占 70%,以 0～3 岁发病率最高。常与其他型混合出现,主要表现为中枢性瘫痪。其病理涉及上部神经元,主要在锥体束,它包括以下情况。

(1)痉挛性双侧瘫痪:这一部分中有的开始呈现弛缓性双侧瘫痪,2岁后表现为痉挛。

(2)痉挛性四肢瘫痪。

(3)痉挛性偏瘫。

(4)痉挛性截瘫。

(5)痉挛性三肢瘫痪。

(6)痉挛性单肢瘫痪。

2. 运动障碍型 也可称锥体外系性瘫痪,约占患儿的20%。

3. 共济失调型 占患儿的1%～2%。可单独或与其他型混合出现,主要病变在小脑。

4. 混合型 同一个患儿可表现上述2～3个型的症状。脑瘫的临床表现多种多样。其症状开始于婴儿时期,主要表现为中枢性瘫痪,常伴有各种异常动作,如手足徐动症、舞蹈状动作、肌阵挛等,个别患儿有运动失调。可能在出生后数天内即出现脑症状。以后出现抬头和坐立困难时才被家长发觉。患儿的肢体很少活动,特别是下肢更为明显,在被动运动时,因肌张力增强,肢体难于移动。有的肌肉强直,呈现角弓反张状或剪刀步态等。重者患儿表现呆滞、智力低下、语言及视听障碍、吞咽困难、发音不清等。有时出现抽搐发作,在并发感染时更多见。

(二)患儿的临床表现与病变部位相关

1. 锥体束有病变时,主要表现为痉挛性瘫痪,下肢常较上肢更为明显。

2. 锥体外系基底节(包括纹状体和苍白球)有病变时,主要表现为异常动作,运动增强,如手足徐动症、舞蹈症、震颤、肌张力低下或肌强直。

3. 小脑有病变时,主要表现为共济失调和肌张力低下。

4. 广泛病变时,最常见的表现为肌肉强直和震颤。

因脑损害并不一定局限于脑的某一部分,瘫痪患儿除运动功能异常外,多伴有其他神经精神改变:①最常见的表现为不同程度的语言和智力障碍；②有时出现抽搐或癫痫发作，在并发感染时更为多见；③当颞叶、枕叶、顶叶受损时，可发生视觉、听觉的功能障碍。当额颞叶或下丘脑受损时，可出现动作过多。当网状结构受损时，可有注意力不集中及动作过多等症状。当病变涉及延髓时，可表现吞咽困难、构音不清，并可伴有面肌麻痹及核上性眼肌麻痹。

【诊断】

在出生后 3 个月内诊断称为超早期诊断；出生后 6 个月内诊断称为早期诊断；出生后 7～9 个月无经验的父母也能发现运动异常。建议高危新生儿生后每 1 个月检查 1 次身体，这样由专科医生及早发现脑性瘫痪、及时治疗，轻症治疗效果较好，重者症状减轻。

对于婴幼儿检查重点：①注意婴儿反射的异常，包括原始反射的延迟消失及直立反射和平衡反射的延迟出现；②姿势异常，以两下肢交叉、尖足位、仰卧位下肢硬直、伸腿坐、上肢后伸等多见；③Vojta 姿势反射异常（包括拉起反射、腹卧位悬垂反射、倒位悬垂反射、斜位悬垂反射、立位悬垂反射、Collis 水平反射、Collis 垂直反射 7 种反射异常的总称），尤以下肢及上肢的硬直反射为多；④肌张力增强，占全部病例的 89%。此外，存在早产、窒息、低体重、妊娠后期用药不适当、迁延性黄疸等高危因素，以及发现新生儿痉挛、哭闹或哭声微弱、吮乳无力等早期症状时，均应引起注意，有利于早期诊断。

为早期诊断、明确病因、判断预后、指导治疗，应进行 CT 或 MRI 检查，以准确反映病变性质、程度、部位。

【鉴别诊断】

在鉴别诊断方面，应注意若患儿在发病 3 个月后，病情仍有进展，继续加重，应多考虑先天性代谢性疾病如苯丙酮尿症等，或是遗传性变性病如中枢神经系统海绵样变性。新生儿肾上腺脑白质营养不良、异染性脑白质营养不良，运动障碍型的舞蹈样动作与风湿热的舞蹈病的鉴别点：后者有风湿活动，有自限性，无智力障碍,也无其他运动障碍;前者在婴儿期发生,往往有胆红素脑病史。另外,尚有一种嘌呤代谢异常病(Lesch-Nyhan综合征)也出现舞蹈、手足徐动样动作和反射过强,但常对自己做破坏性行动如咬指、咬舌、咬唇等,必要时可检查血内尿酸浓度,浓度不高时可排除该病。

【治疗】

(一)一般治疗

保证营养供给,给予高热量、高蛋白及富有维生素、易消化的食物。对行动不便的患儿的生活和饮食要进行管理,防止营养不良及压疮(褥疮)的发生。加强心理治疗,积极鼓励患儿,配合锻炼和治疗,防止自卑心理。

(二)药物治疗

常用的药物有脑神经营养药、肌肉松弛药等。药物治疗只有在必要时才使用,它不能替代功能性训练。

1. 巴氯芬　巴氯芬属于一种抗痉挛药,对于全身多处痉挛的患儿,可采用口服该药治疗。

2. A型肉毒毒素(BTX-A)　一般在注射后几日显效,可维持3～8个月,此时应及时开展个体化的综合性治疗,如功能性肌力训练、软组织牵拉、佩带支具等,充分利用肌张力降低带来的康复机遇。注射后4～6个月痉挛会再度升高,但无论从痉挛程度还是运动能力均不会回到注射前水平,必要时可再次注射。

(三)其他治疗

1. 物理治疗　主要通过制订治疗性训练方案来实施,常用的技术包括软组织牵拉、抗异常模式的体位性治疗、调整肌张力技术、功能性运动强化训练、肌力和耐力训练、平衡和协调控制、物理因子辅助治疗等。

2. 心理行为治疗　脑性瘫痪患儿常见的心理行为问题有自闭、多动等。健康愉悦的家庭环境、增加与同龄儿交往,以及尽早进行心理行为干预是防治的关键。

第5章

消化系统急危重症

第一节　急性消化道出血

急性消化道出血分为上消化道出血和下消化道出血。上消化道出血(upper gastrointestinal hemorrhage,UGH)是指十二指肠屈氏韧带以上的食管、胃、十二指肠、上段空肠及胰腺和胆道的出血,主要表现为呕血和(或)排柏油样大便;下消化道出血(lower gastrointestinal hemorrhage,LGH)是指屈氏韧带以下的肠道出血,包括小肠、结肠和直肠,主要表现为便血,色鲜红、暗红、果酱样,可混有黏液、脓液,急性大量出血时亦可有呕血。

小儿消化道出血临床症状轻重不一,出血量大、速度快者,可出现危及生命的失血性休克;有的则仅表现为粪隐血阳性,反复小量出血,可导致小儿贫血。

【病因】

1. **胃肠管道局部病变**　不同年龄组常见的出血原因有所不同。

(1)新生儿:①上消化道,应激性溃疡、新生儿出血症、牛奶不耐受症等;②下消化道,坏死性小肠结肠炎、肠重复畸形、肠套叠、先天性巨结肠。

(2)婴儿:①上消化道,反流性食管炎、应激性溃疡、胃炎、出血性疾病、Mallory-Weiss 综合征;②下消化道,坏死性小肠结肠炎、细菌性肠炎、影响血供的肠梗阻如肠套叠、肠重复畸形。

(3)儿童:①上消化道,溃疡病/胃炎、反流性食管炎、Mallory-

Weiss 综合征;②下消化道,最常见肛裂;其他,如肠套叠、炎症性肠病、血管畸形、肠血管功能不全、过敏性紫癜、息肉、寄生虫病。

(4)青少年:①上消化道,溃疡病、炎症、胃底-食管静脉曲张、反流性食管炎、Mallory-Weiss 综合征、胆道出血、胰腺炎;②下消化道,细菌性肠炎、炎症性肠病、息肉、痔。

2. 全身性疾病 消化道出血为全身性疾病的局部表现。

(1)血液系统疾病:如白血病、血友病、恶性贫血、原发性血小板减少性紫癜等,除有全身皮肤、皮下组织、关节、黏膜出血外,可伴有胃肠道及泌尿系出血,查骨髓、血小板计数、末梢血及出血凝血时间、血块收缩时间等即可确认。

(2)尿毒症。

(3)结缔组织病:血管炎。

(4)应激性溃疡:严重感染、手术、创伤、休克、肾上腺糖皮质激素治疗及某些疾病引起的应激状态,如脑血管意外、肺源性心脏病、重症心力衰竭等。

(5)急性感染性疾病:流行性出血热、钩端螺旋体病。

【病理生理】

1. 消化道黏膜损伤 尖锐的异物、诊疗器械、坚硬的粪便或肛表等,可直接损伤黏膜血管致便血。

2. 消化道血循环障碍 肠道循环回流受阻,使肠壁静脉明显充血破裂而致消化道出血,如食管裂孔疝、膈疝、肠旋转不良等。

3. 消化道炎症或溃疡 消化道炎症致消化道黏膜有细胞浸润、充血、水肿,可形成溃疡,侵蚀血管,小血管破裂而致出血,或因炎症导致微血管通透性增加而发生便血、呕血。溃疡病时由于溃疡侵蚀血管致消化道出血。

4. 微血管通透性增加 如维生素 C 缺乏症、过敏性紫癜等。

5. 血液中凝血、出血障碍 凝血因子缺乏如血友病、凝血因子消耗如弥散性血管内凝血,形成凝血因子的因素缺乏如维生素 K 缺乏症等均可致出血。血小板减少可造成止血功能障碍而致出血,如血小板减少性紫癜等。

6. **应激反应** 各种疾病的进展期均可致胃酸、胃蛋白酶、胃泌素分泌增多,致消化道黏膜损伤,而引起消化道出血。

【临床表现】

消化道出血的症状,与病变的部位、性状、失血量、出血速度及患儿出血前的全身状况有关。常表现为呕血和便血。呕血是指呕吐出鲜血或咖啡残渣样变性物质,必须排除口腔、鼻、咽喉等部位的出血以及咯血。当下消化道的出血量较多或肠内压力高于胃内压力时,血液亦可反流入胃和食管引起呕血;反之上消化道出血量超过3ml时,也可有黑粪。黑粪时可无呕血,而呕血时常有黑粪。大量失血者可表现出以下症状。

1. **失血性周围循环衰竭** 临床上可出现头晕、心悸、恶心、口渴、皮肤灰白、湿冷,毛细血管充盈时间延长,进一步可出现烦躁不安、反应迟钝、意识模糊。

2. **氮质血症** ①肠源性氮质血症:大量出血时,血红蛋白分解吸收引起血尿素氮增高;②肾前性氮质血症:出血导致休克,肾血流减少,肾小球滤过率下降,氮质贮留所致;③肾性氮质血症:休克时间过长,导致肾小管坏死,或失血加重了原有肾病的肾损害,导致氮质血症。

3. **发热** 感染性疾病常伴高热,大量出血可因血红蛋白分解吸收常出现低热。

【辅助检查】

1. **实验室检查**

(1)血液学检查:包括全血常规、血小板计数和功能检查、出血及凝血时间、凝血酶原时间、部分凝血活酶激活时间检查。通过这些检查可以筛选出90%以上的凝血缺陷疾病。血红蛋白及红细胞数下降可反映出失血量,白细胞数增多、有中毒颗粒或空泡可提示有感染,幼稚白细胞提示白血病,类白血病反应、凝血时间延长提示血小板疾病。凝血酶原时间延长可见于血液病。维生素 K 缺乏症可致凝血功能障碍。部分凝血活酶激活时间延长伴正常的凝血酶原时间,表示有因子Ⅷ、Ⅸ、Ⅺ缺乏,提示血友病。

(2)肝功能检查:异常时提示肝病。

(3)粪常规检查:有助于病因诊断和消化道出血的诊断。粪呈黑色、暗红或鲜红色,粪隐血试验阳性。

(4)尿常规检查:如蛋白阳性、有红细胞管型,则支持溶血-尿毒综合征或尿毒症的诊断。

(5)血非蛋白氮或尿素氮检查:消化道出血量较多时,由于血液中蛋白质消化产物在肠道中的吸收可致氮质血症。一次出血后数小时内血液中的尿素氮即可增加,于 24h 内达高峰,一般在第 3 天降至正常,在没有肾病及其他原因所致的氮质血症患儿,血尿素氮有助于诊断消化道出血,动态观察可反映消化道出血的变化情况。

2. 内镜检查 是消化道出血定性、定位的首选方法。尤其是急性浅表性病变,诊断准确率高于其他检查方法。一般主张在出血 24～48h 进行,可以及时明确出血部位及病因。必要时采取内镜下止血措施,喷洒止血药、激光等,对有些病变可在内镜下治疗,如经内镜静脉套扎或硬化剂治疗等。

3. X 线检查钡剂造影和钡灌肠 一般主张出血停止后 10～14d 进行。钡剂透视有助于检查胃、十二指肠及小肠疾病,如消化道溃疡、肿瘤、肠狭窄等,但对急性微小或浅表病变,如浅表性溃疡、糜烂性出血性胃炎等容易漏诊,而且不能进行活检检查。钡灌肠可对直肠、乙状结肠息肉、溃疡性结肠炎、肿瘤、肠套叠等做出诊断,并能观察结肠位置,协助诊断肠旋转不良。可作为内镜检查后的补充检查手段。

4. 选择性腹腔动脉造影 下消化道的急性活动性出血或上消化道出血经纤维内镜检查为阳性时,可考虑做选择性腹腔动脉造影;或对反复便血而不能确定出血部位及持续性出血者,均有助于诊断。对血管病变、炎症、溃疡、出血部位的肯定,均有较高的诊断价值,目前已应用广泛。因肠系膜上动脉分布较广,从十二指肠到横结肠脾曲,选择此动脉可满足大多数情况下的诊断要求。注射造影剂时,当血液以 0.5ml/min 以上速率从胃肠道病变流出,即可显示出出血部位。

5. 放射性核素检查　静脉注射^{99m}Tc后用单光子发散计算机断层显像扫描,显示在胃和膀胱正常显影的同时,肠区特别是回盲部出现放射性浓集影像,位置、形状、浓度在 1h 内无明显变化,可确定为异位胃黏膜,肠区浓影为梅克尔憩室,呈索条状考虑为肠重复畸形。

6. 超声波检查　可协助发现肝、胆、脾病变及探查腹部包块,有助于明确出血原因。

【诊断及鉴别诊断】

明确病因是消化道出血诊断的关键。应仔细全面询问病史:包括饮食、用药史、家族史等,细致的查体;结合必要的辅助检查综合分析,尽快明确病因,以便根治出血。由于病因很多,且在出血时某些检查受到限制,故很多病因需在出血停止后进行系统检查才能明确。

1. 排除非消化道出血

(1)吞咽血综合征:由于新生儿出生时吞入母亲的阴道血,或婴儿由于母亲乳头破裂吸乳时吞入母血或鼻出血、扁桃体术后、拔牙等出血咽下所致。

(2)肛门附近组织或器官出血:如阴道出血污染粪便所致、肛裂等。

(3)某些食物或药物的色素:可引起呕吐物、粪呈墨褐色或红色,易误认为消化道出血。但此排泄物隐血试验阴性。

2. 判断出血量　根据生命体征变化来评估。

(1)出血量<10%血容量(儿童血容量为 70~80ml/kg),无明显症状与体征。

(2)出血量达血容量的 10%~20%,则脉搏加快,肢端偏凉,血压正常或降低,脉压降低。

(3)出血量达血容量的 20%～25%,口渴、脉搏明显加速,肢端凉、尿少、血压降低、脉压降低,预示将发生失血性休克。若患儿从仰卧坐起后脉搏增加 > 20 次/分,或舒张压减少 > 11.25mmHg,表明血容量减少 20%。

(4)出血量达血容量的 25%～40%,口渴、烦躁、面色灰、肢体发绀、皮肤花纹、脉细速、明显尿少、血压下降;一般通过按压软组织和甲床观察血管再充盈时间,压迫 5s 放手后,恢复到正常>5s,表示末梢血灌注不良。

(5)出血量超过血容量的 40%,机体失代偿进入休克晚期,患儿由嗜睡到神志不清、昏厥、血压测不到、无尿。1000ml 胃液中混有 1ml 血即可呕吐咖啡样物。消化道出血达 5ml/d 可出现粪隐血阳性。消化道出血 40～60ml 可出现柏油样便。出血量一次超过全血量的 1/5 可出现休克或明显贫血。

3. 判断出血部位　消化道出血可由胃肠道本身的疾病引起,也可能是全身性疾病的局部表现,因此,首先要排除全身性疾病,然后鉴别是上消化道还是下消化道出血。上消化道出血既往多有溃疡病、肝胆疾病或呕血史;出血时表现为呕血伴有上腹胀痛、恶心、反酸;粪多为柏油样,无血块;下消化道出血既往多有下腹痛,排便异常或便血史;出血时表现为便血,伴有中下腹不适,大便多为鲜红或暗红色,可有血块。

4. 判断出血病因　可根据出血程度、年龄、症状等进行初步判断,再结合特殊检查确诊。各年龄段常见病因,见表5-1。

表 5-1　消化道出血各年龄段常见病因诊断

年龄段	病因
新生儿	咽下综合征、应激性溃疡、新生儿自然出血症、血小板减少、牛奶不耐受

（续　表）

年龄段	病因
婴儿	反流性食管炎、应激性溃疡、胃炎、出血性溃疡、食管贲门黏膜撕裂症
1 岁以上儿童	溃疡病、炎症、胃黏膜病变、反流性食管炎、食管贲门黏膜撕裂症
青少年	溃疡病、炎症、食管胃底静脉曲张等

5. 判断有无再出血　患儿再出血的表现。

(1)反复呕血,或黑便次数增多、便稀、肠鸣音亢进。

(2)周围循环衰竭的表现经充分输血、补液未见明显改善,或好转又恶化。

(3)红细胞计数、血红蛋白、血细胞比容继续下降,网织红细胞持续升高。

(4)补液或尿量足够的情况下,血尿素氮持续或再升高。

(5)胃管抽出物有较多新鲜血。

【治疗】

治疗原则是迅速稳定患儿的生命体征,以内镜为基础,联合内科抑酸等药物治疗,亦可选用放射性介入治疗,上述治疗失败行急诊外科手术治疗。

(一)迅速稳定患儿生命体征

1. 一般急救措施

(1)绝对卧床休息:去枕侧平卧,保持安静,保持呼吸道通畅。避免呕血时将血液呛入气管引起窒息。

(2)禁食:禁食时间应到出血停止后 24～72h。

(3)吸氧:大量出血时血红蛋白数量减少,其携氧功能下降,应给予吸氧以确保机体重要器官的供氧。

(4)严密观察病情:观察患儿脉搏、血压、呼吸、体温、尿量、神态变化、肢体温度、皮肤与甲床色泽、周围静脉充盈情况;呕血及黑粪的量、色泽;建立有效的静脉通路,有条件者可中心静脉置管,监测中心静脉压,正常值为 $6\sim12cmH_2O(0.59\sim1.18kPa)$,低于正常考虑血容量不足,高于正常则考虑液量过多、心力衰竭;复查红细胞计数、血红蛋白浓度、血细胞比容及血尿素氮;肝、肾功能,血电解质测定。

2. **积极补充血容量** 活动性大出血时,应迅速输血或静脉补液,维持血容量。根据估计出血量,首先于半小时内输入生理盐水或 2:1 等张液 20ml/kg。输全血、血浆或右旋糖酐,常用右旋糖酐-70,可提高渗透压,扩充血容量,作用较持久,每次 $10\sim15ml/kg$。

(1)输血指征:失血量超过全身血容量 20%,即将发生失血性休克者或血红蛋白 $<70g/L$;血压下降、脉搏快。

(2)注意事项:①肝硬化者应输入新鲜血,库血含氮量较多,可诱发肝性脑病。②门静脉高压者,输血不宜过急过多,避免增加门静脉压力,激发再出血。③输血、输液量不宜过多,应根据中心静脉压(CVP)调整输液速度和量。CVP 能反映血容量和右心功能,$CVP<5cmH_2O(<0.49kPa)$,可加速补液,CVP 超过 $10cmH_2O(0.98kPa)$,提示输液量过多,易引起急性肺水肿。④排尿量可反映心排出量和组织灌注情况。

(3)血容量已补足指征:四肢末梢温暖、红润,脉搏正常、有力,收缩压接近正常,肛腋温差 $<1℃$,尿量正常,中心静脉压恢复正常($5\sim12cmH_2O$)。

(二)明确病因,快速止血

1. 纠正凝血功能障碍,进行成分输血,输注红细胞、血小板、血浆或凝血因子等。

2. 不同的原因选用不同的止血药,如:①维生素 K 缺乏出血症应补充维生素 K,维生素 K_1 每次 10mg,静脉注射,适用于新生儿;维生素 K_4 每次 4mg,肌内注射,适用于儿童;②酚磺乙胺能增加血小板及其功能,缩短凝血时间,每次 $250\sim500mg$,肌内注射或静脉滴注；卡巴克洛可降低毛细血管通透性，每次 2.5～5.0mg，肌内注射。

3. 抑酸药物的应用。抑酸药能提高胃内 pH，既可促进血小板聚集和纤维蛋白凝块的形成，避免血凝块过早溶解，有利于止血和预防再出血，又可治疗消化性溃疡。临床常用的抑酸药包括质子泵抑制药（PPI）和 H_2 受体拮抗药（H_2RA），常用的 PPI 针剂有奥美拉唑等，常用的 H_2RA 针剂包括雷尼替丁、法莫替丁等。

4. 垂体后叶素或垂体加压素的应用。可使内脏小动脉收缩，肝内动脉、门静脉分流关闭。首剂可用 2～5U，加 10% 葡萄糖注射液 20ml 中静脉注射，以后用 5～10U，加入 10% 葡萄糖注射液中静脉滴注，每 6 小时 1 次。

5. 胃管的应用。主要用于上消化道出血。

(1)充分减压：有效的胃减压可减少胃区的含血量，抽出胃液和积血有利于血液凝固；去除胃黏膜表面的游离氢离子，可防止胃黏膜的糜烂或溃疡持续加重，有利于病变的修复。单用胃管充分减压加输血补液等一般支持疗法，亦能使部分患儿的胃出血停止。

(2)去甲肾上腺素胃管灌注：对上消化道出血的止血率达 85%。成人用量为 4～10mg 加生理盐水 20～40ml；小儿可根据其年龄、体重酌减。由胃管注入，注前抽空胃液，注后夹管 30min，然后抽液观察出血是否停止。必要时可每 4～6 小时重复 1 次，去甲肾上腺素被吸收后能在肝内迅速灭活，不会产生明显的全身不良反应。

(3)通过胃管注入制酸药，胃黏膜保护药、止血药等，如甲氰米胍、10% 孟氏溶液、云南白药、三七等中药止血粉以达到上消化道出血制止的目的。

(4)三腔二囊管填塞：此法可用于控制小儿的食管静脉曲张破裂出血。用时经鼻或经口插入胃中，吹起气囊，拉紧后将管粘在鼻翼上或加牵引，使压住贲门，再吹起食管气囊，便于食管内压迫止血,一般认为填塞时间不宜超过 24～48h,时间过长可造成严重并发症,如食管压迫坏死和穿破,甚至引起呼吸道阻塞等。

6.内镜下止血。常用的内镜止血方法包括药物局部注射、热凝止血和机械止血三种。药物注射可选用 1∶10 000 肾上腺素盐水、高渗钠-肾上腺素溶液等,其优点为方法简便易行;热凝止血包括高频电凝、氩离子凝固术、热探头、微波等方法,止血效果可靠,但需要一定的设备与技术经验;机械止血主要采用各种止血夹,尤其适用于活动性出血,但对某些部位的病灶难以操作。

(三)手术治疗

消化道出血的患儿应尽可能采用非手术治疗。手术治疗至少需大致确定出血部位,以确定手术途径。紧急手术病死率高,必须慎重。手术指征如下:①经内科药物治疗、内镜治疗 24h 出血不止者;②呕血或便血较重,同时伴低血压再出血者;③出血量较多达血容量 25% 以上,内科综合抢救措施无效时;④胃肠道坏死、穿孔、绞窄性梗阻、重复畸形及梅克尔憩室。

第二节　急性出血坏死性肠炎

急性出血坏死性肠炎(acute hemorrhagic necrotizing enteritis,AHNE),又称急性出血坏死性小肠炎、急性坏死性肠炎、节段性出血坏死性肠炎等,是一种好发于小肠的急性出血坏死性炎症,病变主要累及空肠和回肠,偶尔也可累及十二指肠和结肠,甚至累及全消化道。临床上发病突然,以腹痛、腹泻、呕吐、发热、迅速出现感染性休克为特征,如不及时抢救,易致死亡。本病全年均可发病,夏秋季高发,以儿童和青少年居多,男性多于女性。新生儿期发病称新生儿坏死性小肠结肠炎。

【病因及发病机制】

病因及发病机制尚未完全清楚,可能与以下因素有关:

1. 感染

(1)C 型产气荚膜杆菌感染:C 型产气荚膜杆菌产生的 β 毒素能引起肠黏膜组织坏死,导致坏死性肠炎。C 型产气荚膜杆菌在污染的食物中繁殖并产生肠毒素,摄入后可致病。β 毒素是一种蛋白质,可被肠内胰蛋白酶分解而失去致病作用,因此,胰蛋白酶在防止本病发病中有重要作用。

(2)非特异性感染:国内目前大便培养病原菌多样,尚未发现特殊病原。

2. 缺氧　本病在窒息患儿发病率高,窒息时肠道缺氧严重,其他如休克、呼吸窘迫综合征亦可同时发生肠壁微循环障碍,从而导致出血坏死性肠炎。

3. 饮食因素　患儿可能存在双糖酶缺乏,乳糖、蔗糖等不能被消化,吸收入肠壁后发酵,导致肠壁囊样气肿。此外,亦有人认为长期使用含有胰蛋白酶抑制物的食物(如花生、大豆、蚕豆、甘薯或桑葚等),使胰蛋白酶活性降低,增加疾病易感性。

4. 变态反应学说　此学说认为本病为一种变态反应结果,先有机体免疫学改变,后继发细菌感染。其理论基础:①本病早期即有肠壁末梢小动脉纤维素性坏死并有较多嗜酸粒细胞浸润,很可能是由于患儿对某些物质过敏而引起的变态反应所致;②近年来研究发现,在肠道内胰蛋白酶处于低水平基础上继发产 β 毒素的 C 型产气荚膜杆菌感染,大量 β 毒素不能被及时清除而发病。

【病理】

急性坏死性小肠炎的典型病理变化为坏死性炎症改变。自黏膜下层开始,随病变的扩大,可向肌层及黏膜层发展,使多处肠壁全层充血水肿甚至溃疡穿孔引起腹膜炎。病变多见于空肠下段和回肠上段,严重者全部小肠均可受累。一般呈散在灶性或节段性,可发生在一段或两段以上,长度从数厘米甚至全部小肠,分界清楚。受损肠壁增厚,质脆而失去弹性,扩张。重者浆膜面粗糙有纤维素附着,肠腔内充满果酱样血便。显微镜下可见病变肠壁各层均有炎细胞浸润,以淋巴细胞、嗜酸性粒细胞、单核细胞、浆细胞为主。黏膜可发生坏死或脱落,黏膜下层有大片出血坏死和水肿,毛细血管扩张充血。腹腔内可有混浊、脓性或血性渗液。病变恢复后不遗留慢性肉芽肿性改变,引起腹腔内粘连者少见。

【临床表现】

1. 病史　起病急骤,发病前多有不洁饮食史。受冷、劳累、肠道蛔虫感染及营养不良为诱发因素。

2. 腹痛　突然出现腹痛,逐渐加重,呈持续性钝痛伴不同程度阵发性加剧,早期以上腹部及脐周疼痛明显,后期常涉及整个腹部。

3. 腹泻、便血　腹痛发生后即可有腹泻。粪便初为糊状而带粪质,其后渐为黄水样,继之即呈白水状或呈赤豆汤和果酱样,甚至可呈鲜血状或暗红色血块,粪便少而且恶臭。无里急后重。出血量多少不定,轻者可仅有腹泻,或仅为粪隐血阳性而无便血;严重者一天出血量可达数百毫升。腹泻和便血时间短者仅 1~2d,长者可达 1 个月余,且可呈间歇发作或反复多次发作。腹泻严重者可出现脱水和代谢性酸中毒等。

4. 恶心、呕吐　常与腹痛、腹泻同时发生。呕吐物可为黄水样、咖啡样或血水样,亦可呕吐胆汁。

5. 全身症状　起病后即可出现全身不适、无力和发热等全身症状。发热一般在 38~39℃,少数可达 41~42℃,但发热多于 4~7d 渐退,而持续 2 周以上者少见。

6. 腹部体征　无明显特异体征。可有腹部膨隆及肠型,脐周和上腹部可有明显压痛。早期肠鸣音可亢进,而后可减弱或消失。腹膜炎时可有腹肌紧张、压痛及反跳痛。

7. 其他症状　发病早期即有不同程度的毒血症症状,如寒战、高热、疲倦、嗜睡、面色发灰、食欲缺乏等。重者病情发展迅速,常于起病后 1~3d 病情突然恶化,出现严重中毒症状和休克。可伴发弥散性血管内凝血和败血症,少数病例可在血便出现前即发生中毒性休克。

8. **临床分型**　根据临床表现可分 5 型。

(1)胃肠炎型:主要见于疾病早期,可有腹痛、水样便、低热,部分伴恶心、呕吐。

(2)肠梗阻型:因肠管肌层受严重侵害而肿胀,肠管僵直、丧失蠕动所致,表现为腹胀、腹痛,呕吐频繁,排便、排气停止,肠鸣音消失。

(3)肠出血型:以肠黏膜渗出性病变为主,表现为腹痛,便血、大量血水样或暗红色血便,伴明显的贫血和脱水。

(4)腹膜炎型:因浆膜层有大量炎症细胞浸润与渗出,腹腔内有大量炎性渗液。一般表现为明显腹痛,恶心、呕吐,腹胀,腹部压痛、反跳痛,若受累肠壁坏死或穿孔,则腹腔内可有血性渗出液。

(5)中毒休克型:因大量肠毒素吸收入血所致。常在起病后 1～5d 发生,全身中毒症状较严重,早期即出现面色苍白、精神萎靡、神志淡漠、无力、四肢厥冷、脉搏微弱、血压低、嗜睡、谵妄、休克等表现。而休克又加重了肠道的缺血、缺氧,微循环障碍,使肠组织进一步坏死,形成恶性循环。

上述分型在病程中可以某一型为主要临床表现,也可交替或重叠出现。

【辅助检查】

1. **实验室检查**

(1)血常规:白细胞增多,以中性粒细胞增多为主,常见核左移及中毒颗粒,可有红细胞、血红蛋白及血小板降低。

(2)粪常规:外观呈暗红色或鲜红色,或隐血试验强阳性,镜下见大量红细胞,可有少量或中等量脓细胞,偶见脱落的肠系膜。

(3)血培养:阳性率低,多为革兰阴性杆菌。腹水中可培养出大肠埃希菌。

(4)血生化:可有不同程度的电解质紊乱,红细胞沉降率多增快。

（5）凝血功能：重者常有凝血功能异常，甚至合并 DIC 表现。

（6）大便培养：部分患儿可有大肠埃希菌、副大肠埃希菌、葡萄球菌等致病菌。厌氧菌培养偶见产气荚膜杆菌。粪便培养需时较长，一般要 7～10d，不能及时为临床提供细菌学诊断根据。

（7）其他：尿检查可见红、白细胞增多，尿淀粉酶增高。腹水淀粉酶也可明显升高。

2. X 线检查　常见动力性肠梗阻征象，可见小肠呈局限性扩张充气，肠间隙增宽，黏膜皱襞变粗，或见病变肠管僵直，间或有张力的胀气肠襻，部分病例出现机械性肠梗阻表现，直立位有散在短小液平面，结肠呈无气状态，亦有呈麻痹型胀气表现者，有时可见到由于大段肠管坏死所造成的一堆致密影，有些病例可见肠壁积气，尤以新生儿和小婴儿多见。肠穿孔后可出现气腹。一般急性期时禁行钡剂造影及钡剂灌肠检查，以免诱发肠穿孔。

3. 腹部超声　早期病例，超声检查无特异表现，可见小肠壁增厚、水肿、肠系膜淋巴结肿大；随病情进展，可见腹腔内及肠曲内有游离液体，肠腔内有多量积液积气。可作为 X 线的辅助支持，可多次追踪复查，以利诊断和选择手术时机。

【诊断】

本病无特殊诊断方法，主要依靠病史、典型临床表现和 X 射线检查。若起病急，突发腹痛、腹泻、便血、呕吐及有中毒症状者应考虑本病。结合血、粪便化验检查和 X 射线特征性改变即可诊断，对不典型的病例，应严密观察病情变化以明确诊断。

【鉴别诊断】

1. 中毒性细菌性痢疾　流行于夏季。突然发热、腹痛、腹泻及脓血黏液便，常有里急后重。腹痛位于左下腹，中毒时可有高热、惊厥、神志模糊。粪涂片和细菌培养痢疾杆菌有助于确诊。

2. 腹型过敏性紫癜　临床特点除紫癜外，常有皮疹、血管神经性水肿、关节炎、腹痛及肾炎等症状，一般无腹泻。

3. **急性克罗恩病**　青壮年多发。亚急性起病,高热、寒战,右下腹痛,腹泻,常有黏液脓血便,约 1/4 病例可出现右下腹或脐周腹块,很少出现休克,可有肠外表现(如关节炎、虹膜炎等)。诊断依靠胃肠钡剂、钡剂灌肠和内镜检查。

4. **绞窄性肠梗阻**　临床上突然出现腹胀、腹痛,有时伴恶心、呕吐及发热。肛门停止排气、排便,病情进行性加剧,便血少见。肠鸣音亢进,有气过水声。X 线片见有高张力肠积气的液平面及结肠无气,与出血坏死性肠炎不同。

5. **肠套叠**　婴幼儿多见。以 4～10 个月婴儿多见,2 岁以后随年龄增长发病逐年减少。主要表现为腹痛、血便及腹部肿物。腹部超声可确诊。

6. **其他疾病**　如阿米巴肠病、肠息肉病、梅克尔憩室炎等疾病的鉴别。

【治疗】

本病轻重不一,病情变化快,应采取综合治疗措施。原则是抢救休克,改善中毒症状,控制感染,增强机体抵抗力,减轻消化道负担,并促进其正常功能恢复。

1. **抗休克治疗**　本病易发生休克,是死亡的主要原因,早期发现和及时处理是治疗的重要环节。休克多属失血和中毒的混合型。应迅速补充血容量,改善微循环,包括补液、右旋糖酐。应用调整血管紧张度的药物如异丙肾上腺素、多巴胺等,必要时输血和血浆。肾上腺皮质激素可减轻中毒症状,抑制变态反应,但使用过久(超过 1 周)可促进肠坏死,有发生肠穿孔的危险,并可掩盖症状的出现,在中毒性休克时可早期短程使用,一般不超过 3～5d。中毒性休克患儿肠管病变多严重而广泛,经抢救效果不明显或不稳定者多主张早期手术,以减少产生毒素的来源。

2. **饮食管理**

(1)禁食:是治疗本病的重点。疑诊本病应即禁食,确诊后继续禁食。通常轻症者禁食 1 周左右,重症者可禁食 2～3 周。至腹部体征基本消失,无便血或粪隐血转阴才可试进饮食。恢复饮食宜慎重,从少量逐渐增加,从流质、半流质逐渐过渡到少渣食物、正常饮食。在恢复饮食过程中,如又出现腹胀和呕吐,即应重新禁食,直至症状消失。腹胀者应尽早行胃肠减压。

(2)营养支持:禁食期间给予全胃肠外营养,除可提供充足的营养外,尚可使肠道得到完全的休息。治疗期间可多次少量输血,有利于改善全身症状,缩短病程。

(3)去双糖饮食:有报道表明,婴儿坏死性肠炎与双糖酶缺乏,对乳糖及蔗糖不能消化利用有关,采用去乳糖牛奶粉或去乳糖豆奶粉,边远贫困地区可采用豆浆喂养(如 100ml 豆浆加 5～10g 葡萄糖),可显著提高疗效。

3. 纠正水电解质紊乱

(1)补液:禁食期间静脉补充生理需要量、累计损失量及继续丢失量。

(2)纠正酸中毒:急性出血性坏死性肠炎患儿都有不同程度的代谢性酸中毒,应及时纠正。轻度的酸中毒经过补液、纠正脱水后,一般都可以得到纠正,不必再给予碱性液体,若补液后酸中毒仍未纠正,可根据 BE 及二氧化碳结合力数值计算,以 1.4% 碳酸氢钠补充。

(3)补钾:禁食期间每天补充氯化钾 200～300mg/kg,并根据血钾水平调整。

4. 抗感染治疗　控制肠内细菌感染对于减轻肠道损害和休克是有利的。选用对肠道细菌有效的抗生素如氨苄西林、卡那霉素或头孢菌素类等静脉滴注。

5. 静脉用免疫球蛋白(IVIG)　重症及休克患儿应尽早应用 IVIG。IVIG 含有多种抗原的特异性 IgG 抗体,可直接中和毒素,抑制细胞因子与炎性介质的分泌与产生,并能够调节 T、B 淋巴细胞免疫功能,提高机体抗感染能力,最终改善临床症状,缩短病程。剂量与用法:0.3～0.4g/(kg·d),连用 5d;或 1g/(kg·d),

连用 2d。

6. 对症治疗

(1)高热时可给予解热药或物理降温,甚至亚冬眠疗法。

(2)烦躁者,给予镇静药。

(3)出血者,可给予维生素 K、巴曲酶等。

(4)可间歇适量给氧,纠正低氧血症。

(5)呕吐、腹胀严重时,可给予胃肠减压。

(6)肠麻痹者如经禁食、胃肠减压、肛管排气等治疗仍无好转,可静脉滴注酚妥拉明,本品为 α 受体阻滞药,可改善全身及肠道微循环,减轻肠壁淤血、水肿等中毒症状,使肠蠕动恢复或增强。每次 0.5~1.0mg/kg,静脉滴注,每 2~4 小时 1 次。

(7)轻度腹痛时可用山莨菪碱(654-2);每次 0.1~0.3mg/kg;肌内注射或阿托品 0.01mg/kg 皮下注射,必要时每 4~6 小时重复 1 次。腹痛严重者可采用山莨菪碱 2~3mg/kg 于 6~8h 静脉滴注。

(8)有 DIC 倾向者,须行抗凝血治疗。

7. 手术治疗 如果肠梗阻症状明显,疑有腹膜炎、肠穿孔、肠坏死者,应考虑手术治疗。

第三节 重型感染性腹泻病

感染性腹泻病是儿科第 2 位常见多发病,病原多种多样,多数病情较轻,如治疗及时正确,大多预后良好。儿科急诊经常会遇到重型感染性腹泻病,有的属危重症需及时抢救,如中毒型痢疾;有的属烈性传染病需及时发现及时隔离,如霍乱。

【分类】

1. 轻型 无脱水、无中毒症状。

2. 中型 有些脱水或有轻度中毒症状。

3. 重型 重度脱水或明显中毒症状(烦躁、精神萎靡、嗜睡、面色苍白、高热或体温不升、外周白细胞计数明显增高等）。

【快速初步诊断】

(一)临床诊断

根据腹泻病程、大便性状、大便的肉眼和镜检所见、发病季节、发病年龄及流行情况,估计最可能的诊断。

1. **患儿急性水样便腹泻**　发生在秋冬季节,以轮状病毒肠炎可能性大;发生在夏季以产肠毒素性大肠埃希菌(ETEC)肠炎可能性大。

2. **患儿水样便或米汤样便**　腹泻不止伴有呕吐,迅速出现严重脱水,结合周边疫情,考虑可能诊断为霍乱。

3. **患儿粪便为黏脓或脓血便**　考虑为细菌性痢疾;如血多脓少、呈果酱样,多为阿米巴痢疾;此外,应考虑侵袭性细菌感染,如侵袭性大肠埃希菌(EIEC)肠炎、空肠弯曲菌肠炎或沙门菌肠炎等。

(二)病因诊断

感染性腹泻在未明确病因之前,统称为肠炎;病原明确后应按病原学进行诊断,如细菌性痢疾、阿米巴痢疾、霍乱、鼠伤寒沙门菌肠炎、致泻性大肠埃希菌肠炎、空肠弯曲菌肠炎、轮状病毒、诺如病毒、肠腺病毒、冠状病毒、蓝氏贾第鞭毛虫肠炎、隐孢子虫肠炎、真菌性肠炎等。

【诊断】

(一)中毒型痢疾

详见第9章第一节"中毒型菌痢"。

(二)霍乱

霍乱是由霍乱弧菌引起的急性肠道传染病。病情发展迅速,如不及时救治,可死于多器官功能衰竭(MOF)。《中华人民共和国传染病防治法》将其列为甲类传染病。一旦确诊需要立即采取严密隔离措施,并填传染病卡片立即上报。

1. **临床表现**　典型的临床表现为剧烈的腹泻、呕吐,以及由此引起的重度脱水、电解质紊乱、低血容量性休克。

2. 诊断　霍乱的诊断见表 5-2。

凡疑似霍乱病例,应先按霍乱做疫情处理,同时追踪观察,进一步诊断、治疗。

表 5-2　霍乱的诊断标准

霍乱的临床诊断标准	①有泻吐等临床表现,化验诊断为霍乱弧菌;②临床表现典型,有潜伏期内接触史,且可除外其他病原引起的腹泻者;③流行期间,在疫区内,有密切接触史,并在 5d 内出现腹泻者	凡符合 3 项之一者可确诊为霍乱
疑似霍乱的诊断标准	①首发病例临床征象典型尚未获得病原证实者;②流行期间有腹泻且不能用其他感染解释者	符合 2 项之一者可诊断为疑似霍乱

3. 治疗　首先要做好液体疗法,同时采用诺氟沙星(氟哌酸) $10\sim15mg/(kg\cdot d)$;或多西环素(强力霉素)首剂 $4mg/(kg\cdot d)$,以后 $2mg/(kg\cdot d)$ 顿服,$3\sim7d$ 为 1 个疗程。儿童尚可用第 3 代头孢菌素静脉滴注。

(三)出血性大肠埃希菌肠炎

出血性大肠埃希菌肠炎是一种自限性疾病,自然病程 $5\sim7d$。大多数患儿经过对症治疗很快痊愈,只有发生两种合并症者预后严重,会带来严重后果或死亡。该肠炎致死的原因是类志贺毒素的作用,治疗的重点不仅要清除病原菌,更重要的是要清除毒素,防止严重合并症的产生。出血性大肠埃希菌肠炎能引起人的血性腹泻者,目前公认有 $O_{157}:H_7$、$O_{26}:H_{11}$ 和 O_{111} 等 3 个血清型,$O_{157}:H_7$ 占绝大部分。

1. 临床表现　典型 $O_{157}:H_7$ 肠炎患儿的 3 大临床特征:①特发性、痉挛性腹痛;②血性粪便(血水便或脓血便);③低热或不发热。严重者可导致溶血尿毒综合征(急性肾衰竭、血小板减少、溶血性贫血)、血栓性血小板减少性紫癜(发热明显、血小板减少、溶血性贫血、肾功能异常、头痛、谵妄、轻瘫、昏迷)等两大并发症。

2. 辅助检查

(1)粪常规检查：一般表现为血水便，镜检可见红细胞，也可表现为脓血性，镜检可见多量白细胞和红细胞。

(2)粪便培养：查出出血性大肠埃希菌 $O_{157}:H_7$ 是确诊的重要依据。

3. 诊断　出现以上特征性症状结合周边疫情可得出初步诊断，确诊需依据粪便培养。

4. 治疗

(1)对于一般轻症病例不用抗生素，主张试用蒙脱石散(思密达)治疗。思密达不杀死病原菌而能吸附、固定病原菌和毒素，然后随粪便排出体外，并具有止血作用，推测会有较好的治疗效果。

(2)对于高热中毒症状严重的患儿，则可采用抗生素(多黏菌素或磷霉素等口服)与思密达联合应用，以帮助毒素的清除。

(3)对于已经发生了溶血尿毒综合征或肾衰竭的患儿，则应及早采用肾透析疗法。

(4)对于血栓性血小板减少性紫癜，则采用抗 DIC 等相应对症治疗。

(四)轮状病毒肠炎

轮状病毒是婴幼儿病毒性腹泻最常见的病原体。轮状病毒肠炎多发生在 10、11、12、1 月秋冬寒冷季节。6 个月至 2 岁婴幼儿好发。轮状病毒肠炎一般型预后良好，但如合并肠道外感染则可引起严重合并症，因而对于轮状病毒肠炎不可掉以轻心，不仅要弄清重型腹泻病的诊断，而且要认清其严重合并症，才不会延误治疗。

1. 临床表现　轮状病毒肠炎的自然病程一般在 7~10d。临床表现有发热、腹泻水样便，每天 5~10 次至 10 多次。伴轻度呕吐,呕吐常发生在发病头 1～2d,随后出现腹泻。吐泻严重者多伴有脱水酸中毒,40%～50%的患儿伴有咳嗽等呼吸道症状。

2. 合并症

(1)心肌炎:50%左右轮状病毒肠炎患儿血清心肌酶异常,提示有心肌侵犯,有少数患儿可合并暴发性心肌炎而猝死。对精神面色差、心律失常、心音低钝的患儿应早做心电图与心肌酶检测,以便早期发现并发心肌炎。

(2)中枢神经系统侵犯:轮状病毒胃肠炎可并发中枢神经系统损害。

(3)其他脏器的侵犯:轮状病毒胃肠炎还可并发呼吸道、肾、肝、胆道等脏器损害。

3. 治疗　抗生素无效,采用中药或黏膜保护药治疗可缩短病程。一般轮状病毒肠炎预后良好。还要注意其他脏器损害,及时采用相应治疗,否则会引起严重后果,甚至猝死。

(五)金黄色葡萄球菌肠炎

金黄色葡萄球菌是肠道共生菌的一种,平时并不致病,金黄色葡萄球菌肠炎发生于较长期应用抗生素的患儿,由于菌群紊乱、微生态失衡,导致金黄色葡萄球菌暴发增长感染,诱发本病,属严重感染性腹泻的一种。其中最严重者为耐甲氧西林金黄色葡萄球菌(MRSA),耐药性非常强,病死率高,多发生在院内感染。

1. 临床表现　高热中毒症状严重,嗜睡、昏迷、面色苍灰。病情进展快,可合并粪便稀水带黏液,量极多呈海蓝色,可见脱落的肠黏膜。常合并败血症,感染难以控制,病情进展快,可很快发展为感染性休克或呼吸衰竭而死亡。

2. 诊断

(1)临床症状:特殊,高热中毒症状严重,病情进展快,可并发感染性休克或呼吸衰竭。

(2)粪便检查:外观稀水带黏液,量极多呈海蓝色,可见脱落的肠黏膜。涂片镜检,可见大量革兰阳性球菌。

（3）确诊依据：粪便及血培养葡萄球菌阳性。培养出致病菌并做药物敏感试验,及时明确诊断其为重要。

3. 治疗　停用原抗生素,目前耐药金葡菌较多,应根据药敏试验结果选用适当抗菌药。可选用新型青霉素Ⅱ 50～100mg/(kg·d),分 2 次静脉滴注;头孢噻肟 100～150mg/(kg·d);头孢曲松 100～150mg/(kg·d)。如查明为耐甲氧西林葡萄球菌(MRSA)肠炎,则对各种青霉素及头孢菌素耐药,应选用万古霉素 40mg/(kg·d),分 3 次口服,或 10～40mg/(kg·d),分 2～3 次静脉滴注;或去甲万古霉素口服 40mg/(kg·d),分 3～4 次,静脉滴注 16～24mg/(kg·d)治疗。

（六）艰难梭菌肠炎

艰难梭菌肠炎又称假膜性肠炎,为抗生素相关性肠炎,病原菌为艰难梭菌,该菌是正常人带有的共生菌,平时并不致病。多由于滥用抗生素杀死了体内益生菌,使耐药性较强的艰难梭菌暴发增长而引起假膜性肠炎。及时诊断其为重要,因艰难梭菌耐药性严重,仅对甲硝唑与万古霉素有效。

1. 临床表现　腹泻常发生在抗生素治疗后的第 2～9d 或手术后 5～20d。临床表现有高热、中毒症状重(嗜睡、萎靡、谵妄),腹泻粪便为黄稀便、水样便或水样黏液便,可有假膜脱落,少数为血便,可伴有痉挛性腹痛,有时有压痛和反跳痛,需与急腹症鉴别。严重者并发脱水、急性肾衰竭、休克或弥散性血管内凝血(DIC)等。

2. 诊断

（1）有滥用抗生素及腹部手术史。

（2）粪便外观水样带大量黏液,并见有脱落的假膜,镜检可见多量白细胞。

（3）乙状结肠镜检查可见假膜性炎症。

（4）厌氧技术培养查出艰难梭菌是确诊的最可靠依据。

3. 治疗　应立即停用一般抗生素,选用甲硝唑每天 25～

40mg/kg,分 3 次口服。或万古霉素每天 40mg/kg,分 3 次口服,
或每天 16～24mg/kg,分 2～3 次静脉滴注。

【治疗】

(一)评估

重型感染性腹泻病多伴有脱水,及时评估脱水,做好液体疗
法是重要措施之一。患儿可根据脱水状况选择治疗方案。患儿
脱水状况评估如下。

1. 无脱水征　①望诊状况良好;②眼窝正常;③有眼泪;④口
舌湿润;⑤饮水正常,无口渴;⑥皮肤捏起后回缩快。

2. 有些脱水　①烦躁、易激惹;②眼窝下陷;③眼泪少或无;
④口舌干燥;⑤口渴,想喝水;⑥皮肤捏起后回缩慢(＜2s)。患儿
有 2 个或 2 个以上上述体征,其中至少包括一个⑤所示的体征。
丢失水分占体重的 3%～10%。

3. 重度脱水　①嗜睡昏迷、软弱无力;②眼窝明显下陷;③无
眼泪;④口舌非常干燥;⑤只能少量饮水或不能饮;⑥皮肤捏起后
回缩很慢(＞2s)。患儿有 2 个或 2 个以上上述体征,其中至少包
括一个⑤所示的体征。丢失水分大于体重的 10%。

(二)治疗方案一

适用于有腹泻而无脱水的患儿,可在家庭治疗。

1. 腹泻一开始就要给患儿口服比平时更多的液体以预防脱
水,建议选用以下液体中的任何一种。

(1)米汤加盐溶液:米汤 500ml(500g 装酒瓶 1 瓶)＋细盐
1.75g(一平啤酒盖的 1/2),随时口服。本液体为 1/3 张不会出现
高钠血症。

预防脱水:40ml/kg;也可治疗轻至中度脱水:60～80ml/kg,4～
6h 分次饮完,以后可以继服用能喝多少给多少。不禁食继续喂养。

(2)口服标准补液盐(ORS)溶液:每腹泻 1 次给服 ORS 液
50～100ml。标准 ORS 为 2/3 张液体对预防脱水张力太高,应注
意适当补充白开水,有时容易出现高钠血症。

（3）2002 年 WHO 推荐低渗口服补液盐（RO-ORS）溶液：每腹泻 1 次给服 RO-ORS 液 50～100ml。RO-ORS 为 1/2 张液体，不易产生高钠血症。

2. 给患儿足够的饮食以预防营养不良。腹泻患儿禁食是有害的，只要患儿能吃，应鼓励多吃。

3. 补锌。2002 年 WHO 推荐补锌（无论急、慢性腹泻）。＜6个月，葡萄糖酸锌每天 10mg，连服 10～14d；＞6 个月；葡萄糖酸锌每天 20mg，连服 10～14d。

4. 密切观察病情。如果患儿在治疗 3d 内临床症状不见好转或出现下列任何一种症状，即应该去医院就诊：①腹泻次数和量增加；②频繁呕吐；③明显口渴；④不能正常饮食；⑤发热；⑥大便带血。

（三）治疗方案二

适用于有些脱水的患儿（即轻至中度脱水），可用 RO-ORS 纠正脱水。

纠正累计损失最初 4h RO-ORS 液的用量：75ml×体重（kg）＝RO－ORS 用量（ml）

4h 后再评估一下脱水症状，如脱水已纠正，即可回家采用家庭口服补液，采用方案一；如仍然有些脱水，则按方案二，再给一份 RO-ORS 液纠正脱水。

（四）治疗方案三

适用于重度脱水患儿。因有低血容量休克，需用静脉输液尽快纠正低血容量，恢复肾脏调节功能。纠正重度脱水的累计损失需液量按 100ml/kg 计算，方法见表 5-3。

表 5-3　静脉输液方法

年龄	第一阶段（20ml/kg）等张液	第二阶段（80ml/kg）2/3 张液或 1/2 张液
1 岁以内	1d	6d
1 岁以上	1d	5d

1. 等张液　2∶1液＝0.9％氯化钠液∶1.4％碳酸氢钠(或
1/6M 乳酸钠)

2. 2/3 张液　4∶3∶2液＝0.9％氯化钠液∶10％葡萄糖∶1.4％
碳酸氢钠(或 1/6M 乳酸钠)

3. 1/2 张液　2∶3∶1液＝0.9％氯化钠液∶10％葡萄糖∶1.4％
碳酸氢钠(或 1/6M 乳酸钠)

重度脱水患儿一般需采用氯化钾,每天 200～300mg/kg,分
3～4 次口服,或配成 0.15％～0.3％浓度由静脉均匀输入,速度
切忌过快,并需待有尿后才能静脉给钾。

一旦患儿能饮水,应尽量改用 RO-ORS 口服液,补液 6～7d
重新评估病情,选择合适的方案一、二或方案三继续治疗。如无
静脉输液条件,可用鼻胃管滴注 RO-ORS 液 20ml/(kg・h),连续
6d(120ml/kg)。

第四节　重症急性胰腺炎

重症急性胰腺炎(severe acute pancreatitis,SAP)是急性胰腺
炎伴有脏器功能障碍,或出现坏死(占胰腺的 30％以上)、脓肿或
假性囊肿等局部并发症,或两者兼有。小儿重症急性胰腺炎虽临
床较为少见,但病情危重,并且近年来有增多趋势。

【病因】

儿童急性胰腺炎尤其是重症急性胰腺炎病因较多,与成人有
明显的差别,主要包括以下几种。

1. 特发性　指原因不明的,占到 30％左右。

2. 腹部外伤　如车祸、虐待等。

3. 胰胆管系统畸形　如先天性胰胆管发育异常、先天性奥狄
括约肌发育异常、胰腺分裂、胆总管囊肿、胆总管结石病等。

4. 并发于多系统疾病　如系统性红斑狼疮、克罗恩病等。

5. 药物和中毒　如硫唑嘌呤、四环素、左旋门冬酰胺、丙戊酸

钠、激素和免疫抑制药等。

6. **病毒感染** 如腮腺炎病毒、风疹病毒、柯萨奇 B 病毒和人类免疫缺陷病毒等。

7. **遗传因素和代谢异常** 如高钙血症、高脂血症等。

【发病机制】

急性胰腺炎的发病机制并未完全阐明,目前的共识是胰酶消化自身胰腺和消化周围组织所引起的化学性炎性反应而引发胰腺炎。源于细胞因子网络的免疫损伤,被认为是重症急性胰腺炎发病的重要机制之一。虽然免疫功能紊乱导致重症急性胰腺炎的具体机制还不完全清楚,但有研究发现,重症急性胰腺炎病死率高的主要因素包括早期阶段的免疫失调和后期的继发感染及胰腺坏死。

【临床分型】

1. **急性胰腺炎** 临床上表现为急性、持续性腹痛(偶无腹痛),血清淀粉酶活性增高≥正常值上限 3 倍,影像学提示胰腺有或无形态改变,排除其他疾病,可有或无其他器官功能障碍。少数病例血清淀粉酶活性正常或轻度增高。

2. **轻症急性胰腺炎** 具备急性胰腺炎的临床表现和生化改变,而无器官功能障碍或局部并发症,对液体补充治疗反应良好。Ranson 评分＜3,或 APACHE-Ⅱ 评分＜8,或 CT 分级为 A、B、C。

3. **重症急性胰腺炎** 具备急性胰腺炎的临床表现和生化改变,且具下列之一者:局部并发症(胰腺坏死、假性囊肿、胰腺脓肿);器官衰竭;Ranson 评分≥3;APACHE-Ⅱ 评分≥8;CT 分级为 D、E。

【临床表现】

急性重型胰腺炎症状表现较复杂,有的胰腺病理改变急骤恶化、水肿,并迅速出现出血、坏死。此时验血尿淀粉酶可不升高,易延误诊断。另外,有的重型胰腺炎是在轻型胰腺炎的基础上因病情发展而发生出血、坏死。此时,必须密切观察病情变化,仔细进行腹部查体,必要时结合腹部B超、CT等检查可确诊。

1. 小儿急性重型胰腺炎特点:起病急、病情重、腹痛剧烈、高热、恶心呕吐、腹胀、周身中毒症状重。有的发生肠麻痹,有的有局限性或全腹膜炎。腹水为血性或脓性。如漏出在腹部皮肤,于脐周可见到紫斑(Cullen征),两侧腹部皮肤可见到紫斑(Grey Turner征)。有的发生肺水肿、肺不张、胸腔积液。此时测血、尿淀粉酶可不高,但测腹水、胸水淀粉酶可明显升高,对诊断急性重型胰腺炎有重要价值。

2. 可发生离子紊乱、酸中毒、低钙血症、休克甚至多脏器受累。在肝有急性重型肝炎、胆汁瘀滞、黄疸。不少急性重型胰腺炎,以急性上腹痛起病,伴有或不伴休克,并有咳嗽、呼吸困难、发绀、动脉血氧分压明显下降等呼吸窘迫综合征表现。常伴有意识障碍、抽搐等神经系统表现。少数病例可无腹痛而迅速发生休克。有的伴有心包积液、心肌损害、心律失常以及伴有低血钙、低血钾、低蛋白血症、高血糖、糖尿病,甚至发生DIC及发生少尿或无尿、肾功能障碍等。故小儿急性重型胰腺炎病情较复杂,且病死率相当高。

3. 一般经治疗2~3周开始恢复。如发热持续不退、高热、寒战、上腹痛持续、白细胞计数持续上升,提示有继发感染,并发胰腺脓肿或败血症等。

【辅助检查】

1. 淀粉酶　血清淀粉酶的测定对诊断急性胰腺炎有临床意义,但其高低与病情无明显相关性,血清淀粉酶水平较正常升高3倍以上就可考虑为胰腺炎。血清淀粉酶在起病2~12h即升高,48h达到高峰,3~5d逐渐恢复正常;尿淀粉酶在发病12~24h升高,持续时间在5d以上。

2. 血脂肪酶　在发病4~8h升高,24h到高峰,8~14d降至正常,较淀粉酶升高的持续时间长,这对诊断有重要的临床意义,尤其对血清淀粉酶恢复正常的患儿具有较高的诊断价值。

3. 腹部 B 超　在发病初期 24～48h 行 B 超检查,可以初步判断胰腺的形态学变化,同时有助于判断有无胆道疾病。但是由于受到胰腺炎时胃肠道积气的影响,有时超声检查不能对胰腺炎做出准确判断。

4. CT 检查　CT 扫描是目前急性胰腺炎诊断、分期、严重度分级及并发症诊断最准确的影像学方法。CT 影像上胰腺炎性反应的严重程度分为 A～E 级(表 5-4)。

表 5-4　CT 影像上胰腺炎性反应的严重程度分级

严重程度分级	内容
A 级	影像学为正常胰腺(0 分)
B 级	胰腺实质改变,包括胰腺局部或弥散性增大,胰腺内小范围的积液(侧支胰管或直径<3cm 的胰腺坏死所致)
C 级	胰腺实质及周围的炎性反应改变,除 B 级所述胰腺实质的变化外,胰腺周围软组织也有炎性反应改变
D 级	胰腺外的炎性反应改变,以胰腺周围改变为突出表现而不是单纯的液体积聚
E 级	广泛的胰腺外积液或脓肿,包括胰腺内显著的积液、坏死,胰腺周围的积液和脂肪坏死,胰腺脓肿

将 CT 检查严重程度的得分称为 CT 严重指数,其与预后密切相关

【诊断】

2003 年,我国讨论和制定了急性胰腺炎的诊治指南(草案),但儿科缺乏诊治指南,多是根据成人指南指导临床工作。

在儿科急性重型胰腺炎,常检测如下指标:血糖可升高,LDH及 AST 可升高,血细胞比容可减低,BUN 在肾功受累时可增高。另外,测血气、血钾、血钠、血钙,如病后 2～3d 血钙降低(<1.75mmol/L)提示胰腺坏死,预后不良。CRP:发病 72h 后,如

CRP＞150mg/L提示胰腺组织坏死。上述化验在入院时和病程观察过程中均应检查,以评估病情和(或)及时发现病情变化,评估预后。

【治疗】

急性胰腺炎的治疗,首先要确立是轻型还是重型。一般轻型内科非手术治疗多能治愈。而重型胰腺炎要认真断定病情轻重及病情的转化,尤其在病后48h左右更要严密监护患儿,最好在ICU监护呼吸、脉搏、血压、血气。内科治疗原则:在疾病初期的治疗措施是补液,维持水、电解质平衡,注意让胰腺休息,早期禁食,胃肠减压,抑制胰腺分泌及胰酶活性,镇痛,抗休克,控制感染。加强支持疗法,注意营养,防治局部及全身并发症。重症胰腺炎如经内科治疗不见好转,并发腹膜炎,发生多脏器功能不全,继发感染发生胰腺脓肿,形成假性囊肿,均应外科治疗,行坏死组织清除和(或)引流术。胰腺炎外分泌功能严重受损,可发生吸收不良,此时应给低脂肪饮食。

1. **支持治疗**　支持治疗尤其是防止低氧血症和保证充分补液,是治疗的关键。推荐于第1个24～48h给予氧疗,尤其是应用麻醉药镇痛者。低血容量可累及胰腺微循环,是重症(坏死性)胰腺炎发生的主要原因,且可引起肠缺血,导致肠道通透性增加,是继发胰腺感染的重要原因。早期的积极补液和改善氧供可提高生存率。临床上,液体补充是否充分可通过监测生命体征、尿量和中心静脉压来判断;并根据血气结果,调整和补充钾、钙离子以及纠正酸碱失衡,应注意输注胶体物质和补充微量元素、维生素。同时,对急性胰腺炎患儿应加强监护,出现器官功能不全特别是持续性低氧血症、静脉输液无效的低血容量和肾功能不全(如Cr＞2mg/dl)者应立即转诊ICU。在发病早期,观察的重点应放在循环系统,防止和纠正休克;同时注意监测血氧饱和度,保持呼吸道的通畅;监测肾功能,每天复查肌酐和尿素氮,观察尿量和尿比重变化;密切观察腹部体征的变化,对大量血性腹水可考虑腹腔穿刺灌洗。病情稳定后,若腹部及其他体征和症状再次加重,应考虑感染的可能,复查血常规和腹部 CT 或 B 超,必要时做腹腔穿刺、抽液培养。

2. 胰腺休息　禁食、胃肠减压可缓解腹胀、呕吐,更重要的是减少胃液、胃酸对胰酶分泌的刺激,从而减少胰酶和胰液的分泌,使胰腺得到休息。此外可使用药物来抑制胰腺的分泌,常用的药物如下。①抗胆碱能药物:阿托品、山莨菪碱;②抑制胃酶药物:雷尼替丁、法莫替丁、奥美拉唑等可减低胃酸的分泌,并有抑制胰酶的作用;③抑制胰蛋白酶活性药物:抑肽酶、加贝酯等。近年来,生长抑素(奥曲肽、施他宁)已较广泛应用于 SAP 的治疗。乌司他丁作为一种广谱的胰酶抑制药和膜稳定药,也已广泛用于临床治疗该病,10 万~20 万 U/d。疼痛剧烈时考虑镇痛治疗,包括每 2~4 小时给予哌替啶 1mg/kg 和吗啡 0.1mg/kg,吗啡的镇痛持续时间较长。

3. 抗生素的使用　临床研究显示,40%~70%的重症急性胰腺炎患者有继发感染,且死亡病例中 80%与感染有关。此外,重症急性胰腺炎还可并发腹腔脓肿、呼吸道和泌尿道感染及败血症。因此,重症急性胰腺炎患儿及时、合理抗感染对改善预后极为重要。

抗生素应用原则:抗菌谱为革兰阴性菌和厌氧菌为主、脂溶性强、有效通过血胰屏障等三大原则。三代头孢菌素、哌拉西林、亚胺培南、喹诺酮类抗生素(环丙沙星、氧氟沙星)对重症急性胰腺炎的抗感染均有较好疗效;碳青霉烯类抗生素在治疗重症急性胰腺炎方面优于喹诺酮类;而甲硝唑类对厌氧菌有效,且脂溶性大,可与上述两种抗生素合用,是目前公认的辅助性抗炎药。CT 或 B 超引导下行胰腺细针抽吸做细菌培养,可为抗生素的选择提供新的依据。

4. 血液净化　血液透析/滤过治疗可直接清除血浆中的胰酶等,通过一定孔径的滤膜选择性地清除血浆中小于滤膜孔径的抗炎和致炎炎症介质和细胞因子,从而降低全身炎症反应强度和胰腺损害,使病情得到控制和好转,是目前早期清除重症急性胰腺炎患儿血浆中胰酶、炎症介质和细胞因子的最有效方法。而且它能排出体内过多的水分,减轻组织间质水肿,改善组织的氧利用,清除代谢产物,纠正水、电解质、酸碱失衡,维持内环境稳定,为营养与支持创造条件,改善心、肺、肾、肝脏等器官的功能。

早期血液滤过治疗重症急性胰腺炎有明显疗效,能更快地改善重症急性胰腺炎发病后腹痛、腹胀的局部症状而缓解病情。此外,重症急性胰腺炎早期死亡的主要原因为并发多器官功能衰竭,而晚期死亡的主要原因为并发感染,早期血液滤过治疗明显降低了多器官功能衰竭和感染的发生率。但目前,在血液净化治疗重症急性胰腺炎领域尚有不少问题有待解决,如治疗机制、治疗指征、时机和剂量的合理选择等。

5. **营养支持** 对于重症急性胰腺炎,应根据病情发展和转归,分阶段选择营养途径及方式。在疾病早期,肠外营养是重症急性胰腺炎早期较为理想的营养支持方式,但在静脉营养使用过程中需监测三酰甘油水平。因为长期肠外营养及禁食状态会导致肠道黏膜萎缩,肠道通透性增加,肠道细菌和内毒素移位,触发MODS 的发生,并导致胰腺二次感染,甚至胰腺坏死。因此在经过动态 CT 扫描等检查明确胰腺坏死灶局限、炎症减轻、渗出消退、无继发感染、胃肠功能恢复、全身状况稳定的条件下应尽早开始肠内营养。肠内营养的给予有 3 种主要途径:①经鼻空肠置管;②经皮内镜空肠造口;③术中空肠造口。经鼻空肠置管因其无创性应用较广泛,但在小年龄儿童,经鼻空肠置管较困难。肠内营养的实施宜从小剂量开始,循序渐进,根据患儿的代谢情况,调整肠内营养的剂量,最好应用输液泵控制连续滴注,病情稳定后可过渡到口服饮食。

6. **中药治疗** 中药可通过清洁肠道、促进肠道动力恢复、维护肠道黏膜屏障和保护胰腺、抑制胰酶活性、减少炎性细胞因子的释放、抗氧化和清除自由基及改善微循环障碍来延缓病情恶化并促进疾病的恢复。对不需胃肠减压的患儿实行"禁食不禁中药"的原则外,对必须进行胃肠减压的患儿,可以定时从胃管鼻饲中药,将胃肠减压与鼻饲中药结合起来。常用中成药复方清胰汤加减,酌情每天3~6次,注入后夹管2h;单用生大黄15g沸水化开、滤渣,胃管内灌注,每天2次;芒硝腹部外敷,每次500g,1周左右更换。

7. **手术治疗** 经内科治疗症状不减轻、腹部膨满、全腹压痛、反跳痛,要及时与外科配合,必要时手术治疗,防止发展成多脏器衰竭,降低病死率。

第五节　小儿肝衰竭

肝衰竭(hepatic failure)是各种原因导致肝细胞广泛坏死,导致其合成、解毒、排泄和生物转化等功能发生严重障碍或失代偿,出现以凝血机制障碍和黄疸、肝性脑病、腹水等为主要表现的一组极为凶险的临床症候群。肝衰竭常可伴发生多器官衰竭、脑水肿、继发感染、出血、肾衰竭、血流动力学及各种代谢紊乱等并发症,虽少见却极为危重。

【病因】

1. **感染** 病毒性肝炎占首位,以乙型肝炎病毒所致者明显增多,此外,EB病毒、疱疹病毒、巨细胞病毒等均可引起。

2. **中毒** ①药物:异烟肼、利福平、对乙酰氨基酚和四环素等;②食物:毒蕈等化学物中毒;③化学物质:四氯化碳等;④毒蛇咬伤等。

3. **遗传性代谢缺陷** 肝豆状核变性、半乳糖血症、果糖不耐受症、酪氨酸血症、糖原贮积症Ⅳ型等。

4. **其他** ①Reye综合征(脑病合并内脏脂肪变性);②严重

复合创伤、大手术、大面积烧伤、败血症、缺血缺氧性损害、各种原因的休克等;③其他侵犯肝脏的疾病,如恶性组织细胞增生症、朗格汉斯细胞组织细胞增生症等。

【发病机制】

肝衰竭的发生是多种因素协同作用的结果。肝坏死是导致肝衰竭的根本原因。

1. 病毒因素　肝炎病毒所致肝坏死比例较大,可达30%。其中HBV、HCV较多,HAV、HEV较少。

2. 炎症介质　主要包括单核巨噬细胞、单核因子、内毒素(endotoxin,ET)和白细胞三烯(白三烯,leukotriene,LT)等,在肝坏死的发生中具有重要的作用。

3. 免疫反应　HBV导致肝坏死的免疫学改变如下。

(1)细胞溶解性T细胞(CTL)介导的细胞毒效应。

(2)细胞因子:细胞因子既是免疫反应的产物,又能促进免疫损害,是对靶细胞分泌的淋巴毒素。它们形成细胞因子的连锁反应,导致免疫损害的持续扩增,与肝坏死相关的主要细胞因子有肿瘤坏死因子(TNF)、白细胞介素1(IL-1)、白细胞介素6,白细胞介素8,血小板激活因子(PAF),转化生长因子-β_1(TGF-β_1)等。

4. 其他因素

(1)药物、毒物:药物和毒物所致肝坏死的共同特征是有使用药物、接触毒物史,且这些物质已明确其肝毒作用。

(2)代谢异常:主要为Wilson病和Reye综合征。

(3)缺血:典型者为休克肝。

【临床分类】

肝衰竭可分为四类。

1. 急性肝衰竭　起病急,发病2周内出现以二度以上肝性脑病为特征的肝衰竭症候群。

2. 亚急性肝衰竭　起病较急,发病15d至26周内出现肝衰竭症候群。

3. 慢性急性肝衰竭　在慢性肝病基础上,出现的急性肝功能失代偿。

4. 慢性肝衰竭　在肝硬化基础上,肝功能进行性减退导致的以腹水或门静脉高压、凝血功能障碍和肝性脑病等为主要表现的慢性肝功能失代偿。

【临床表现】

1. 进行性肝损害

(1)有病毒性肝炎患儿,消化道症状明显加重,食欲缺乏,恶心、呕吐,腹胀,偶有腹泻。

(2)黄疸迅速加深,一般均为中度以上。

(3)肝脏进行性缩小,尤以肝右叶明显,病情加重后肝萎缩进展极快,少数伴有脾增大。

(4)水肿及腹水,严重者呼气有肝臭味,是晚期预后不良的征兆。

2. 肝性脑病　患儿表现为意识改变为主的精神、智力、行为等的异常。如表情淡漠、脾气性格改变、注意力不集中、定向力障碍、无意识行为增多等。若不积极处理,可进展为浅昏迷、昏迷。

3. 颅内压增高　约 80% 患儿伴有脑水肿,表现为颅内压增高。年长儿可有剧烈头痛,频繁喷射性呕吐,惊厥及意识障碍,血压增高,球结膜水肿,伴有肢体僵直旋扭,严重者可发生脑疝。婴儿眼神呆滞,尖叫、烦躁、呕吐,前囟隆起。

4. 出血现象　肝衰竭患儿均有不同程度出血,轻者为皮肤黏膜出血或渗血,鼻出血及牙龈出血。严重者内脏出血,以消化道出血多见,可呕血或呕吐咖啡样物,粪见鲜血或柏油样便。出血量多时导致休克,可加重肝性脑病。

5. 低血糖　肝严重受损时,糖原分解作用减弱,加之呕吐不能进食,肝糖原贮存显著减少,故极易发生惊厥及意识障碍,低血糖而加重昏迷。低血糖现象常因同时存在昏迷而被忽略。患儿多在清晨时手足发凉、出冷汗、血压低或偶尔出现痉挛。禁食患儿若整夜未输注葡萄糖,极易发生低血糖。

6. 肝-肾综合征　肝-肾综合征是肝衰竭晚期的严重并发症,发生率 30%～50%,病死率极高。肾组织学可完全正常或轻微受损害,如果肝病能逆转,肾功能可改善。常出现在使用强利尿药、大量放腹水、上消化道出血或感染后,部分患儿无诱因。表现为少尿、无尿、氮质血症、酸中毒、高血钾等。

7. 继发感染　肝衰竭患儿并发感染的发生率较高,以菌血症最常见。也可并发肺炎、胆道感染或泌尿系感染,病原以葡萄球菌、大肠埃希菌较多,链球菌或厌氧菌感染也可能发生,可见真菌感染。临床表现主要为发热,而局灶性症状不易发现,需认真检查,应及时做血、尿、腹水等体腔液培养,以明确诊断。

8. 水、电解质失衡　由于摄入不足、吸收不良、应用利尿药及糖皮质激素、补液不当等原因,易出现低钾血症、低镁血症,并发代谢性碱中毒。晚期持续低钠血症,提示细胞溶解坏死,预后不良。

【辅助检查】

(一)血清学检查

1. 血清胆红素　血清总胆红素 $>171.0\mu mol/L(10mg/dl)$,平均每日增长 $17.1\mu mol/L(1mg/dl)$ 或更多,以直接胆红素升高为主。

2. 酶胆分离　谷丙转氨酶(ALT)及谷草转氨酶(AST)显著下降,与胆红素上升呈分离现象,即"酶胆分离"。

3. 血氨基酸测定　支/芳氨基酸比值正常时其摩尔比为(3:1)～(4:1),重症肝炎者降至(1:1)～(1.5:1)以下。游离色氨酸明显增高,对促进肝性脑病的发生起重要作用。

4. 前白蛋白测定　可早期反映肝衰竭。

5. 甲胎蛋白(AFP)阳性　肝损伤后有肝细胞再生时 AFP 呈阳性。若肝细胞进行性坏死时 AFP 由阴性转为阳性,浓度逐渐升高,表明有肝细胞再生,预后良好。

(二)凝血象检查

1. **凝血酶原** 凝血酶原时间延长或活动度下降对诊断及估计预后有重要意义。轻症凝血酶原活动度低于 60%，重症常低于40%，提示预后不良。

2. **DIC 筛查** DIC 早期指标：①红细胞，形态异常，呈三角形、芒刺状或有碎片；②血小板，进行性减少；③纤维蛋白原，降低；④凝血酶原：时间延长；⑤纤溶亢进，纤维蛋白降解产物（FDP）增加；⑥优球蛋白：溶解时间缩短。

(三)病原学检测

1. **血清病毒性肝炎相关抗原或抗体检测** ①血清酶联免疫法或放射免疫法检测。②DNA 探针杂交检测病毒核酸确定。③必要时肝病理：免疫组化和原位杂交方法检测病毒。

2. **血培养** 并发细菌感染或真菌感染应多次进行。

【诊断】

如患儿有肝受损害或接触毒物、药物等病史，临床出现消化道症状加重、黄疸迅速加深、肝进行性缩小及脑病征象和出血等，应考虑存在肝衰竭。早期诊断应结合血清学、超声、脑电图等辅助检查。急性肝衰竭的诊断必须符合下列条件：①在 8 周以前没有任何肝病表现；②患儿有符合肝性脑病的临床表现；③有肝臭；④常规血生化和血液学检查结果提示肝功能紊乱和低下，如至少在早期见到血清转氨酶值明显增高和凝血酶原时期显著延长，后者难以被维生素 K 所纠正。

【治疗】

加强基础支持疗法，采用综合性治疗措施。抓紧在患儿昏迷前期及时处理，有可能提高存活率。

(一)基础支持疗法

1. **重症监护** 患儿住 PICU，给予心电监护、吸氧；动态监测体温、呼吸、心率、血压、氧饱和度、血气分析及尿量；有条件时进行中心静脉置管，监测中心静脉压。监测血电解质、血糖、肌酐、氨基转移酶、血氨及凝血酶象;监测脑电图、B 超等。

2. 饮食调整 消化道症状明显者应限制蛋白质(尤其动物蛋白质)的摄入。有昏迷前征象者或昏迷者严格禁食,其时间应根据病情而异,一般为 3～5d。禁食期间每日热量应不少于 125.5～167.4 kJ/kg,血糖不低于 5.6～11.2mmol/L,可静脉滴注 15％葡萄糖注射液维持;昏迷情况好转后可进食少量糖类,病情稳定后逐渐增加蛋白质食物。禁食时间长者(超过 72h)可考虑静脉营养,成分中含 20％～25％葡萄糖、40％氨基酸、适量的维生素和矿物质,微量元素为 4 kJ/ml,可给予脂肪乳剂。

3. 调节水、电解质平衡

(1)控制液体量:给予生理需要量的 60％～80％,不超过 1200ml/m^2,输入葡萄糖注射液以维持营养及供给能量。

(2)补钠:若无明显低血钠,则不宜过多补充钠盐,维持生理需要即可,以防发生脑水肿。

(3)补钙:每天以 10％葡萄糖酸钙 5～10ml 静脉滴注,每输入 200ml 枸橼酸血液,需另补钙 1g。

(4)补钾:低钾血症易致代谢性碱中毒,诱发或加重肝性脑病,在尿量正常情况下,要及时补钾;对有代谢性碱中毒时,给予 25％精氨酸 20～60ml,静脉滴注。

(5)维持酸碱平衡:根据血气分析,调整酸碱平衡。对有代谢性碱中毒时,给予 25％精氨酸 20～60ml,静脉滴注。

4. 调节肠道微生态 肝衰竭患儿常有不同程度的微生态失调,可加重肝损伤。可加用益生菌、益生元、合生元,如双歧杆菌和复合乳酸菌等。

(二)促进肝细胞再生

1. 胰高血糖素-胰岛素疗法

(1)作用:有防止肝细胞坏死、促进肝细胞再生、改善高氨血症和调整氨基酸代谢平衡的作用,两者按适当比例配合应用,可起协同作用。

(2)用法:剂量因年龄而异。胰高血糖素 0.2~0.8mg,胰岛素 2~8U[比例为 1:(8~10)],加入 10% 葡萄糖注射液 100~200ml 静脉滴注,每天 1~2 次,葡萄糖的量应为每单位胰岛素4g。疗程 10~14d。

2. 人血白蛋白或血浆

(1)作用:肝衰竭时肝合成白蛋白的功能发生障碍,输入人血白蛋白有助于肝细胞再生,并能提高血浆胶体渗透压,减轻腹水和脑水肿。结合胆红素,减轻高胆红素血症;输入新鲜血浆可补充调理素和补体,增强抗感染能力。

(2)用法:人血白蛋白每次 0.5~1.0g/kg,血浆每次 25~100ml,两者交替输入,每天或隔天 1 次。

3. 促肝细胞生长素(HGF)

(1)作用:刺激肝细胞 DNA 合成,促进肝细胞再生;对中毒性肝损伤有促进病变肝细胞修复及降低血清丙氨酸氨基转移酶(ALT)的作用。

(2)用法:HGF 40~80mg 加入 10% 葡萄糖注射液 100~200ml 中,静脉滴注,每天 1 次,疗程 1~2 个月。

(三)免疫调节治疗

1. 肾上腺皮质激素　急性肝衰竭或并发脑水肿后可能有效,慢性肝硬化引起的肝性脑病则无效。

2. 胸腺肽及干扰素治疗　病情好转后可用胸腺肽每天 10~20mg,肌内注射;或静脉滴注,20~80mg。

(四)并发症的防治

1. 肝性脑病的处理

(1)清除体内毒性物质。①清洁肠道:除限制患儿饮食中的蛋白质,减少肠道氨等毒性代谢产物的产生外,对于便秘或有消化道出血肠道积血者,应给予清洁肠道。可给予硫酸镁口服或鼻饲,以保持排便通畅,以每天排便 2~3 次为宜,也可给予其他轻泻药,如乳果糖、番泻叶、大黄等。对于有活动性出血不宜口服者可给予10％食醋或0.25％～1％乙酸等弱酸性液体灌肠,也可用生理盐水灌肠,但不宜用碱性的肥皂水灌肠,以免促进毒性物质的吸收。②抑制肠道细菌:应用肠道不吸收或难以吸收的抗菌药物,以抑制肠道产生氨等毒性物质的细菌。可选用头孢类药物或庆大霉素口服。③酸化肠道:可用乳果糖口服,口服后在结肠内被分解为乳酸、醋酸和少量蚁酸,不仅可降低结肠 pH,酸化肠道,使结肠内 NH_3 变为不易被吸收的 NH_4^+,还有渗透性腹泻作用,促进氨等毒性物质的排泄;或乳酸杆菌,或双歧杆菌制剂,也有相似功效。

(2)降低血氨:盐酸精氨酸可间接清除血氨,肝性脑病合并碱中毒时可选用。

(3)纠正氨基酸比例失调:可补充足够营养,改善蛋白代谢,恢复支/芳比值,促进肝细胞再生,重建正氮平衡。可选用支链氨基酸注射液或六合氨基酸注射液。

2. 控制脑水肿 脑水肿是病程早期最主要的死亡原因。

(1)脱水药的应用:一般用3～5d,严重者延至1周。

(2)冰帽:可降低脑代谢,减轻脑水肿,维持体温32～34℃为宜。一般不用冬眠诱导物治疗,体温一般以32～34℃为宜。

(3)颅内压的监护:采用前囟测压(适用于1～9个月小儿)和硬膜外测压。压力超过 $10cmH_2O(0.98kPa)$(侧位),考虑脑水肿存在;压力超过 $20cmH_2O(1.96kPa)$,则确诊脑水肿。脑灌注压(有效颅内压)=平均动脉压-颅内压,其正常值为70～90mmHg。过高出现脑水肿,过低则出现脑缺血,以维持在60～70mmHg最佳。

(4)血气分析监测:二氧化碳有较强的脑血管扩张作用,$PaCO_2$ 增加,脑血流量增加;$PaCO_2$ 降低,脑血流量减少,颅内压降低。$PaCO_2$ 维持在 $15～30mmHg(2～4kPa)$,PaO_2 维持在 $100mmHg(13.3kPa)$。

3. 改善微循环

(1)山莨菪碱:能解除平滑肌痉挛,扩张微血管,改善微循环,减轻肝细胞损伤。用法:0.5～1mg/kg,静脉注射,每天2次,7～

10d 为 1 个疗程。

(2)小剂量肝素:用法:每次 1mg/kg,每天 1～2 次,至黄疸明显消退,肝增大,病情稳定后停用,疗程为 1～2 周。定期检测凝血酶原时间、血小板、纤维蛋白原。

(3)中药:活血化瘀、改善微循环。用法:川芎嗪每天 3～4mg/kg,分 2 次静脉滴注,每次以葡萄糖液稀释。复方丹参每次 2～4ml 葡萄糖液稀释静脉滴注,每天 1～2 次。两者任选其一。

4. 出血的防治

(1)补充凝血因子:维生素 K_1 10mg,每天 1～2 次,肌内注射。必要时输注凝血酶复合物,以适量生理盐水稀释后静脉滴注。因其半衰期短,需每 6～8 小时注射 1 次方能控制大出血。

(2)新鲜血或血浆:用以补充凝血因子及丢失的血容量。

(3)防治弥散性血管内凝血:DIC 导致的出血应用肝素 1mg/kg,每天 1～2 次,直至出血被控制。同时输注新鲜全血,监测凝血时间,以防肝素过量。

(4)消化道出血:①门脉高压症食管静脉曲张出血者可试用垂体后叶素,对中小量出血有效,剂量 5～10U 加入 10%葡萄糖注射液 50～100ml 静脉滴注,必要时 3～4h 可重复。②生长抑素选择性降低内脏循环血量和门静脉压,较垂体后叶素优越。用法:生长抑素(施他宁)3.5～5μg/kg+生理盐水 5ml,静脉慢推 3～5min,立即以 3.5～5μg/(kg·h)的速度连续静脉滴注,止血后应继续治疗 24～72h,以防再出血。③质子泵抑制药或 H_2 受体拮抗药能减少基础胃酸分泌,如奥美拉唑、西咪替丁及雷尼替丁。④去甲肾上腺素 2～3mg,加入冷生理盐水 20ml,经胃管灌注或口服,必要时每 4～6 小时重复 1 次。⑤凝血酶 2000U 加生理盐水 10ml 制成凝血酶液,口服或经胃管注入。⑥云南白药及白及散等可口服或洗胃后注入胃内。⑦内镜下激光止血。

5. 防治继发感染 肝衰竭患儿很易发生继发感染,并发细菌、真菌感染常为医院内感染,除严密隔离、室内定时消毒外,发现感染征兆,应早期选用有效抗生素,但应避免应用损害肝、肾的抗生素及糖皮质激素,一般常选青霉素类或抑制革兰阴性菌的抗生素。发现真菌感染应及时停用广谱抗生素。

6. 防治肝-肾综合征 主要是去除低血钾、感染、出血等诱因,早期与肾前性肾衰竭不能区别时,可进行扩容治疗,扩容后若尿量达 $20\sim30ml/h$ 以上,或超过补液前尿量,可继续补液。可用血管活性药,如山莨菪碱或多巴胺等。早期应用利尿药。一旦发生肾小管坏死,肾衰竭则为不可逆性,有少尿、无尿时,严格限制液体入量,目前尚缺乏有效治疗方法。

(五)人工肝支持系统

人工肝支持系统分为非生物型、生物型和组合型3种。非生物型人工肝方法包括血浆置换(PE)、血液灌流(HP)、血浆胆红素吸附(PBA)、血液滤过(HF)、血液透析(HD)、白蛋白透析(AD)、血浆滤过透析(PDF)和持续性血液净化疗法(CBP)等。生物型及组合生物型人工肝不仅具有解毒功能,而且还具备部分合成和代谢功能。人工肝支持系统治疗小儿肝衰竭的治疗机制、适应证、相对禁忌证、并发症见表5-5。

表5-5 小儿肝衰竭的人工肝支持系统治疗

治疗机制和方法	通过体外的机械、物理化学或生物装置,清除各种有害物质,补充必需物质,改善内环境,暂时替代衰竭肝部分功能的治疗方法,能为肝细胞再生及肝功能恢复创造条件,等待机会进行肝移植
适应证	各种原因引起的肝衰竭中早期,凝血酶原活性值为 $20\%\sim40\%$ 和血小板$>50\times10^{12}/L$ 为宜。晚期肝衰竭患儿也可进行治疗,但并发症多见,应慎重。未达到肝衰竭诊断标准,但有肝衰竭倾向者,可考虑早期干预。晚期肝衰竭肝移植术前等待供体、肝移植术后排异反应、移植肝无功能期

（续　表）

相对禁忌证	①严重活动性出血或弥散性血管内凝血者;②对治疗过程中所用血制品或药品,如血浆、肝素和鱼精蛋白等高度过敏者;③循环功能衰竭者;④心脑梗死非稳定期者;⑤妊娠晚期者
并发症	出血、过敏反应、低血压、继发感染、溶血、失衡综合征、水电解质紊乱及酸碱平衡失调、空气栓塞等

(六)肝干细胞移植

肝移植是治疗晚期肝衰竭最有效的手段。

第六节　肠套叠

肠套叠(intussusception)是指部分肠管及其肠系膜套入邻近肠腔所致的一种肠梗阻,是婴幼儿时期常见的急腹症之一,常伴发于胃肠炎和上呼吸道感染。其多见于婴儿期,以 4～10 个月婴儿多见,2 岁后发病减少,新生儿罕见。男女孩发病之比约为 4:1。健康肥胖儿多见,发病季节与胃肠道病毒感染流行相一致,以春季多见。

【病因】

肠套叠分为原发性和继发性两类,婴幼儿肠套叠几乎均为原发性,病因不明。一般认为:

1. 原发性肠套叠的病因

(1)饮食改变与食物刺激:婴儿时期肠道未能适应新添加食物的刺激,导致肠道功能紊乱,促使某段肠管套入另一段肠腔之中。

(2)解剖因素:发生在回盲部者约占 95%。回盲瓣凸入盲肠,长达 1cm 以上。

(3)自主神经因素:小婴儿自主神经系统活动失调,交感神经功能不良,副交感神经使肠管收缩,以致近端肠管套入远端肠腔。

(4)痉挛因素:各种原因的刺激,如食物、炎症、腹泻、细菌和寄生虫的毒素等,使肠道产生痉挛,运动节律失调或有逆蠕动造成套叠。

(5)回肠末端淋巴组织增生:局部淋巴组织受到炎症或食物刺激引起水肿、肥大。出生后 3 个月时回肠末端淋巴滤泡数为出生时的 5～6 倍。5 岁后逐渐下降。这与肠套叠的发病高峰年龄有关——增殖下降期与肠套叠 1 岁内为高发期,5 岁以后少见又相吻合。

(6)病毒因素:腺病毒或轮状病毒与肠套叠有密切关系。

(7)免疫因素:75%～85%的肠套叠发生在 1 岁以下,此时免疫功能尚未完善。

2. 继发性肠套叠的病因　肠壁或肠腔内器质性病变:肠息肉、肿瘤、肠壁血肿、梅克尔憩室、肠囊肿翻入肠腔,牵带肠壁作为起点而引起肠套叠,发病率为 2%～5%。

【病理】

肠套叠由鞘部、套入部组成。外层肠管为鞘部,进入肠管为套入部,套入部最远点为头部,肠管从外面卷入处为颈部。一个肠套叠由 3 层肠壁组成称为单套,由 5 层肠壁组成则为复套,即单套再套入相邻的远端肠管内。肠套叠一般是近端肠管套入远端肠管内,与肠蠕动方向一致,称之为顺行性肠套叠。一般肠套叠为顺行性肠梗阻。若远端套入近端,称为逆行肠套叠,较为罕见。

肠套叠的基本病理变化是肠腔梗阻、肌肉痉挛和血液循环障碍。肠套叠发生后,套入部随着肠蠕动不断向前推进,该段肠管相应所附的肠系膜也被牵入鞘内,颈部束紧不能自动退出。鞘部肠管持续痉挛紧缩,致使套入部的肠系膜血管被鞘部嵌压而发生血液循环障碍。初期静脉回流受阻,组织瘀血水肿,套入部肠壁静脉怒张破裂出血,与肠黏液混合成果酱样胶冻状排出。肠壁水肿继续加重,动脉受压,套入部供血停止而发生坏死,套入部的坏死呈现淤血性坏死,为静脉性坏死。而鞘部肠壁则因高度扩张与长期痉挛可发生缺血性坏死,呈局灶性灰白色点状坏死,为动脉性坏死。鞘部灶性动脉性坏死容易被忽略,灌肠复位时极易穿孔,手术复位时也不易被发现,比套入部静脉性坏死更具危险性。

【临床类型】

一般按套入部的最近端和鞘部最远端的肠管名称分类,将肠套叠分为 6 型。

1. 回结型 以回肠末端为出发点,回肠通过回盲瓣内翻套入结肠中,盲肠与阑尾不套入鞘内,此型最多,约占 30%。

2. 回盲型 以回盲瓣为出发点,盲肠、阑尾随之套入鞘内,此型占 50%～60%。

3. 回回结型 即复套,回肠套入回肠后再套入结肠,占 10%左右。

4. 小肠型 即小肠套入小肠,比较少见,此型占 5%～10%,包括空空型、回回型、空回型。

5. 结肠型 结肠套入结肠,极少见。

6. 多发型 在肠管不同区域内有分开的 2 个、3 个或更多的肠套叠。

【临床表现】

小儿肠套叠的临床症状随年龄而有所不同。可分为婴儿肠套叠和儿童肠套叠两类。

(一)婴儿肠套叠

1. 腹痛 腹痛为肠套叠出现最早且最主要的症状,突然发作的阵发性剧烈绞痛。婴儿突然哭闹不安,面色苍白,屈膝缩腹,持续数分钟或更长时间后腹痛缓解,安静或入睡,间歇 10～20min 后再次出现,反复发作。

2. 呕吐 呕吐为肠套叠早期症状之一,初为反射性,含乳块和食物残渣,后可含胆汁,晚期可吐粪便样液体,说明有肠管梗阻。

3. 血便　血便为重要症状。出现症状的最初几小时排便可正常,以后排便少或无便。在发病后 6～12h 排出果酱样黏液血便或直肠指检时发现血便。

4. 腹部包块　多数病例在右上腹季肋部可触及包块,有轻微触痛,呈腊肠样,表面光滑,稍可移动。晚期发生肠坏死或腹膜炎时,出现腹胀、腹水、腹肌紧张和压痛,不易扪及肿块,有时腹部扪诊和直肠指检双合诊检查可触及肿块。

5. 全身情况　早期一般情况尚好,体温正常,无全身中毒症状。随着病程延长,并发肠坏死或腹膜炎时,全身情况恶化,常有严重脱水、高热、嗜睡、昏迷及休克等中毒症状。

(二)儿童肠套叠

病期较长,多在 10～15d。主要表现为腹部肿物,偶有部分性肠梗阻症状。除腹痛外偶有呕吐,很少有血便,症状较缓和。多为回结型肠套叠,多继发于肠管器质性病变。

【辅助检查】

1. 粪常规检查　血便或粪隐血阳性。

2. 直肠指检　发现血便。

3. X 线检查　肠套叠时,腹部 X 线片可无异常征象,也可呈现肠扩张,结肠内呈均匀致密的肿物阴影,腹立位片见小肠扩张,有张力性气-液平面,显示肠梗阻征象。腹部 X 线片诊断肠套叠虽无特异性征象,但可提示肠梗阻的诊断。

空气灌肠在 X 线透视下可见杯口影,能清楚看见套叠顶端致密软组织肿块,并可同时进行复位治疗。

钡剂灌肠可见套叠部位充盈缺损和钡剂前端的杯口影,以及钡剂进入鞘部与套入部之间呈现的套环状或弹簧状阴影。

4. 腹部 B 超检查　对肠套叠具有较高的确诊率。超声扫描显示肠套叠的横断面呈"同心圆"征或"靶环"征,纵断面呈"套筒"征或"假肾"征。

【诊断】

典型肠套叠的四联征为阵发性腹痛、呕吐、血便和腹部肿块。当患儿出现几个小时以上的无原因剧烈哭闹,时哭时停,伴有呕吐,随即排出血便,诊断并不困难。不典型肠套叠包括无痛性频繁呕吐型、无痛性便血型、精神萎靡尚未便血的休克型,这些类型的肠套叠是以单一症状为主征,缺乏典型的临床表现,很容易漏诊、误诊。依据患儿的年龄、性别、发病季节应考虑肠套叠的可能。此时应在镇静状态下仔细检查腹部是否触及肿块,施行肛门指检观察指套上有无血染,以协助诊断。

【鉴别诊断】

鉴别诊断应以发病年龄为主要思考线索,以主要症状为鉴别要点,与具有腹痛、便血、腹块的婴幼儿其他疾病相鉴别。

1. **细菌性痢疾** 肠套叠血便不典型且伴有腹泻者可误诊为细菌性痢疾。菌痢夏季发病多,排便次数多,含黏液、脓血,里急后重,多伴有高热等感染中毒症状。粪便检查可见成堆脓细胞,细菌培养阳性。菌痢偶可引起肠套叠,两种疾病可同时存在或肠套叠继发于菌痢后。

2. **梅克尔憩室** 梅克尔憩室并消化道出血时,应与肠套叠鉴别。梅克尔憩室出血起病急骤,无前驱症状,出血量大,为暗红色或鲜红色血便,少有腹痛、呕吐等症状,腹部触诊无腹块、无压痛。腹部^{99m}Tc扫描可明确诊断。需注意的是梅克尔憩室内翻可继发肠套叠,患儿可出现肠套叠的相应症状及体征。

3. **过敏性紫癜** 过敏性紫癜患儿有阵发性腹痛,呕吐、血便,由于肠管有水肿、出血、增厚,有时下腹可触及肿块,但绝大多数患儿有出血性皮疹、关节肿痛。由于肠功能紊乱和肠壁肿胀,也可并发肠套叠。故当腹部症状加重、腹部体征明显时,需做腹部B超检查或低压气灌肠协助诊断。

4. **肠梗阻肠坏死** 婴幼儿其他原因引起的肠梗阻,晚期出现肠血供障碍导致肠坏死,可出现腹痛、呕吐、便血、休克等症状,可与肠套叠混淆。此类患儿缺乏典型的阵发性哭闹史,血便出现晚且伴随休克及全身中毒症状,腹部检查出现腹膜刺激征,腹穿为血性液体,腹部 B 超检查未发现肠套叠影像,可作为鉴别点。

5. **直肠脱垂**　少数晚期肠套叠,其套入部可以通过全部结肠而由肛门脱出,不要误认为是直肠脱垂。直肠脱垂时,可以清楚地看到肠黏膜一直延续到肛门周围的皮肤,而肠套叠时,在肛门口与脱出的肠管之间有一条沟,可以通过此沟将手指伸入直肠内,而且直肠脱垂并无急腹症症状。

【治疗】

肠套叠治疗分非手术治疗和手术治疗。小儿肠套叠多为原发,以非手术治疗为主。

(一)非手术治疗

儿童肠套叠首选灌肠复位法。

1. **适应证与禁忌证**

(1)适应证:①发生肠套叠在 48h 内,血便症状在 24h 内;②全身情况良好,无明显脱水及电解质紊乱,无高热及呼吸困难者;③腹部不胀,无压痛及肌紧张等腹膜刺激征象。

(2)禁忌证:①病程超过 48h,便血超过 24h;②全身情况不良,有高热、脱水、精神萎靡及休克等中毒症状者;③腹胀明显,腹部有明显压痛、肌紧张,疑有腹膜炎或疑有肠坏死者;④立位 X 线片显示完全性肠梗阻者;⑤试用空气灌肠时逐渐加压至 60mmHg(8kPa)、80mmHg(10.6kPa)、100mmHg(13.3kPa),而肠套叠阴影仍不移动,形态不变者。

2. **气体灌肠复位法**　采用空气或氧气均可,观察方法有透视及非透视下进行两种,将气囊肛管置入直肠内,采用自动控制压力仪,肛门注气后即见套叠影逆行推进,直至完全消失,大量气体进入回肠,提示复位成功。

(1)气灌肠前准备:①解痉镇静,肌内注射阿托品、苯巴比妥钠,必要时在麻醉状态下进行;②脱水明显者,应予以输液纠正,改善全身情况;③麻醉下灌肠复位,保证禁食 6h,禁水 4h,必要时插胃管吸出胃内容物;④X 线透视室内应备有吸引器、氧气、注射器等抢救设施。

(2)气体灌肠压力:①诊断性气体灌肠压力为 50～60mmHg(6.6～8kPa);②复位治疗压力为 90～100mmHg(12～13.3kPa),不超过 120mmHg(16kPa)。

(3)气体灌肠复位征象:①X 线透视下见肿块逐渐变小消失,气体突然进入回肠,继之中腹部小肠迅速充气;②拔出气囊肛管,大量气体和暗红色黏液血便排出;③患儿安然入睡,不再哭闹,腹胀减轻,肿块消失;④炭剂试验,口服 1g 药用炭。约 6h 后由肛门排出黑色炭末。

(4)气体灌肠终止指征:①注气后见肿物巨大,套入部呈分叶状,提示复套存在,复位可能性较小;②注气过程中见鞘部扩张而套入部退缩不明显或见套入部退而复进,表示套叠颈部过紧,复位困难;③注气后肿物渐次后退,通过回盲瓣后,肿物消失,但小肠迟迟不进气,提示仍存在小肠套叠,复位困难;④复位过程中,肿物消失,但荧光屏上突然有闪光改变,旋即见膈下游离气体,表明发生肠穿孔,即刻停止注气。

3. 钡剂灌肠复位法 当空气灌肠复位标志不清,肿物虽消失而小肠内充气不显著者,可辅以钡剂灌肠观察。将装有 20% 钡剂水溶液的输液瓶,提高到离患儿水平体位 70～80cm 的高度注入输液。在 X 线透视下确定诊断后,再将输液瓶提至 80～100cm 处,使套叠慢慢复位。为了提高灌肠复位的疗效,可事先给予阿托品或苯巴比妥、水合氯醛等镇静药,必要时可在基础全麻下实施。已有脱水者应先输液改善一般情况后,再行灌肠。

4. B 超监视下水压灌肠复位法 采用生理盐水或水溶性造影剂为介质灌肠。复位压力为 50～90mmHg(6.65～12kPa),注水量在 300～700ml。在 B 超荧光屏上可见"同心圆"或"靶环"状块影向回盲部收缩,逐渐变小,最后通过回盲瓣突然消失,液体急速进入回肠。满意的复位是见套入部消失,液体逆流进入小肠。

(二)手术疗法

1. **手术指征**　①有灌肠禁忌证者;②灌肠复位失败者;③肠套叠复发达 3 次以上,疑有器质性病变者;④疑为小肠套叠者。

2. **手术方式**

(1)手法复位术:取右下腹或右上腹横切口,在套叠远端肠段用挤压手法使其整复,切忌强行牵拉套叠近端肠段。复位成功后务必详细检查是否存在病理性肠套叠起点,必要时一并处理。对原发复发性肠套叠手术的患儿,手法复位后如未发现病理起点,存在游动盲肠者可行盲肠右下腹膜外埋藏固定法,以减少复发。如阑尾有损伤,呈现水肿和淤血时,可将其切除。

(2)肠切除肠吻合术:术中见鞘部已有白色斑块状动脉性坏死或套入部静脉性坏死,争取做肠切除一期吻合术。必要时亦可延迟 24～48h 再吻合。

(3)肠外置或肠造口术:适用于患儿存在休克且病情危重时,或肠套叠手法复位后局部血液供给情况判断有困难时。可将肠襻两断端或可疑肠襻外置于腹壁外,切口全层贯穿缝合,表面覆盖油纱保护,24～48h,待休克纠正,病情平稳,再行二期肠吻合术。观察可疑肠襻循环恢复情况决定还纳入腹,抑或肠切除肠吻合。如肠切除后患儿全身或局部循环不满意,无法行肠吻合时,可行肠造口术。

第6章

泌尿系统急危重症

第一节　急性肾小球肾炎

急性肾小球肾炎（acute glomerulonephritis）简称急性肾炎，是儿科常见的一种与感染有关的急性免疫反应性肾小球疾病。临床特征为起病急，起病前多有前驱感染，主要表现以血尿为主，可有蛋白尿、水肿、高血压，并合并急性循环充血、高血压脑病、急性肾衰竭。本病为小儿时期最常见的肾病，居我国儿童泌尿系统疾病住院患儿的首位。多见于5岁以上儿童，2岁以下小儿罕见。男女比例约为2:1，绝大多数预后良好。

【病因】

急性肾小球肾炎绝大多数为 A 组 β 溶血性链球菌感染后所致，称为急性链球菌感染后肾炎；较少见的病原体有肺炎链球菌、支原体和腮腺炎病毒等，称为急性非链球菌感染后肾炎。

【发病机制】

急性肾小球肾炎主要发病机制为抗原抗体免疫复合物引起肾小球毛细血管炎症病变，包括循环免疫复合物致病学说、原位免疫复合物致病学说和某些链球菌通过神经氨酸酶的作用或其产物如某些菌株产生的唾液酸酶，与机体的 IgG 结合，改变了 IgG 的化学组成或其免疫原性，产生自身抗体和免疫复合物而致病学说。

上述链球菌有关抗原诱发的免疫复合物或链球菌的菌体外毒素激活补体系统，在肾小球局部造成免疫病理损伤，引起炎性过程。

【临床表现】

（一）典型表现

起病时可有低热、乏力、头痛、头晕、恶心呕吐、食欲缺乏、腹痛及鼻出血等症状，体检在咽部、皮肤等处发现前驱感染未彻底治愈的残迹。典型表现如下。

1. 水肿　轻者可有眼睑和颜面及双下肢水肿，严重者可波及全身，多为轻度或中度为非凹陷性水肿。

2. 蛋白尿　程度不等，一般为（＋）～（＋＋），表现为肾病样蛋白尿者不足 20%。

3. 尿少　尿量明显减少，甚至无尿。尿量越少，则水肿越重。

4. 血尿　镜下血尿或肉眼血尿。呈鲜红色或洗肉水样（中性或弱碱性尿者），也可呈浓茶色或烟灰样（酸性尿者）。

5. 高血压　轻或中度血压增高，严重者可发生高血压脑病。不同年龄组高血压诊断标准不同：学龄儿童 $\geqslant$ 130/90mmHg（17.3/12kPa）；学龄前儿童 $\geqslant$ 120/80mmHg（16/10.7kPa）；婴幼儿 $\geqslant$ 110/70mmHg（14.7/9.3kPa）。可有头晕、头痛、恶心、呕吐和纳差等。

（二）非典型表现

非典型病例需依靠链球菌前驱感染史和血清 C3 降低来确定诊断。

1. 无症状性急性肾炎　仅有镜下血尿而无其他临床表现。

2. 肾外症状性急性肾炎　尿轻微异常或无异常的急性肾炎，水肿和（或）高血压明显，尿改变轻微，多呈一过性尿异常或尿检始终正常，但有链球菌前期感染和血清 C3 水平下降。

3. 以肾病综合征表现的急性肾炎　以急性肾炎起病，但水肿和蛋白尿明显，可有低蛋白血症、轻度高胆固醇血症，易误诊为肾炎性肾病综合征。

(三)严重表现

除上述一般病例的表现外,在疾病早期(2周之内)有以下一项或多项表现。

1. **严重循环充血**　常发生在起病1周之内,出现循环充血表现:水肿加剧,呼吸急促,肺部出现湿啰音,严重者出现呼吸困难、发绀,不能平卧,频咳、咳粉红色泡沫痰,两肺满布湿啰音,心率增快,心脏增大,可有奔马律和肝进行性增大。

2. **高血压脑病**　常发生在疾病早期血压突然上升之后,表现为剧烈头痛,频繁呕吐,视物模糊,甚至一过性失明,重者出现嗜睡、惊厥和昏迷。血压可高达(150～160)/(100～110)mmHg。

3. **急性肾功能不全**　少尿或无尿,水肿加剧,氮质血症、代谢性酸中毒和电解质紊乱。

【辅助检查】

1. **尿液检查**　肉眼血尿或镜下血尿,红细胞>5个/HPF,可有蛋白尿,通常为(+)～(++),可见红细胞管型。

2. **血液检查**　红细胞计数及血红蛋白可稍低,白细胞计数可正常,红细胞沉降率增快(>20mm/h),抗链球菌溶血素O增高(>400U),补体C3下降(<600mg/L)。

3. **肾功能及血生化检查**　血尿素氮和肌酐一般正常,明显少尿时可升高。肾小管功能正常。持续少尿、无尿者,血肌酐升高,内生肌酐清除率降低,尿浓缩功能受损。早期还可有轻度稀释性低钠血症,少数出现高血钾及代谢性酸中毒。

4. **肾活组织病理检查**　急性肾炎出现以下情况时考虑肾活检:①持续性肉眼血尿在3个月以上者;②持续性蛋白尿和血尿在6个月以上者;③发展为肾病综合征者;④肾功能持续减退者。

病理早期为毛细血管内渗出性、增生性炎症,内皮细胞及系膜细胞增生,上皮下见沉积物并且呈驼峰样。后期以轻度系膜增生为主。

【诊断】

1. **诊断依据**　典型病例诊断不难,根据以下表现。①有前驱感染史:发病前 1～3 周有咽炎、扁桃体炎、脓皮病等;②急性起病,可有水肿、高血压(学龄前儿童＞120/80mmHg,学龄儿童＞130/90mmHg)和(或)肾功能不全;③尿常规检查以血尿为主,离心尿沉淀红细胞＞5 个/高倍视野,不离心尿红细胞为 2～3 个/高倍视野,白细胞＜10 个/高倍视野。不同程度的蛋白尿,蛋白(＋)～(＋＋＋),一般＜1g/24h。起病 6～8 周血清补体降低。有链球菌感染的血清学证据如抗链球菌溶血素 O(ASO)升高。

2. 肾功能的诊断　2001 年,中华医学会儿科学会肾病学组制定(表 6-1)。

表 6-1　急性肾小球肾炎肾功能诊断

期别	表现
肾功能正常期	血BUN、Cr 及肌酐清除率(CCr)正常
肾功能不全代偿期	血BUN、Cr 正常,内生肌肝清除率(CCr)为 50～80ml/(min・1.73m^2)
肾功能不全失代偿期	血BUN 增高≥10.7mmol/L,血 Cr 增高≥176μmol/L,CCr 为 30～50ml/(min・1.73m^2)
肾衰竭期(尿毒症期)	CCr 为 10～30ml/(min・1.73m^2),血 BUN＞21.4mmol/L,血 Cr＞353.6μmol/L。出现临床症状,如疲乏、不安、胃肠道症状、贫血、酸中毒等
终末期	CCr＜10ml/(min・1.73m^2),如无肾功能替代治疗则难以生存

【鉴别诊断】

1. 其他病原体感染后的肾小球肾炎　多种病原体感染可引起肾炎,如细菌(葡萄球菌、肺炎球菌等)和病毒(乙肝病毒、流感病毒、EB 病毒、水痘病毒和腮腺炎病毒等),也可为肺炎支原体及原虫所致。临床有急性肾炎表现,应根据病史、前驱感染、前驱期长短及各自的临床特点进行鉴别。病毒性肾炎的前驱期短(3～

5d),临床症状轻,无明显水肿及高血压,以血尿为主,补体 C3 不降低,ASO 不升高。

2. IgA 肾病　IgA 肾病以血尿为主要症状,表现为反复发作性肉眼血尿,多在上呼吸道感染后 24～48h 出现,无水肿、高血压,血清 C3 正常。鉴别主要通过肾活体组织免疫病理检查。

3. 慢性肾炎急性发作　既往肾炎史不详,无明显前驱感染,除有肾炎症状外,常有贫血、肾功能异常、低比重尿或固定低比重尿,尿改变以蛋白增多为主。

4. 紫癜性肾炎　有过敏性紫癜的病史,临床表现与急性肾炎相同。

【治疗】

本病为自限性疾病,无特异治疗。主要是对症处理,清除残留感染病灶,纠正水、电解质紊乱,防止急性期并发症,保护肾功能,以待自然恢复。重点把好防治少尿和高血压两关。

(一)一般治疗

1. 严格休息　急性期需卧床 2～3 周,直到肉眼血尿消失、水肿减退、血压正常,方可下床做轻微活动。血沉正常可上学,但 3 个月内应避免重体力活动。待 12h 尿沉渣细胞绝对计数正常后方可恢复体力活动。

2. 合理饮食　有水肿高血压者应限制盐和水的摄入,低盐饮食,食盐以 60mg/(kg·d)为宜;每日液体入量应控制为:前一日尿量＋不显性失水量。有氮质血症者应限制蛋白质摄入,进食优质动物蛋白 0.5g/(kg·d)。供给高糖饮食,以满足小儿热量需要。待尿量增加、水肿消退、血压正常、氮质血症消除后应尽早恢复正常饮食,以保证小儿生长发育的需要。

(二)药物治疗

1. 控制感染灶　应用抗生素以消除体内链球菌残存病灶。针对溶血性链球菌首选青霉素,常用剂量为 10 万～20 万 U/(kg·d),分 2～4 次肌内注射或静脉滴注。对青霉素过敏的者,可选用大环内酯类,如红霉素、罗红霉素等,或改用头孢菌素类抗生素,如头孢拉啶、头孢唑林等。禁忌用磺胺类药物。肾功能轻度减退(GFR>50ml/min)时,青霉素仍按常用剂量使用;中度减退(GFR 为 10~50ml/min)时,给予常用剂量的 75%;重度减退(GFR<10ml/min)时,减量为常用剂量的 20%~50%。

2. 消除水肿 对经限水、限盐、卧床休息治疗后仍存在明显水肿者,加用氢氯噻嗪 1~2mg/(kg·d),分 2~3 次口服,尿量增多时可加用螺内酯 2mg/(kg·d)。肾功能受损及噻嗪类效果不明显者,可用呋塞米,口服剂量 1~2mg/(kg·d),可视情况增加,注射剂量每次 1~2mg/kg,每天 1~2 次,静脉注射剂量过大可有一过性耳聋。

3. 控制血压 凡经休息、控制饮食及利尿后血压仍高者,均应给予降压治疗。首选硝苯地平,开始剂量为 0.25mg/(kg·d),最大剂量为 1mg/(kg·d),分 3~4 次口服或舌下含服。亦可用卡托普利等血管紧张素转换酶抑制药,初始剂量为 0.3~0.5mg/(kg·d),最大剂量为 5~6mg/(kg·d),分 3~4 次口服,与硝苯地平交替使用降压效果更佳。严重病例用利舍平,首剂 0.07mg/kg(每次最大量不超过 2mg)肌内注射,必要时间隔 12 小时重复 1 次,用 1~2 剂后改为 0.02~0.03mg/(kg·d),分 2~3 次口服。

(三)重症治疗

1. 高血压脑病的治疗 处理原则为镇静、利尿、降压、给氧。降压首选硝普钠,剂量为 5~20mg,溶于 5% 葡萄糖注射液 100ml 中以 1μg/(kg·min)的速度持续静脉滴注或用输液泵泵入,监测血压,调整滴速,最大量不应超过 8μg/(kg·min),以防低血压。滴注时针筒、输液瓶、输液器应避光,以免药物遇光分解。同时应用呋塞米,每次 2mg/kg 静脉推注。出现抽搐时,可给予地西泮,每次 0.3~0.5mg/kg,静脉缓慢推注,并给予吸氧辅助治疗。脑水肿明显者,可选用 20% 甘露醇,快速静脉滴注,每 4~6 小时 1

次以降低颅内压。

2. **严重循环充血的治疗** 处理原则为严格限制水、盐摄入，矫正水、钠潴留，减轻心脏负荷。

(1)利尿:应用呋塞米,每次 2mg/kg 静脉推注。

(2)扩血管降压:①酚妥拉明,0.2～0.3mg/kg(每次用量不应超过 5mg)加入 5%葡萄糖溶液中缓慢持续的静脉滴注;②硝普钠,剂量及用法同上,可与酚妥拉明联合应用;③硝苯地平,每次5～10mg,每天 2～3 次;④肼屈嗪(肼苯达嗪),每次 1mg,每天 3次;⑤哌唑嗪,每次 0.5～1mg,每天 2～3 次;⑥卡托普利(开搏通),每次 0.5mg/kg,每天 2～3 次。

(3)减轻心脏负荷:一般不主张使用洋地黄类药物。如必须使用,应注意肾功能不全及电解质紊乱情况下洋地黄剂量应减少。常用强心药:①毛花苷 C,饱和量为 0.03mg/kg,首剂给总量的 1/2,余量分 2 份,每 4～6 小时 1 次,肌内注射或加入葡萄糖注射液 10ml 缓慢静脉注射;②毒毛花苷 K,每次 0.007mg/kg,必要时重复 1～2 次。

(4)难治性病例可采用腹膜透析或血液滤过治疗。

3. **肾功能不全的治疗**

(1)应严格限制液体入量,掌握"量出为入"的原则。每日液体入量=前 1 日尿量+不显性失水(每日 $300ml/m^2$)+吐泻丢失量-内生水量(每日 $250～350ml/m^2$)。

(2)保持水、酸碱度和电解质平衡,监测血钾变化,难以纠正者尽早行腹膜透析或血液滤过治疗。

(四)血液净化治疗

对于常规治疗难以缓解的无尿或少尿伴急性肾衰竭,或急性肾衰竭合并肺水肿、脑水肿、高血钾、严重代谢性酸中毒,应紧急行血液透析、血液滤过或腹膜透析治疗。本病具有自限性,肾功能多可恢复,一般不需要长期维持透析。

第二节　急进性肾小球肾炎

急进性肾小球肾炎(rapidly progressive glomerulonephritis, RPGN)是一组起病急骤,伴有血尿、蛋白尿、管型尿、高血压和水肿,常有持续性少尿或无尿及进行性肾功能减退的急性肾炎综合征。其病理特征为肾小球囊内细胞增生,纤维蛋白沉着,广泛的新月体形成,故又称新月体性肾炎。该病进展迅速,预后严重,临床上应高度重视。

【病因及发病机制】

急进性肾小球肾炎是由多种原因所致的一组疾病,包括:①原发性急进性肾小球肾炎;②继发于全身性疾病如系统性红斑狼疮的肾小球肾炎;③在原发性肾小球病(如系膜毛细血管性肾小球肾炎)的基础上形成广泛的新月体,即病理类型转化而来的新月体性肾小球肾炎。

急进性肾炎根据免疫病理可分为三型,其病因及发病机制各不相同。按肾活检免疫荧光结果,本病可分为 3 型。

1. Ⅰ型　肾小球抗基底膜抗体型,由于抗肾小球基底膜抗体与肾小球基底膜抗原相结合激活补体而致病,荧光下 IgG 和 C3 呈线性沉积,血中抗肾小球基底膜抗体阳性,可有肺出血,因此也被称为 Goodpasture 综合征。

2. Ⅱ型　免疫复合物型,因肾小球内循环免疫复合物的沉积或原位免疫复合物形成,激活补体而致病。此型患儿常有前驱上呼吸道感染史,提示其致病抗原可能为某些病原体,免疫荧光下 IgG、C3 呈颗粒状沉积。

3. Ⅲ型　非免疫复合物沉积型:免疫荧光阴性,血中发现抗中性粒细胞胞质抗体(ANCA)阳性,因此也被称为 ANCA 相关性肾炎。

有些肾病如系统性红斑狼疮、过敏性紫癜、IgA 肾病,甚至极少数急性链球菌感染后肾炎也可表现为急进性肾炎,它们一般表现为Ⅱ型(免疫复合物型)。

【病理】

急进性肾炎病理特点是50%以上肾小球内有大新月体(新月体占肾小囊面积50%以上)形成,即新月体性肾炎。新月体堵塞包曼囊,使肾小球滤过率下降,出现肾功能不全的临床表现,早期新月体为细胞性新月体,经过合理治疗可能消散,而晚期形成了纤维性新月体则不可逆,最终进展为慢性肾功能不全。

【临床表现】

青春期或年长儿多见,男孩多于女孩。1/3~1/2患儿有上呼吸道感染前驱病史,病前2~3周可有疲乏、无力、发热、关节痛等症状。

起病初期与急性肾小球肾炎类似,表现为水肿、少尿、血尿、蛋白尿、高血压等。2~3周,上述症状加剧,出现:①持续性少尿;②水和电解质紊乱、酸中毒、氮质血症;③水、钠潴留引起的严重高血压和心功能不全;④血压随着病程进展逐渐升高;⑤水肿进行性加重,且多较顽固。

2~3个月肾功能进行性减低,并出现尿毒症及酸中毒的表现,如厌食、恶心、呕吐、面色苍白、呼吸深大、精神萎靡、表情淡漠等,可有鼻出血和紫癜等出血表现。多数患儿早期就有明显贫血,血沉增快,部分患儿可有血小板减少。

病情进展迅速,多在短期内死亡。少数患儿度过少尿期进入多尿期。

继发于全身性疾病者尚应注意原发病的症状,如系统性红斑狼疮、紫癜性肾炎、肺出血肾炎综合征等。

【辅助检查】

(一)实验室检查

1. 尿液分析 常见肉眼血尿。蛋白尿多呈中度或重度。尿沉渣可见大量红细胞、白细胞尿及管型尿与上皮细胞。尿比重及尿渗透压降低。

2. **血常规** 多有严重贫血,白细胞及血小板计数可正常或增高。

3. **肾功能检查** 血尿素氮及血肌酐进行性升高,肌酐清除率明显下降。酚红排泄试验明显减低,尿比重减低或恒定。

4. **免疫球蛋白** 多增高,表现为 γ 球蛋白增高,IgG 增高,补体 C3 可正常或降低。补体 C3 降低主要见于狼疮性肾炎、急性链球菌感染后肾炎及膜性增生性肾炎。

5. **血中抗肾小球基底膜抗体** 阳性主要见于 Goodpasture 综合征,还可通过 ELISA 定量检测抗肾小球基底膜抗体的浓度。

6. **抗中性粒细胞胞质抗体(ANCA)** ANCA 可分为 c-ANCA 及 p-ANCA,前者阳性主要见于韦格纳肉芽肿,后者阳性主要见于显微镜下结节性多动脉炎即特发性急进性肾小球肾炎。

(二)影像学检查

1. **肾超声检查** 双肾明显肿大且皮质回声增强,显示肾实质病变;或正常大小而轮廓整齐,但皮髓质交界不清。

2. **核素肾图** 显示肾灌注和滤过减少。

3. **数字减影血管造影(DSA)** 可发现无功能的皮质区域。

4. **腹部 X 线片** 见肾增大或正常大小而轮廓整齐,但皮质与髓质交界不清。

5. **静脉肾盂造影(IVP)** 显示不良,但肾动脉造影血管内径正常,血流量不减少。

(三)肾活检

1. **光镜** 广泛新月体形成,新月体体积大,分布广泛,常累及50% 以上肾小球囊腔,相邻肾小球毛细血管襻坏死。

2. **免疫荧光**

(1)免疫病理是区别 3 种急进性肾炎的主要依据:① Ⅰ 型 RPGN 免疫球蛋白(主要是 IgG 和 C3)沿肾小球毛细血管基底膜呈细线状沉积;②Ⅱ型 IgG 和 C3 在系膜区或沿毛细血管壁呈颗

粒状沉积;③Ⅲ型肾小球内无或仅有微量的免疫复合物。

(2)继发于免疫复合物肾炎的急进性肾炎,同时还有原发病的免疫荧光表现,如继发于 IgA 肾病者,主要表现为系膜区 IgA 弥漫性沉积。

(3)继发于感染后肾小球肾炎的急进性肾炎,表现为免疫球蛋白和补体,尤其 C3 在毛细血管襻呈粗大颗粒或团块状的沉积。

(4)继发于膜性肾病者,可见 IgG 沿毛细血管呈细颗粒状沉积,膜性肾病可合并抗 GBM 肾炎,这时 IgG 沿毛细血管基底膜的细线状沉积在细颗粒状沉积的下面。

(5)寡免疫复合物型急进性肾炎肾脏免疫荧光染色一般呈阴性或微弱阳性,偶尔可见散在 IgM 和 C3 沉积,在新月体或血栓中可有纤维蛋白原染色阳性。

3. 电镜　与光镜和免疫病理相对应。抗 GBM 肾炎和寡免疫复合物型急进性肾炎电镜下没有电子致密物(免疫复合物)沉积,可见到毛细血管基底膜和肾小球囊基底膜断裂,伴中性粒细胞和单核细胞浸润。有多量电子致密的免疫复合物的沉积,沉积部位取决于原发性肾小球肾炎的类型,主要在系膜区和内皮下,有时也可见毛细血管和肾小球球囊基底膜断裂缺口。继发于免疫复合物肾炎的急进性肾炎电子致密物沉积部位取决于原发性肾小球肾炎的类型,可见于系膜区、上皮下或内皮下,有时也可见毛细血管和肾小球球囊基底膜断裂缺口。

【诊断】

急进性肾小球肾炎的诊断标准:①发病 3 个月内肾功能急剧恶化;②进行性少尿或无尿;③肾实质受累,表现为大量蛋白尿和血尿;④既往无肾病史;⑤肾正常大小或轻度肿大;⑥病理变化为 50% 以上肾小球呈新月体病变。

具备上述①～③项者,可考虑为急进性肾炎;如果肾组织病理提示 50% 以上的肾小球形成新月体,且新月体面积占肾小球截面积的 50% 以上则可明确诊断。

【鉴别诊断】

1. 重症急性链球菌感染后肾炎　病初与急进性肾炎相似,但有链球菌前驱感染病史。少尿、氮质血症和肾功能不全持续时间较短。极期补体 C3 下降,随病情好转逐渐恢复。肾活检可鉴别,病理改变主要为内皮和系膜细胞的增殖,多核白细胞的渗出。

2. 溶血尿毒综合征　婴幼儿多见。主要表现为溶血性贫血、急速进展的肾功能不全,伴有少尿、无尿、血尿(或血红蛋白尿)。贫血严重,网织红细胞升高,周围血红细胞呈现异形多彩性,可见较大量的破碎红细胞、盔状红细胞等异形细胞,血小板减少及凝血因子减少,明显的出血倾向。

3. 继发性急进性肾炎　系统性红斑狼疮、过敏性紫癜、结节性多动脉炎、肺出血肾炎综合征引起的急进性肾炎,全身症状可不明显或被掩盖,易致误诊。鉴别要点在于注意全身各系统症状,针对可能的原发病进行必要检查以明确诊断。

【治疗】

本病无特殊治疗。主要是早期诊断,早期治疗水及电解质紊乱,及早控制高血压,尽早进行腹膜透析及血液透析。

(一)一般治疗

1. 绝对卧床休息,低盐饮食。肾衰竭后还应限制蛋白摄入,每日热量为 $230\sim250kJ/kg$,以维持基础代谢及氮平衡。每日入量不可太多以减少肾负荷,保护残存肾功能。

2. 维持和调节水、电解质紊乱,纠正代谢性酸中毒。

3. 有高血压者应积极控制高血压,可选用硝苯地平每次 $0.25\sim0.5mg/kg$,每日 $3\sim4$ 次;或普萘洛尔每次 $0.5\sim1mg/kg$,每日 $3\sim4$ 次,并可逐步加量;还可选用哌唑嗪每次 $0.02\sim0.05mg/kg$,尼卡地平每次 $0.5\sim1mg/kg$,每日 2 次,卡托普利 $1\sim2mg/(kg\cdot d)$,每日 $2\sim3$ 次。

(二)甲泼尼龙冲击疗法(表 6-2)

表 6-2　急进性肾小球肾炎的甲泼尼龙治疗

指征	病情进展迅速或较重者
用法	甲泼尼龙每天 15～30mg/kg(最大剂量不超过每天 1g)溶于 5%葡萄糖注射液 100～200ml,1～2h 静脉滴注,连用 3d 或隔日 1 次,3 次为 1 个疗程,最多可用 3 个疗程。后改为泼尼松,每天 2mg/kg,隔日 1 次顿服
注意事项	在冲击治疗前,必须积极控制感染及高血压,少数患儿冲击治疗后,可发生严重感染或高血压脑病,应引起注意

(三)环磷酰胺冲击治疗

在甲泼尼龙冲击疗法的基础上,可加上大剂量环磷酰胺冲击治疗。环磷酰胺剂量为每次 $0.5～0.75g/m^2$,每月 1 次,连用 3～6 次,以后每 3 个月 1 次,静脉滴注。同时可加用雷公藤,每天 25mg 口服,继续口服泼尼松维持治疗。

(四)血浆置换疗法和免疫吸附疗法

血浆置换主要目的是清除致病抗体、免疫复合物、炎性因子等。每次置换 50ml/kg,隔天 1 次持续 2 周或直至血中抗基底膜抗体消失。免疫吸附主要是选择性地清除各种 IgG 抗体。可连续吸附数次直至血中抗体消失。据报道此法对 Ⅱ、Ⅲ 型均可取得 70%的疗效,对 Ⅰ 型疗效也达 45%。但要防止自身抗体的再生,一定要同时使用激素和免疫抑制药。

(五)透析

本病临床突出症状为进行性肾衰竭,故主张早期进行透析治疗。一般可先做腹膜透析。不满意时可考虑做血液透析。

(六)肾移植

肾移植须等待至血中抗肾抗体转阴后才能进行,否则效果不好。一般需经透析治疗维持半年后再行肾移植。

第三节　肾病综合征

肾病综合征(nephrotic syndrome)是由多种原因引起的肾小球滤过膜通透性增高,致使大量血浆蛋白质从尿中丢失,从而引起一系列病理生理改变的一种临床综合征。其临床特征为大量蛋白尿、低清蛋白血症、高脂血症和不同程度的水肿。本病是小儿泌尿系统疾病中最常见的疾病之一,发病率仅次于急性肾炎。多见于学龄前儿童,3～5 岁为发病高峰。

【病因】

肾病综合征按病因可分为原发性、继发性和先天性 3 类。原发性肾病综合征至今病因不明,占小儿肾病综合征的 90%。继发性肾病可由感染(HBV、HCV、HIV、急性链球菌感染后肾炎、疟疾)、过敏或中毒(接种乙脑疫苗后肾病、药物)、遗传性疾病(Alport 综合征、甲-髌综合征)、结缔组织病(SLE、过敏性紫癜等)、代谢性疾病(糖尿病、淀粉样变)、肿瘤等疾病引起。先天性肾病主要有芬兰型先天性肾病综合征及弥漫性系膜硬化。

【发病机制】

原发性肾病综合征发病机制目前尚不明确,大量证据表明,与免疫异常特别是细胞免疫异常有关:①发病常与过敏和感染有关;②麻疹感染后可自行缓解;③患儿检测出免疫异常:血 IgG↓、IgA↓、CD4/CD8↓,非微小病变型常见免疫球蛋白和(或)补体成分肾内沉积;④T 淋巴细胞异常参与本病的发病;⑤激素和免疫抑制药治疗有效。

近年来研究发现,肾病综合征的发病具有遗传基础。国内报道糖皮质激素敏感型患儿以 HLA-DR7 抗原频率高达 38%,频复发患儿则与 HLA-DR9 相关。另外,肾病综合征还有家族性表现,且绝大多数是同胞患病。流行病学调查发现,黑种人患肾病综合征症状表现重,对激素反应差。提示肾病综合征发病,与人种及环境有关。

【病理生理】

原发性肾损害使肾小球通透性增加引起蛋白尿,而低蛋白血症、高脂血症及水肿是继发的病理生理改变。其中大量蛋白尿是肾病综合征最主要的病理生理改变,也是导致本病其他三大特点的根本原因。

原发性肾病综合征主要病理改变在肾小球,大致有 5 种类型。微小病变,局灶性节段性肾小球硬化,膜性增生性肾小球肾炎,系膜增生性肾小球肾炎,膜性肾病。儿童肾病综合征最主要的病理变化是微小病变型:光镜下检查肾小球无明显变化或仅有轻微病变。电镜下可见肾小球脏层上皮细胞足突广泛融合变平。免疫荧光显微镜观察绝大多数未见到任何免疫球蛋白或补体成分在肾小球内沉积。有时在系膜区和肾小球血管极处有少量 IgM 沉积,并有 IgE 沉积的报道。除肾小球病变外,肾病综合征也可有不同程度的肾小管和间质病变,如肾小管上皮变性、间质水肿、单核细胞浸润和纤维化等。

【临床表现】

1. **单纯性肾病** 初发病例多见于 2～6 岁,男童多见。主要表现水肿,开始于眼睑、面部继而全身,为凹陷性水肿,严重时可产生胸腔积液、腹水及阴囊水肿。由于水肿,患儿面色苍白,精神萎靡不振,食欲缺乏常伴腹泻、少尿。一般无血尿及高血压。

2. **肾炎性肾病** 肾炎性肾病发病年龄多为 7 岁以上小儿。水肿不如单纯性肾病明显,多伴有血尿、不同程度的高血压和氮质血症。此外,患儿长期从尿中丢失蛋白可引起蛋白营养不良,出现面色苍白、皮肤干燥、精神萎靡、倦怠无力等症状。

3. **并发症** 肾病综合征在治疗过程中可出现多种并发症,是导致病情加重或肾病复发的重要原因,应及早诊断和及时处理。

(1)感染:最常见的并发症。常见感染有呼吸道、皮肤、泌尿道和原发性腹膜炎等,尤以上呼吸道感染最多见,占 50% 以上。

其中病毒感染常见,细菌感染以肺炎链球菌为主,结核杆菌感染亦应引起重视。另外医院内感染不容忽视,以呼吸道和泌尿道感染最多见,致病菌以条件致病菌为主。

(2)电解质紊乱:常见的电解质紊乱有低钠、低钾和低钙血症。最常见的为低钠血症,患儿表现为厌食、乏力、嗜睡、血压下降甚至出现休克、抽搐等。可能因患儿不恰当长期禁盐、过多使用利尿药及感染、呕吐及腹泻等因素有关。

(3)低血容量性休克:由于低蛋白血症,血浆胶体渗透压下降、显著水肿而常有血容量不足,尤其在各种诱因引起低钠血症时易出现低血容量性休克。

(4)血栓形成:因血容量下降、血液浓缩、血流缓慢,加之使用皮质激素造成高凝,易发生血栓,以肾静脉血栓最常见,表现为突发腰痛、腹痛、肉眼血尿或血尿加重,少尿甚至发生肾衰竭。但临床以不同部位血栓形成的亚临床型更多见,包括下肢动脉或深静脉血栓、肺栓塞和脑栓塞等。

(5)急性肾衰竭:5%微小病变型肾病可并发急性肾衰竭。

(6)肾小管功能障碍:除原有肾小球的基础病可引起肾小管功能损害外,由于大量尿蛋白的重吸收,可导致肾小管(主要是近曲小管)功能损害。可出现肾性糖尿或氨基酸尿,严重者呈 Fanconi 综合征。

【辅助检查】

1. 尿液分析　尿蛋白定性多为(＋＋＋)以上,24h 尿蛋白定量≥50mg/kg,尿蛋白/尿肌酐(mg/mg)＞3.5。单纯性肾病偶见少量红细胞,肾炎性肾病可见较多红细胞及透明管型、颗粒管型。

2. 血浆蛋白、胆固醇和肾功能测定　血浆总蛋白低于50g/L,清蛋白低于 30g/L 可诊断为 NS 的低总蛋白血症和低清蛋白血症。血清蛋白电泳显示:清蛋白和 γ 球蛋白明显降低,α_2 和 β 球蛋白明显增高。IgG 降低。血浆胆固醇和 LDL、VLDL 增高,HDL 多正常。血沉多在 100mm/h 以上。单纯性肾病尿量极少时有暂时性 BUN、Cr 升高,肾炎性肾病时则有 BUN、Cr 升高,晚期可有肾小管功能损害。

3. 血清补体测定　单纯性肾病血清补体正常,肾炎性肾病补体多下降。

4. 经皮肾穿刺组织病理学检查　大多数肾病综合征患儿不需要进行诊断性肾活检。肾病综合征肾活检指征:①对糖皮质激素治疗耐药或频繁复发者;②临床或实验室证据支持肾炎性肾病或继发性肾病综合征者。

【诊断及鉴别诊断】

诊断肾病综合征并不困难。依据中华医学会儿科学会肾病学组 2000 年 11 月再次修订的儿童肾小球疾病临床分类诊断标准:大量蛋白尿(尿蛋白＋＋＋～＋＋＋＋,1 周内 3 次,24h 尿蛋白定量≥50mg/kg);血浆清蛋白低于 30g/L;血浆胆固醇高于5.7mmol/L;不同程度水肿。上述 4 项中大量蛋白尿和低清蛋白血症是必备条件。

凡具有以下 4 项之一或多项者属于肾炎性肾病:①2 周内分别进行 3 次以上离心尿检查,其 RBC≥10 个/HP,并证实为肾小球源性血尿者;②反复或持续高血压,学龄儿童≥130/90mmHg(17.3/12.0kPa),学龄前儿童≥120/80mmHg(16.0/10.7kPa),并排除糖皮质激素等原因所致;③肾功能不全,排除由于血容量不足等所致;④持续低补体血症。

在诊断建立后,需明确该病是否继发于其他疾病如部分非典型链球菌感染后肾炎、系统性红斑狼疮性肾炎、过敏性紫癜性肾炎、乙型肝炎病毒相关性肾炎及药源性肾炎等,在排除继发性病因后方可诊断原发性肾病综合征。

【治疗】

本病病情迁延,易复发,要坚持系统而正规的治疗,同时应积极防治并发症。目前小儿肾病综合征的治疗主要是以糖皮质激素为主的综合治疗。

(一)一般治疗

1. 休息 除高度水肿或严重高血压、并发感染外,一般不需卧床休息。病情缓解后可逐渐增加活动量。

2. 饮食 水肿明显和高血压患儿应短期限制水钠摄入,病情缓解后不必继续限盐,活动期病例供盐 1～2g/d。蛋白质摄入 1.5～2g/(kg·d),以高生物价的优质蛋白如乳、鱼、蛋、牛肉等为宜。应用糖皮质激素期间每天应给予维生素 D 400U 及适量钙剂。

3. 防治感染 肾病患儿一旦发生感染应及时治疗,但不主张预防性应用抗生素。各种预防接种可导致肾病复发,故应推迟到完全缓解且停用激素 3 个月后进行。患儿应避免去人多的公共场所,更不宜与急性传染病患儿接触。

4. 利尿消肿 一般对激素敏感伴轻度水肿者,应用激素 7～14d 多数可利尿消肿。但对激素耐药或使用激素之前,水肿较重伴尿少者可使用利尿药,但需密切观察出入水量、体重变化及电解质紊乱。开始可用氢氯噻嗪 1～2mg/(kg·d),每天 2～3 次。对顽固性水肿,一般利尿无效者,可用右旋糖酐-40 每次 5～10ml/kg,加入多巴胺 10mg、酚妥拉明 10mg 静脉滴注,多巴胺滴速控制在 3～5μg/(kg·min),滴毕静脉注射呋塞米每次 1～2mg/kg。

(二)糖皮质激素治疗

激素是目前诱导肾病缓解的首选药物。应用激素原则:始量要足,减量要慢,维持要长。

1. 初治病例诊断确定后尽早选用泼尼松治疗

(1)短程疗法:泼尼松 1.5～2mg/(kg·d),最大量 60mg/d,分 3 次服用,共 4 周。4 周后不管效应如何,均改为 1.5mg/kg。隔日晨顿服,共 4 周,全疗程共 8 周,然后骤然停药。因短程疗法易复发,国内较少采用,欧美国家多用此法。

(2)中、长程疗法:先以泼尼松 2mg/(kg·d),最大量 60

mg/d，分 3 次服用。若 4 周内尿蛋白转阴，则自转阴后至少巩固 2 周后方始减量，以后改为隔日 2 mg/kg 早餐后顿服，继用 4 周，以后每 2～4 周减总量 2.5～5 mg，直至停药。疗程必须达 6 个月（中程疗法），开始治疗后 4 周尿蛋白未转阴者可继续服至尿蛋白阴转后 2 周，一般不超过 8 周。以后再改为隔日 2 mg/kg 早餐后顿服，继用 4 周，以后每 2～4 周减量 1 次，直至停药。疗程 9 个月（长程疗法）。国内大多采用此方案，用于各种类型的肾病综合征。

激素疗效判断：①激素敏感型，以泼尼松足量治疗≤8 周尿蛋白转阴者；②激素耐药型，以泼尼松足量治疗 8 周尿蛋白仍阳性者；③激素依赖型，对激素敏感，但减量或停药 2 周内复发，恢复用量或再次用药又缓解并重复 2～3 次者；④频复发：是指病程中半年内复发≥2 次，或 1 年内复发≥3 次。

2. 频复发和激素依赖性肾病的治疗

（1）调整激素的剂量和疗程，激素治疗后或在减量过程中复发的病例，原则上再次恢复到初始治疗剂量或上一个疗效剂量。或改隔日疗法为每日疗法，或将激素减量的速度放慢，延长疗程。同时注意查找患儿有无感染或影响激素疗效的其他因素。

（2）更换激素制剂，对泼尼松疗效较差的病例，可换用其他制剂，如地塞米松、阿赛松、康宁克 A 等，亦可慎用甲泼尼龙冲击治疗。

（三）免疫抑制药治疗

有加强激素疗效和防止复发的作用，主要用于肾病综合征频繁复发、激素依赖、激素耐药等。

其他免疫严重不良反应者，在小剂量激素隔日使用的同时选用。最常用为环磷酰胺（CTX），剂量为 2～2.5 mg/(kg·d)，分 3 次口服，疗程 8～12 周，总量不超过 200 mg/kg。或用环磷酰胺冲击治疗，剂量 10～12 mg/(kg·d)加入 5% 葡萄糖盐水 100～200ml 内静脉滴注 1～2 h，连续 2d 为 1 个疗程，每 2 周重复 1 个疗程,累计量<150 mg/kg。CTX 近期不良反应有胃肠道反应、白细胞减少、脱发、肝功能损害、出血性膀胱炎等,少数可发生肺纤维化。远期不良反应是对性腺的损害。因此,应根据病情需要小剂量、短疗程、间断用药,用药期间多饮水;每周查血常规,白细胞<$4.0×10^9$/L 时暂停用药,避免青春期前和青春期用药。免疫抑制药还有苯丁酸氮芥、雷公藤多苷、环孢素 A 或霉酚酸酯等,可酌情选用。

(四)抗凝治疗

肾病综合征往往存在高凝状态和纤溶障碍,易并发血栓形成,需用抗凝和溶栓治疗。

1. 肝素 1mg/(kg·d)加入 10%葡萄糖注射液 50~100ml 中静脉滴注,每天 1 次,2~4 周为 1 个疗程;亦可用低分子肝素。病情好转后改口服抗凝药物维持治疗。

2. 尿激酶 一般剂量 3 万~6 万 U/d 加入 10%葡萄糖注射液 100~200ml 中静脉滴注,1~2 周为 1 个疗程,有直接激活纤溶酶溶解血栓的作用。

3. 口服抗凝药 双嘧达莫 5~10mg/(kg·d),分 3 次饭后服,6 个月为 1 个疗程。

(五)免疫调节剂治疗

一般作为激素的辅助治疗,特别是常伴感染、频复发或激素依赖病例。左旋咪唑 2.5mg/kg,隔日用药,疗程 6 个月。不良反应有胃肠不适,流感样症状、皮疹、周围血中性粒细胞下降,停药后即可恢复。

(六)血管紧张素转换酶抑制药(ACEI)治疗

对改善肾小球局部血流动力学,减少尿蛋白,延缓肾小球硬化有良好作用。尤其适用于伴有高血压的肾病综合征。常用制剂有卡托普利、依那普利、福辛普利等。

(七)纠正电解质紊乱

1. 低钠血症 如血钠在 120~130mmol/L,临床无明显症状时,可给利尿药、口服钠盐或静脉滴注 0.9% 氯化钠注射液治疗,如血钠在 110～120mmol/L,临床出现低钠表现时应使用 3% 氯化钠,每次 12ml/kg 静脉滴注,在严密观察下(一般情况、血压)先用半量,如一般情况好转,血压回升,以后再缓滴余下的半量,并监测血钠再定下步治疗措施。

2. 低钾血症　如血钾在 3.0～3.5mmol/L,临床表现不明显,可口服 10% 氯化钾,每次 5～10ml,每天 2～3 次。如血钾＜3.0mmol/L,有低钾表现时,每天应给氯化钾 0.15～0.2g/kg,配成 0.3% 浓度静脉滴注。

3. 低钙血症　用 10% 葡萄糖酸钙 5～10ml 静脉缓注,如有抽搐尚需用地西泮(安定)或苯巴比妥肌内注射。如仍无效应考虑低镁血症存在,应测血镁,血镁低时用 25% 硫酸镁每次 0.25ml/kg,深部肌内注射,每 6 小时 1 次,每天 3～4 次至症状得以缓解后停止。

第四节　急性肾衰竭

急性肾衰竭(acute renal failure)是由多种原因引起的肾小球滤过率在短期内急剧下降或丧失的临床综合征。因为肾排出水分及清除新陈代谢废物的能力突然下降导致不能维持机体的内环境稳定,患儿体内代谢产物堆积,其特征为血肌酐和尿素氮水平升高,少尿或无尿,有时见"多尿"或"非少尿性"急性肾衰竭,可持续 4～6 周,常被认为是可逆的或可痊愈的。近年来,为了早期诊断、早期治疗、降低病死率,已渐采用急性肾损伤(AKI)的概念取代急性肾衰竭。

【病因】

急性肾衰竭常见的病因可分为肾前性、肾性和肾后性三大类。

1. 肾前性　肾前性急性肾衰竭是指各种原因引起的有效循

环血量不足,导致肾血流量急剧降低所致肾功能损害,肾本身无器质性病变。常见原因包括呕吐、腹泻和胃肠减压等胃肠道液体大量丢失及大面积烧伤、手术或创伤出血等引起的绝对血容量不足;休克、低蛋白血症、严重心律失常、心脏压塞和心力衰竭等引起的相对血容量不足。

2. 肾性 肾性肾衰竭是指肾实质病变所致的肾功能损害,也可因肾前性肾衰竭未能及时去除病因、病情进一步发展所致。常见原因包括急进性肾小球肾炎、急性肾小球肾炎、肾血管性疾病、重症肾盂肾炎、溶血尿毒综合征、肾血管病变(血管炎、血栓形成和弥散性血管内栓塞)、急性间质性肾炎、慢性肾病在某些诱因刺激下肾功能急剧衰退和急性肾小管坏死等,其中以急性肾小管坏死最常见,也最具特征性。

3. 肾后性 肾后性肾衰竭是指各种原因引起的急性尿路梗阻所致的肾功能损害,如输尿管肾盂连接处狭窄、肾结石、肿瘤压迫、血块堵塞等。

【发病机制】

急性肾衰竭的发病机制十分复杂,目前尚不清楚。不同病因引起的急性肾衰竭,其发病机制不尽相同,下面着重讨论急性肾小管坏死的主要发病机制。

1. 肾小管损伤 肾缺氧、缺血或中毒均可引起肾小管急性损伤,使肾小管上皮细胞变性、坏死和脱落、肾小管基膜断裂。一方面,肾小管上皮细胞受损引起肾小管液回漏,导致肾间质水肿;另一方面,脱落的上皮细胞引起肾小管堵塞,造成管内压升高和小管扩张,致使肾小球有效滤过压降低和少尿。

2. 肾血流动力学改变 肾血流动力学异常的表现主要有:①肾血流量急剧减少,GFR 显著降低;②肾内血流重新分布,肾皮质缺血,肾髓质则充血,尤以外髓质充血最为显著。引起肾血流量急剧减少的机制包括肾灌注压降低、肾血管收缩和肾血管阻塞 3 个方面。

当肾处于缺血状态或接触大量肾毒性物质时,能使肾素-血管紧张素系统活化,肾素和血管紧张素Ⅱ分泌增多,儿茶酚胺大量释放,TXA_2/PGI_2比例增加,以及内皮素水平升高,还使 NO 释放减少,均可导致肾血管持续收缩和肾小球入球动脉痉挛,引起肾缺血缺氧、肾小球毛细血管内皮细胞肿胀致使毛细血管腔变窄,肾血流量减少,肾小球滤过率(GFR)降低而导致肾功能损害引起急性肾损伤或急性肾功能衰竭。

3. **肾缺血再灌注损伤** 肾缺血再灌注时,细胞内钙通道开放,钙离子内流造成细胞内钙超负荷;同时,再灌注后局部产生大量的氧自由基。氧自由基不仅直接损害细胞,而且能增强源于内皮中一氧化氮的降解过程,间接促进肾血管收缩,可使肾小管细胞的损伤发展为不可逆性损伤。

4. **非少尿型肾小管坏死的发病机制** 非少尿型肾小管坏死的发生,主要是由于肾单位受损轻重不一所致。另外,非少尿型肾小管坏死不同的肾单位肾血流灌注相差很大,部分肾单位血液灌注量几乎正常,无明显的血管收缩,血管阻力亦不高,而一些肾单位灌注量明显减少,血管收缩和阻力增大。

【临床表现】

根据尿量减少与否,急性肾衰竭可分为少尿型和非少尿型。

(一)少尿型

急性肾衰竭伴少尿或无尿表现者称为少尿型。少尿型急性肾衰竭较为常见,临床过程分为 3 期。

1. **少尿期** 少尿或无尿持续 10~14d,极少数历时 3~4 周转为多尿期。少尿期患儿除有尿量显著减少的表现外,系统症状如下。

(1)水潴留:表现为全身水肿,胸腹水,严重者可发生心力衰竭、肺水肿、脑水肿。

(2)电解质紊乱:表现为三高三低,即高钾、高磷、高镁和低钠、低钙、低氯血症。

(3)代谢性酸中毒:表现为萎靡、乏力、嗜睡、呼吸深长、面色灰、口唇樱桃红,可伴心律不齐,多随病情好转而消失。

(4)氮质血症:蛋白质代谢产物及细胞分解产物蓄积体内,引起全身各系统中毒症状。其严重程度与病情轻重多一致。首先出现消化道症状,表现为食欲缺乏、恶心、呕吐、腹部不适等,严重者出现消化道出血或黄疸;心血管系统表现为高血压、心力衰竭,还可发生心律失常、心包炎等;神经系统可出现意识障碍、躁动、谵语、抽搐、昏迷等症状;血液系统表现为正细胞正色素性贫血、出血倾向,皮肤瘀斑。

(5)感染:70％左右合并感染,以呼吸道及泌尿道感染最常见,致病菌以金黄色葡萄球菌和革兰阴性杆菌最多见。

2. 利尿期　尿量逐渐增多,5～6d 可达利尿高峰。多尿持续时间不等,一般为 1～2 周,部分患儿可长达 1～2 个月。此期由于大量排尿,可出现脱水、低钠血症、低钾血症。早期氮质血症持续甚至加重,后期肾功能逐渐恢复。

3. 恢复期　多尿期后肾功能逐渐恢复、血尿素氮及肌酐逐渐恢复正常。肾小球滤过功能恢复较快,而肾小管功能恢复较慢。少数可留有不同程度肾功能损害或转为慢性。此期患儿可表现为虚弱无力、消瘦、营养不良、贫血和免疫功能低下,体质恢复多需数月。

(二)非少尿型

非少尿型系指血尿素氮、血肌酐迅速升高,肌酐清除率迅速降低,而不伴少尿或无尿表现,每天平均尿量仍可达 600～800ml。临床表现较少尿型急性肾衰竭症状轻、并发症少、病死率低。

【辅助检查】

1. 尿液检查　包括尿常规、尿沉渣、尿比重、尿渗透压、肾衰竭指数及滤过钠排泄分数,有助于区分肾前性、肾性和肾后性。常见尿比重减低和蛋白尿,沉渣镜检可见红细胞、白细胞及管型。如为肾前性因素所致者,早期尿比重常偏高,尿沉渣镜检及蛋白尿定性多无异常发现,肾性肾衰竭常见明显的蛋白尿及沉渣镜检异常。应注意尿液指标检查须在输液、使用利尿药、高渗药物前进行,否则会影响结果。

2. 血生化检查　血尿素氮、肌酐进行性升高,血肌酐每天平均增高≥44.2μmol/L,高分解代谢者上升速度更快,每天平均≥176.8μmol/L。少尿期常有高血钾、高血磷、低血钠、低血钙及代谢性酸中毒。

3. 影像学检查　腹部 X 线片用于观察肾大小,同时发现阳性结石。尿路超声检查对排除泌尿系统梗阻和慢性肾功能不全很有帮助,必要时可行 CT 或 MRI 检查。可观察肾大小,同时可提示有无肾结石及肾盂积水,放射性核素检查可了解肾血流量,肾血管造影可明确诊断。如检查显示肾大小正常,有明显肾盂积水,则强烈提示肾后性病因。

4. 肾活检　是明确肾病理变化的最可靠手段,适应证为肾性原因所致的急性肾衰竭,可了解肾病变的病理类型及程度,有助于制订治疗方案及判断预后。

【诊断】

当患儿尿量急剧减少、肾功能急剧恶化时,均应考虑急性肾衰竭的可能,而急性肾衰竭诊断一旦确定,须进一步鉴别是肾前性、肾性还是肾后性急性肾衰竭。

1. 诊断依据

(1)尿量显著减少:出现少尿(每日尿量<250ml/m^2)或无尿(每日尿量<50ml/m^2)。

(2)氮质血症:血清肌酐(Scr)>176μmol/L、血尿素氮(BUN)>15mmol/L,或每日肌酐增加>44μmol/L 或尿素氮增加>3.57mmol/L,有条件时测肾小球滤过率(如内生性肌酐清除率),其常<30ml/(min·1.73m^2)。

(3)常有酸中毒、水电解质紊乱等表现,无尿量减少者为非少尿型急性肾功能衰竭。

2. 病因诊断

(1)肾前性和肾实质性急性肾衰竭的鉴别(表 6-3)。

表 6-3　**肾前性和肾实质性急性肾衰竭的鉴别**

指标	肾前性急性肾衰竭	肾实质性急性肾衰竭
尿沉渣	偶见透明管型、细颗粒管型	粗颗粒管型和红细胞管型
尿比重	常＞1.020	常＜1.010
尿渗透压	＞500mOsm/L	＜350mOsm/L
尿肌酐/血肌酐	＞40	＜20(常≤5)
尿钠	＜20mmol/L	＞40mmol/L
肾衰竭指数	＜1	＞1
滤过钠排泄分数	＜1%	＞1%
中心静脉压	＜50mmH₂O	正常或增高
补液试验	尿量增多	无变化

肾衰竭指数(RFI)＝尿钠(mmol/L)×血浆肌酐(mg/dl)/尿肌酐(mg/dl)

滤过钠排泄分数＝[尿钠(mmol/L)×血浆肌酐(μmol/L)×100%]÷[血清钠(mmol/L)×尿肌酐(μmol/L)]

补液试验:用 0.9%氯化钠注射液 20ml/kg,1h 内静脉注入

(2)肾性急性肾衰竭的病因鉴别:在临床表现上,肾小管性及肾间质性急性肾衰竭有很多相似处,而肾小球性及肾血管性急性肾衰竭也十分相似(表 6-4)。

表 6-4　**肾性急性肾衰竭的病因鉴别**

鉴别要点	肾小管及肾间质性急性肾衰竭	肾小球及肾血管性急性肾衰竭
基础肾病病因	常有明确病因	多难找到明确病因
肾衰竭发生速度	数小时至数天	数周
肾小管功能损害	出现肾性尿糖	几天肾性尿糖出现
尿蛋白排泄量	轻至中度	常较多
急性肾炎综合征表现	无	有

(3)肾后性急性肾衰竭:泌尿系统影像学检查有助于发现导致尿路梗阻的病因。常见双侧肾盂积水及双输尿管上段扩张。若为下尿路梗阻,还可见膀胱尿潴留。但是又必须强调,若尿路梗阻发生非常迅速(如双肾出血血块梗阻输尿管或双肾结石碎石后碎块堵塞输尿管等),因肾小囊压迅速增高,滤过压迅速减少,患儿立即无尿,此时则见不到肾盂积水及输尿管上段扩张,对这一特殊情况要有所认识。

【鉴别诊断】

1. 中重度脱水 重症腹泻、呕吐或入量不足可致脱水,尿量常明显减少,严重者可以无尿。可合并不同程度酸中毒,应与急性肾衰竭鉴别。但本症常有明显体液丢失、入量不足的病史,少尿程度与脱水体征大致平行,易并发血压下降及末梢循环衰竭,血尿素氮多正常或仅轻度升高,血钾多偏低,尿常规一般无异常,尿比重偏高,积极补液治疗后,病情迅速好转,尿量亦很快增多。

2. 感染中毒性休克 见于中毒型细菌性痢疾或其他重症感染,常因有效循环血量不足而出现少尿。但尿常规多无异常改变,尿比重偏高,快速扩充血容量及应用血管活性药物后症状迅速改善,尿量随之增加。血尿素氮及肌酐多无明显改变。

3. 尿潴留 见于急性脊髓炎或大剂量应用阿托品类药物之后。临床表现为较长时间(数小时至十余小时)无尿液排出。但常可扣及充盈的膀胱,膀胱区叩浊,按压膀胱常有尿液溢出。结合原发病及用药历史,导尿或膀胱穿刺可明确诊断。

【治疗】

除去病因治疗,本症治疗的关键在十将少尿引起的内环境紊乱减至最小程度,争取肾病变的恢复。

(一)少尿期的治疗

1. 去除病因和治疗原发病 ①积极抗感染:避免接触肾毒性药物,严格掌握肾毒性抗生素的用药指征,并根据肾功能调节用药剂量,密切监测尿量和肾功能变化;②肾后性肾衰竭:尽快解除梗阻;③肾前性肾衰竭:注意补充液体量、纠正休克。

2. 饮食和营养

(1)早期只给予糖类,供给葡萄糖,每天 3～5mg/kg,静脉滴注,可减少机体自身蛋白质分解和酮体产生。

(2)情况好转能口服时,应及早给予基础代谢热量(儿童每天 125.6J/kg,婴儿每天 209.3J/kg)。

(3)饮食可给予低蛋白、低盐、低钾和低磷食物。蛋白质应限制在每天 0.5～1.0 g/kg 为宜,且应以优质蛋白为主,如鸡蛋、肉类、奶类蛋白为佳。

(4)为促进蛋白质合成可用苯丙酸诺龙 25mg,肌内注射,每周 1～2 次。对有高分解状态或不能口服者可考虑用静脉高营养。

3. 严格控制水分入量

(1)正确的补液量:尿量＋显性失水＋不显性失水－食物代谢和组织分解所产生的内生水。

(2)不显性失水按每天 400ml/m^2 或儿童为每天 10ml/kg。体温升高 1℃增加 75ml/(m^2·d)。补充不显性失水用不含钠液体,经末梢输注可用 10%～20%葡萄糖注射液,经中心静脉,可用 30%～50%葡萄糖注射液。

(3)内生水按每天 100ml/m^2。异常丢失包括呕吐、腹泻、胃肠引流等用 1/4～1/2 张液体补充。

(4)每天应注意评估患儿含水状态,临床有无脱水或水肿;每天测体重,如入量控制合适,每天应减少 10～20mg/kg。血钠不低于 130mmol/L 以下,血压稳定。

4. 高钾血症的治疗　当血钾＞6.5mmol/L 时,为危险界限,应积极处理。

(1)重碳酸盐:可纠正酸中毒,形成细胞外液轻度碱中毒,使钾由细胞外转至细胞内,同时扩大细胞外体积,稀释血钾浓度。用 5%碳酸氢钠 2ml/kg,在 5min 内静脉注射。如未恢复正常,

15min 后可重复 1 次。钠溶液作用迅速，但持续时间短，仅维持 30～90min。

（2）葡萄糖酸钙：可拮抗钾对心肌的毒性。10％葡萄糖酸钙 10ml，静脉滴注，5min 开始起作用，可持续 1～2h，每天可用 2～3 次。

（3）高渗葡萄糖和胰岛素：可促进钾从细胞外向细胞内转移。葡萄糖和胰岛素混合静脉滴入可使葡萄糖转化为糖原储存于细胞内，这个过程可将一部分钾离子带入细胞内并降低血清钾。一般以每 4g 葡萄糖加入 1U 结晶胰岛素静脉滴入。

（4）阳离子交换树脂：经以上抢救心电图（EKG）趋于正常，但血钾仍为 5.5～7mmol/L 的患儿，可给阳离子交换树脂口服或灌肠。每次 0.3～1mg/kg，此药易引起便秘，可与 10％～20％山梨醇混合口服或灌肠，山梨醇有渗透腹泻作用。灌肠后 30～60min 开始起作用，每日重复 2～4 次，也可放在胶囊内吞服。阳离子树脂每吸收 1mmol 钾同时释放出 1mmol 其他阳离子，如钠离子，应注意钠潴留。

（5）透析：血透作用较快，能在 1～2h 使血钾从 7.5～8mmol/L 降至正常范围。腹透亦有效，需 4～6h 降至正常。

5. 低钠血症的治疗　应区分是稀释性或低钠性，在少尿期前者多见，严格控制水分入量多可纠正，一般不用高渗盐进行纠正，会引起容量过大导致心力衰竭。缺钠性者，当血钠＜120mmol/L，且出现低钠综合征时，可适当补充 3％氯化钠 1.2ml/kg，可提高血钠 1mmol/L；也可先给 3～6ml/kg，可提高血钠 2.5～5mmol/L。

6. 低钙抽搐的治疗　静脉给予 10％葡萄糖酸钙 10ml，每天 1～2 次。可适当加镇静药，如地西泮。

7. 代谢性酸中毒的治疗　轻症多不需治疗。当血 HCO_3^- ＜12mmol/L 时，应给予碳酸氢钠。5％碳酸氢钠 1ml/kg，可提高 HCO_3^- 1mmol/L。给碱性液可使血容量扩大和诱发低钙抽搐。

8. 高血压、心力衰竭及肺水肿的治疗

(1)多与容量过大有关,治疗应严格限制水分入量、限盐及利尿。

(2)利尿可用呋塞米,每次 2～3mg/kg,每天 2～3 次。如有高血压脑病可静脉滴注硝普钠,可将硝普钠 10～20mg 加在 5%葡萄糖注射液 100ml 内,根据血压调节滴数,可为 1～8μg/(kg·min),使血压稳定在一定水平。

(3)扩张血管可用多巴胺及酚妥拉明各 10mg 加在 10%葡萄糖注射液 100ml 内,静脉滴注,每天 1 次,连用 7d。两药合用可扩张肾小动脉,改善肾血流量。

(4)在治疗心力衰竭时,由于心肌缺氧、水肿及少尿,对洋地黄制剂非常敏感,即使少量应用,也宜产生中毒,应慎用。治疗应以利尿、限盐、限水及扩张血管为主,如出现肺水肿,除利尿及扩张血管外,应加压给氧,可用吗啡 0.1～0.2mg/kg,皮下注射、放血或止血带扎四肢,必要时行透析治疗。

(二)多尿期的治疗

多尿期的治疗关键在于,维持水电解质平衡,积极预防感染。

1. **低钾血症的矫治** 尿量增多,钾从尿中排出易致低血钾,可补充钾,每天 2～3mmol/kg,口服,如低血钾明显可静脉补充,其浓度一般不超过 0.3%,用 10%氯化钾 3ml 加入 100ml 液体中,静脉滴注。随时检测血钾浓度或心电图改变,防止血钾过高。

2. **水和钠的补充** 由于利尿水分大量丢失,应注意补充。但如尿量过多应适当限制水分入量,以尿量 1/2～2/3 为宜,补液过多会延长多尿期。

3. **控制感染** 约 1/3 患儿死于感染,应积极控制,可选用敏感抗生素,但应注意保护肾功能。

4. **透析治疗** 根据具体情况选用血透或腹透,透析指征如下。

(1)血生化指标:① BUN ＞ 28.56mmol/L;② Cr ＞

530.4μmol/L；③血钾＞6.5mmol/L 或心电图有高钾表现；④CO$_2$CP＜12mmol/L。

（2）临床有明显尿毒症症状，少尿 2～3d，频繁呕吐、有周围神经或精神症状者。

（3）明显水、钠潴留表现。

（4）化学毒物或药物中毒。

(三)恢复期的治疗

此期肾功能日趋恢复正常，但可遗留营养不良、贫血和免疫力低下，少数患儿遗留不可逆性肾功能损害，应注意休息和加强营养，防止感染。

第7章

血液系统急危重症

第一节　溶血性贫血

溶血性贫血(hemolytic anemia,HA)是因红细胞破坏过多,寿命缩短,骨髓造血功能又不足以代偿红细胞耗损所致的一组贫血。

【病因及分类】

(一)根据溶血的急缓分类

1. 急性溶血　多见于血型不合输血、G-6-PD 缺乏症、自身免疫溶血性贫血(AIHA)等。

2. 慢性溶血　多见于遗传性球形红细胞增多症、地中海贫血。

(二)根据病因分类

1. 先天性(遗传性)

(1)红细胞膜异常:如遗传性球形红细胞增多症等。

(2)红细胞酶异常:如 G-6-PD 缺乏症、丙酮酸激酶(PK)缺乏等。

(3)血红蛋白异常:如地中海贫血、镰状细胞性贫血等。

2. 后天性(获得性)

(1)同种免疫:如新生儿溶血,血型不合输血。

(2)自身免疫:自身免疫溶血性贫血(AIHA),根据患儿自身抗体作用于红细胞时所需温度不同又可分为温抗体型及冷抗体型。

（3）红细胞内在缺陷：阵发性睡眠性血红蛋白尿（PNH）。

（4）感染性：疟疾、败血症。

（5）微血管病性：DIC、大面积烧伤。

（6）生物毒素：蛇毒、毒蕈等。

（7）药物：苯肼、砷化氢。

（三）根据溶血部位分类

（1）血管内溶血：以红细胞酶缺陷、自身免疫溶血性贫血（AIHA）、感染性溶血多见。

（2）血管外溶血：以地中海贫血、红细胞膜异常多见。

【临床表现】

（一）一般表现

1. 常有感染或受凉病史，病情轻重取决于溶血的程度及溶血发生的急缓。

2. 急性溶血或慢性溶血急性发作时起病急骤，发热、寒战、呕吐、腹痛、腰背及四肢疼痛，重者出现循环衰竭。

3. 慢性溶血起病缓慢，临床症状不典型，可因疲劳、感染等诱发急性骨髓功能衰竭（再生障碍危象），或溶血危象，导致病情迅速加重。

（二）贫血

烦躁不安，头晕、头痛，胸闷、胸痛，心悸，呼吸困难，甚至昏迷。面色苍白，眼睑及指趾甲发白，急性者更为明显。严重贫血常伴有心脏扩大，心前区收缩期杂音，心功能不全。

（三）黄疸

轻重不同，急性溶血黄疸多较明显，慢性溶血时黄疸轻微或缺如。重者可出现高胆红素血症，甚至核黄疸。

（四）脾大

慢性溶血者较为明显，还可出现肝大。

（五）其他表现

1. 急性肾功能不全　少尿、无尿、水肿等，血管内溶血可出现血红蛋白尿。

2. 播散性血管内凝血　因溶血后释放大量促凝物质所致。

3. Evans 综合征　血小板减少、皮肤黏膜出血。

【辅助检查】

先完善存在溶血证据的检查,再根据溶血场所和伴发症状进行溶血病因学检查。

1. 红细胞破坏增加的证据

(1)红细胞和血红蛋白量:均减低。

(2)高胆红素血症:血清间接胆红素升高,增高的程度取决于溶血的严重程度和肝清除胆红素的能力,因此即使临床无黄疸也不能除外溶血。

(3)血红蛋白血症和血红蛋白尿:大量溶血或血管内溶血时,血浆游离血红蛋白增多,急性血管内溶血时可达 1000mg/L 以上(正常<40mg/L),血浆呈粉红色。

(4)血清结合珠蛋白减少或消失:血浆中游离血红蛋白增多时,与珠蛋白结合成为复合物被单核巨噬细胞系统清除。一般在溶血停止后 3~4d。

(5)血结合素:肝合成的一种蛋白。在严重溶血时,血浆中游离血红蛋白易于氧化成正铁血红蛋白,后者释放血红素,与血结合素相结合成复合物在肝内灭活。

(6)血清乳酸脱氢酶(LDH):活性增高。

(7)红细胞寿命缩短:溶血最可靠的指标,正常值为 120d 左右,一般减少至正常值的 50%。

(8)含铁血黄素尿(Rous 实验):多见于慢性血管内溶血。

(9)粪胆原、尿胆原:排泄增加。

2. 红细胞代偿增加的证据

(1)网织红细胞增高,急性溶血者可高达 60% 以上,慢性溶血为 10% 以下,并发溶血危象时,网织红细胞可减少或消失。

(2)外周血涂片:可见有核红细胞,成熟红细胞大小不等,见多染、点彩红细胞及红细胞碎片;重症急性溶血性贫血可见粒细胞增多,可出现类白血病反应,血小板增多且体积较大。

(3)骨髓检查:增生明显活跃,各期红细胞均增高,其中以中幼及晚幼红细胞为主,粒/红比例减少甚至倒置;急性溶血时,粒细胞系及巨核细胞系亦可明显增生。

(4)血浆铁转运率测定:反映总的红细胞生成情况。溶血性贫血时,可高于正常2~4倍。

(5)红细胞铁转率测定:反映有效红细胞生成情况。溶血性贫血时,可高于正常2~4倍。

3. 红细胞渗透脆性试验

(1)脆性增高:见于先天性球形红细胞增多症、自身免疫性溶血性贫血。

(2)脆性减低:见于珠蛋白生成障碍性贫血。

4. 自身溶血试验

(1)膜缺陷检查:糖水试验、酸溶血试验(Ham 试验)、热溶血试验对阵发性睡眠性血红蛋白尿有诊断意义。

(2)酶缺陷的检查:①高铁血红蛋白还原率,用于 G-6-PD 缺乏症的筛查,还原率≥75%为正常,31%~74%为杂合子,≤30%为纯合子;②荧光斑点试验,对诊断 G-6-PD 缺乏敏感性和特异性均较高,正常 10min 出现荧光,中间型 10~30min 出现荧光,严重缺乏 30min 仍不出现荧光;③红细胞 G-6-PD 活性测定,是特异性的直接诊断方法,正常值随测定方法不同而不同;④另外还有丙酮酸激酶(PK)、己糖激酶(HK)、磷酸葡萄糖异构酶(GPT)等活性筛选试验。

(3)异常血红蛋白的测定:胎儿血红蛋白(HbF)增加,提示 β 地中海贫血;红细胞镰变试验对诊断镰状红细胞性贫血有意义。

5. 抗人球蛋白(Coombs)试验 用于诊断自身免疫性溶血性贫血,分为直接法和间接法两种。自身免疫性溶血性贫血及药物引起的免疫性溶血,仅少数(2%~4%)直接 Coombs 试验阴性。

6. 其他检查　用于鉴别溶血性贫血的实验室检查。①酸溶血试验（Hams 试验）：主要用于诊断 PNH；②冷热溶血试验：用于诊断阵发性寒冷性血红蛋白尿症；③变性珠蛋白小体（Heinz 小体）生成试验和高铁血红蛋白还原试验：主要用于 G-6-PD 缺乏症的检测；④红细胞酶活性测定：如 G-6-PD 缺乏症及丙酮酸激酶活性测定等；⑤血红蛋白电泳：对于血红蛋白病有确定诊断的意义；⑥SDS-聚丙烯酰胺凝胶电泳：进行膜蛋白分析，用于遗传性红细胞膜缺陷的诊断。

【诊断】

溶血性贫血是一大类疾病，诊断应按步骤进行，首先确定有无贫血，再大致估计主要溶血部位。然后根据病因或病种选择有关试验逐一排除或证实。有些溶血病的原因一时不能确定，需要随诊观察，还有些溶血病的确诊有赖于新的检测技术。

【鉴别诊断】

下列情况易与溶血性疾病相混淆，在诊断时应注意鉴别。

1. 传染性肝炎　黄疸，肝功能异常。胆红素增高以结合胆红素为主，而溶血性贫血以游离胆红素为主。无溶血表现，不伴有严重贫血、网织红细胞增高及血象、骨髓象改变。

2. 缺铁性贫血　有缺铁的诱因。血清铁蛋白含量降低，骨髓外铁幼粒细胞减少。铁剂治疗有效。

3. 再生障碍性贫血　临床表现外周血三系减少，贫血、出血、肝脾淋巴结不大，骨髓涂片典型改变为三系增生减低，粒系及红系比例降低。

4. 骨髓增生异常综合征　临床表现为贫血、出血、发热，肝脾大较多见。部分病例骨髓增生减低，但本病血中可出现幼稚细胞，骨髓原始或幼稚细胞增加，有病态造血现象。

5. 溶血尿毒综合征　主要表现为急性血管内溶血和肾衰竭，多发生于婴幼儿，易与急性溶血性贫血混淆。发病较急，有发热、胃肠道症状，伴贫血、黄疸、尿少。皮肤黏膜可出血，部分患儿会有高血压。很快发生尿毒症或心力衰竭,出现神志模糊、抽搐等神经系统症状,临床与急性溶血性贫血有类似之处。实验室检查有严重贫血、血小板减少、网织红细胞增多,血片中有破碎的红细胞和球形红细胞。尿中有蛋白、红细胞、白细胞及管型、血红蛋白。血浆游离血红蛋白和胆红素增高,尿素氮和肌酐明显增高,可与急性溶血性贫血相鉴别。

6. 阵发性睡眠性血红蛋白尿症 主要临床表现为慢性贫血,发作性血红蛋白尿。Ham 试验、糖水试验、尿含铁血黄素试验均阳性与溶血性贫血相鉴别。

7. 红白血病 起病较急,病程短促,贫血常为首发症状。骨髓象在初期仅有红系增生,继而演变为红系与粒系增生,最后完全变为粒系增生与溶血性贫血相鉴别。

【治疗】

(一)一般治疗

针对患儿的病因和诱因进行一般治疗。

1. 药物引起的溶血 立即停止用药,G-6-PD 缺乏应避免食用蚕豆制品,忌服有氧化作用的药品。

2. 冷型抗体自体免疫性溶血性贫血 注意防寒保暖。

3. 感染引起的溶血 积极抗感染治疗。

4. 继发于其他疾病 积极治疗原发病。补充溶血急性期补液,碱化,防止肾损伤的内容。

(二)输血输液治疗

1. 出现休克、急性肾功能衰竭时,先输右旋糖酐-40,或等渗含钠液以改善微循环,纠正水、电解质紊乱。尿量增加,肾功能改善后再给予输血。

2. G-6-PD 缺乏症所致溶血性贫血,应及时输血,一般输血 1~2 次后,病情即可好转。

3. 自身免疫性溶血性贫血输血应慎重,因患儿体内抗体可凝集、破坏供血者的红细胞,同时由于输入了补体而引起溶血反应;

而且本病患儿由于红细胞表面的抗原位点被自身抗体所阻断,对血型鉴定和交叉配血造成困难。必须输血时,宜输洗涤同型红细胞,输血速度应缓慢,并密切观察病情,如血清中游离血红蛋白增多,应立即停止输血。

4. 冷抗体型免疫性溶血性贫血,输血前应将供血加温 37℃,并予以保温。

(三)肾上腺皮质激素的应用

1. 适应证　是温抗体型自身免疫性溶血性贫血的首选药物,约 80% 有效,对寒冷型抗体疗效差,对药物性免疫溶血、PNH 疗效不肯定。

2. 作用机制　减少 IgG 抗体的产生。有助于 IgG 抗体自红细胞表面解脱下来,减少抗体、抗原作用;干扰巨噬细胞的 IgG 及补体 C_3,从而减少红细胞被吞噬、破坏。

3. 用法　先用足量,待血红蛋白上升至 100g/L 左右即可逐渐减量,以最小有效量维持至症状缓解。如在减量过程中溶血又加重,再恢复到最后一次有效剂量。

(1)一般用法:泼尼松 2mg/(kg·d),连用 3~4 周。如无效,改用其他方法;若有效,待血红蛋白稳定于正常水平 1 个月后开始逐渐减量,不可过快减量,以最小剂量 2.5~5mg/d 维持,当溶血指标为阴性,Coombs 试验阴性可停药观察。

(2)大剂量用法:开始时泼尼松用至 20~40mg/(kg·d),静脉滴注,连用 3~5d,血红蛋白上升后逐渐恢复正常,然后改为口服泼尼松。

(四)免疫抑制药的应用

1. 适应证　激素治疗无效或需较大剂量激素才能维持贫血不加重的病例,以及已做脾切除但疗效不明显的病例。

2. 常用药物及剂量

(1)硫唑嘌呤:2~2.5mg/(kg·d),一般与小剂量泼尼松(5~10mg/d)同用,疗效较好,约需 10d 以上方能见效。泼尼松逐渐减量停药,但硫唑嘌呤可加大剂量,一般每 1～2 周加 0.5mg/kg,直至血常规有进步为止。

(2)环磷酰胺:剂量方法同硫唑嘌呤用法。

(五)大剂量免疫球蛋白(IVIG)疗法

适用于对激素耐药的难治性自身免疫性溶血性贫血。免疫球蛋白 400mg/(kg·d)静脉滴注,5d 为 1 个疗程,隔 3～5d 可再用,血红蛋白达到正常水平后隔 1 个月可再用 1～2 个疗程至 Coombs 试验阴性。

(六)高胆红素血症的处理

1. 输注血浆或白蛋白　血浆每次 10ml/kg,人血白蛋白 1g/kg 加入 25％葡萄糖注射液静脉滴注。

2. 酶诱导剂　苯巴比妥每天 5mg/kg,分 2～3 次口服,共 4～5d。

3. 光照疗法　用于新生儿溶血症,可促使间接胆红素氧化分解,加速黄疸消退。

(七)中医结合治疗

1. 急性溶血性贫血　急性溶血多属湿热蕴结,应侧重清热利湿之法,同时配合活血化瘀,对控制急性溶血有一定的疗效。对贫血严重者,应在补益气血的基础上加用清热利湿药。

2. 慢性溶血性贫血　西药尚无特效药物治疗,中医辨证论治对控制溶血和缓解贫血有一定效果。治疗的重点是扶正,调整脏腑阴阳的平衡。对反复黄疸者,配合清热利湿之品。对肝脾肿大者,配合活血化瘀。

3. 自身免疫性溶血性贫血　配合中药同用,可减轻肾上腺皮质激素和免疫抑制药的不良反应,协同发挥治疗效应。在大剂量激素治疗阶段,应侧重滋阴养血。在激素减量过程中,应侧重温阳益气。若激素治疗效果不佳,可应用免疫抑制药加扶正类中药。

4. 脾切除患儿　术后应较长时间应用中药,以扶正补虚,避免因脾切除致使机体免疫功能低下而发生的各种感染。

(八)脾切除

溶血性贫血的重要治疗措施,但并非对所有患儿均有效。手术年龄以 5～6 岁为宜,过早切脾可能影响机体免疫功能,易患严重感染。但如贫血严重,以致影响患儿的生长发育,或常发生"再生障碍危象"者,则可考虑较早手术。术后用抗生素预防感染,至少应持续至青春期。

第二节　再生障碍性贫血

再生障碍性贫血(aplastic anemia,AA)简称"再障",是一组由化学、物理、生物因素及不明原因引起的骨髓造血功能衰竭综合征。临床以全血减少,贫血、出血、感染而肝、脾、淋巴结不肿大为特征。部分病例骨髓造血功能障碍仅限于某一系造血细胞,如纯红细胞再生障碍性贫血(简称纯红再障)。再生障碍性贫血分为先天性和获得性两大类。先天性再生障碍性贫血主要包括Fanconi 贫血、先天性角化不良、Shwachman-Diamond 综合征、Diamond-Blackfan 贫血和先天性无巨核细胞性血小板减少症等。如因明确病因(如药物、放射损伤、病毒感染等)所致获得性再生障碍性贫血称为继发性获得性再生障碍性贫血;无明确致病因素的获得性再生障碍性贫血称为特发性获得性再生障碍性贫血。由于我国儿童以获得性再生障碍性贫血为主,故本节主要介绍获得性再生障碍性贫血。

【病因】

1. 原因不明　特发性获得性再生障碍性贫血。

2. 先天性因素　Fanconi 贫血、先天性角化不良、Shwachman-Diamond 综合征、Diamond-Blackfan 贫血和先天性无巨核细胞性血小板减少症。

3. 化学因素

(1)氯霉素:引起的病变可分为两种。可逆性红系增生抑制及过敏性再生障碍性贫血。前者是由于氯霉素的毒性所致,即人们服药至一定剂量后引起此种病变;后者是由于个体对氯霉素过敏所致,与药物剂量无关,多于服药后数周至数月后发病。

(2)苯及其衍生物:三硝基甲苯、六氯化苯等对骨髓具有明显的毒性作用,可导致造血干细胞的核酸代谢异常和染色体的畸变,进而导致骨髓造血功能抑制和衰竭。机体对于苯的敏感性不同,有人接触数周即中毒,有人接触数年才中毒,有人于停止接触后很久偶因感染才出现苯中毒现象。

4. 物理因素 主要为各类电离辐射,如 X 射线、镭、放射性核素等。电离辐射所致再生障碍性贫血具有明显的剂量累积相关性,即接触电离辐射达到一定累积剂量即可直接导致骨髓造血干细胞和造血微环境损伤。骨髓造血组织对放射线非常敏感,短期内接触大剂量可导致急性再生障碍性贫血,长期接触小剂量外部照射可发生慢性再生障碍性贫血。

5. 生物因素 与多种病原体感染有关,尤以病毒感染为主,如肝炎病毒、人类微小病毒 B19(HPV-B19)、巨细胞病毒(CMV)和 EB 病毒等,以传染性肝炎继发再障最为常见。其他各类细菌感染,如败血症、白喉、伤寒和结核等。某些寄生虫感染,如血吸虫病后发生再生障碍性贫血等。

【发病机制】

1. 造血干细胞减少或有缺陷:大量实验研究证实,造血干细胞缺乏或有缺陷是再生障碍性贫血的主要发病机制。至少有 1/2 以上的再生障碍性贫血系造血干细胞缺乏所致。

2. 造血微环境的缺陷:造血微环境的概念包括造血组织中支持造血的结构成分,也包括造血的调节因素。造血细胞是在基质细胞形成的网状支架中增殖和分化。

3. 造血干细胞的免疫抑制。

【临床表现】

本病起病多缓慢,常因出现皮下瘀点、瘀斑或鼻出血引起注意,随病情发展可能出现便血及尿血。常见贫血症状为苍白、乏力及气促。由于粒细胞减少而反复出现感染症状;肝脾淋巴结一般不大,但反复输血后可出现轻度肝脾大。起病急的病程短,出血与感染迅速进展;缓解期贫血与出血可不明显。

【辅助检查】

1. 血常规　典型再生障碍性贫血具有三系下降。贫血一般呈正细胞正色素性,网织红细胞比例下降。白细胞计数下降,尤以中性粒细胞比例下降为主,血小板常最早出现下降。三系下降的程度则取决于病情的严重程度,重型再生障碍性贫血各项指标均明显降低,多为重度或极重度贫血,血红蛋白 $30\sim60g/L$ 或更低,网织红细胞 $<1\%$,血小板计数 $<20\times10^9/L$,中性粒细胞绝对数 $<0.5\times10^9/L$ 。少数轻症者可仅一系或两系下降,但须有血小板计数下降。

2. 骨髓象

(1)骨髓涂片的典型改变为三系造血细胞明显减少,红系和粒系比例明显降低。

(2)红系和粒系原始和早期幼稚细胞缺如。巨核细胞明显减少(2 个/1 张涂片),淋巴细胞比例明显增高,其他非造血细胞增多,如网状细胞、浆细胞、组织嗜碱细胞、肥大细胞等增多。

(3)骨髓活检能够较全面反映骨髓造血组织病变情况,尤其是对于不典型再生障碍性贫血有重要鉴别诊断意义。造血细胞明显减少,非造血细胞比例增高,巨核细胞缺如;骨髓间质水肿和出血,提示骨髓造血功能低下。

3. 造血祖细胞体外培养　粒单核系祖细胞(CFU-GM)、红系祖细胞(CFU-E)、多向祖细胞(CFU-GEMM)和巨核系祖细胞(CFU-Meg)体外培养的集落产率明显减少,且多数无集落形成,提示造血干细胞增殖功能缺乏。

4. 免疫功能指标

(1)T 淋巴细胞亚群比例异常,CD3$^+$ 和 CD4$^+$ 比例降低,

$CD8^+$ 比例增高,$CD4^+$/$CD8^+$ 比例下降甚而倒置。

(2)白细胞介素-2(IL-2)、γ-干扰素(γ-IFN)和肿瘤坏死因子等淋巴因子活性增高,提示其发病可能为免疫介导所致。

5. 其他指标

(1)铁代谢:血清铁增高,血清总铁结合力下降,血清铁饱和度增高。

(2)抗碱血红蛋白(HbF):急性期大多数患儿 HbF 轻度增高,如 HbF 明显增高,可能预后良好;慢性期明显升高,如 HbF 降低提示病情严重。

(3)红细胞内游离原卟啉(FEP):急性期铁利用轻度增高,慢性期明显升高。

(4)骨髓核素扫描:采用核素^{99}Tc 和^{59}Fe 行骨髓扫描,可估计残余骨髓造血组织量及其分布情况,判断骨髓病变程度。

【诊断】

中华医学会儿科学会血液学组于 2014 年推荐制定的《儿童获得性再障诊疗建议》。

1. 诊断标准

(1)主要表现为贫血、出血、感染,无肝、脾、淋巴结肿大。

(2)血常规检查:红细胞、粒细胞和血小板减少,校正后的网织红细胞<1%。至少符合以下 3 项中的 2 项:①血红蛋白<100g/L;②血小板<$100×10^9$/L;③中性粒细胞绝对值<$1.5×10^9$/L(如为两系减少则必须包含血小板减少)。

(3)骨髓穿刺检查:骨髓有核细胞增生程度活跃或减低,骨髓小粒造血细胞减少,非造血细胞(淋巴细胞、网状细胞、浆细胞、肥大细胞等)比例增高;巨核细胞明显减少或缺如,红系、粒系可明显减少。

(4)骨髓活检:骨髓有核细胞增生减低,巨核细胞减少或缺如,造血组织减少,脂肪和(或)非造血细胞增多,无纤维组织增生,网状纤维染色阴性,无异常细胞浸润。如骨髓活检困难可行骨髓凝块病理检查。

(5)能除外其他引起全血细胞减少的疾病,如系统性红斑狼疮、骨髓增生异常综合征中的难治性贫血、急性造血功能停滞、骨髓纤维化、急性白血病、恶性组织细胞病、阵发性睡眠性血红蛋白尿等。

2.诊断时应注意

(1)小儿再生障碍性贫血的发病率比急性白血病少,诊断时应慎重,血常规应是全血细胞减少症,如果网织红细胞不低,再查绝对计数。

(2)感染是小儿再生障碍性贫血的诱因和表现,可以造成骨髓一过性灶性受抑,必要时应动态观察,不宜过早下结论,必要的随诊可以观察病情的演变。

(3)如果确定诊断困难,骨髓活检病理检查很必要。

(4)由于小儿有骨髓外造血,所以血常规可有一定的代偿,骨髓衰竭的过程可以比较缓慢且隐袭。

3.分型标准 明确再生障碍性贫血诊断之后须根据病情进行分型。具体分型标准见表7-1。

表7-1 小儿再生障碍性贫血的分型标准

分型	分型标准
重型再生障碍性贫血	骨髓造血细胞成分<25%或25%~50%,其中残余造血细胞<30%;血常规至少满足3项中任意2项:①中性粒细胞绝对值<$0.5×10^9$/L;②血小板计数<$20×10^9$/L;③网织红细胞绝对值<$20×10^9$/L,或校正后的网织红细胞<1%
极重型再生障碍性贫血	除满足重型再生障碍性贫血条件外,中性粒细胞绝对值<$0.2×10^9$/L
非重型再生障碍性贫血	未达到重型再生障碍性贫血和极重型再生障碍性贫血的诊断标准

【鉴别诊断】

1. 先天性再生障碍性贫血(Fanconi 贫血) 系常染色体隐性遗传性疾病,有家族史。贫血多发现在 5～10 岁,多数病例伴有先天性畸形,特别是骨骼系统,如拇指短小或缺如、多指、桡骨缩短、体型矮小、小头、眼裂小、斜视、耳聋、肾畸形及心血管畸形等,皮肤色素沉着也很常见。本病 HbF 常增高,染色体异常发生率高,DNA 修复机制有缺陷,因此,恶性肿瘤(特别是白血病)的发生率显著增高。10%患儿双亲有近亲婚配史。

2. 骨髓增生异常综合征 临床表现为贫血、出血、发热,肝脾大较多见,可与再生障碍性贫血区别。部分病例骨髓增生减低,易与再生障碍性贫血混淆。但本病血中可出现幼稚细胞,骨髓原始或幼稚细胞增加,有病态造血现象。

3. 低增生性急性白血病 病程缓慢或急进,肝、脾、淋巴结一般不肿大,外周呈全血细胞减少,未见或偶见少量原始细胞。骨髓灶性增生减低,但原始细胞百分比已达白血病诊断标准。临床上以急性淋巴细胞性和早幼粒细胞性白血病为多见。

4. 纯红细胞再生障碍性贫血 溶血性贫血的再生障碍性贫血危象和急性造血停滞,可呈全血细胞减少,起病急,有明确诱因,去除后可自行缓解,后者骨髓象中可出现巨原红细胞。慢性获得性纯红再生障碍性贫血如有白细胞和血小板轻度减少,需注意和慢性再生障碍性贫血作鉴别。

5. 阵发性睡眠性血红蛋白尿症 主要临床表现为慢性贫血,发作性血红蛋白尿,Ham 试验、糖水试验、尿含铁血黄素试验均阳性。部分病例全血细胞减少,骨髓增生低下,与再生障碍性贫血的骨髓象极为相似,但再生障碍性贫血时 Ham 试验、糖水试验、尿含铁血黄素试验均阴性。

6. 恶性组织细胞增生症 起病急骤、病势凶险进展迅速,但伴有明显的肝脾大和淋巴结肿大,可与再生障碍性贫血鉴别。常出现全血细胞下降,骨髓检查见恶性组织细胞浸润,典型者可有吞噬现象。必要时须反复多部位骨髓穿刺检查以发现典型病变。

7. 慢性血小板减少性紫癜　某些非重型再生障碍性贫血或再生障碍性贫血早期，可仅有血小板减少，而尚未出现血红蛋白和白细胞计数的明显下降，极易误诊为慢性血小板减少性紫癜。骨髓涂片检查提示巨核细胞增生活跃伴成熟障碍，可与再生障碍性贫血鉴别。

【治疗】

(一)对症支持治疗

1. 支持疗法

(1)去除病因，防止外伤，避免感染，必要时给予抗菌药抗感染治疗。

(2)输血应减少到最低限度，红细胞输注指征为血红蛋白＜60g/L，但需氧量增加(如感染、发热、疼痛等)时可放宽红细胞输注指征。预防性血小板输注指征为血小板＜$10×10^9$/L。

2. 短期内使用细胞因子

(1)粒细胞集落刺激因子(G-CSF)：有刺激粒细胞生长并增强其功能的作用，对内源性 G-CSF 低的患儿效果显著。用法：rhG-CSF 400～800μg/(m^2·d)，静脉滴注，连用 14d 为 1 个疗程，休息 14d 后可进行第 2 个疗程。

(2)粒-巨噬细胞集落刺激因子(GM-CSF)：刺激粒系和单核系的集落生长，同时刺激红系、巨核系集落生长。用法：rhGM-CSF 150～400μg/(m^2·d)，静脉滴注，7～14d 为 1 个疗程。

(3)促红细胞生成素(EPO)：促进红系干细胞分化及各幼红细胞成熟。用法：rh-EPO 每次 3000～12 000U，每周 3 次，静脉滴注。

(4)白细胞介素-3(IL-3)：能刺激多向造血干细胞及多系祖细胞的分化繁殖，与以上三者联用有协同作用。用法：rhIL-3 250～500μg/(m^2·d)，皮下注射，共 15d。

（二）急性或重型再生障碍性贫血治疗

1. 免疫抑制治疗

（1）抗胸腺细胞球蛋白（ATG）/抗淋巴细胞球蛋白（ALG）

①适应证：a. 无 HLA 相合同胞供者的重型再生障碍性贫血和极重型再生障碍性贫血；b. 血常规指标中有一项达重型再生障碍性贫血标准的非重型再生障碍性贫血和输血依赖的非重型再生障碍性贫血，且无 HLA 相合同胞供者；c. 第 1 次 ATG/ALG治疗后 3～6 个月无效，且无合适供者行造血干细胞移植的患儿；d. ATG/ALG 治疗应在无感染或感染控制后、血红蛋白 80g/L 以上和血小板 20×10^9/L 以上时进行。

②常用制剂及用法：猪-ATG（P-ATG），20～25mg/(kg·d)；兔-ATG（R-ATG），2.5～5mg/(kg·d)；马-ALG（H-ALG），10～20mg/(kg·d)。上述剂量 ATG/ALG 应用生理盐水稀释后缓慢静脉滴注，连用 5d 为 1 个疗程，如疗效不佳或复发，可 2～3 个月后行第 2 个疗程。

（2）环孢素（CSA）

①适应证：a. ATG/ALG 治疗的重型再生障碍性贫血/极重型再生障碍性贫血患儿；b. 非重型再生障碍性贫血患儿。

②常用制剂及用法：CSA 溶液（50mg/ml）或胶囊（25mg）。口服起始剂量为 5mg/(kg·d)，疗效达平台期后 12 个月方可减量，应按原剂量的 10%～20%递减，每 3 个月减量 1 次。减量期间密切观察血常规，如有波动需慎重减量。总疗程应在 2～3 年，减量过快可能增加复发风险。

③其他：大剂量甲泼尼龙和大剂量丙种球蛋白。

2. 造血干细胞移植 适用于重型再生障碍性贫血。移植物采用 CMV 阴性的骨髓，或 G-CSF 动员的外周血干细胞，或脐带血。首选同胞全相合供者，若无同胞相合供者，则应选 ATG＋CsA 免疫抑制治疗，无效者可选用异基因骨髓或外周血造血干细胞。早期（确诊后 2～3 周）进行移植成活率高。有严重器官功能障碍和感染存在时不宜移植。

（三）慢性非重型再障治疗

1. 雄性激素 如斯坦唑醇片。

2. 促进造血功能的细胞因子 粒细胞集落刺激因子（G-CSF）和重组人粒-巨噬细胞集落刺激因子（rhGM-CSF）。

3. 中药 配合西药治疗可提高疗效。

第三节 溶血危象

广义的溶血危象包括溶血危象（hemolytic crisis）和再生障碍危象（aplastic crisis）。前者是指在慢性溶血过程中，可因急性或亚急性感染、过劳、受凉等因素诱发红细胞破坏突然加速，发生急性溶血的症状，导致贫血急骤加重，骨髓造血功能严重失代偿，黄染加深，并伴有发热、腹痛、厌食及呕吐、休克、心力衰竭或急性肾衰竭等。后者是指在慢性溶血过程中，突然发生暂时性的骨髓造血能力低下而引起贫血加重。溶血危象是儿科的一种急危重症，起病急，病情变化迅速，应当及时恰当处理，否则可危及生命。

【病因】

1. 慢性溶血性贫血病程中出现的溶血危象 包括红细胞膜缺陷病（如遗传性球形红细胞增多症、椭圆形、口形、棘状红细胞增多症等）、红细胞酶缺陷病（如 G-6-PD 酶缺乏症、丙酮酸激酶缺乏症等）、血红蛋白病（如血红蛋白 H 病、不稳定血红蛋白病、镰状红细胞 HbS 病等）、自身免疫性溶血性贫血（AIHA）等。

2. 无慢性溶血但在某些诱发因素下可能发生溶血危象

（1）输血后溶血。

（2）新生儿溶血病。

（3）感染：以病毒感染为多，但有些细菌、寄生虫感染亦不能除外。如甲型肝炎、传染性单核细胞增多症、流行性腮腺炎、HIV 感染、伤寒伴休克、大肠埃希菌、疟疾、恙虫病、黑热病等；也可见于毒蛇或毒蜘蛛咬伤、蜂蜇。甚至可出现于疫苗接种以后,如DTP接种、乙脑疫苗接种后。

(4)药物:如青霉素、氯霉素、诺氟沙星、呋喃唑酮(硝基呋喃类)、复方新诺明、利福平、安乃近、阿司匹林、阿尼利定、苯妥英钠、环磷酰胺、蝮蛇抗栓酶、哌嗪、苯乙双胍、芬氟拉明(苯丙胺类)、造影剂、西沙必利、硫化砷等。

(5)毒物:如有机磷农药、杀虫威、敌敌畏、硫酸铜、过氧化氢、硫化氢、苯、苯胺、苯肼、二硝基苯、三硝基甲苯、铅、砷、钴、氯酸类、毒蕈及木薯过量食用等。

(6)物理因素:如高温烧伤后。

(7)心血管损伤性溶血:心脏、大血管异常、巨大血管瘤伴血小板减少综合征(Kasabach-Merritt 综合征)、心内修补后、人工瓣膜替换术后等。

【发病机制】

1. 红细胞在短时间内破坏过多超出骨髓代偿能力　正常成人骨髓代偿能力为正常造血能力的 6～8 倍,小儿还可出现髓腔扩大及骨髓外造血,代偿能力则可达到 10 倍左右。若骨髓增加红细胞生成的量不能代偿破坏的红细胞时,则出现血红蛋白及红细胞的下降,表现为贫血及脾大。

2. 血中胆红素生成过多　溶血危象时,红细胞大量破坏产生的胆红素超过肝的处理能力,使胆红素不能及时排出,患儿表现为黄疸。而且红细胞大量破坏后的代谢产物亦经肝处理,从而使肝负担加重。若既往有多次的慢性溶血发作,可发生胆红素性胆石症,出现胆系感染乃至梗阻性黄疸。

3. 红细胞中的血红蛋白及分解代谢物等大量释放入血　急性溶血时血循环中有大量血红蛋白、分解代谢产物等,可导致血红蛋白尿、急性肾衰竭、高钾血症、低钙血症。

4. 再障危象的发生与细小病毒 B19 感染有关　细小病毒B19 以红细胞表面的 P 血型抗原红细胞糖苷酯(Gb4)作为受体,

B19 病毒的复制需在处于分裂过程中的宿主细胞中进行,因而骨髓中红系前体细胞成为 B19 病毒的靶细胞,导致骨髓红系造血的抑制。再障危象过程虽为自限性,但因可出现极重度贫血,导致患儿的心血管系统不能适应代偿,而危及生命。

【临床表现】

1. 溶血危象的表现　急性血管内溶血时,血循环中有大量血红蛋白,超过结合珠蛋白的结合能力及肾小管的吸收能力,大量血红蛋白从肾小球滤出,表现酱油色尿或红葡萄酒色尿,溶血危象大多为急性血管内溶血,但也可以为血管外溶血。溶血危象时患儿除出现贫血、黄疸、脾大等溶血性贫血的典型临床表现外,还可表现为腰背痛、腹痛、高热、头晕、乏力、苍白、心悸、气短、恶心、呕吐,甚至可出现血压降低、意识障碍、惊厥,有的患儿可有少尿、无尿及急性肾衰竭等重症表现。

2. 再生障碍危象的表现　慢性溶血性贫血患儿,由于血红蛋白减少,红细胞生存期缩短,B19 感染能导致再生障碍危象的发生,表现为虚弱、嗜睡和皮肤苍白等,亦偶见皮疹。血红蛋白降至 40g/L 以下时,网织红细胞缺乏,骨髓象显示细胞系的再生不良或再生障碍,此时可出现发热、寒战、嗜睡及干咳、咽痛、恶心、呕吐、腹痛、腹泻等急性呼吸道和胃肠道症状。因血红蛋白急剧下降,患儿面色苍白、乏力,但无溶血、黄疸或黄疸加重等表现。

【辅助检查】

1. 血常规　原有贫血加重,红细胞及血红蛋白急剧降低,血红蛋白常低至 20~60g/L;红细胞形态变化依原发病而定;网织红细胞升高,高于 5% 以上,当伴有再生障碍危象时,网织红细胞明显减少,甚至完全消失;白细胞正常或增高;血小板多正常,Evan 综合征者血小板减少。

2. 骨髓象　有核细胞增生旺盛,粒/红比值倒置,红细胞系增生活跃,并以中晚幼红细胞为主;若发生再生障碍危象,骨髓改变与急性再生障碍性贫血相似。

3. **血红蛋白血症和血红蛋白尿**　正常只有微量的游离血红蛋白($<40mg/L$),当大量红细胞破坏溶血时,主要是急性血管内溶血时可高达$1g/L$以上;血清结合珠蛋白降低,甚至为0;血浆游离血红蛋白$>1.3g/L$时,超过肾阈,临床出现血红蛋白尿。

4. **生化检查**

(1)肝功能:25%患儿 ALT、血清乳酸脱氢酶、血清间接胆红素增高。

(2)电解质:出现高钾血症($\geqslant6.0mmol/L$)、代谢性酸中毒、低钙血症($\leqslant1.75mmol/L$)。

(3)肾功能:溶血危象时易发生急性肾衰竭(急性肾衰竭标准:血清肌酐$>176\mu mol/L$,尿素氮$>15mmol/L$)。

(4)新生儿可发生高胆红素血症,血清胆红素$>205\mu mol/L$($120mg/L$)。

(5)其他:如尿胆原、粪胆原增多;血清铁增高。

5. **原发病的检测**　针对性选择实验室检查,如红细胞形态、红细胞脆性实验、血红蛋白电泳、抗人球蛋白试验(Coombs test)等。

【诊断】

在慢性溶血性贫血基础上出现贫血和黄疸突然加重,伴有寒战、发热、呕吐、腹痛、脾大等;或突然出现乏力、面色苍白加重,结合外周血象改变和网织红细胞计数,诊断溶血危象或再生障碍危象一般难度不大。但应尽快确定溶血危象的原因。

【治疗】

发生溶血危象,急救处理原则包括终止溶血发作、输血支持、保护脏器功能和维持水电解质平衡。

(一)一般治疗

注意休息、营养、预防感染;烦躁不安者,给予小剂量镇静;吸氧;保证足够的液量,出现溶血危象应注意纠酸、碱化尿液;溶血危象时,由于 RBC 破坏,使血清铁蛋白增多、铁的重吸收增加,所以不必补充铁剂,但应补充叶酸,以改善贫血状态。

(二)终止溶血发作

1. **病因治疗**　应迅速确定发生溶血危象的病因并去除病因,是最有效、最根本的治疗方法。在明确病因的一部分溶血性贫血病例,如果是由外来因素引起的,一般可以去除;如因食用蚕豆或接触药物、毒物而引起的溶血,应停止接触这类物品;如血型不合或污染引起的输血反应,应立即停止输血;对于可以预防的致病原因,预防比治疗更为重要;如果是由红细胞内在缺陷引起的,多属先天遗传性的,目前的医疗水平要纠正或去除病因则很困难,一般只能做对症治疗。

2. **肾上腺皮质激素**　有减轻溶血和抑制抗体产生的作用,除治疗自身免疫性溶血而发生的溶血危象外,对疾病本身的治疗亦是首选药物。

首选甲泼尼龙,5~10mg/(kg·d),最大量可用到 30mg/(kg·d),也可选用氢化可的松 5~10mg/(kg·d) 或地塞米松 0.75~1.5mg/(kg·d),病情平稳后改为泼尼松 1~2 mg/(kg·d),分3~4 次口服。

注意事项:①足量。开始剂量要用足,症状先好转,约 1 周后RBC 迅即上升。如治疗 3 周无效,需及时更换剂型或其他疗法。②缓慢减量。待溶血停止,RBC 数恢复正常后再逐渐缓慢减少剂量,一般需要持续应用 1~3 个月或更长,最好 Coombs 试验转阴后停药,并结合具体的临床表现来确定。③监测激素的不良反应,如高血压、Cushing 综合征、感染、诱发或加重溃疡等。

3. **丙种球蛋白(IVIG)**　丙种球蛋白已用于治疗自身免疫溶血性贫血(AIHA),部分患儿有短期疗效。少数再生障碍危象患儿需要丙种球蛋白治疗,可改善骨髓增生不良状态。

作用机制:①封闭作用。封闭巨噬细胞受体,抑制巨噬细胞对 RBC 的结合和吞噬。②保护作用。在 RBC 表面形成保护膜,减少结合抗体复合物的 RBC 被巨噬细胞吞噬。③抑制作用。抑制自身免疫反应,使抗 RBC 的抗体减少。④结合作用。多个献血员存在抗个体基因型抗体,多种抗体清除体内存在的慢性病毒感染。

用法:按每次 0.2～0.4g/kg,连续 3d。起到减慢溶血作用,若不能终止溶血发作,可加大剂量到每次 1g/kg。对于系统性红斑狼疮等自身免疫性疾病发生的溶血危象,IVIG 效果明显。

4. 免疫抑制药 多用于自身免疫溶血性贫血(AIHA)对激素无效或需较大剂量维持者,常用环磷酰胺、环孢素和长春新碱等;利妥昔单抗是一种针对 B 淋巴细胞抗原的抗 CD20 单克隆抗体,有研究表明 $375mg/(m^2 \cdot d)$,中位数为 3 周,治疗儿童自身免疫溶血性贫血(AIHA),安全有效,多数患儿取得持续的效果,虽然可复发,但第 2 次治疗仍然可控制疾病。

5. 抗过氧化剂 ①维生素 C、E:能稳定红细胞膜,减轻溶血,是高效的还原剂。②还原型谷胱甘肽(GSH):通过疏基与体内的自由基结合,可以转化成容易代谢的酸类物质,从而加速自由基的排泄。通过转甲基及转丙氨基反应,还能保护肝的合成、解毒、灭活激素等功能,并促进胆酸代谢,有利于消化道吸收脂肪和脂溶性维生素(A、D、E、K)。特别适用于 G-6-PD 缺陷症,剂量为每次 0.6～1.8g。③多种维生素类及 ATP、辅酶 A、肌苷等稳定红细胞的细胞膜,减轻溶血发作。

6. 血浆置换 可用于自身免疫性溶血、肝豆状核变性合并溶血性贫血、重症 Rh 血型不合溶血症孕期治疗、冷凝激素病、溶血尿毒综合征,输入异型血所致急性溶血,以及重金属中毒、毒蕈中毒所致的溶血性贫血,血栓性血小板减少性紫癜等的治疗。

7. 脾切除 常规治疗仍不能终止溶血加重者,可紧急切脾。适用于异常红细胞在脾破坏者,切脾对遗传性球形细胞增多症有显著疗效,目前认为诊断一旦肯定,年龄在 6 岁以上,若无手术禁忌证都可考虑切脾治疗。脾切除对海洋性贫血的改善,减少输血有一定疗效。海洋性贫血切脾指征:①输血次数及量渐增多者;

②巨脾有压迫症状者;③继发性脾亢。重型 β-海洋性贫血可提早到 2 岁左右。也可进行脾动脉栓塞术或放疗。

(三)输血支持治疗

1. **输血目的** ①迅速恢复血容量,以防止休克、心力衰竭等并发症;②补充 RBC 以恢复或保持受血者机体血液循环的平衡和生理功能。

2. **输血注意事项**

(1)贫血程度:血红蛋白≥70g/L,血红蛋白尿已减轻,可暂不输血,观察 48h;血红蛋白≥90g/L,血红蛋白尿依旧存在,暂不输血,观察到血红蛋白尿消失;血红蛋白 70~90g/L,血红蛋白尿存在或血红蛋白<70g/L,虽无血红蛋白尿,应立即输血,输血量=(100g/L-患儿血红蛋白量)×体重(kg)×0.3。一般情况下,每次输注浓缩红细胞 10ml/kg,可提高血红蛋白 20~30g/L。对于一般患儿每次 10~15ml/kg,以 0.5~1.5ml/min 的速度输注;对于贫血重者,每次输注量不宜太多,速度宜慢,可予半量输血,5ml/kg,必要时 24 小时后可重复输注。

(2)贫血的急缓:溶血危象时,由于属急重症,威胁生命,必须紧急输血,在输血过程和输血后患儿烦躁不安、谵妄症状迅速改善,心动过速、心音低钝和呼吸急促、面色苍白逐渐好转。而缓慢溶血者可暂观察。

(3)贫血的性质:如 G-6-PD 缺乏者不应输注 G-6-PD 缺乏的红细胞;自身免疫溶血性贫血(AIHA)因输血后可使溶血加速,贫血加重,从而可能发生急性肾衰竭,甚至危及生命,故应尽量不输,但严重贫血伴有循环衰竭或严重缺氧的情况下,输红细胞仍是抢救措施之一,应选用洗涤红细胞并细致做配血试验;对冷抗体型自身免疫溶血性贫血(AIHA)应输保温 37℃的红细胞。

自身免疫溶血性贫血(AIHA)输血指征:如果患儿在应用糖皮质激素后仍有下列情况应考虑输血:①血红蛋白<40g/L 或红细胞比容<0.13;②虽然血红蛋白>40g/L,但起病急、进展快伴有心功能不全者;③出现嗜睡、迟钝、昏迷等中枢神经系统症状;④因溶血危象导致低血容量性休克危及生命者。再生障碍危象通常一次输血治疗后,骨髓抑制便过渡到缓解阶段。

(四)保护脏器功能

1. 保护肾功能 ①改善肾血管痉挛:多巴胺 $3\sim5\mu g/(kg \cdot min)$ 扩张肾血管,增加肾血流;20%甘露醇溶液每次 $2\sim5ml/kg$;右旋糖酐-40 每次 $10ml/kg$,每天 $1\sim2$ 次静脉滴注,改善微循环。②充分水化、碱化:适量补充碳酸氢钠纠正酸中毒,使尿液的 pH 维持在 $7\sim8$ 为宜。过多过快输入碳酸氢钠,可使血 pH 上升,RBC 内血红蛋白与氧的亲和力增强,加重组织缺氧,发生肺水肿可能。而且使用碳酸氢钠往往不易纠正因缺氧所致的高阴离子间隙代谢性酸中毒,碳酸氢钠输入过多也可引起高钠血症,故碱性液体宜均匀适量输入。③密切观察尿量:若少于 $100ml/d$,应警惕急性肾衰竭的可能。此时要严格控制补液量及速度,每天 $20\sim30ml/kg$,以防发生肺水肿及心力衰竭;同时,可用利尿药。

2. 保护肝功能 ①人血白蛋白:20%人血白蛋白,每次 $50ml$,静脉滴注,促使胆红素排泄,减轻黄疸;②中药退黄汤:清热利胆,降低总胆红素,保护肝;③甘草酸二胺(甘利欣):每次 $5mg/kg$,可快速降酶。

3. 保护心脏功能 由于溶血性贫血属于急性贫血,故心脏耐受性较差,输血支持是防止心力衰竭的最佳方法,应使血红蛋白维持在 $90\sim100g/L$ 以上为佳。在没有纠正贫血前,禁用强心剂,因为心率增快是一种有效的代偿反应。

(五)维持水、电解质平衡

如高钾血症、低钙血症等,一旦出现电解质紊乱,应迅速及时予以纠正。

总之,溶血危象患儿的抢救必须采取综合措施,其中快速成分输血和防治肾衰竭最为重要。此外,应及时发现再生障碍危象,并予以适当处理。

第四节　弥散性血管内凝血

弥散性血管内凝血(disseminated or diffuse intravascular coagulation,DIC)是由多种病因引起的一种获得性出血综合征。正常人机体中凝和抗凝血处于动态平衡状态,在某些因素作用下,凝血系统被激活,纤维蛋白和血小板在微血管内聚集,形成广泛的微血栓(早期高凝状态);随后大量凝血因子和血小板被消耗,纤维蛋白溶解系统被激活(后期低凝及纤溶亢进状态),出现出血、循环障碍或休克、栓塞、溶血及器官功能不全或衰竭等一系列临床表现。

DIC 患儿发病的严重程度不一,有的临床症状十分轻微,体征也不明显,只有用比较敏感的实验室检查方法才能发现;但也可以比较严重,可有明显的出血、休克、多脏器功能障碍等,预后差。早期诊断、及时综合有效治疗,可明显降低病死率。

【病因】

(一)急性 DIC 的病因

1. 血管内皮损伤　①感染性疾病:革兰阴性菌(暴发性流行性脑脊髓膜炎、败血症)、革兰阳性菌感染(严重肺炎、球菌性肺炎)、病毒(甲型流感、单纯疱疹、流行性出血热、水痘、巨细胞病毒感染、病毒性肝炎、病毒性心肌炎等)和原虫感染(恶性疟疾)等;②血管疾病:巨大主动脉瘤、海绵状血管瘤、系统性血管炎等。

2. 组织损伤　窒息,休克,呼吸窘迫综合征(RDS),早产儿及新生儿硬肿症,大面积灼伤、挤压伤及组织坏死,外科大手术,脑组织损伤,出血坏死性小肠结肠炎,出血坏死性胰腺炎等。

3. 血小板和红细胞损伤　体外循环、大量输库存血和溶血性输血反应、急性血管内溶血、暴发性紫癜、溶血尿毒综合征、系统性红斑狼疮等。

4. 网状内皮系统损伤　急性重型肝炎和急性肝功能不全、肝硬化、阻塞性黄疸、脾切除等。

5. 其他 毒蛇咬伤,急性白血病特别是急性早幼粒细胞性白血病、糖尿病酸中毒等。

(二)慢性 DIC 的病因

慢性 DIC 是一种代偿状态,不一定是真实情况的终末表现,易于并发慢性 DIC 的常见疾病有以下几种。

1. 弥漫性(或转移性)恶性肿瘤。

2. 胶原性血管疾病(通常是微血管成分病变):可见于系统性红斑狼疮、重症类风湿关节炎、皮肌炎、过敏性血管炎(如过敏性紫癜和结节病)等。

3. 阵发性睡眠性血红蛋白尿和真性红细胞增多症等血液病。

4. 紫绀型先天性心脏病、心肌炎、周围血管病如巨大海绵状血管瘤、遗传性出血性毛细血管扩张症及某些小血管瘤等。

5. 肾小球肾炎、肾微血管病等肾疾病。

6. 糖尿病等代谢异常、长期缺氧、酸中毒和低血压等。

【发病机制】

DIC 发生、发展的机制十分复杂,许多方面至今仍未完全清楚。无论在何种原发病或触发因素作用下发生 DIC,必定有如下经过:①触发凝血活化,产生大量纤维蛋白(Fbn),血小板被激活;②生成的 Fbn 须能在微血管内沉降下来,且纤溶酶活性不足以完全水解形成的 Fbn;③在 DIC 发生、发展过程中存在纤溶功能的变化,而且这种变化与微血栓形成和引起出血倾向等病理变化密切相关。

【临床表现】

(一)出血

出血为 DIC 最初及最常见的临床表现。高凝状态时一般无出血,转入低凝状态时出血明显且逐渐加重,在继发性纤溶亢进时出血更严重。表现为皮肤出血点及瘀斑、牙龈及鼻出血、消化道出血,严重者泌尿道出血或颅内出血,穿刺部位或伤口渗血不止。

(二)休克

患儿常表现为肢端湿冷、皮肤发花、少尿、血压下降等。急性DIC 常伴有休克发生;慢性、亚急性 DIC 可伴或不伴有休克。DIC与休克之间是互为因果,可以形成恶性循环。DIC 引起的休克常有以下几个特点:①突然出现或与病情不符;②伴有严重广泛的出血及四肢末梢的发绀;③有多器官功能不全综合征出现;④对休克的综合治疗缺乏反应,病死率高。

(三)多器官功能障碍

DIC 时的多系统器官功能障碍主要原因是由于微血管内广泛的微血栓形成,阻塞微血管,引起不同脏器不同部位的组织细胞缺血缺氧,从而发生代谢、功能障碍或缺血坏死,严重者可导致脏器功能不全甚至衰竭。临床患儿脏器功能障碍的范围与程度是多样的,轻者仅表现出个别脏器部分功能异常,但重者常会同时或相继出现两种或两种以上脏器功能障碍,形成多器官功能衰竭(MODS)。

1. 皮肤　表现为指(趾)端、鼻尖、耳郭皮肤发绀,皮肤可见出血性瘀斑,界限分明,但不规则,病变和小动脉皮肤分布区一致。如较大血管闭塞可呈出血性水疱,并可融合,经治疗可消失。

2. 肾　肾受累时表现为尿少、血尿甚至肾衰竭。

3. 肺　肺栓塞可出现胸痛、呼吸困难、发绀、咯血、呼吸衰竭等。

4. 胃肠道　表现为恶心、呕吐、腹痛、消化道出血、肝功能受损。

5. 肝　肝内微血栓形成可引起门静脉高压和肝功能障碍,出现消化道淤血、水肿、黄疸等,严重者出现肝衰竭。

6. 心脏　心肌收缩力减弱、心排血量降低、心脏指数减低,磷酸肌酸激酶和乳酸脱氢酶明显增高。

7. 神经系统　脑血栓形成可出现烦躁、嗜睡、意识障碍、昏迷、惊厥、脑神经麻痹及肢体瘫痪症状。

8. 其他　累及肾上腺时,可引起皮质出血及坏死,造成急性肾上腺皮质功能衰竭,具有明显休克症状和皮肤大片瘀斑等体征,称为华-佛综合征;垂体微血栓引起的垂体出血、坏死,导致垂体功能衰竭,即引起席汉综合征。

(四)微血管病性溶血性贫血

患儿可伴有一种特殊类型的贫血,即微血管病性溶血性贫血。其特征:外周血涂片中可见一些带刺的收缩红细胞,可见新月体、盔形、星形、多角形、小球形等形态各异的红细胞碎片,称为裂体细胞。轻者除轻度贫血外可无明显症状,重者表现为发热、黄疸、腰背疼痛、血红蛋白尿、中重度贫血等。

【辅助检查】

(一)反映凝血和抗凝血试验

1. 血小板计数(PLT)　血小板减少或持续下降是 DIC 诊断的灵敏指标。DIC 时,血小板由于参与微血栓的形成而被消耗,故血液中 PLT 减低,常波动于(20～100)×10^9/L 之间。PLT 动态减低对诊断 DIC 更有价值。此外,血小板寿命缩短,多为 2～4d(正常 8～11d)。但在肝疾病、败血症、急性白血病、出血热及化疗、放疗患儿并发 DIC 时,由于原发病本身 PLT 已减少,故无诊断意义。参考值为(100～300)×10^9/L。

2. 血浆凝血酶原时间(PT)　PT 是外源凝血系统的筛选试验。PT 的延长或缩短分别反映凝血因子Ⅶ、Ⅹ、Ⅴ、Ⅱ和Ⅰ血浆水平的减低或增高。DIC 时,由于纤维蛋白原的减少,纤维蛋白(原)降解产物(FDP)、纤维蛋白单体(FM)以及纤溶酶(PL)等的干扰,故 PT 延长或缩短。参考值为(12±1)s。超过正常对照 3s 以上有意义(出生 4d 内的新生儿超过 20s 才有意义)。

3. 活化部分凝血活酶时间(APTT)　APTT 是内源性凝血系统的筛选实验。APTT 的延长或缩短分别反映凝血因子Ⅷ、Ⅸ、Ⅺ、Ⅹ、Ⅴ、Ⅱ和Ⅰ血浆水平的减低或增高。年长儿正常值为

42s,新生儿为 44~73s,早产儿范围更宽。APTT 比正常对照延长 10s 以上才有临床意义。高凝期 APTT 可缩短,低凝期及继发性纤溶期 APTT 延长。

4. 纤维蛋白原含量测定(Fg) 其测定是一种 DIC 诊断的有用的方法。在 DIC 高凝血期可增高(>4.0g/L),在消耗性低凝血期和继发性纤溶期常减低(<2.0g/L),低于 1.6g/L 有意义。其作为一种急性相反应蛋白,尽管在 DIC 进程中被消耗,但在很长一段时间内,其血浆水平可仍保持在正常范围内。连续测定纤维蛋白原对 DIC 的诊断更有用。

5. 抗凝血酶Ⅲ(AT-Ⅲ)测定 AT-Ⅲ 是体内最重要的抗凝蛋白,它是凝血酶和凝血过程中许多丝氨酸蛋白酶(因子 Ⅹa、Ⅸa、Ⅺa、Ⅻa 等)的主要抑制物。DIC 时由于凝血酶、因子 Ⅹa、Ⅸa 等大量形成,并与 AT-Ⅲ 结合,因此,AT-Ⅲ 水平明显减低。DIC 时,测定 AT-Ⅲ 活性(AT-Ⅲ:A)比测定 AT-Ⅲ 抗原含量(AT-Ⅲ:Ag)更为重要。80%~90% 的 DIC 患儿血浆 AT-Ⅲ:A 水平减低。参考值 AI-Ⅲ,A 为(108.5±5.3)%;AT-Ⅲ,Ag 为(290±30.2)mg/L。

6. 凝血酶原片段 1+2(F_{1+2})测定 F_{1+2} 是凝血酶原向凝血酶转化过程中所释放的片段,能敏感地反映因子 Ⅹa 的活化和凝血酶的生成。在大多数 DIC 患儿,血浆 F_{1+2} 浓度显著升高,可高至正常值的 3~5 倍,其阳性率高达 98%,准确性达 93%。参考值为(0.67±0.19)nmol/L。

7. 纤维蛋白肽 A(FPA)测定 其是凝血酶水解纤维蛋白原 A 链释放的多肽(FPA1-16),血中 FPA 增高,表明凝血酶活性增强。DIC 时,患儿血浆 FPA 含量增高,阳性率达 89%~92%,准确率达 88%。参考值为(1.83±0.61)μg/L。

8. 组织因子(TF)测定 TF 大量释放并进入血流是大多数 DIC 发生的直接原因。因此,血浆中 TF 水平升高是 DIC 存在的证据之一。TF 不仅可反映 DIC 的发生,而且可反映感染、炎症、休克、白血病等诱发 DIC 的原因。参考值 TF 活性为(1.02 ± 0.91)U/L,TF 抗原为$(30\sim220)$ng/L。DIC 时,60%以上患儿 TF 活性升高。

9. 可溶性纤维蛋白单体复合物(SFMC)测定 失去 FPA 和 FPB 的纤维蛋白原可自行聚合成可溶解于 5mmol/L 尿素的可溶性纤维蛋白单体复合物(SFMC)。血浆 SFMC 的增高反映凝血酶的活性增强和纤维蛋白的生成。DIC 时,由于凝血酶生成增多,故患儿血浆 SFMC 的含量增高。与副凝固试验相比,本试验更为直接、敏感和特异。参考值 ELISA 法为$(48.5\pm15.6)\mu g/L$,放射免疫法为$(150.5\pm26.1)\mu g/L$。

10. 凝血酶-抗凝血酶复合物(TAT)测定 体内凝血酶生成后可与抗凝血酶结合形成复合物(TAT),所以 TAT 是反映凝血系统激活和凝血酶生成的敏感标志物。血浆 TAT 水平在 DIC 前3d 已显著升高。DIC 时,TAT 的敏感性为 88%,特异性为 63%;阳性诊断率为 79%,阴性诊断率为 88%。参考值为$(2.17\pm0.34)\mu g/L$。

11. 因子Ⅷ测定 DIC 时因子Ⅷ中的凝血活性部分,即Ⅷ:C常明显降低,而因子Ⅷ抗原部分,即 vWF:Ag 常正常,甚或升高,故Ⅷ:C/vwF:Ag 比值明显降低。

(二)反映纤维蛋白单体形成和纤维蛋白溶解亢进的试验

1. 血浆鱼精蛋白副凝固试验(3P 试验) 此试验在 DIC 早期时多阳性,但晚期以纤溶亢进为主时,因纤维蛋白单体形成很少,所形成的可溶性复合物也少,故 3P 试验常为阴性。此外,约 20%脐带血 3P 阳性,第 2d 后转阴性,故新生儿 3P 试验应在出生 2d以后才有诊断价值。有些疾病如恶性肿瘤,肝、肾疾病及手术创伤后也可出现 3P 阳性。

2. 凝血酶时间(TT) 是反映凝血第 3 阶段的试验,正常值为(20 ± 1.6)s,比正常对照延长 3s 以上有诊断意义,但测定的结果可受到肝素治疗的影响。采用连续凝血酶时间是诊断 FDP 的一项较敏感的指标。

3.FDP 含量测定　FDP 是在纤溶酶作用下,Fg 发生降解产生 X、Y、D、E 碎片(FgDP)和 Fbn 发生降解产生 X、Y、D、E 碎片(FbDP)的总称。DIC 时,由于纤维蛋白(原)被降解,故 FDP 增高,其阳性率可高达 85%~100%,准确性达 75%。参考值为(0~5)mg/L。但 FDP 超过 20mg/L(肝病>60mg/L)才有诊断价值。肺栓塞或动、静脉栓塞患儿也可升高。

4. D-二聚体测定　可溶性纤维蛋白单体与因子ⅩⅢa 作用后,生成交联的纤维蛋白,纤维蛋白经纤溶酶裂解生成特异的 D-二聚体。DIC 时,患儿血浆 D-二聚体含量明显增高,它是确诊 DIC 的特异指标,准确率达 93%。D-二聚体是区别 DIC 和原发性纤溶症的重要试验。参考值为 0~0.256mg/L。

5. 优球蛋白溶解时间缩短　优球蛋白是血浆在酸性环境中析出的蛋白成分,其中含纤维蛋白原、纤溶酶原及其激活因子,但不含纤溶酶抑制物,可用以测定纤溶酶原激活物是否增加。正常人优球蛋白溶解时间>120min,<70min 表示明显的缩短,反映纤溶酶原及激活因子的活性增强,表示纤维蛋白溶解亢进。

6. 溶酶-抗纤溶酶复合物(PAP)测定　PAP 是纤溶酶与 α_2-抗纤溶酶(α_2-AP)形成的复合物,它反映纤溶酶的生成。DIC 时,血浆 PAP 水平升高。PAP 水平的增高与 DIC 的发展相平行,PAP 水平的降低与 DIC 的缓解相关。PAP 在 DIC 的诊断中有重要价值,它不仅反映纤溶系统的激活,而且反映纤溶抑制物被消耗。参考值为(0.2±0.1)mg/L。

7. α_2-抗纤溶酶(α_2-AP)测定　α_2-AP 与纤溶酶形成复合物,从而灭活纤溶酶。DIC 病程中继发性纤溶亢进,大量纤溶酶生成,α_2-AP 因被消耗而减少。参考值为每毫升(1.5±0.3)抑制单位。

8. 纤溶酶原(PLG)测定　DIC 时,大量纤溶酶原被吸附在纤维蛋白血栓上,在纤溶酶原激活剂(PA)作用下转变为纤溶酶。

因此,血中纤溶酶原含量明显降低,是反映纤溶活性增强的直接证据之一。参考值为(1~12)μg/L。

9. 纤维蛋白肽 $Bβ_{1-42}$($Bβ_{1-42}$)和纤维蛋白肽 $Bβ_{15-42}$($Bβ_{15-42}$)测定 纤溶酶作用于纤维蛋白原,可以从纤维蛋白原 B 链裂解出肽段 $Bβ_{1-42}$;纤溶酶作用于纤维蛋白,可从 Bβ 链裂解出肽段 $Bβ_{15-42}$。血中这两种片段增高,表明纤溶酶活性增强。DIC 时,$Bβ_{1-42}$ 和 $Bβ_{15-42}$ 血浆水平增高;原发性纤溶时,仅 $Bβ_{1-42}$ 增高。参考值 $Bβ_{1-42}$ 为(0~3.91)nmol/L,$Bβ_{15-42}$ 为(1.56±1.20)nmol/L。

(三)反映血小板活化的试验

1. β-血小板球蛋白(β-TG)测定 β-TG 是血小板被激活后由 α 颗粒中释放的一种特异性蛋白质。DIC 时,血小板被激活,患儿血浆 β-TG 含量升高。参考值为(16.4±9.8)μg/L。

2. 血小板 4 因子(PF_4)测定 PF_4 是血小板被激活由 a 颗粒中释放的另一种特异性蛋白质。DIC 时,血小板被激活,患儿血浆 PF_4 含量升高。参考值为(3.2±2.3)μg/L。

(四)反映红细胞破碎检查

DIC 发生微血管性溶血时,血涂片中可见损伤红细胞呈盔甲形、三角形、棘形及小球形红细胞,亦有红细胞碎片。血涂片检查见破碎及变形的红细胞比例超过 2% 时,对 DIC 的诊断有参考价值。

【诊断】

没有任何一项实验室检查能明确诊断 DIC。患儿的临床表现,结合实验室检查才是 DIC 诊断最重要的手段。DIC 患儿的临床表现极具动态性,而实验室检查能反映这种动态性。需要注意的是,患儿原发疾病的某些临床症状可影响实验室检查,对于疑似 DIC 的患儿,定期行多项实验室检查,有利于 DIC 的明确诊断。

(一)DIC 诊断一般标准

1. 存在易致 DIC 的基础疾病,如感染、恶性肿瘤、病理产科、大型手术及创伤。

2. 有下列两项以上临床表现：①严重或多发性出血倾向；②不能用原发病解释的微循环障碍或休克；③广泛性皮肤、黏膜栓塞、灶性缺血性坏死、脱落及溃疡形成，或不明原因的肺、肾、脑等脏器功能衰竭；④抗凝治疗有效。

3. 实验检查符合下列条件

(1)同时有下列 3 项以上异常：①PLT<$100×10^9$/L(肝病、白血病<$50×10^9$/L)或进行性下降，或有两项以上血小板活化分子标志物血浆水平升高：β-TG、PF$_4$、血栓烷 B$_2$、P-选择素；②血浆 Fg 含量<1.5g/L(肝病<1.0g/L，白血病<1.8g/L)或>4.0g/L，或呈进行性下降；③3P 试验阳性，或血浆 FDP>20mg/L(肝病>60mg/L)或血浆 D-D 水平较正常增高 4 倍以上(阳性)；④PT 延长或缩短 3s 以上(肝病>5s)，APTT 延长或缩短 10s 以上；⑤AT-Ⅲ：A<60%(不适用于肝病)或蛋白 C(PC)活性降低；⑥血浆纤溶酶原抗原(PLG：Ag)<200mg/L；⑦因子Ⅷ：C 活性<50%(肝病必备)；⑧血浆内皮素-1(ET-1)水平>80pg/ml 或凝血酶调节蛋白(TM)较正常增高 2 倍以上。

(2)疑难或特殊病例应有以下两项以上异常：①F$_{1+2}$、TAT 和 FPA 水平增高；②SFMC 水平增高；③PAP 水平升高；④TF 水平增高(阳性)或组织因子途径抑制物(TFPI)水平下降。

(二)慢性 DIC 诊断标准

1. 临床存在易引发慢性 DIC 的基础疾病，如肿瘤、免疫性疾病、慢性肾病及肺部疾病。

2. 临床表现有一项以上异常：①反复出现的轻度微血管栓塞症状和体征，如皮肤黏膜的灶性缺血性坏死及溃疡的形成；②反复出现的轻度出血倾向；③原因不明的一过性肺、肾、脑的脏器功能障碍；④病程超过 14d。

3. 实验室检查符合下列条件

(1)有两项以上血浆血小板活化分子标志物升高：β-血小板球

蛋白,血小板第 4 因子,血栓烷 B_2;P-选择素。

(2)血浆两项以上凝血因子激活分子标志物水平升高:①血浆凝血酶原碎片 $1+2$;②凝血酶-抗凝血酶复合物;③纤维蛋白肽 A 水平升高;④血浆可溶性纤维蛋白单体水平增高。

(3)3P 试验阳性或血浆 FDP<60mg/L,或 D-二聚体较正常升高 4 倍以上(阳性)。

(4)血小板、纤维蛋白原半衰期缩短或转换速度加速。

(5)血管内皮细胞损伤分子标志物水平增高。

(三)新生儿 DIC 诊断标准

1. 临床上有出血、微循环障碍及(或)休克表现。

2. 以下 5 项主要实验室检查中 3 项阳性,诊断成立,如仅两项阳性,须伴 TT>25s 才能确诊:①PLT<$100×10^9$/L;②出生 4d 内 PT≥20s,5d 以上≥15s;③APTT>45s;④Fg<1.15g/L;⑤D-D 阳性(>$200\mu g$/L)。

【鉴别诊断】

1. **原发性纤维蛋白溶解症**　本病极少见,是指由于某些原因,纤溶酶原被激活为纤溶酶或纤溶酶抑制物减少,引起高纤溶酶血症,继后降解纤维蛋白原,水解其他血浆凝血因子,造成以低纤维蛋白原血症为主的低凝状态。临床表现为各种部位的严重出血。本病和 DIC 极难鉴别,因为:①两者可由同一病因同时诱发;②两者均有纤溶特点,即出血、FDP 升高,两者的区别主要是纤溶部位。DIC 继发纤溶是对血栓形成生理性反应,典型部位局限于微循环;原发纤溶是在大血管,内皮细胞释放致活因子,后者的血小板计数、PT、APTT、TT 等一般可正常。

2. **血栓性血小板减少性紫癜**　本病是在毛细血管广泛形成微血栓,具有微血管病性溶血性贫血、血小板减少性出血、肾及神经系统损害,极似 DIC。但本病具有特征性透明血栓,血栓中无红、白细胞,不涉及消耗性凝血,故凝血酶原时间及纤维蛋白原一般正常,有时亦可异常,AT-Ⅲ正常,3P 试验阴性。病理活检可以确诊。

3. 重症肝病　因有多发性出血、黄疸、意识障碍、肾衰竭、血小板和纤维蛋白原下降，凝血酶原时间延长，易与 DIC 混淆。但肝病无血栓表现，3P 试验阴性，FDP 和优球蛋白溶解时间正常。

【治疗】

弥散性血管内凝血的治疗关键在于尽快控制原发病进展，采取改善微循环、抗凝血、抗纤溶、补充凝血因子等综合治疗。

（一）去除病因、治疗原发病

去除 DIC 的原发病因是治疗过程的根本措施。如控制感染、纠正休克、抗癌、抗过敏治疗等。解除病因后 DIC 可停止发展，甚至可自愈。

（二）改善微循环

1. 右旋糖酐-40（低分子右旋糖酐）　在 DIC 的早期及中期应用，可疏通微循环。首次 10ml/kg 静脉滴注，根据病情每 6～8 小时可再给 5ml/kg 1 次，全日最大量不超过 30ml/kg。其抗凝作用弱，常与肝素、双嘧达莫合用。晚期禁用，肾功能不全者慎用。

2. 血管活性药物　山莨菪碱（654-2）每次 0.5～1mg/kg，或酚妥拉明每次 0.5～1mg/kg，或阿托品每次 0.01～0.015mg/kg，以解除微动脉痉挛。也可用多巴胺或多巴酚丁胺、异丙肾上腺素等扩张小血管。

（三）肝素抗凝血治疗

具体治疗措施，见表 7-2。

表 7-2　弥散性血管内凝血的肝素抗凝治疗

肝素的应用	处于高凝状态者
指征	有明显栓塞症状者
	消耗性凝血期表现，凝血因子、血小板、纤维蛋白原进行性下降，出血逐渐加重，血压下降或休克者
	准备补充凝血因子（如输血、血浆）或应用抗纤溶药物而未能确定促凝物质是否仍在发生作用时，先应用肝素

（续　表）

慎用或禁用肝素的情况	有肺结核咯血、消化道溃疡病出血、颅内或脊髓内有出血，或新生儿产伤时禁用
	有大面积伤口出血或伴有血管损伤者禁用
	DIC 晚期以继发性纤溶为主者
	原有重度出血病如血友病等者
	严重肝病
剂量和用法	
高凝状态	每次 1mg/kg（即 125U/kg）溶于 10％葡萄糖注射液或生理盐水 50～100ml 中于 1h 内静脉滴入，每 4～6 小时 1 次；或先以 50～75U/kg 静脉滴注，然后每小时 15～25U/kg 的速度连续静脉滴注 4h，并以试管法监测凝血时间，控制在 20～30min。一般用药 3～7d。此时禁忌输血，否则加重 DIC。也可采用小剂量肝素疗法，剂量每次 30～60U/kg，每 12 小时皮下注射 1 次，无须做凝血时间监测
低凝状态	试管法凝血时间＞12min，有轻度出血时，继续肝素治疗，并输新鲜血 1 次
纤溶亢进阶段	以止血为主，可停用肝素，维持试管法凝血时间在 20～30min。只要凝血因子补足，肝素不会加重出血
注意事项	每次用药前测试管法凝血时间，用药 4h 后再测定 1 次，控制在 20～30min 以内为宜，＜20min 可加大用药剂量；若＞30min 为用量过大，应停药。必要时加用鱼精蛋白对抗，用量与最后 1 次肝素量相等
肝素停药指征	原发病已控制或解除
	病情好转，出血停止，血压稳定
	凝血酶原时间（24h 内）及纤维蛋白原（1～3d）恢复正常或接近正常，血小板上升。可用抗凝血酶Ⅲ、纤维蛋白肽 A、FDF 等做判定指标，更为准确

（续　表）

影响疗效的 因素	原发病未解除
	脏器栓塞过重过久,造成不可逆损害
	血浆抗凝血酶原过低
	血小板第 4 因子(PF_4)过多
	酸中毒未纠正
	肝素用于纤溶亢进期

（四）AT-Ⅲ 的应用

肝素必须与体内的 AT-Ⅲ 结合形成复合物才有抗凝血作用。当 AT-Ⅲ＜50％时,肝素效果减低;当 AT-Ⅲ＜30％时,肝素失去抗凝效果。DIC 中 AT-Ⅲ 易被消耗,应予补充才能更好地发挥肝素的疗效。AT-Ⅲ 制剂和(或)合并肝素治疗 DIC,其病程较单用肝素明显缩短。通常首次剂量应将 AT 的血浆水平提高至 120％,即 AT 用量＝(120％－患儿 AT-Ⅲ 活性)×体重(kg)÷ 1.0％U/kg,然后维持 AT-Ⅲ 活性于 80％,每天或隔天检测 AT-Ⅲ 活性 1 次,以调节 AT-Ⅲ 制剂的用量。

（五）补充血小板及凝血因子

在 DIC 的病情进展中,由于微血栓的广泛形成而消耗了大量的血小板和凝血因子;同时,由于继发性纤溶活性亢进降解了多种凝血因子和抑制了血小板功能,因此,在应用抗凝治疗的同时需要酌情输注新鲜冷冻血浆和血小板,以补充凝血因子和抑制物。

1. 补充血小板及凝血因子的途径

(1)输新鲜全血:心功能许可的条件下,一次输全血 20～ 30ml/kg,可使血小板升至 $50×10^9$/L,凝血因子水平升至正常含量的 50％以上,纤维蛋白原提高至 1g/L。每毫升血加入 5～10U 肝素(即肝素化血)。对于合并失血者更适合。

(2)输新鲜冰冻血浆:根据出血的严重性和是否需手术来决定是否需要输注血浆。1ml/kg 体重的新鲜冷冻血浆约可使血液中凝血因子浓度升高 $1\%\sim2\%$。推荐用量 $10\sim15ml/(kg \cdot d)$，几乎可使所有凝血因子提升 30%。但由于其凝血因子未浓缩，输注过多有造成循环超负荷的危险。

(3)浓缩的凝血因子制剂：作为新鲜冰冻血浆的补充，可以避免过分增加血容量的危险。如当单用新鲜冰冻血浆不能使患儿血浆纤维蛋白原浓度维持在 $1g/L$ 以上时，可考虑加用冷沉淀或浓缩的纤维蛋白原。常用制剂如纤维蛋白原、凝血因子Ⅷ制剂（简称 FⅧ）等。

(4)输血小板：血小板低于 $20\times10^9/L$，疑有颅内出血或临床有广泛而严重脏器出血的 DIC 患儿，需紧急输入血小板悬液，要求有两个先决条件：抗凝治疗的基础上，足量血小板。但血小板悬液中的血小板已有部分被活化，大量输注有加重 DIC 的可能。

(5)注射维生素 K_1，$10mg/d$，以供维生素 K 依赖凝血因子合成。

2. 补充血小板及凝血因子注意事项

(1)在临床有活动性出血、需行侵入性操作或合并有其他易致出血的合并症时，要补充血浆和血小板；当纤维蛋白原<$1g/L$，血小板计数<$5\times10^9/L$，必须补充。

(2)补充血小板及凝血因子最好与小剂量肝素同时进行。

(3)对于有明显出血表现者，即使不宜抗凝，也可补充血浆和血小板，否则不可能止血。

(4)DIC 时应使用新鲜全血或新鲜血浆，不应使用储存血，因已无血小板与因子Ⅴ、Ⅷ，并有大量的促凝成分，大量使用可能促进 DIC 的发展。

(5)应在血制品输注后立即检测相关指标，以估计替代治疗的近期效果；每 8 小时应根据复查的血小板计数、纤维蛋白原水平及 PT、APTT 值，重新评价 DIC 的严重程度，同时决定下一步治疗的策略。

(六)抗血小板功能药物的应用

适用于轻型 DIC 或高度怀疑 DIC 而未能肯定诊断者。血小板的黏附和聚集是 DIC 发病机制中的重要环节之一,DIC 时都伴有血小板聚集活化,形成白色血栓,为凝血的先导和核心。在使用肝素同时联用抗血小板药物有利于从不同的药理途径阻止凝血因子和血小板的活化以阻断 DIC。常用药物有双嘧达莫(潘生丁)5mg/(kg·d),分 2～3 次口服,疗程同阿司匹林;磷酸二酯酶抑制药,10mg/(kg·d)加入葡萄糖注射液中静脉滴注或分 3 次口服;阿司匹林,10～20mg/(kg·d),分 2～3 次口服,用到血小板数恢复正常数值天后才停药;环氧化酶抑制药,每次 10～20mg/kg,每天 3 次;两种药物可联合应用,不需要化验指标监测。

(七)抗纤溶治疗

在确定发生纤溶亢进时(如急性早幼粒细胞白血病、前列腺癌)需要给予抗纤溶药。剂量应根据病情调整,好转后减量。常用药物有 6-氨基己酸(EACA),每次 0.1g/kg;对羧基苄氨(PAMBA),每次 8～12mg/kg;氨甲环酸(AMCHA),每次 10mg/kg;抑肽酶,8 万～10 万 U/d,分 2～3 次静脉滴注。以上药物任选一种加入小壶静脉滴注。

(八)溶栓治疗

1. 适应证 ①以血栓形成为主的 DIC,经上述治疗未能有效纠正者;②DIC 后期,凝血及纤溶过程已基本终止,而脏器功能恢复缓慢或欠佳者;③有明显血栓栓塞临床及辅助检查证据者。

2. 常用药物 ①链激酶:先用 50 万～100 万 U(成人,小儿剂量酌减)进入人体内中和抗体(个体差异很大)。加入液体 50～100ml,30min 静脉滴注。以后再静脉滴注 2.5 万～15 万 U,视患儿情况调整剂量,最好在肝素应用后 6～12h,血栓能阻碍供血、供氧的情况下。用药后出血明显可静脉注射 6-氨基己酸。少数患儿可发生过敏反应,如寒战、发热、血清样反应,可在用药前先用异丙嗪预防。②尿激酶（UK）：4000U/kg 静脉注射，随后 4000U/h 维持静脉滴注 3～5d；③组织型纤溶酶原活化剂（t-PA），90 万～150 万 U（或 100mg），30～60min 静脉注射或 5000U/kg 持续静脉滴注 2h，第 2～3 天可重复。

（九）中医中药

常用的为活血化瘀的中药药物，如复方丹参注射液、川芎嗪、参附注射液及刺参酸性黏多糖等，对治疗 DIC 有一定疗效。

第五节　暴发性紫癜综合征

暴发性紫癜综合征（purpura fulminans，PF）又称坏疽性紫癜、坏死性紫癜、出血性紫癜，是一种可致命的出血性急症，起病前常有感染病史。该病起病急骤，以皮肤出血坏死、低血压、发热及弥漫性血管内凝血（DIC）为特征。该病是由 Guelliot 于 1884 年首次描述的。新生儿暴发性紫癜很可能会致命。

【病因】

暴发性紫癜综合征的病因未明，可发生于以下 3 种情况：急性感染引起的急性感染性暴发性紫癜、遗传性或获得性蛋白 C 缺陷或其他凝血障碍所致的凝血障碍性暴发性紫癜，以及原因不明的特发性暴发性紫癜。

暴发性紫癜综合征最常发生于儿童感染的恢复期，如猩红热、链球菌性咽炎与扁桃体炎、脑膜炎球菌性脑膜炎、水痘、麻疹、传染性肝炎、亚急性细菌性心内膜炎、败血症、粟粒性结核与斑疹伤寒等。但是，也可没有前驱疾病，甚至可发生于成人。

【发病机制】

由于高热、微小梗死性血栓、毒素、脓毒性栓塞，导致血管内皮细胞损伤和弥散性血管内凝血（DIC），后者又可导致血小板、纤维蛋白原、凝血酶原与其他凝血因子的耗竭，以致发生弥漫性瘀斑。在传染病后发病的患儿亦可能是由于细菌内毒素本身的抗原致敏了血管内皮而致病。本病中有广泛血栓形成和血管周围炎性浸润而认为是一种 Shwartzman 现象。

【临床表现】

为突然迅速进展的对称性皮肤紫癜,累及全身皮肤,以下肢密集,与其他暴发性皮肤损伤不同的是,皮疹可在几小时内由瘀点迅速增大融合为直径为数厘米的瘀斑,基底肿胀坚硬与周围组织分界清楚,颜色由鲜红渐变为暗紫色,坏死后成为黑色焦痂,浆液坏死区发生水疱或血疱,可融合成大疱,发疹的肢体可出现明显肿胀疼痛,主要死亡原因为器官功能衰竭、DIC、肾出血。

【辅助检查】

1. 实验室检查 实验室检查有微血管病性溶血。白细胞增多和血小板减少。部分病例的出血时间延长,凝血象有因子Ⅴ、Ⅶ、Ⅷ和纤维蛋白原含量减低。

2. 病理检查 病理检查有广泛的皮下出血和局部坏死。在肠道、膀胱和脑部也有同样的病理变化。此外,还可见到血管炎和小血管周围有中性粒细胞浸润,小动脉壁有纤维蛋白样坏死。

【诊断】

1. 好发年龄 多发生于儿童。

2. 发病情况 发病前多有感染史,起病突然,病情凶险。

3. 好发部位 常发生于四肢,尤其是四肢的受压部位。

4. 皮损特点 泛发性大面积瘀斑、出血性大疱和坏死,有触痛。

5. 全身情况 高热、乏力、关节痛、血压下降、弥散性血管内凝血及严重的肝、肾、肺等系统损害。

6. 实验室检查 血小板正常或减少,出凝血时间延长,凝血因子Ⅴ、Ⅶ、Ⅷ及凝血酶原和纤维蛋白原降低。

【治疗】

目前治疗主张置重症监护室进行综合治疗,包括抗生素、类固醇激素、液体复苏、儿茶酚胺等的治疗,以及低血钙、低血糖的防治。至于抗凝血酶、蛋白 C、组织纤溶酶原活性因子、血管扩张药的治疗尚有争议。

1. **抗感染治疗**　暴发性紫癜综合征的主要病因为细菌感染，以脑膜炎球菌败血症最为常见，肺炎球菌、A 组溶血性链球菌、流感嗜血杆菌、肺炎克雷伯杆菌、金黄色葡萄球菌也可引起。在无病原学证据之前，对有感染征象且伴有皮肤瘀斑的患儿，首选第 3 代头孢菌素或联合使用能覆盖上述主要病原菌的抗生素治疗早期暴发性紫癜综合征，一旦病原菌明确后再重新调整抗生素。值得注意的是，水痘带状疱疹病毒、EB 病毒等病毒感染也可并发暴发性紫癜，对于病毒感染患儿，早期抗病毒治疗有助于疾病康复。

2. **蛋白 C 或活化蛋白 C 替代治疗**　蛋白 C 是一种具有抗凝活性的维生素 K 依赖蛋白酶，近来发现蛋白 C 基因突变，导致血浆蛋白 C 缺陷或其活性下降，易于发生微血管内血栓形成，与严重感染合并暴发性紫癜密切相关，是患儿发生暴发性紫癜综合征的根本原因，因此，提出在抗感染和抗休克的同时，使用外源性蛋白 C 或活化蛋白 C（APC）替代治疗，有助于凝血失衡纠正，可以减轻暴发性紫癜综合征的组织损伤。临床使用重组人活化蛋白 C（商品名：rhAPc）Drotrecoginalfa 具有抗凝、抗炎活性，中心静脉持续给药每小时 $24\mu g/kg$，持续 96h，可使蛋白 C 活性增加，凝血功能改善，使用安全，并且发现血小板 $<30\times10^9/L$ 并非绝对禁忌。

3. **抗凝血酶Ⅲ（AT-Ⅲ）**　暴发性紫癜综合征时抗凝血酶Ⅲ减少，给予抗凝血酶Ⅲ替代治疗，可促其恢复正常，改善 DIC，且可促进脑膜炎球菌暴发性紫癜综合征血浆蛋白 C 水平升高。另有研究发现，所有脑膜炎球菌并暴发性紫癜患儿抗凝血酶水平明显降低，给予抗凝血酶替代治疗获得了较好疗效，并且发现 AT 替代治疗时最小负荷剂量为 150U/kg，每日维持剂量分别为 150U/kg，安全有效。

4. **重组组织纤溶酶原活性因子（rt-PA）**　暴发性紫癜综合征时，纤溶酶原活性抑制因子浓度增加，纤维蛋白沉积，血管内血栓形成,多器官功能衰竭,rt-PA 有助于溶解血栓、改善外周灌注,半衰期 5min,剂量为每小时 0.25～0.5mg/kg,重复使用,对脑膜炎球菌暴发性紫癜综合征治疗有帮助。

5. **肝素的应用**　对处于高凝状态的患儿,肝素与抗凝血酶Ⅲ结合抑制血栓形成,减轻皮肤坏死,早期可持续滴注肝素 100～200U/(kg·d)或低分子肝素 75U/(kg·d),同时输注新鲜冷冻血浆和抗凝血酶Ⅲ,使用时须注意肝素耐受、停药后反复、血小板减少和出血等现象。

6. **外科治疗**　部分暴发性紫癜综合征患儿经内科抢救存活后,虽然生命体征基本稳定,但约 90% 患儿全层皮肤软组织坏死,有时可深达肌肉、骨骼,愈后残留瘢痕,需要外科进一步处理,包括筋膜切开术、截肢术、皮肤移植术。

第六节　急性重型免疫性血小板减少性紫癜

免疫性血小板减少性紫癜(immune thrombocytopenic purpura,ITP)是小儿时期最常见的出血性疾病,既往称作特发性血小板减少性紫癜或原发性血小板减少性紫癜。其主要临床特点是皮肤、黏膜自发性出血和束臂试验阳性,血小板减少、出血时间延长和血块收缩不良。本病分急性型、慢性型和反复型。急性型一般 80% 在 6 个月内治愈,慢性型及反复型约占 20%,在 1 年至数年治愈。预后与血小板减少程度有密切关系,血小板轻度和中度减少,出血症状相应较轻,如为重度、极重度减少则出血症状严重,血小板在$(10～20)×10^9/L$ 或更低,可致多脏器(如消化道、泌尿道等)出血,尤其是颅内出血可危及生命。

【病因及发病机制】

血小板相关抗体(PAIgG)吸附在血小板表面,通过血液循环,在肝脾内滞留,主要由单核-巨噬细胞吞噬而破坏。PAIgG 数量越多,血小板破坏越多,血小板减少也越严重。PAIgG 水平持续升高,提示可能发展为慢性免疫性血小板减少性紫癜(CITP)。文献中已有证明,CITP患儿血清存在着血小板膜糖蛋白(GP)自身抗体。目前,CITP公认为自身免疫性疾病。可同时发生Coombs试验阳性自身免疫性溶血(Evan综合征)。急性免疫性血小板减少性紫癜(AITP)一般认为与病毒感染后体内形成免疫复合物有关。病毒感染激活多克隆B细胞,其中某克隆的B细胞针对GP成分产生抗体,由IgM型做介导产生暂时自身免疫现象,而与CITP的IgG型抗体不同。新生儿若其母患本病,抗体可通过胎盘进入胎儿体内,导致新生儿血小板减少而发病,所以ITP是免疫机制引起的疾病。

【临床表现】

1~5岁多见,男女发病无差异,冬春季发病率较高。起病急,病前1~3周多有病毒感染史。自发性皮肤瘀点、瘀斑,以四肢较多;鼻、牙龈出血常见,呕血和黑粪常为口鼻出血咽下所致,消化道大出血者并不多见;严重者可发生颅内出血,青春期女孩可有月经过多,出血程度与血小板减少程度相一致,出血量大者可有失血性贫血或休克。大多数患儿于发病后1~6月痊愈,部分患儿可有轻度脾大,少数可由急性转为慢性。

【辅助检查】

1. 血液检查　血小板计数减少,出血不严重者多无红、白细胞改变。血小板形态(如大血小板或小血小板)、白细胞和红细胞的数量和形态有助鉴别先天性血小板减少症和继发性血小板减少症。

2. 骨髓检查　巨核细胞增多或正常,伴成熟障碍。典型ITP无须骨髓检查;骨髓检查的主要目的是排除其他造血系统疾病。

3. 单克隆抗体特异性俘获血小板抗原试验法　单克隆抗体特异性俘获血小板抗原试验法,特异性和敏感性较高,有助鉴别免疫性与非免疫性血小板减少。

4. 其他检查　免疫性疾病相关的检查及病毒病原检查,有助于鉴别继发性血小板减少。

【诊断】

1. 诊断依据

(1)至少两次血常规检测仅 PLT<100×10⁹/L,血细胞形态无异常。

(2)皮肤出血点、瘀斑和(或)黏膜、脏器出血等临床表现。

(3)一般无脾大。

(4)须排除其他继发性血小板减少症,如低增生性白血病、以血小板减少为首发血液学异常的再生障碍性贫血、遗传性血小板减少症、继发于其他免疫性疾病,以及感染和药物因素等。

2. 分型诊断　见表 7-3。

表 7-3　免疫性血小板减少性紫癜分型诊断

分型依据	分型
按病程长短分型	新诊断的 ITP(病程<3 个月) 持续性 ITP(病程 3~12 个月) 慢性 ITP(病程>12 个月)
按病情轻重分型	重型 ITP(发病时需紧急处理出血症状或病程中新的出血症状需用提升血小板的药物治疗) 难治性 ITP(脾切除后仍为重型 ITP)
病情分度诊断	
轻度	血小板>50×10⁹/L,一般无自发出血,仅外伤后易发生出血或术后出血过多
中度	血小板(20~50)×10⁹/L,有皮肤黏膜出血点或创伤后瘀斑、血肿,创伤后出血延长,但无广泛出血
重度	①血小板(10~25)×10⁹/L,皮肤广泛出血、瘀斑或多发血肿,黏膜活动性出血(牙龈渗血、口腔血疱、鼻出血);②消化道、泌尿道或生殖道暴发性出血或发生血肿;③视网膜出血或咽后壁出血;④创伤处出血不止,经一般治疗无效。具备①~④项中的任意 1 项

（续　表）

分型依据	分型
极重度	①血小板≤$10×10^9$/L，皮肤黏膜广泛自发性出血、血肿或出血不止；②危及生命的严重出血（包括颅内出血）。具备①～②项中的任意1项

【鉴别诊断】

1. 急性粒细胞白血病　尤其是急性早幼粒细胞性白血病（APL），发病急，全身出血症状重，血液象出现幼稚粒细胞，以早幼粒细胞为多，易出现 DIC。骨髓象出现早幼粒细胞占 30% 以上。本病例的骨髓象可以与其鉴别。

2. Evan 综合征　自身免疫性溶血性贫血及血小板减少，也是免疫性疾病：①有溶血的过程，红细胞抗体产生是由于多种原因，是抗自身红细胞抗体所致的溶血性贫血；②常有轻度脾大；③血小板减少，一般减少为轻度或中度，但计数减少至 $10×10^9$/L 较少见；④Coombs 试验阳性，可与鉴别。

3. 慢性获得性再生障碍性贫血（CAA）　典型者具有全血细胞减少症和骨髓象异常，多不难诊断。而小儿 CAA 多不典型，血小板减少症通常是它的初期表现。由于 CAA 的病理特点是红髓总容量的下降，呈向心性萎缩，部分破坏，而一部分可代偿性增生，所以当怀疑 CAA 时必须选取远端骨骼（髂骨）做骨髓象，不能用胸骨。如果不能定诊，必要时需多部位穿刺。

4. 系统性红斑狼疮（SLE）　对于年龄在 10 岁以上的女孩诊断 ITP 必须除外 SLE。早期表现为血小板减少性紫癜，抗核抗体、狼疮细胞检查可助鉴别。

5. 继发性血小板减少性紫癜　重症细菌感染、病毒血症、化学药物、脾功能亢进、部分自身免疫性疾病（如系统性红斑狼疮等）、恶性肿瘤侵犯骨髓和某些溶血性贫血等均可导致血小板减少，注意鉴别。

6. Wiskott-Aldrich 综合征　均有血小板减少、出血等症状。并发全身广泛湿疹和易于感染,血小板黏附性减低,对二磷酸腺苷(ADP)、肾上腺素及胶原不发生凝集反应。

7. 血管性假性血友病(ⅡB型和血小板型)　亦有血小板减少,出血时间延长、皮肤、黏膜出血等表现。但血浆 vwF:Ag 和Ⅷ:C 储量降低,血小板对瑞斯托霉素不发生凝集反应。

8. 血栓性血小板减少性紫癜　有血小板减少、出血与溶血性贫血,神经系统表现显著,有肾功能不全。

【治疗】

急性重型免疫性血小板减少性紫癜多表现为以脏器广泛大出血,除失血性休克外,颅内出血常威胁患儿生命。治疗关键在于提升血小板的数量,减少血小板的破坏,减低毛细血管脆性,阻止毛细血管的压力增高;同时,输注分离出的新鲜血小板,减少出血,而降低颅内出血的发生率。

1. 肾上腺皮质激素的应用　ITP 治疗首选药物是肾上腺皮质激素,其作用为:①可抑制抗体形成;②可抑制抗原抗体反应;③可抑制单核-巨噬细胞的活跃,减少对血小板的破坏;④降低毛细血管的脆性渗透性。目前采用种类有地塞米松、氢化可的松、甲泼尼松龙等。应用地塞米松冲击疗法,疗效满意。血小板回升速度较快,控制出血亦较快,对于急重症,根据病情可延长冲击时间。

2. 丙种球蛋白(IVIG)冲击治疗　IVIG 的作用机制:①封闭作用。封闭巨噬细胞受体,抑制巨噬细胞对血小板的结合和吞噬,而干扰单核细胞吞噬血小板的作用。②保护作用。在血小板表面形成保护膜,减少结合抗体复合物的血小板被巨噬细胞吞噬。③抑制作用。抑制自身免疫反应,使抗血小板的抗体减少。④结合作用。多个献血员存在抗个体基因型抗体,多种抗体清除体内存在的慢性病毒感染。

IVIG 冲击疗法适用于急重症病例抢救,用量 $0.3 \sim 0.4 g/(kg \cdot$

d),连续 3~5d。一般在应用2~3d,血小板计数正常,如果不与激素结合应用,多数为暂时效应,特别是对于 CITP。不良反应较少,偶有过敏反应、发热、血液传播性疾病等。对于一些危及生命的出血,IVIG 可长期应用,不必拘泥于疗程。

3. **脾切除治疗** 急性型可能自行缓解,一般不主张切脾。一般慢性型有适应证者可采用。

(1)经以上正规治疗仍有危及生命的严重出血或急需外科手术者。

(2)病程>1 年,年龄>5 岁,且有反复严重出血,药物治疗无效或依赖大剂量糖皮质激素维持,骨髓巨核细胞增多者。

(3)病程>3 年,血小板持续<$30×10^9$/L,有活动性出血,年龄>10 岁,药物治疗无效者。

小儿切脾年龄最好在 7 岁以上,否则感染严重,且不易控制。尤其是三四岁以下婴幼儿易感染,感染重,不易控制。少部分患儿脾切除治疗无效,是因为骨髓、淋巴组织也产生 PAIgG,破坏血小板。

4. **非激素类免疫抑制药治疗** 非激素类免疫抑制药治疗主要用于激素治疗失败、脾切除无效或不宜外科手术的患儿。因为这些药物毒性较大,不应作首选药物。临床常用药:长春新碱每次 0.025~0.05mg/kg 或每周 1.5mg/m²,静脉滴注;6-巯基嘌呤 1.5~2.5mg/(kg·d);硫唑嘌呤 1.5~2.5mg/(kg·d);环磷酰胺 3mg/(kg·d);疗程 1~3 个月,有 15%~30%获得缓解。

5. **难治型的治疗** 常规治疗无效者应特别注意并再次确认是否为ITP,应当复查骨髓检查,如果还可以确诊为ITP,一般考虑为难治型。可试用以下方法。

(1)环孢霉素 A(Cys A)3~5mg/(kg·d),口服,Cys A 可抑制 T、B 淋巴细胞的功能。

(2)干扰素:3~6U/kg,每周 3 次,连用 4 周;或 10 万 U/kg,每周 2 次,连用 12 周,皮下注射。不良反应为发热、流感样症状、局部疼痛等。

(3)大剂量维生素 C:2~3g/d,静脉滴注,7~14d;或 2~3g/d,口服,2~3 个月。

(4)达那唑:15~20mg/(kg·d),分次口服,一般 2~4 个月开始见效,也可联合地塞米松口服。

(5)抗 D(Rh)球蛋白:25~50g/(kg·d),静脉注射,连用 5d。不良反应是 Coombs 试验阳性和轻微溶血性输血反应。

第七节　嗜血细胞综合征

嗜血细胞综合征(hemophagocytic syndrome,HPS),又称嗜血细胞性淋巴组织细胞增多症(hemophagocytic lymphohistiocytosis,HLH),于 1979 年首先由 Risdall 等报道,是一组较为少见、由活化的淋巴细胞和组织细胞增生引起的多器官高炎症反应而又免疫无效的临床综合征。主要表现为发热、肝脾大、血细胞减少和组织细胞嗜血现象(主要见于骨髓、肝脾和淋巴结)。本病起病急、病情进展迅速、常为多脏器受累、病死率高,死亡率可达 50%以上。

【病因】

根据发病原因,目前将 HPS 分为原发性(又称家族性,familial hemophagocytic lymphohistiocytosis,FHL)和继发性(secondary hemophagocytic lymphohistiocytosis,sHLH)两种类型。

(一)原发性

为常染色体隐性遗传或性染色体隐性遗传。90%患儿发病年龄<2 岁,大多有家族史,并伴有基因异常,病死率较高。

(二)继发性

可发生于各个年龄阶段,常见病因如下。

1. 感染　①病毒:EB 病毒、疱疹病毒、巨细胞病毒等;②细菌:不动杆菌、大肠埃希菌、结核杆菌、金黄色葡萄球菌等;③支原体;④真菌:念珠菌、隐球菌、荚膜组织胞浆菌等;⑤立克次体:恙虫病、Q 热等;⑥原虫:利什曼原虫、疟原虫等。

2. **恶性肿瘤** 骨髓增生异常综合征(MDS),急性非淋巴细胞白血病(ANLL),T/B 细胞淋巴瘤、多发性骨髓瘤及胸腺瘤、胃癌等。

3. **自身免疫性疾病** 系统性红斑狼疮、类风湿关节炎、炎性肠病、结节病等。

4. **免疫缺陷状态** 艾滋病(AIDS)、脾切除、长期应用免疫抑制药和(或)细胞毒药物治疗等。

5. **其他** 成人 Still 病、坏死性淋巴结炎、慢性肾衰竭、肾移植后等。

继发性 HLH 以感染相关 HLH 多见,其中又以 EBV 感染相关 HLH 最常见。

【发病机制】

各型 HLH 均表现为组织细胞/巨噬细胞的过度增生和活化导致的组织浸润,大量激活的淋巴细胞、组织细胞和吞噬细胞聚集于骨髓、肝、脾或淋巴结内,由此造成毁损性组织器官浸润。同时由活化的巨噬细胞产生大量细胞炎性因子如 TNF-α、IL-6,IL-8、IL-10、IL-18、INF-C 等,形成高细胞因子血症,是造成各种病理性损害、产生各种临床症状的主要原因。不同类型 HLH 发病机制的根本区别在于引起细胞增生的机制不同。

(一)原发性

可分为家族性嗜血细胞综合征(FHL)和免疫缺陷综合征相关 HPS(iHLH)。其发病和病情加剧常与感染有关。

1. **FHL** 根据基因突变的不同将 FHL 分为 FHL1、FHL2、FHL3、FHL4、FHL5 五个亚型。

(1)FHL1 基因缺陷定位于 9q21.3-22 的相关基因,但该基因功能尚不清楚。

(2)FHL2 基因缺陷定位于 10q21-22 的穿孔素基因,占 FHL

发病的 15%～50%。NK 细胞及 CTL 细胞主要是通过穿孔素/颗粒酶作用途径杀伤靶细胞。当穿孔蛋白基因突变后,其编码产物穿孔蛋白生成数量减少,不能形成诱导靶细胞凋亡的小孔,从而减弱了杀伤性 T 细胞和 NK 细胞对靶细胞的作用。持续的抗原刺激 T 细胞和 NK 细胞导致大量细胞因子产生,引起巨噬细胞活化。

(3)FHL3 基因缺陷定位于 17q25 的 Unc13D,占 FHL 发病的 15%～25%。Unc13D 的改变并不影响分泌性颗粒的极化以及囊泡与靶细胞膜的锚定,但是其编码的 Munc13-4 作用是在囊泡膜融合之前启动细胞毒颗粒的分泌,当 Munc13-4 有缺陷时就可影响细胞毒性颗粒的胞吐,随后导致 FHL3 的发生。

(4)FHL4 基因缺陷定位于 6q24 的 Syntaxin 11(STX11),约占 FHL 发病的 20%。STX11 在 NK 细胞及活化的 CTL 细胞上表达,在颗粒胞吐及细胞介导的杀伤中发挥作用。

(5)FHL5 基因缺陷定位于 19p13.2-13.3 的 Munc18-2(STXBP2),其可影响 NK 细胞毒颗粒的胞吐。

2. iHLH　包括 Griscelli 综合征(GS-2)、Chediak-Hi-gashi 综合征 1(CHS-1)及 X 性联淋巴组织增生综合征(XLP)。其中:GS-2 是一种常染色体隐性遗传疾病,表现为色素减退并可发生致命的 HPS。GS-2 与定位于 15q21 的 RAB27A 基因改变有关,RAB27A 编码一小段 GTP 酶,影响细胞毒颗粒及黑素颗粒的胞吐。RAB27A 与 Munc13-4 直接作用,影响细胞毒颗粒与微小管形成中心(MTOC)结合的过程。

(二)继发性

与自身免疫功能异常有关。通常可以发现患儿的细胞毒性 T 淋巴细胞及 NK 细胞的细胞毒功能存在缺陷,并且 NK 细胞数量明显降低、细胞毒性 T 淋巴细胞数明显升高,均提示预后不良。发病主要是由于巨噬细胞被活化的细胞毒性 T 淋巴细胞刺激后分泌超量的细胞因子,如白细胞介素(IL)-1、IL-6、肿瘤坏死因子

(TNF)-α,细胞主要是通过穿孔素/颗粒酶作用途径杀伤靶细胞。当穿孔蛋白基因突变后,其编码产物穿孔蛋白生成数量减少,不能形成诱导靶细胞凋亡的小孔,从而减弱了杀伤性 T 细胞和 NK 细胞对靶细胞的作用。持续的抗原刺激 T 细胞和 NK 细胞导致大量细胞因子产生,引起巨噬细胞活化。

【临床表现】

原发性和继发性 HLH 临床表现常缺乏特异性,典型症状如下。

1. 发热　最常见症状。热型波动而持续,持续性发热,体温峰值>38.5℃,持续 7d 以上,可自行下降。

2. 肝、脾大　肝、脾明显肿大,且呈进行性加重,可出现黄疸、腹水等。

3. 淋巴结肿大　约 50% 患儿出现淋巴结肿大,甚至为巨大淋巴结。

4. 一过性皮疹　约 20% 的患儿可出现一过性皮疹,多伴高热,无特异性。

5. 出血　因血小板减少、纤维蛋白原降低及肝功能损害,DIC 发生,本病常有出血,可表现为皮肤出血、紫癜、瘀斑、鼻出血及其他出血。

6. 中枢神经系统症状　发生率超过 50%。晚期多见,但也可发生在疾病早期。表现为兴奋、抽搐、小儿前囟隆起、颈强直、肌张力增高或降低、第Ⅵ对或第Ⅶ对脑神经麻痹、共济失调、偏瘫或全瘫、失明和意识障碍、颅内压增高等。受累者脑脊液可有蛋白升高,细胞数增加,以淋巴细胞、单核细胞为主。

7. 肺部症状　与肺部淋巴细胞和巨噬细胞浸润有关。

8. 其他　可有乏力、厌食、体重下降、胃肠道症状、关节痛等表现,以及原发疾病的相关表现。

【辅助检查】

1. 血常规　最常见的外周血异常为血细胞减少,几乎发生于所有 HLH 患儿。常表现为两系或全血细胞减少。以血小板计数减少最为明显,白细胞计数减少程度较轻。观察血小板计数的变化可作为本病活动性的一个指征。病情缓解时首先可见到血小板计数上升;病情恶化时,则首先见到血小板计数下降。此外,外周血涂片有时可见吞噬血细胞的组织细胞,组织细胞形态基本正常。

2. 骨髓象 早期表现为增生性骨髓象,噬血现象不明显,常表现为反应性组织细胞增生,无恶性细胞浸润,应连续多次检查骨髓,以便发现吞噬现象;极期除组织细胞显著增生外,红系、粒系及巨噬细胞系均减少,可有明显的吞噬血细胞现象;晚期骨髓增生度降低,这很难与细胞毒性药物所致的骨髓抑制鉴别,有的病例其骨髓可见大的颗粒状淋巴细胞,胞体延长如马尾或松粒状,这可能是 HPS 的一种特殊类型的淋巴细胞。

3. 血液生化检查 血清转氨酶、胆红素、三酰甘油、乳酸脱氢酶(LDH)、中性粒细胞碱性磷酸酶(NAP)可增高;血清铁蛋白显著升高,可作为疾病活动的标志;全身感染时,可有低钠血症、低白蛋白血症及血清铁蛋白升高。

4. 凝血功能 疾病活动期,常有凝血功能异常。可有血浆纤维蛋白原减低、纤维蛋白降解产物增多、部分凝血活酶时间延长。当存在肝损害时,凝血酶原时间也可延长。

5. 免疫学检查 T 细胞功能缺陷、NK 细胞活性降低或消失;继发性 HLH 还可能有 NK 细胞数量的减少,但一般经过治疗后能恢复正常;高细胞因子血症,如 IFN-γ、IL-6、IL-10、TNF 及血清和脑脊液可溶性 IL-2 受体等水平的显著增高。

6. 脑脊液 压力升高;细胞数增多,$(5\sim50)\times10^6/L$,以淋巴细胞为主,可有单核细胞,但很少有噬血细胞;蛋白升高。但也有神经系统症状明显而脑脊液正常者。

7. 影像学检查 胸部 X 线检查可见间质性肺浸润;晚期脑CT 或 MRI 检查可发现陈旧性或活动性感染、脱髓鞘、出血、萎缩、脑水肿、脑钙化等表现;有时亦可通过 CT 检查发现脑部钙化;B 超可见肝、脾、腹腔淋巴结肿大。

8. 病理学检查 病理特征主要是良性组织细胞增生伴噬血现象,增生的组织细胞主要浸润淋巴结的淋巴窦和髓索、肝的肝窦和门脉区、脾的红髓及骨髓。因此,骨髓、肝、脾、淋巴结活检有特异性。

9. 基因异常检查 包括以下蛋白质的基因突变,如穿孔素基因、UNC13D、STX11 等。

【诊断】

1. 国际组织细胞学会 HLH-2004 诊断标准

(1)持续发热。

(2)脾大。

(3)血细胞减少(外周血二系或三系减少),血红蛋白<90g/L(4 周以内婴儿者,血红蛋白<100g/L),血小板<100×10^9/L,中性粒细胞计数<1.0×10^9/L。

(4)高甘油三酯血症(空腹三酰甘油>3.0mmol/L 或>265mg/dl)和(或)低纤维蛋白原血症(纤维蛋白原<1.5g/L)。

(5)骨髓检查或脾、淋巴结活检发现噬血现象,但无恶性肿瘤克隆者。

(6)NK 细胞活性降低或缺如。

(7)血清铁蛋白≥500mg/L 者。

(8)可溶性 CD25(即可溶性 IL2 受体)≥2400U/ml。

符合以上 8 条中的 5 条,可以诊断 HLH。

发现以下任何一项分子遗传学异常者,结合临床可诊断为FHL:①穿孔素基因突变(FHL-Ⅱ型);②UNC13D 基因突变(FHL-Ⅲ型);③STX11 基因突变(FHL-Ⅳ型);④STXBP2(又称Munc18-2)基因突变(FHL-Ⅴ型)。

2. HLH 活动度的诊断 以下病理学、免疫学和生化检查有助于诊断和判断 HLH 活动度。

（1）巨噬细胞活化状态：噬血现象、组织细胞表面 CD163 和血清可溶性 CD163、血清铁蛋白和细胞因子浓度。

（2）T 细胞活化：血清细胞因子浓度和铁蛋白水平。

（3）NK 细胞脱颗粒试验。

【鉴别诊断】

HLH 起病急骤、病情进展迅速、病死率高，故早期诊断和鉴别诊断极为重要。

1. 家族性 HLH 与继发性 HLH 鉴别诊断最容易混淆。两者临床表现无差别，不同的是家族性 HLH 为常染色体隐性遗传病，可有家族史。但临床工作中经常问不到家族史，增加了诊断的难度。特别是与病毒相关性 HLH 的鉴别，因为病毒感染不但与病毒相关性 HLH 有关，在家族性 HLH 患儿，也常有病毒感染，而且家族性 HLH 也常由病毒感染而诱发。因此，一般认为，2 岁前发病者多提示为家族性 HLH，而 8 岁后发病者，则多考虑为继发性 HLH。在 2～8 岁发病者，则要根据临床表现来判断，如果还难肯定，则应按家族性 HPS 处理。

2. 与恶性组织细胞病（恶组）相鉴别。二者在骨髓片上很难鉴别，但 HLH 要比恶组常见得多。但如临床上呈暴发经过、严重肝功能损害、骨髓中组织细胞恶性程度高，特别是肝、脾或其他器官发现异常组织细胞浸润，则先考虑为恶组为宜；否则应诊断为 HPS。

3. 感染性或发热性疾病：HLH 的早期表现与常见感染性疾病、不明原因发热很相似。高热伴皮疹、肝脾或（和）淋巴结肿大，均须进行 HLH 相关检查明确诊断。

4. 巨噬细胞激活综合征（MAS）：发生于幼年型类风湿关节炎或红斑狼疮等自身免疫性疾病。临床表现酷似 HLH，甚至有观点认为是 HLH 的特殊类型。

【治疗】

HLH 病情凶险，进展迅速，病死率高，确诊后应立即开始治疗。对于有些不完全符合诊断标准的病例,也可以在严密观察病情的同时给予治疗。治疗上包括抗感染治疗、积极对症支持治疗和化疗。同时要积极寻找可能引起 HLH 的基础疾病,并给予相应的治疗。

HLH-2004 方案针对所有 HLH 患儿,无论是家族性还是继发性 HLH,其治疗仍分为初始($1\sim8$ 周)和造血干细胞移植/维持治疗。在初始治疗 8 周后,非家族遗传疾病经初始治疗获得缓解的患者可停治疗;凡确诊为家族遗传性疾病的患者或是非家族遗传疾病经初始治疗后本病仍持续或缓解后又复发的患者,须接受后续维持治疗,如有合适供者需尽早行造血干细胞移植。

1. 初始治疗(共 8 周)

(1)地塞米松(Dex):10mg/($m^2 \cdot d$);加入 4:1盐溶液 100ml 中,静脉滴注或用片剂分次口服,连续 2 周,第 3 周开始减半量,连续 2 周,以后每隔 2 周减半,直至第 8 周减停。

(2)依托泊苷(VP16):150mg/m^2,每周 2 次,共 2 周,之后每周 1 次,共 6 周。

(3)环孢素 A(CsA):从第 1 周开始用 $4\sim6$mg/kg,保持血药浓度 200ng/ml。

(4)鞘内注射:对于经初始治疗 2 周后神经系统仍进行性加重或异常脑脊液无明显改善的患儿,建议给予鞘内注射甲氨蝶呤(MTX)和泼尼松龙,每周 1 次,连续治疗 4 周。

2. 维持治疗(共 32 周) 维持治疗($9\sim40$ 周):①Dex,第 10 周开始,隔周应用,10mg/($m^2 \cdot d$),每次连用 3d;② VP16,150mg/m^2,第 9 周开始,隔周应用 1 次;③CsA 剂量及用法同前。

3. 造血干细胞移植(HSCT) 造血干细胞移植是目前唯一能使 FHL 及部分 sHLH 获得长期缓解甚至治愈的治疗方法,HSCT 后长期无病生存率 60%$\sim$70%。其疗效与基础疾病缓解状态、造血干细胞移植类型和预处理方案等有关。基础疾病缓解者明显较不缓解者好,全相合者较部分相合者好,减低强度预处理较清髓性预处理好。HSCT 失败的主要原因是治疗相关并发症(约 30%),特别是感染、肝静脉阻塞性疾病及非感染性肺炎而导致的死亡。

第八节 急性白血病

白血病是造血系统的恶性增殖性疾病,某一血细胞系统恶性增殖,进入血流并浸润到全身各个组织和器官,从而引起贫血、出血、感染、浸润等临床表现。它不仅指白细胞系统的恶变,也包括红细胞、巨核细胞等。急性白血病是儿童时期最常见的恶性肿瘤,以急性淋巴细胞白血病(acute lymphoblastic leukemia,ALL)多见,占 75%,急性非淋巴细胞白血病(acute non-lymphocytic leukemia,ANLL)占 25%。包括新生儿在内的任何年龄均可发病,以学龄前期和学龄期发病数最多,男性发病率高于女性。

【病因】

病因不明,可能的相关因素包括以下几种。

1. 病毒因素 RNA 反转录病毒即人类 T 细胞白血病病毒(HTLV)可引起 T 淋巴细胞白血病。

2. 理化因素 电离辐射、苯及其衍生物、某些药物,如保泰松和细胞毒药物等。

3. 遗传因素 有家族肿瘤易感性:某些遗传性疾病,如 21-三体综合征、范可尼贫血等罹患白血病的比例增高;同卵双生子中一个患急性白血病,另一个患病概率高达 20%。

【临床分型】

(一)急性淋巴细胞白血病(ALL)

1. 形态学分型(FAB 分型)

(1)L_1 型:以小细胞为主,核染色均匀,核型规则,核仁小。

(2)L_2 型:大细胞为主,核染色不均,核型不规则。

(3)L_3 型:大细胞为主,细胞大小一致,核染色呈点状,均匀。

2. 临床分型

(1)标危型(SR-ALL):①泼尼松 7d 反应佳,第 8 天外周血幼稚细胞$<1.0\times10^9$/L;②年龄 1~6 岁;③WBC$<20\times10^9$/L;④诱导化疗第 15 天骨髓 M_1(原淋＋幼淋$<5\%$)或 M_2(原淋＋幼淋为 $5\%\sim25\%$);⑤诱导化疗第 33 天骨髓 M_1。

(2)中危型(IR-ALL):①泼尼松反应佳,第 8 天外周血幼稚细胞$<1.0\times10^9$/L;②年龄<1 岁,$\geqslant6$ 岁;③WBC$\geqslant20\times10^9$/L;④诱导化疗第 15 天骨髓 M_1 或 M_2;⑤诱导化疗第 33 天骨髓 M_1;⑥T-ALL;⑦或符合 SR 标准,但诱导化疗后第 15 天骨髓 M_3(原淋＋幼淋为$>25\%$),而诱导化疗后第 33 天骨髓 M_1。

(3)高危型(HR-ALL):至少符合以下一点。①IR 且诱导化疗后 15 天骨髓 M_3(非 SR 及诱导化疗后 15d 骨髓 M_3);②泼尼松反应差,8d 外周血幼稚细胞$\geqslant1.0\times10^9$/L;③33d 骨髓 M_2 或 M_3;④t(9:22)(BCR/ABL)或 t(4:11)(MLL/AF4)异常;⑤诊断时有睾丸白血病,化疗 33d 评价未完全恢复者,应于诱导阶段结束时再评估(可疑者应行睾丸活检病理细胞学检查),证实诊断者按高危方案治疗;⑥诊断时有纵隔大肿块,化疗 33d 评价未完全恢复者,应于诱导阶段结束后 1 周再行 MRI/CT 评估(可疑者应行肿块活检病理细胞学检查),证实诊断者按高危方案治疗;⑦诊断时已合并中枢神经系统白血病。

(二)急性非淋巴细胞白血病(ANLL)

1. 形态学分型(FAB 分型)

(1)原粒细胞微分化型(M_0):骨髓中原粒细胞＝90%,无 Auer 小体。

(2)原粒细胞白血病未分化型(M_1):骨髓中原粒细胞＝90%,早幼粒细胞很少,中幼粒细胞以下各阶段细胞极少见,可见 Auer 小体。

(3)原粒细胞白血病部分分化型(M_2):骨髓中原粒细胞＋早幼粒细胞$>50\%$,可见多少不等的中幼粒、晚幼粒、成熟粒细胞,可见 Auer 小体;M_{2b} 型骨髓中有明显的核浆发育不平衡的中幼粒细胞。

(4)颗粒增多的早幼粒细胞白血病(M_3):骨髓中以颗粒增多的异常早幼粒细胞>30%,其胞质大小不一,胞质中有大小不等的颗粒。可分两个亚型,粗颗粒型(M_{3a})、细颗粒型(M_{3b})。

(5)粒-单核细胞白血病(M_4):骨髓中幼稚细胞和单核细胞同时增生,原始和幼稚粒细胞>20%;原始、幼稚单核细胞和单核细胞=20%;或原始、幼稚和成熟单核细胞>30%,原始和早幼粒细胞>10%;除以上特点外,骨髓异常嗜酸性粒细胞增多。

(6)单核细胞白血病(M_5):骨髓中原始和幼稚单核细胞增生为主,分两个亚型。①未分化型(M_{5a}):骨髓中原始单核细胞为>80%;②部分分化型(M_{5b}):骨髓中原始和幼稚单核细胞>30%,原始单核细胞<80%。

(7)红白血病(M_6):骨髓中有核红细胞>50%,以原始及单幼红细胞为主,且常有巨幼样变;原粒及早幼粒细胞>30%,外周血可见幼红及幼粒细胞,粒细胞中可见 Auer 小体。

(8)急性巨核细胞白血病(M_7):外周血有原始巨核细胞;骨髓中原巨核细胞>30%。

2. 临床分型

(1)标危型:FAB 分型的 M_3、M_4Eo,带 Auer 小体的 M_1 或 M_2,同时以标准化疗方案诱导第 15 天骨髓原始细胞≤5%(M_3 除外)。

(2)高危型:FAB 分型中除上述类型以外的其他类型。

【临床表现】

各年龄均可发病,以 3~7 岁的发病率最高,大多起病急,以发热,贫血,出血,肝、脾、淋巴结肿大为主要表现。部分患儿以局部肿物或神经系统改变为初发症状;少数患儿以骨、关节痛为首发症状,如骨和关节疼痛、胸骨压痛。

(1)发热:多于病程中出现,为不规则发热,一般不伴有寒战。

（2）贫血：出现较早，随病情发展而加重。

（3）出血：以皮肤、黏膜多见，表现为鼻出血、牙龈出血、皮肤瘀斑、消化道出血和血尿，偶见颅内出血，为引起死亡的重要原因之一。

（4）肝脾大及全身浅表淋巴结肿大：程度不等。

（5）中枢神经系统症状：是导致急性白血病复发的主要原因。在整个病程的任何时间均可发生，以化疗后缓解期多见，临床以颅内压增高的症状为主，也可出现脑神经受累的症状。也可有惊厥、昏迷等。

（6）睾丸浸润：表现为局部肿大、触痛，阴囊皮肤呈黑红色。为复发的重要原因。

（7）绿色瘤：急性粒细胞白血病的一种特殊类型，白血病细胞浸润眶骨，颅骨，胸骨及肝、肾等，在局部隆起形成绿色瘤，切面为绿色，暴露于空气中迅速消退。

【辅助检查】

1. 血常规检查　外周血白细胞计数多增高，但也可正常或降低，通常涂片可见原始及幼稚细胞，血红蛋白及红细胞降低，血小板数呈不同程度降低。

2. 骨髓检查　多见骨髓增生活跃至极度活跃，也可见骨髓增生减低，骨髓中某一系的白血病细胞恶性增生，原始及幼稚细胞≥25%，高者达90%以上，其他系明显减少或缺如。

3. 细胞组织化学染色　可鉴别白血病细胞类型，常规做过氧化物酶、酸性磷酸酶、碱性磷酸酶、苏丹黑、糖原染色、氟化钠抑制等。

4. 免疫学检查　采用流式细胞仪检测，可分 B 细胞系和 T 细胞系两大类。

【诊断】

典型病例根据病史、血象和骨髓象诊断并不困难。但有些病例在发病早期外周血白细胞数正常或减少，且可不出现幼稚细胞,常被误诊。因此,遇到一些可疑的病例,如不明原因的发热、贫血、出血、骨关节痛、肝脾淋巴结大等应早期提高警惕,考虑到白血病,及时做骨髓穿刺检查以明确诊断。骨髓检查对于诊断十分重要,但应注意白血病细胞在体内分布不均匀现象。

【鉴别诊断】

1. 类白血病反应　类白血病反应为造血系统对感染、中毒、溶血等刺激因素的反应,末梢血象中偶见中晚幼粒及有核红细胞,血小板多正常,呈感染性骨髓象,骨髓染色呈中性粒细胞碱性磷酸酶积分显著增高。类白血病反应的治疗和预后均与白血病不同。一般根据病史、临床表现和细胞形态可以与白血病鉴别,但有时比较困难。

类白血病反应有以下特点可协助鉴别:①类白血病的白细胞变化不带有肿瘤特性,引起类白血病反应的原因去除后,血象可恢复正常,故其变化系暂时性的;②类白血病反应时,一般无明显贫血和血小板减少;③类白血病反应时,粒细胞有中毒性改变,胞质内有毒性颗粒和空泡等;④类白血病反应时,中性粒细胞的碱性磷酸酶活性和糖皆明显增高,而急性髓细胞性白血病时,两者均显著降低,进一步还可采用细胞免疫分型及染色体分析等手段与白血病相鉴别;⑤慢性髓细胞白血病细胞内可见 Ph' 染色体,类白血病反应则无。

2. 传染性单核细胞增多症　为 EB 病毒感染所致,可有发热,肝、脾、淋巴结肿大,白细胞增高并出现异型淋巴细胞,血红蛋白及血小板计数多正常,血清嗜异凝集试验阳性,EBV 阳性,骨髓检查无白血病改变。

3. 再生障碍性贫血　贫血、出血、发热及全血细胞减少,但通常无肝、脾、淋巴结肿大,骨髓穿刺无幼稚细胞。

4. 风湿及类风湿关节炎　常有发热,关节痛为游走多发性;应在诊断前常规骨髓检查,以排除以关节痛为首发症状而血液学表现不典型的白血病。

【治疗】

应根据分型选择治疗方案,治疗程序依次为:诱导缓解治疗、巩固治疗、髓外白血病预防治疗。

(一)高危型急性淋巴细胞白血病的治疗

以下疗程,女孩约 2.5 年,男孩约 3 年。

1. 诱导缓解阶段

(1)VDLP 治疗方案

①长春新碱 1.5mg/m^2 静脉注射(最大量不超过 2mg/m^2),于第 8、15、22、29 天用。

②柔红霉素每天 30mg/m^2,用 5% 葡萄糖注射液 100ml 稀释后,快速静脉滴注(30～40 分钟),于第 8、9、10 天用,共 3 次。

③左旋门冬酰胺酶 6000～10 000U/m^2,静脉滴注或肌内注射,于第 11～29 天隔天或隔 2 天 1 次,共 8 次。

④泼尼松第 1～28 天,每天 60mg/m^2,分次口服;第 29 天起每 2 天减半,1 周内减停。

⑤对于高白细胞血症(WBC≥100×10^9/L)者,应用戊羟脲 20～30mg/(kg·d)口服,至白细胞<50×10^9/L 开始化疗。

⑥对有肺部低氧和(或)脑部症状者,有条件的应做血浆置换去除高白细胞,预防细胞溶解综合征,并服用别嘌醇 200～300mg/(m^2·d),预防高尿酸血症,充分水化和碱化尿液;柔红霉素(DNR)推迟到白细胞 50×10^9/L 时开始应用,连用 3d;于诱导缓解化疗的第 19 天必须复查骨髓涂片。

⑦有肺部低氧和(或)脑部症状者在复查骨髓涂片时可能出现 3 种不同的结果:M$_1$,骨髓明显抑制,原始淋巴细胞(原淋)＋幼稚淋巴细胞(幼淋)<5%,提示疗效和预后良好;M$_2$,骨髓呈不同程度抑制,原淋＋幼淋 5%～25%,提示疗效较差,应尽早进行巩固治疗中的 CAM 方案;M$_3$ 或不缓解者,骨髓抑制或不抑制,原淋＋幼淋>25%,提示无效,属难治性白血病,需及时改换下述 DAEL 方案。

(2)DAEL 方案

①地塞米松(Dex),剂量为 20mg/(m^2·d),分次口服或静脉注射,第 1~6 天用。

②阿糖胞苷(Ara-C),剂量为 2g/m^2,每 12 小时 1 次,连用 5 次,静脉滴注射 3h,于第 1~3 天用。

③依托泊苷(VP16)100mg/m^2,每 12 小时 1 次,连用 5 次,静脉滴注 3h,第 3~5 天用。

④L-ASP 25 000U/m^2,静脉滴注 4h,第 6 天用。

第 3 天时,VP16 与 Ara-C 用药应间隔 12h。

2. 巩固治疗 在诱导缓解治疗达完全缓解(CR)时,尽早再诱导缓解治疗 36d,重者在延长 7d 后开始应用 CAM 方案。

(1)环磷酰胺(CTX)1000mg/m^2,置于 0.9%氯化钠注射液 100ml,快速静脉滴注,第 1 天用。

(2)Ara-C,1g/(m^2·次),每 12 小时 1 次,于第 2~4 天用,连用 6 次,或每次 2g/m^2,每 12 小时 1 次,于第 2~3 天用,共 4 次,静脉滴注。

(3)6-巯嘌呤(6-MP),50mg/(m^2·d),晚间一次口服,于第 1~7 天用。

3. 髓外白血病的预防性治疗

(1)三联鞘注(IT):于诱导治疗的第 3 天起仅用甲氨蝶呤(MTX)+Dex。此后第 8、15、22、29 天用三联鞘注,诱导期间共 5 次,早期强化治疗末期用 1 次。大剂量甲氨蝶呤+甲酰四氢叶酸钙后三联鞘注每 8 周 1 次,共 22 次。初次鞘注时应避免损伤。

(2)大剂量甲氨蝶呤(HD-MTX)+四氢叶酸钙(CF):于巩固治疗休息 1~3 周,视血常规恢复情况,待中性粒细胞(ANC)>1.5×10^9/L、WBC≥3×10^9/L,肝、肾功能无异常时尽早开始,每 10 天 1 个疗程,共 3 个疗程。每个疗程 MTX 5.0g/m^2,以 1/6 量(每次不超过 500mg)作为突击量在 30min 内快速静脉滴入,余量于 24h 内均匀滴入。突击量 MTX 滴入后 0.5~2h 内,行三联鞘注 1 次。开始滴注 MTX 36h 后,用 CF 解救,剂量为 $15mg/m^2$,每 6 小时 1 次,首剂静脉注射,以后每 6 小时 1 次,口服或肌内注射,共 6～8 次。HD-MTX 治疗前、后 3d 需口服碳酸氢钠 1.0g,每天 3 次,并在治疗当天给予 5% 碳酸氢钠 5ml/kg 静脉滴注,保持尿 pH≥7。用 HD-MTX 当天及后 3d 需水化治疗 $4000ml/(m^2 \cdot d)$。在用 HD-MTX 同时,每晚顿服 6-MP $50mg/m^2$,连用 7d,HD-MTX＋CF 连续 3 个疗程后,每 12 周重复 1 个疗程,共 6 个疗程。如无条件监测血浆 MTX 浓度,则建议用 $3.0g/m^2$ 的 HD-MTX＋CF。但应尽量监测血浆 MTX 浓度,争取 $5.0g/m^2$ 的 HD-MTX＋CF,以提高远期疗效。

(3)颅脑放疗:适用于 4 岁以上的患儿,因种种原因不宜做 HD-MTX 治疗者。凡诊断时 WBC 计数 $\geq 100 \times 10^9/L$ 的 T-ALL,诊断时有 CNSL,在完成 HD-MTX＋CF4 个疗程后,于 CR 后 5～6 个月后进行。总剂量 12Gy,分 15 次于 3 周内完成,同时每周鞘注 1 次。放疗第 3 周用 VDex 方案,VCR$1.5mg/m^2$,静脉注射 1 次;Dex $8mg/(m^2 \cdot d)$,于第 1～7 天口服。

4. 早期强化治疗

(1)VDLDex 方案:VCR、DNR 均于第 1、8 天用,剂量和用法同诱导治疗方案。L-ASP 6000～$10000U/m^2$,于第 1～15 隔天应用 1 次,共为 8 次。Dex $6mg/(m^2 \cdot d)$,于第 1～14 天用,第 3 周减量至停药。休疗 1～2 周(待血象恢复,肝、肾功能无异常)进行 VP16-Ara-C 方案 3 次。

(2)VP16 或替尼泊苷(VM-26)＋Ara-C 方案:VP16(或 VM-26)$200mg/m^2$,静脉滴注 3h;Ara-C $300mg/m^2$,于第 1、4、8 天用,静脉滴注 2h。每次均是 VP16 在先,Ara-C 在后。

5. 维持及加强治疗

(1)维持治疗:6-MP4＋MTX 方案:6-MP $75mg/(m^2 \cdot d)$,夜间睡前顿服,于第 1～21 天用。MTX 每次 $20mg/m^2$,肌内注射,每周 1 次,连用 3 周。接着 VDex(VCR＋Dex)应用 1 周,如此反

复序贯用药,遇强化治疗时暂停。在 6-MP＋MTX 用药 3 周,使 WBC 计数保持 $3\times10^9/L$ 左右,嗜中性粒细胞(ANC)$(1.0\sim1.5)\times10^9/L$。根据 WBC、ANC 计数和肝功能状况,调整 6-MP 和 MTX 剂量。

(2)加强治疗:COADex 方案。自维持治疗起,每年第 3、第 9 个月各用 1 个疗程。CTX 为 $600mg/m^2$,于第 1 天用;VCR $1.5mg/m^2$,第 1 天用。Ara-C $100mg/m^2$,分 2 次,每 12 小时 1 次,皮下或肌内注射,于第 $1\sim5$ 天用。Dex $6mg/(m^2\cdot d)$,第 $1\sim7$ 天用。

(3)加强强化治疗:维持治疗期间,每年第 6 个月用 VDL-Dex(用法同早期强化治疗)。每年第 12 个月用 VP16(或 VM-26)＋Ara-C 1 个疗程(用法同早期强化治疗)。在连续 3 个疗程 HD-MTX＋CF 后 3 个月重复进行 HD-MTX＋CF 治疗,每 3 个月 1 个疗程,共 3 个疗程。此后,每 8 周三联鞘注 1 次,共 22 次。做过颅脑放疗者,不能再做 HD-MTX＋CF 治疗,只能采用三联鞘注,每 8 周 1 次。

6. 干细胞移植　有 t(9;22)/BCR-ABL 融合基因;t(4;11)/MLL-AF4 融合基因者,完全缓解后在有条件的情况下做异基因造血干细胞移植。

(二)中危型急性淋巴细胞白血病(MR-ALL)的治疗

总疗程女孩约 2.5 年,男孩约 3 年。

1. 诱导缓解治疗　同高危型急性淋巴细胞白血病的 VDLP 方案,但 L-ASP 减为 8 次。

2. 巩固治疗(CAM 方案)

(1)CTX $1000mg/m^2$,于第 1 天快速静脉滴注。

(2)Ara-C 每次 $1g/m^2$,每 12 小时 1 次静脉滴注,于第 $1\sim3$ 天用,共 6 次。

(3)6-MP $50mg/(m^2\cdot d)$,于第 $1\sim7$ 天晚间顿服。

3. 髓外白血病的预防　三联鞘注及 HD-MTX＋CF 方案同

高危型急性淋巴细胞白血病。HD-MTX＋CF 每 3 个月 1 个疗程,共 2 个疗程,完成 HD-MTX＋CF 治疗共 5 个疗程后三联鞘注每 8 周 1 次,共 20 次。

4. 早期强化治疗　DVL＋中剂量阿糖胞苷(IDAra-C)方案。

(1)Dex 8mg/(m^2·d),于第 1～8 天,每日 3 次,口服。

(2)VCR 1.5mg/m^2(最大量 2.0mg/次),于第 1、8 天静脉注射。

(3)L-ASP 6000～10000U/m^2,于第 4、5 天用,静脉滴注 3～4h。

(4)Ara-C 每次 1g/m^2,静脉滴注 3h,每 12 小时 1 次,于第 1～3 天用,共 6 次。8d 为 1 个疗程。

5. 维持治疗及加强治疗

(1)维持治疗:6-MP＋MTX 及 VDex 序贯维持用药(用法及剂量同高危型急性淋巴细胞白血病)。

(2)强化治疗:维持治疗期间每年强化 1 次,第 1、3 年末选用 VDLDex,第 2 年末选用 DVL＋IDAra-C 方案。

(3)HD-MTX＋CF 方案:同 HR-ALL,但比 HR-ALL 减少 1 个疗程 HD-MTX,共用 5 个疗程。

(三)低危型急性淋巴细胞白血病(LR-ALL)的治疗

总疗程女孩 2 年,男孩 2.5 年。

1. 诱导缓解治疗　VDLP 方案与高危型急性淋巴细胞白血病相同,但 DNR 减为 2 次,于第 8、9 天用;L-ASP 从第 10 天起用,减为 6 次。

2. 巩固治疗(CAM 方案)

(1)CTX 剂量为 1000mg/m^2,于第 1 天快速静脉滴注。

(2)Ara-C 75mg/(m^2·d),每天分 2 次,每 12 小时 1 次肌内注射,于第 1～4 天和第 8～11 天用。

(3)6-MP 50mg/(m^2·d),于第 1～14 天晚间顿服。

3. 髓外白血病的预防　三联鞘注在诱导治疗期间用 4 次。

HD-MTX＋CF 疗法,剂量是 3g/m²,疗程 4 次。HD-MTX＋CF 后三联鞘注每 8 周 1 次,共 18 次。

4. 早期强化治疗

(1)VDLDex 方案:VCR、DNR 均于第 1、8 天用,剂量同前, L-ASP 6000～10 000U/m²,第 1～11 天隔天用,共 6 次;Dex 6mg/(m²·d),第 1～14 天用,第 3 周减量至停药。

(2)DVL＋IDAra-C 方案:Dex 8mg/(m²·d),分 3 次口服, 第 1～8 天应用;VCR 1.5mg/m²(最大量每次 2.0mg),于第 1、8 天静脉推注;L-ASP 10 000U/m²,于第 4、5 天,静脉滴注 3～4h; Ara-C 1g/m²,每 12 小时 1 次,第 1～3 天共 6 次应用,静脉滴注 3h。8d 为 1 个疗程。

5. 维持治疗(6-MP＋MTX 方案)

(1)6-MP 75mg/(m²·d),于第 1～21 天夜间睡前顿服。

(2)MTX 每次 20mg/m²,肌内注射,每周 1 次,连用 3 周。

(3)接着 VDex,如此反复序贯用药,遇强化治疗时暂停。

(4)在 6-MP＋MTX 用药 3 周末,保持 WBC 计数在 3× 10⁹/L 左右,ANC (1.0～1.5)×10⁹/L。根据 WBC、ANC 计数和肝功能状况,调整 6-MP 和 MTX 剂量。

6. 强化治疗 CCR1 2 个月时,用 VDLDex 强化治疗 1 次。

(四)急性非淋巴细胞性白血病的治疗

此型根据骨髓增生的状态分为增生型和非增生型。两型治疗应区别对待。

1. 诱导缓解阶段

(1)增生型:骨髓极度增生或显著增生,白细胞数增高明显, 化疗方案应选用较为强烈的。①COAP 方案或 HOAP 方案:CO-AP 方案与急性淋巴细胞性白血病的巩固治疗相同。HOAP 方案是以高三尖杉酯碱(H)代替 COAP 中的环磷酰胺,高三尖杉酯碱,每天 0.08～0.1mg/kg 静脉滴注 7d。②AT 方案:Ara-C 每天 100mg/m² 静脉滴注 5d,6-硫代鸟嘌呤(6-TG)每天 100mg/m² 口服 5d。休 2d 后再用 5d 为 1 个疗程(或称 5-2-5 方案)。③DA 方案:第 1～3 天静脉滴注 DNR,每天 $30～40mg/m^2$;第 1～7 天肌内注射或静脉注射 Ara-C 每天 $150～200mg/m^2$,分 2 次。④DAE 方案:在 DA 方案基础上加用 VP16,即第 5～7 天静脉滴注 VP16,每天 $100～150mg/m^2$。⑤大剂量 Ara-C 治疗:Ara-C 每 12 小时 1 次静脉滴注,每次 $1～2g/m^2$,共 6～10 次。治疗时补足水分。

(2)非增生型:骨髓增生程度属一般或低增生性,周围白细胞数不高,可应用较为缓和的方案:①OH 方案:VCR 每次 $1～2mg/m^2$,静脉注射,每周 2 次。高三尖杉酯碱每天 $0.08～0.1mg/kg$,静脉滴注,连用 14d。②COH 方案:在 OH 基础上加用安西他滨(环胞苷),每次 $5～8mg/kg$ 静脉滴注,每周 2 次,连用 2 周。第 3、10 天静脉滴注 VCR;第 4～14 天静脉滴注高三尖杉酯碱,连用 11d。③DAE 方案:在 DA 方案基础上加用 VP16,即第 5～7 天静脉滴注 VP16,每天 $100～150mg/m^2$。④大剂量 Ara-C 治疗:Ara-C 每 12 小时 1 次静脉滴注,每次 $1～2g/m^2$,共 6～10 次。治疗时补足水分。

2. 巩固治疗　继续重复患儿诱导缓解阶段的有效治疗方案 2～3 个疗程,再配用巩固治疗方案交替应用,持续 4 个疗程左右。

(1)HD-Ara-C+L-Asp 方案:第 1、2、8、9 天静脉滴注大剂量 Ara-C(HD-Ara-C),每次 $1～2g/m^2$,每 12 小时 1 次,共 8 次,每 4 次 Ara-C 后 42h 给予 L-Asp $6000U/m^2$,即第 4、11 天静脉注射。

(2)VP16+HD-Ara-C 方案:先在第 1～3 天静脉滴注 VP16,每天 $100mg/m^2$。之后第 4、5、6 天静脉滴注 HD-Ara-C,每次 $1～2g/m^2$,每 12 小时 1 次,共 6 次。

(3)EA 方案:第 1～3 天静脉滴注 VP16,每天 $100mg/m^2$。第 1～7 天静脉滴注 Ara-C,每天 $100～150mg/m^2$。

(4)HA 方案:高三尖杉酯碱,每天 $0.08～0.1mg/kg$,静脉滴注,连续 7d。Ara-C 每天 $150～200mg/m^2$,分 2 次肌内注射或静

脉注射,连续 7d。完成巩固治疗后可停药观察。

3. 维持治疗　选用 COAP、HA、EA、AT 中 3 个方案,定期序贯治疗。第 1 年每月 1 个疗程,第 2 年每 6～8 周 1 个疗程,第 3 年每 8～12 周 1 个疗程,共 3 年。

(五)初诊时中枢神经系统白血病(CNSL)的治疗

在进行诱导化疗的同时,三联鞘注第 1 周 3 次,第 2、3 周各 2 次,第 4 周 1 次,共 8 次。一般在鞘注化疗 2～3 次后脑脊液(CSF)常转阴。在完成早期强化治疗后(诱导、巩固、髓外白血病防治和早期强化后,第 6 个月),做颅脑放疗 18Gy。做完放疗后不能再做 HD-MTX＋CF 治疗,但三联鞘注必须每 8 周 1 次,直至终止治疗。CR 后发生 CNSL 复发的患儿,也可按这一方法治疗,但在完成三联鞘注第 5 次后,必须用 VDL-Dex 和 VM26＋Ara-C 各 1 个疗程做全身强化治疗,以免由 CNSL 引发骨髓复发,并继续完成总共 8 次的三联鞘注。颅脑放疗紧接全身强化治疗之后。此后三联鞘注每 8 周 1 次,直至终止治疗。

(六)初诊时睾丸白血病(TL)的治疗

在确诊 TL 后,若是双侧 TL,则做双侧睾丸放疗,总剂量为 24～30Gy;若是单侧 TL,也可做双侧睾丸放疗,或病侧睾丸切除,另一侧做睾丸活检,若阳性则再做放疗。在做 TL 治疗的同时,继续进行巩固、髓外白血病防治和早期强化治疗。若 CR 后发生 TL 的患儿,先做上述 TL 的治疗,紧接着 VDLDex 和 HD-MTX＋CF 方案各 1 个疗程,做全身治疗,以免由 TL 引发骨髓复发。

第九节　溶血尿毒综合征

溶血尿毒综合征(hemolytic uremic syndrome,HUS)是由多种病因引起血管内溶血的微血管病,临床以微血管病性溶血性贫血、急性肾衰竭和血小板减少为特征的综合征。主要见于婴幼儿及学龄儿童,以春季及初夏多发,部分地区有流行趋势,是儿童急性少尿型肾衰竭的常见病因之一。若发生在婴幼儿,其前驱症状多有发热、腹痛与便血;若发生在年长儿,多不伴有前驱症状。本病患儿均起病急骤,病死率高,若不早期诊治,常可危及生命。近年采取早期腹膜透析等综合治疗,病死率已明显下降。

【病因】

本病可分为典型和非典型两型,典型病例常有前驱胃肠道症状,非典型病例多有家族史,且易复发。

(一)典型 HUS

典型 HUS 又称腹泻后 HUS。继发于致病性大肠埃希菌 $O_{157}:H_7$、O_{26}、O_{121}、O_{145} 等产志贺样毒素的细菌感染。75% 的病例与大肠埃希菌 $O_{157}:H_7$ 感染有关,该病菌寄生于家畜的肠道,常通过污染的食物或饮水播散。

(二)非典型 HUS

非典型 HUS 又称无腹泻 HUS。分为原发性和继发性:

1. **原发性** 病因不明,可散发,部分有家族史。近年来发现,非典型 HUS 为补体调节异常性疾病。编码补体调节相关蛋白,如 H 因子、I 因子、膜辅助蛋白(MCP)等的基因突变,导致补体旁路途径过度激活,增加非典型 HUS 的易感性。

2. **继发性**

(1)细菌感染:肺炎球菌、空肠弯曲菌、伤寒杆菌、假单胞菌属、耶辛那菌、类杆菌等。

(2)病毒感染:人类免疫缺陷病毒、流感病毒、EB 病毒、柯萨奇病毒、埃可病毒等。

(3)药物:环孢素、他克莫司、丝裂霉素、顺铂、吉西他滨、氯吡格雷、噻氯匹定、奎宁等药物。

(4)其他:系统性红斑狼疮、肿瘤、恶性高血压、器官移植等。

【发病机制】

1. **内皮细胞受损** 近年来的研究表明,本病发病主要是由于各种原因所造成的内皮细胞损伤,其中尤以大肠杆菌及志贺痢疾杆菌Ⅰ型所产生的志贺毒素(STx)引起的内皮细胞损害为典型,其他如病毒及细菌产生的神经氨基酶、循环抗体及药物等也可引起内皮损伤。

2. 凝血及纤溶系统异常 内皮细胞受损后,由内皮细胞所分泌的前列环素(PGI_2)减少,PGI_2具有扩张血管和抑制血小板聚集作用,正常情况下与促进血小板凝聚的血栓素花生四烯酸(TXA_2)保持动态平衡。本病可致两者平衡失调,从而促血小板凝聚、促进凝血。此外损伤的内皮细胞释放组织因子增多,可以激活凝血系统。促血小板凝聚物质如血小板激活因子(PAF)、异常大分子、血管性血友病因子(vWF)多聚体等增多;血小板释放产物如β-血栓球蛋白(β-TG)等增加;微血栓广泛形成,纤溶破坏,D-二聚体和PAI降低。

3. 细胞因子 HUS患儿血清中促炎性因子如TNF、IL-6、IL-8、IL-1β增多,而抑炎性因子如IL-10减少,提示炎性反应可能参与HUS发病。破坏的肠上皮细胞利于毒素侵入血循环致大量炎性细胞分泌细胞因子,同时血管内皮细胞损伤可引起大量的细胞因子释放,其中TNF-α等细胞因子在肾损害过程中起重要作用。TNF-α等细胞因子可激活人肾小球内皮细胞,IL-1β和TNF-α水平增高。TNF-α还可通过调节激活丝裂原活化蛋白激酶(p38MARK)级联反应,调节炎性因子的表达和产生。

4. 遗传与补体调节失调 多数非典型HUS患儿的发病机制的核心是基因突变致大量补体调控因子的失调,过度激活补体替代途径,而补体替代途径主要参与非特异性免疫。最先发现的是补体调节蛋白、H因子异常与非典型HUS发病相关,后来陆续发现有关编码I因子、膜辅助因子蛋白、血栓调节蛋白、补体C3及B因子的基因变异也参与本病发生。其通过下调补体经典途径,过度激活补体替代途径,引起组织特别是非特异性免疫损伤。但上述基因改变多需要由外界环境触发。

【临床表现】

主要发生于婴幼儿和儿童,男性多见。散发多见,少数地区呈暴发流行,国内以晚春及初夏为高峰。典型临床表现如下。

1. 前驱期　发病前1~2周多有胃肠炎(表现为腹痛、呕吐及腹泻,可为血性腹泻,黏液样腹泻)或上呼吸道感染等前驱症状。前驱期持续数天至2周(平均7d)。无胃肠炎前驱症状者病死率明显较高。

2. 急性期　前驱期后经过数日或数周间歇期,随即急性起病,数小时内即有严重表现包括溶血性贫血、急性肾衰竭及出血倾向等,溶血进展迅猛,短时间内血红蛋白可降至30~50g/L。最常见的症状是黑粪、呕血、无尿、少尿或血尿。患儿苍白、虚弱。高血压占30%~60%,近25%患儿有充血性心力衰竭及水肿,30%~50%患儿肝脾大,约1/3患儿有皮肤瘀斑及皮下血肿,15%~30%小儿有黄疸。

【辅助检查】

1. 血液检查

(1)有中重度贫血。

(2)由于急性溶血,血红蛋白下降明显,可降至30~50g/L;网织红细胞明显增高,常在5%以上,有时可高达18%~22%。

(3)周围血象特征性的改变是红细胞形态异常,表现为大小不等、嗜多染、三角形、芒刺状及红细胞碎片等。

(4)白细胞升高可见于85%的患儿,可见中性粒细胞核左移。90%病例病初即有血小板减少,平均值为75×10^9/L,大多在2周内恢复正常。

(5)Coombs试验通常为阴性,但肺炎球菌感染相关的HUS可为阳性。血管内游离血红蛋白增高,提示血管内溶血。

2. 尿常规　可见不同程度的血尿、红细胞碎片,10%有肉眼血尿,严重溶血者可有血红蛋白尿。存在程度不等的蛋白尿、白细胞及管型。

3. 骨髓象 呈增生性骨髓象,有核红细胞明显增多,粒系也增多,巨核细胞正常。

4. 肝肾功能检查 肝酶升高和间接胆红素升高,LDH、CK升高。血清 BUN、肌酐、尿酸和血钾增高。

5. 肾活检 肾活检是确诊依据并可估计预后,对不典型的 HUS 具有决定性的诊断意义。急性期主要表现为肾小球内毛细血管襻内纤维素样血栓,内皮细胞肿胀,导致管腔闭塞。系膜也可增生或出现系膜溶解。出入球动脉甚至小叶间动脉也可发现血栓。如病情迁延不愈,则在肾组织内可能难以发现血栓,而代之以肾小球硬化、肾小管萎缩与间质纤维化等慢性改变。

【诊断】

典型 HUS 病例诊断不难,凡有前驱症状后突然出现溶血性贫血、血小板减少及急性肾衰竭三大特征者应考虑本病的诊断。症状不典型者可做肾活检,如发现显著的小血管病变和血栓形成有助诊断。

新入院患儿考虑诊断 HUS 时,应根据其临床表现及相关检查确定其为典型 HUS 还是非典型 HUS。主要通过 3 个步骤进行鉴别:①伴有腹泻或出血性腹泻的 6 岁以上患儿,需要完善相关检查,确定是否有肠出血性大肠埃希菌或痢疾杆菌 I 型感染;②考虑为侵入性葡萄球菌感染的患儿,应寻找相关感染依据;③无腹泻或排除以上细菌感染的患儿均可视为非典型 HUS,并应该全面检查,找出病因,应完善补体 C3 检查,C3 降低提示补体调节异常,而 C3 正常亦不能排除。不管 C3 是否正常,均应完善血清 H 因子、I 因子浓度及基因分析等检查。

【鉴别诊断】

1. 血栓性血小板减少性紫癜(TTP) 两者的病理变化均为内皮细胞损害、微血管内血栓形成,因此不少学者将之视为同一疾病的两种不同表现。当肾病变突出,以 ARF 表现为主,几乎无神经系统病变时称为 HUS;当神经系统症状突出,血小板减少为主,肾改变轻时称为 TTP。HUS 和 TTP 合称为血栓性微血管病。TTP 主要发生于成人,中枢神经损害较 HUS 多见,而肾损害则较 HUS 为轻。

2. 自身免疫性溶血性贫血　一般无出血和肾衰竭表现,血小板正常,溶血表现、球形红细胞明显增多,Coomb 试验阳性,易与 HUS 鉴别。

3. 慢性肾炎并肾衰竭　发病年龄较大,病程较长或过去有肾病史。一般无溶血,水肿更重,血压更高,必要时需做肾活检,方能鉴别。

【治疗】

综合治疗:维持水、电解质平衡,营养支持,纠正贫血,积极处理少尿、高血压,急性肾衰竭患儿应及早进行透析等。

1. 一般治疗

(1)维持机体水、电解质平衡,给予低蛋白、高热能、高维生素的饮食,补充累积损失及继续损失,记录 24h 出入量。

(2)血钾高者要控制钾入量,一旦血钾>6mmol/L 应紧急处理。

2. 对症治疗

(1)贫血的治疗:当血红细胞比容下降到 15% 或血红蛋白(Hb)<60g/L 时,应考虑输血。一般输注新鲜红细胞悬液,输血量按照每次(5~10ml/kg),于 2~4h 缓慢输入,每 6~12 小时可重复 1 次,使血红蛋白维持 70g/L 左右。一般应避免输血小板,可能加重微血栓,急性 HUS 除非有危及生命的出血,一般禁止单独输注血小板。输血期间应每小时测血压 1 次,如舒张压上升 20mmHg(2.67kPa)时,应进行降压处理。

(2)血栓性微血管病的治疗:新鲜冰冻血浆置换疗法,以补充、刺激前列腺素 I_2(PGI$_2$)生成所需的血浆因子或去除血浆中抑制 PGI$_2$ 的物质。起始剂量为每次 30~40ml/kg,以后减为每天 15~20ml/kg,直至血小板>150×10^9/L 时为止,由肺炎球菌所致者禁输血浆。

(3)高血压的治疗:控制高血压一般用硝苯地平,口服每次0.25～0.5mg/kg。惊厥发作可用地西泮,每次0.1～0.3mg/kg,缓慢静脉注射。

(4)急性肾衰竭的治疗:主张早期(无尿24h)使用腹膜透析或血液透析。

3. 抗感染治疗　腹泻后 HUS 常有大肠埃希菌 $O_{157}:H_7$ 和志贺痢疾杆菌残余感染,应选用敏感抗生素抑制病情加重。常用药物有第三代头孢菌素,选用对肝、肾无损害的抗生素以控制感染,年长儿可慎用氟喹诺酮类药物口服。

4. 甲泼尼龙冲击疗法　用于溶血难以控制的 HUS 危重症儿童的治疗,可以控制溶血危象或改善病情。剂量每天 10～30mg/kg 静脉滴注,3d 为 1 个疗程,可用 1～2 个疗程。同时给予抗凝治疗,并监测凝血酶原时间及外周血象变化。

5. 抗凝与纤溶治疗

(1)肝素治疗:每次 125U/kg,每 6 小时 1 次,应用时检查凝血时间,要求凝血时间为正常的 2～2.5 倍,未达标准可继续使用肝素,一般持续用药 5～13d,利尿、血小板上升常出现于用药后48～72h。

(2)尿激酶及链激酶:当使用肝素治疗至 10d 仍无效时,可使用尿激酶及链激酶,因肝素不能使已形成的微血栓溶解,尿激酶及链激酶则能激活纤溶酶原,溶解已形成的血栓。

(3)抗血小板凝集,可使用双嘧达莫,每天 5mg/kg;阿司匹林,每天 20mg/kg,联合应用疗效好。但也有报道可引起严重出血,故应用时应密切观察。

6. 透析疗法　凡无尿＞24h,BUN＞53.4mmol/L(150mg/dl),血钾＞6mmol/L 和(或)伴有心力衰竭、肺水肿及顽固高血压者都应及早进行透析治疗。

7. 肾移植　对于存活的 HUS 患儿,5％～10％进展为终末期肾病（ESRD），对于典型 HUS 患儿，肾移植效果尚可，复发率低。而对于非典型 HUS 患儿肾移植后复发率高，效果不理想，常需要慎重考虑。非典型 HUS 肾移植效果不同，建议治疗效果不理想的患儿，早期行基因检测，为肾移植治疗提供依据。

8. 维生素 E 治疗　维生素 E 是一种具有抗抑制脂类过氧化作用的生物抗氧化剂，可与红细胞膜上的磷脂相互作用，促进分子镶嵌，并有稳定生物膜和抗溶血作用。推荐使用维生素 E，每天 1g/mg 口服，1 周为 1 个疗程。

9. 输注前列环素　开始剂量为每分钟 25ng/kg，1 周内可增至每分钟 30～40 ng/kg（平均每分钟 30～50ng/kg），10d 为 1 个疗程。经中心静脉导管或输液泵输注。不良反应较轻，可有间歇性呕吐、嗜睡等。但每分钟输注＞50ng/kg，可发生低血压和心动过缓，故用药时应密切监测心率与血压。

第8章

内分泌与代谢系统急危重症

第一节　糖尿病酮症酸中毒

糖尿病酮症酸中毒(diabetic ketoacidosis,DKA)是由于体内胰岛素缺乏或胰岛素抵抗引起的高血糖、高血酮及严重的代谢紊乱(脱水、电解质紊乱、代谢性酸中毒等)为主要病理改变的临床综合征。糖尿病酮症酸中毒是儿科内分泌最常见的急症之一,也是儿童1型糖尿病最常见的死亡原因之一,临床上易出现漏诊或误诊,如延误诊断或处理不当可导致病情恶化甚至死亡。因此,规范糖尿病酮症酸中毒的治疗有助于提高糖尿病患儿的生存率。

【病因】

糖尿病酮症酸中毒发生原因常见有两种,一是患儿出现"三多一少"症状,家长未注意,医生未及时检查血糖和尿糖,延误诊断,不能及早用胰岛素控制高血糖,导致酮体堆积,使患儿因首发"糖尿病酮症酸中毒"而住院;二是既往有糖尿病史,有的患儿任性,在过生日或节日时暴饮、暴食,或发热、感染未及时加用胰岛素,或外出旅游胰岛素中断,导致糖尿病症状加重,出现酮症酸中毒。

【病理生理】

糖尿病酮症酸中毒时,机体呈现应激状态,血浆中肾上腺素等胰岛素拮抗激素的水平升高可达2～5倍,尤其肾上腺素可高于正常10倍以上。这些激素的升高使代谢失代偿的速率加快及幅度加大。内源性胰岛素分泌进一步减少甚或停止,以及出现肌肉、脂肪等对胰岛素利用障碍。因此,病情急骤恶化。原已存在的高血糖在病情恶化后血糖水平升高更明显,血糖常在16.7～22mmol/L(3000～4000mg/L)以上。当脱水严重,血糖堆积或有肾小球滤过率减低时,血糖可更高。严重的高血糖可使血浆渗透压升高,从而使细胞内液向细胞外转移导致细胞内脱水,发生相应组织器官功能障碍。并且,多余的糖从肾排出时,将同时排出水和电解质,引起水电解质紊乱,产生渗透性利尿作用。

【临床表现】

糖尿病酮症酸中毒的患儿早期症状多为非特异性,虽然部分患儿有三多症状,但儿童多不明显。原来排尿习惯良好的儿童,若突然出现夜尿常是一个有意义的线索,化脓性皮肤病、女童出现念珠菌性阴道炎也是常见的表现及有价值的线索。在儿童期,胃肠症状如恶心、呕吐、腹痛等症状往往很明显,有时可类似腹部疾病。患儿可有腹肌强直、白细胞增高而酷似阑尾炎,也可能有血清淀粉酶增加,但这些症状一般不一定是外科急腹症的表现,绝大多数患儿的腹部症状都将随着胰岛素治疗及脱水、酸中毒、电解质紊乱的纠正而消失。

本病一般起病较急,年龄越小起病越急。患儿脱水体征明显,口干舌燥,眼窝深陷,甚至眼压下降。由于酸中毒,出现面颊潮红、口唇樱红,呼吸幅度加深、增快,常表现典型的深大呼吸(Kussmaul呼吸)。呼出气体带有烂苹果味。晚期有休克表现,面色灰白或发绀,肢冷、脉细,血压下降。

【辅助检查】

1. 血液检查

(1)血糖>11.1mmol/L,个别病例可超过33.3mmol/L,偶可见血糖正常者。

(2)血酮体增高,定性呈强阳性。

(3)血 pH 在酸中毒失代偿期常<7.3,HCO_3^-<15mmol/L。

(4)血电解质钠、钾、磷、镁均可降低、正常或增高。

(5)血尿素氮(BUN)、肌酐(Cr)、血脂均升高。

(6)血渗透压可轻度至中度升高。

(7)血白细胞增多,无感染者可达$(15\sim30)\times10^9/L$,合并感染时更显著,甚至有出现类白血病样反应者。

2.尿液检查　尿糖强阳性,尿酮体阳性,尿常规可有蛋白和管型。

【诊断】

当有不明原因的昏迷,顽固性脱水酸中毒,难以纠正的呕吐,腹痛伴明显呼吸深大时,应考虑 DKA 的可能。

【鉴别诊断】

糖尿病患儿出现神志障碍,甚至昏迷时,需与下列疾病鉴别。

1.低血糖昏迷　表现为面色苍白、多汗、冷汗,无脱水征,有饥饿感、心悸,进展至昏迷前常出现惊叫或惊厥。化验尿糖阴性,血糖$<2.8mmol/L$。

2.非酮症性高渗昏迷　为糖尿病的一种少见合并症。患儿昏迷前多有烦躁不安,起病常伴有高热。血糖异常升高,多超过$33.3mmol/L$,尿酮体弱阳性。

3.神经系统疾病　如脑炎、脑血管疾病及中毒等疾病均可引起昏迷。可通过病史、体格检查确诊,必要时行脑脊液、颅脑影像学检查。

【治疗】

(一)紧急评估和对症处理

1.评估生命体征。

2.急诊化验血糖、电解质、血气分析、血渗透压和尿常规。

3.判断脱水、酸中毒的程度。①轻度:$pH<7.3$ 或 $HCO_3^-<15mmol/L$;②中度:$pH<7.2$ 或 $HCO_3^-<10mmol/L$;③重度:$pH<7.1$ 或 $HCO_3^-<5mmol/L$。

4.给予心电监护、血氧监测、吸氧等对症治疗,必要时呼吸支持。

(二)补液治疗(48h均衡补液法)及小剂量胰岛素治疗

1. 估计脱水程度   一般 DKA 时体液丢失为体重的 5%～10%。轻度脱水有不易察觉的轻微唇舌干燥,可按 50ml/kg 口服补液。中度脱水表现为比较容易识别的唇舌干燥、皮肤弹性差,眼窝凹陷,按 5%～7%计算补液量。重度脱水常伴休克表现,补液按 7%～10%计算。

2. 确定脱水的性质   一般均属等渗性脱水,应按等渗性脱水治疗。

3. 计算 24h 需补液量   24h 需补液量包括累积丢失量＋维持量,含静脉和口服途径给予的所有液体量。

(1)累积丢失量(ml)＝估计脱水百分数(%)×体重(kg)×1000(ml)。

(2)维持量的计算

①体表面积法:维持量每天按 1200～1500ml/m² 计算(年龄越小,每平方米液体量越多)。

②体重法:维持量(ml)＝体重×每千克体重毫升数(每千克体重毫升数:＜10kg,80ml;10～20kg,70ml;20～30kg,60ml;30～50kg,50ml;＞50kg,35ml)。

4. 总液体   张力约 1/2 张,输液速度＝补液总量/48h。

5. 补液程序

(1)快速补液(入院后第 1 小时)对于中、重度脱水的患儿,尤其休克者,输液开始第 1 小时用生理盐水 10～20ml/kg,于 30～60 min 快速输注扩容,据外周循环情况可重复,但第 1 小时一般不超过 30ml/kg,此部分液体不算在 48h 补液总量中。

(2)入院 1h 后,此时检验结果回报,符合 DKA 诊断。保持两个静脉通路。

①小剂量胰岛素治疗:胰岛素一般在补液后 1h 开始应用,特别是对有休克的患儿,只有当休克恢复、含钾盐水补液开始后,胰岛素才可应用。生理盐水 40ml＋胰岛素 0.1U/(kg·h)×体

重×4h。用法:输液泵泵入,最初液速按 10ml/h,血糖下降速度一般为每小时 2~5mmol/L,胰岛素输注速度一般不低于 5ml/h。停药指征:连续 2 次尿酮体转阴,血 pH>7.3,血糖下降至 12mmol/L 以下。在停止滴注胰岛素前半小时皮下注射常规胰岛素每次 0.25U/kg。

②补液治疗:总液体张力约 1/2 张。液体速度=总液速-胰岛素通道液速。血糖>17mmol/L,半张盐水,一般用生理盐水和等量注射用水配制,膀胱有尿后加钾。血糖 12~17mmol/L,含胰岛素的含糖液,糖的浓度<12.5%,以维持血糖水平为 8~12mmol/L。

(三)碱性液治疗

对照试验显示给予碳酸氢钠临床上并不获益,相反却可以带来一些不良反应,如脑内酸中毒、迅速纠正酸中毒引起的低钾血症,仅有在下列几种情况下,DKA 患儿才需应用碱性液治疗:①严重的酸血症(动脉血 pH<6.9);②酸中毒引起心肌收缩力下降和周围血管舒张障碍,并可能进一步损害组织灌注;③存在威胁生命的高钾血症。复苏中一般不推荐使用碳酸氢钠,除非酸中毒很严重,且其可能影响复苏时肾上腺素的作用。所需量按 5% $NaHCO_3$(ml)=BE×体重(kg)×0.2,或 1~2mmol/kg,先给半量,以灭菌注射用水稀释成等张液(1.4%)方能使用,且静脉输注持续时间>1h。

(四)补钾

钾的丢失主要来自细胞内,血浆渗透压升高引起水分和钾从细胞内移向细胞外,胰岛素不足引起的糖原分解和蛋白分解使钾从细胞内外流,呕吐和渗透性利尿也可引起钾丢失,血容量不足导致继发性醛固酮增多症也促进尿钾排出,造成总体缺钾。但由于酸中毒时钾由细胞内移至细胞外,可造成血钾正常的假象。随着脱水酸中毒纠正,特别是应用胰岛素后,钾重新回到细胞内而使血钾迅速下降,因此需尽早开始补钾。一般在扩容后,膀胱有尿即可开始补钾。一般按每天 $2\sim3mmol/kg(150\sim225mg/kg)$ 补给,输液浓度不得 $>40mmol/L$,重症可补 $300\sim450mg/(kg \cdot d)$,并监测心电图或血钾浓度。停用静脉输液后还应继续口服氯化钾 $1\sim3g/d$,应用 1 周。

(五)治疗中的评估

1. 生命体征　观察呼吸、脉搏、血压、体温等。

2. 意识状态　建议采用 Glasgow 评分法进行评估。

3. 出入量　严格记录出入量,包括静脉输入液体及口服的液体,随时记录尿量,评估脱水程度的改变。

4. 胰岛素用量　注意小剂量胰岛素的静脉输入速度和总量,避免大量快速输入。

5. 尿和血糖及酮体浓度、电解质和渗透压以及血气　每小时检查尿糖和酮体并用微量血糖仪测血糖 1 次,每 $2\sim4$ 小时测静脉血糖、电解质、血气分析 1 次,直至酸中毒纠正。

(六)其他治疗

1. 昏迷患儿应进行气管插管以控制呼吸,防止分泌物、呕吐物的吸入。

2. 在治疗中若出现感染现象,应采用有效的抗生素控制感染。

3. 创伤引起者,应尽快处理创伤。

4. 应用 1,6-二磷酸果糖(FDP)可提供能量,抑制脂肪及蛋白分解,减少酮体生成。

5. 补充复合维生素 B,改善糖代谢。

第二节　肾上腺危象

肾上腺危象(adrenal crisis)即急性肾上腺皮质功能减退症,是由各种原因导致肾上腺皮质激素分泌不足或缺如而引起的一系列临床症状,主要表现为脱水、休克、循环衰竭、昏迷等,病情凶险,进展急剧,严重者可危及患儿生命,是儿科常见急症之一。

【病因】

1. **严重感染**

(1)细菌感染:脑膜炎双球菌、金黄色葡萄球菌、肺炎链球菌、溶血性链球菌及革兰阴性杆菌引起败血症。

(2)病毒感染:流行性感冒、流行性出血热。

(3)结核感染。

(4)真菌感染:组织胞浆菌病、球孢子菌病。

(5)华-弗综合征:重症感染,感染的病原体和毒素使肾上腺和血管内皮细胞直接受损导致继发性血管内凝血,使肾上腺素发生出血性损害。

2. **急性肾上腺出血**

(1)新生儿难产或窒息后复苏不当损伤肾上腺,缺氧损伤均可使双侧肾上腺出血。

(2)出血性疾病:原发性血小板减少性紫癜、白血病。

3. **药物使用过程中诱发肾上腺危象**

(1)长期使用皮质激素治疗的患儿,在突然中断用药或撤药过快;或遇到严重应激情况如手术、感染、创伤、大汗、过劳、呕吐、腹泻、饥饿、变态反应等未及时增加皮质激素。

(2)腺垂体功能减退患儿使用甲状腺制剂剂量过大,也可诱发危象。

(3)心血管手术及器官移植手术中抗凝药物使用过多,导致肾上腺出血而诱发危象。

4. **慢性肾上腺皮质功能减退**

(1)先天性肾上腺皮质增生症患儿在应激状态时可出现肾上腺危象。

(2)Addison 病患儿遇到感染、外伤、手术等情况可出现危险。

5. **肾上腺切除术后** 肾上腺双侧全切或一侧全切,另一侧90%以上次全切后,或单侧肿瘤切除而对侧已萎缩者,未能及时给予合理的皮质激素替代治疗。

【发病机制】

肾上腺危象主要发病机制是急性的肾上腺皮质激素分泌绝对或相对不足。人在应激状态下皮质醇分泌量是基础分泌量的2～7倍。当肾上腺急性损害或在原有损害的基础上出现应激状态时,就会出现急性肾上腺皮质激素分泌不足。盐皮质激素不足时,肾小管回吸收 Na^+ 不足,失水、失钠,钾、H^+ 潴留;这种状态下会使肾小管、唾液腺、汗腺及胃肠道钠离子重吸收减少,同时丢失水分,并伴有 K^+、H^+ 潴留。当糖皮质激素分泌不足时由于糖原异生减少而出现低血糖,由于糖皮质激素也有较弱的盐皮质激素的作用,亦能造成潴钠排钾。当分泌不足时会协同增加失水及失 Na^+,K^+ 潴留。

【临床表现】

肾上腺危象因病因不同可有各自的临床特点,但其有共同的临床表现,累及多个系统。

1. 全身症状　精神萎靡、乏力;大多有高热,体温达 40℃ 以上,亦有体温正常或低于正常者;可出现中至重度脱水,口唇及皮肤干燥、弹性差。原有肾上腺皮质功能减退的患儿,危象发生时皮肤黏膜色素沉着加深。症状大多为非特异性,起病数小时或1～3d 病情急剧恶化。

2. 各系统表现

(1)循环系统:脉搏细弱,皮肤湿冷,出现花纹,四肢末梢冷而发绀,心率增快,心律失常,直立性低血压,虚脱,严重者血压测不出,呈现明显的休克及周围循环衰竭。

(2)消化系统:厌食、腹胀、恶心、呕吐、腹泻、腹痛等。肾上腺动静脉血栓引起者,脐旁肋下两指处可突然出现绞痛。

(3)神经系统:精神萎靡、烦躁不安或嗜睡、谵妄或神志模糊,重症者可昏迷。低血糖者表现为无力、出汗、视物不清、复视或出现低血糖昏迷。

(4)泌尿系统:尿少、氮质血症,严重者可表现为肾衰竭。

(5)原发病的表现。

【辅助检查】

1. 血常规　伴有严重感染的患儿白细胞总数和中性粒细胞明显升高,一般患儿外周血中嗜酸性粒细胞明显增高,血小板计数减少。

2. 血生化　血糖、血氯、血钠降低,血钾升高,血肌酐、尿素氮升高,血皮质醇降低,代谢性酸中毒。

3. 血皮质醇　肾上腺危象的患儿晨起(一般指 8:00)测血皮质醇水平降低,高于正常水平可以排除肾上腺危象的诊断。

4. 血清 ACTH　其意义在于鉴别原发、继发以及潜在的肾上腺危象。

5. 快速 ACTH 刺激试验　该试验是诊断肾上腺皮质功能不全的金标准,原发肾上腺危象皮质醇激素水平无变化或轻微改变,垂体功能低下诱发的肾上腺危象经注射 ACTH 后皮质激素水平增高;低剂量 ACTH 刺激实验,用于处于应激或生病状态下的衰弱或有相关肾上腺皮质功能不全症状的患儿。

6. 尿生化　尿钠、尿氯升高,尿钾降低,尿比重减低,尿 17-羟、17-酮皮质类固醇降低。

7. 影像学检查　伴有感染时摄胸片,可显示相应的肺部感染或心脏改变。结核病患儿,可显示肾上腺钙化影。出血、转移性病变患儿,腹部 CT 显示肾上腺增大或占位表现。

8. 心电图检查　呈现心率增快、心律失常、低血压、Q-T 间期延长。

【诊断】

1. 诊断的确定　患儿病史中有近 6 个月皮肤、黏膜逐渐色素沉着增加,并伴有食欲缺乏、恶心、乏力、消瘦,提示存在慢性肾上腺皮质功能不全,本次感染后出现较严重的呕吐、脱水、血压下降、末梢循环障碍、电解质紊乱、意识障碍等,应考虑为肾上腺危象。

2. **实验室检查**　其结果有助于诊断,但因报告时间较慢,临床怀疑肾上腺危象时应立即给予治疗,不必等待化验结果,以免延误抢救。凡有慢性肾上腺皮质功能减退、皮质醇合成不足的患儿,一旦遇有感染、外伤或手术等应激情况时,出现明显的消化道症状、神志改变和循环衰竭即可诊为危象。如临床表现典型、病情发展比较缓慢,则不难做出诊断。如发病急骤或临床表现又不充分,加上其他疾病症状的交织和掩盖,常不易正确判断而耽误诊治时机,可能危及患儿生命。下列几点供诊断本病时参考。

(1)慢性肾上腺皮质功能减退者:出现发热、食欲缺乏、恶心、呕吐、腹痛和腹泻等消化道症状,有软弱、淡漠、萎靡、嗜睡或烦躁不安、神志恍惚等精神神经系统症状,即使无高热、血压降低、休克和昏迷等表现,也应警惕患儿即将进入危象,如不及时处理,将迅速发展为危象。

(2)遇到不明原因的休克或昏迷病例:在鉴别诊断时应询问有无肾上腺皮质功能减退的病史,注意有无色素沉着的体征,必要时应测血钾、钠、氯、糖、尿素和皮质醇等。

(3)患儿已处于休克状态:经过补充血容量和纠正电解质和酸碱失衡及其他抗休克措施后,仍无好转时,应考虑除外本病。

【鉴别诊断】

急性肾上腺危象应与感染性休克、糖尿病昏迷、中枢神经系统感染、急性中毒相鉴别。在新生儿期应与呼吸窘迫、颅内出血、败血症相鉴别。注意肾上腺危象与感染性休克两者在临床上有时难以区分,但治疗原则相同,因此诊断治疗同时进行。

【治疗】

当临床高度怀疑肾上腺危象时应立即开始临床治疗,无须等待化验结果确认诊断。治疗原则为补充肾上腺皮质激素,纠正水、电解质失衡,纠正酸碱紊乱,抗休克治疗,治疗原发病,抗感染及其他对症治疗。

1. **迅速补充肾上腺皮质激素** 立即静脉注射氢化可的松或琥珀酰氢化可的松 2mg/kg,溶于 5% 葡萄糖注射液或 0.9% 氯化钠注射液缓慢静脉滴注,根据病情可 6～8h 重复 1 次。第 1 天氢化可的松总量约 10mg/kg,第 2 天可减至 5mg/kg,分次静脉滴注,连续 2～3d,直至症状缓解改为口服,每次 5～20mg,每 8 小时 1 次,再逐步减至该年龄的维持量,一般以 20mg/(m² · d)。在补充糖皮质激素的同时患儿仍有低钠血症或为肾上腺皮质增生症失盐型患儿,可补充盐皮质激素,选用醋酸去氧皮质酮每次 1～2mg,肌内注射,每天 1 次,或氟氢可的松 0.05～0.2mg/d,口服,使用过程中需仔细观察水、钠潴留情况,及时调整剂量。

2. **纠正水、电解质紊乱** 补液量及性质视患儿脱水、缺钠程度而定,如有恶心、呕吐、腹泻、大汗而脱水、缺钠较明显者,补液量及补钠量宜充分;相反,由于感染、外伤等原因,且急骤发病者,缺钠、脱水不至过多,宜少补盐水为妥。对于脱水征、低钠血症明显者,应立即静脉输入 5% 葡萄糖氯化钠注射液 20ml/kg,于 30～60min 快速滴入,第 1 个 24h 输液总量为 80～120mg/kg,第 2 个 24h 输液量应根据血压、尿量、心率等调整用量,一般按 60ml/kg。同时需注意血钾和酸碱平衡。

3. **对症治疗**

(1)降温。

(2)给氧。

(3)监测血糖,低血糖时可静注高渗葡萄糖。

(4)补充皮质激素、补液后仍有休克者,应给予血管活性药物。

(5)血容量不足者,可酌情输全血、血浆或人血白蛋白。

(6)合并感染者,有效抗生素控制感染。

4. 治疗原发病 慢性肾上腺皮质低功者,危象缓解后应检测肾上腺及垂体储备功能。由于肾上腺皮质激素是生命激素和应激激素,应强调坚持终身替代(长期生理剂量)和应激替代(短期药理剂量),并做到合理用药。

慢性肾上腺皮质功能减退的患儿,应坚持持续服激素,不得任意间断。应激替代是防治危象的关键之一,糖皮质激素必须按应激轻重相应增量。如有上呼吸道感染、拔牙等小的应激,将激素量增加 1 倍,直至该病痊愈,一般 4～5d 即见控制。如有大的应激,如外科手术、严重外伤和感染等,应给予氢化可的松至 $200\sim300mg/(m^2 \cdot d)$,在手术前数小时即应增加激素用量。

第三节 低血糖症

低血糖症是由代谢、内分泌等多种因素引起血糖水平降至生理低限以下,并出现一系列临床症状的一个临床综合征。低血糖症其本身诊断并不难,关键在于保持足够的警惕性。导致低血糖症的病因繁杂,低血糖常是某些疾病的首发症状或重要提示线索,需仔细甄别低血糖背后的潜在疾病。

血中葡萄糖是脑组织的重要能量来源,发育中的脑组织对低血糖尤为敏感,年龄越小,低血糖危害性越大,对脑发育和脑功能的损害也更为严重。因此,临床上必须充分重视低血糖的危害,在高危人群,采取各种措施预防其发生,对已经发生的低血糖,需积极查找病因并及时施治。

【病因】

年龄因素有助于低血糖病因的判断,总体而言,新发低血糖病例随年龄增长而降低。新生儿和婴儿期常见原因有高胰岛素血症、反向调节激素缺乏、先天代谢异常。在幼儿期,酮症性低血糖为最常见病因;在学龄儿童和青少年,多为使用胰岛素的并发症或产胰岛素的胰腺肿瘤。各年龄常见病因见表 8-1。

表 8-1　低血糖症的病因

年龄组	分类	举例
新生儿期或婴儿期		
生成减少	暂时性	早产、小于胎龄儿、窒息、多胎妊娠、母亲患妊娠期高血压疾病
	持续性	糖代谢障碍(糖原累积症、半乳糖血症、果糖不耐受症和糖异生异常);反向调节激素缺乏;氨基酸和有机酸代谢障碍
利用增加	暂时性	血胰岛素升高:暂时性高胰岛素血症(糖尿病母亲所生婴儿)
		血胰岛素正常:脓毒症、红细胞增多症
	持续性	血胰岛素升高:持续性高胰岛素血症、Beckwith-Wiedemann 综合征
		血胰岛素正常:脂肪酸代谢障碍
儿童期		
生成减少		酮症性低血糖;反向调节激素缺乏;糖代谢障碍(糖原累积症、半乳糖血症、果糖不耐受症和糖异生异常);肝功能衰竭、恶性症、胃肠疾病;药物(水杨酸类、乙醇)
利用增加		高胰岛素血症(产胰岛素肿瘤、胰岛素药物滥用)

【发病机制】

维持血糖平衡的多个环节及其调节机制的紊乱都可导致低血糖的发生。如葡萄糖产生过少和需要增加、葡萄糖消耗增加等。

【临床表现】

1. 症状　低血糖的症状,源于肾上腺素能活性增高所致自主神经系统兴奋表现及中枢神经系统缺乏葡萄糖的表现。新生儿和婴儿低血糖可无症状或出现非特异性表现,应保持足够的警惕。年长儿可表现典型的低血糖症状,具体见表 8-2。

表 8-2　低血糖的症状

年龄	表现
新生儿和婴儿	颤抖
	拥抱反射活跃
	嗜睡
	喂养困难
	易激惹
	低体温
	呼吸困难、发绀
	呼吸暂停
	心动过缓
	昏迷、惊厥
	猝死
儿童	
自主神经系统兴奋表现(急性)	多汗
	震颤
	心动过速
	神经紧张、焦虑、烦躁
	饥饿感
	恶心、呕吐
中枢神经系统表现(持续)	头痛
	乏力
	表情淡漠或抑制
	视力障碍
	不安、易怒

（续　表）

年龄	表现
	语言、思维障碍
	精神不集中
	意识模糊、智能减低
	性格行为改变
	昏迷、惊厥
	永久性神经损害

2. 体征　体格检查可提供重要的诊断线索：体型硕大提示高胰岛素血症；巨大儿伴巨舌、脐疝、脐膨出和巨大内脏提示 Beck-with-Wiedemann 综合征；皮下脂肪减少提示葡萄糖储备不足；身材矮小提示生长激素缺乏，若同时伴有中线面部畸形、视神经萎缩、小眼畸形和阴茎短小提示垂体功能低下；异常色素沉着见于肾上腺功能不全；过度通气提示酸中毒；肝大或肝功异常见于糖代谢障碍、脂肪酸代谢障碍和氨基酸、有机酸代谢病。

【辅助检查】

1. 床边血糖测定　床边血糖测定仪已在新生儿病房、儿科急诊和 PICU 广泛用于低血糖筛查，但在血糖水平较低时检测结果不甚可靠，故在血糖仪测定值低于 3.3mmol/L（60mg/dl）时应测定血浆糖浓度。

2. 新生儿血糖筛查　对以下高危人群如糖尿病母亲婴儿、早产、大于或小于胎龄儿，需常规监测血糖。血糖监测在出生后 2～3h 内开始，每 4 小时 1 次，覆盖生后 24h，以期早期发现低血糖，减少低血糖危害。

3. 标本采集和检测项目　若低血糖病因不明，低血糖发生时的血液标本对明确病因至关重要，治疗前应取 5～10ml 血置于肝素化管检测以下项目：血糖、各类激素水平（胰岛素、C 肽、生长激素、皮质醇、胰高血糖素）、乳酸、丙酮酸、β-羟丁酸、游离脂肪酸、肉碱、支链氨基酸。若有可能,同时做毒物筛查,收集尿液标本做酮体检测和有机酸分析。若未能在低血糖发生时收集关键血、尿标本,则需临床复制低血糖的发生,多采用严密监测下的禁食试验,一旦血浆葡萄糖水平<2.5mmol/L,试验即可终止。

各年龄段建议的禁食最长时间如下:<6个月,8h;6~8个月,12h;8~12个月,16h;1~2岁,18h;2~7岁,20h;>7岁,24h。应该强调该试验有一定风险,必须在严密监测下进行,对脂肪酸氧化缺陷患儿,因禁食可致威胁生命的低血糖和高氨血症,需提前测定血浆脂酰肉碱(串联质谱)和尿酰基甘氨酸予以排除。

4. 胰岛素生长因子结合蛋白-1(IGFBP-1)的检测　可在禁食试验前后检测 IGFBP-1。正常情况下 IGFBP-1 受抑于机体胰岛素水平,禁食期间 IGFBP-1 随胰岛素水平降低而升高。若禁食期间血 IGFBP-1 降低或维持稳定提示高胰岛素血症。

5. 胰高糖素刺激试验　可在禁食试验后实施胰高糖素刺激试验,多数低血糖患儿葡萄糖水平不会增加,因为糖原储备在低血糖发生前已基本耗竭。但在高胰岛素血症患儿,由于内源性胰高糖素分泌和糖原分解被胰岛素抑制,在给予外源性胰高糖素刺激后,葡萄糖水平可增至 40mg/dl 以上。而在糖原累积症Ⅰ型患儿,即使在喂养情况下给予胰高糖素,血糖水平也不会升高。禁食试验完成,患儿进餐后可检测餐后血糖和乳酸水平,若升高提示糖原合成酶缺陷。

【诊断】

低血糖诊断并不难,各年龄段低血糖的定义见表 8-3,但标准并非绝对,若患儿在一个较高的血糖水平上有低血糖症状,也应予以治疗。以下三步法可助低血糖诊断及其与症状的因果关系。第一步:患儿出现可能或已知的低血糖症状;第二步:查血浆葡萄糖水平降低;第三步:纠正低血糖后症状迅速缓解。诊断低血糖后,需积极查找病因,详细的病史询问、体格检查和实验室检查是必要的。对低血糖病儿体格检查时注意身高、肝大小、皮肤有无色素沉着,应取血同时测血糖、血胰岛素、酮体、乳酸、丙酮酸、血pH,必要时还需测胰高糖素、氢化可的松、肾上腺素、甲状腺素及生长激素等反调节激素,疑先天性氨基酸代谢缺陷可测尿氨基酸。疑有胰岛细胞增生症或胰岛腺瘤存在时,可做腹部 B 超或CT 检查,疑有糖原累积病时应选择性进行刺激试验和肝活检送肝糖原和酶活力测定。

表 8-3　各年龄段低血糖的定义

年龄	血浆葡萄糖*(mg/dl)
3～24h	<2.2mmol/L(40)
1～30d	<2.5mmol/L(45)
1 个月以上	<2.8mmol/L(50)

注:*全血葡萄糖水平较血浆值低 10%～15%

【鉴别诊断】

本病诊断需与非低血糖引起的具有类似症状的疾病鉴别,如低钙惊厥、中枢神经系统疾病、瑞氏综合征等。

【治疗】

(一)急救处理

临床一旦怀疑患儿低血糖,无须等待血浆葡萄糖结果,即可给予治疗。维持血糖在 3mmol/L 以上。治疗前采取血液标本(5～10ml,肝素化管)供病因分析。

1. 新生儿:低血糖生糖基质不足时,应尽早喂养,出生后 4～6h 开始给糖水及奶;不能进食时用 5%～10%葡萄糖,按每分钟6～10mg/kg 静脉输入,4～6h 后根据血糖结果调节输注速率,使血糖维持于 2.2～6.7mmol/L(40～120mg/dl),稳定 24h 后停用。如低血糖复发应增加葡萄糖的输入量,直至采用 15%～20%葡萄糖。对补充葡萄糖无明显效应者可加服泼尼松每天 2mg/kg,或肌内注射氢化可的松 2.5mg/kg,每 6～8 小时 1 次,一旦血糖恢复即逐渐减量。仍无效,可考虑加用生长激素 1μg/24h,肌内注射。

2. 儿童:将 50%糖溶液稀释到 25%,按 1ml/kg 快速推注,后继以 3～5mg/(kg·min)的糖液持续静脉滴注。

3. 若建立静脉通路困难,可用胰高血糖素 0.03mg/kg(最大量 1mg)肌内或皮下注射。对某些(但不是全部)原因的低血糖有暂时疗效。用后必须继以葡萄糖静脉输注。

4. 对高胰岛素血症患儿,常需较高的糖液及较快的速度方能维持血糖正常水平,对持续性或顽固性低血糖[输糖速度超过 12mg/(kg·min)才能维持血糖在 2.2mmol/L 以上],可考虑以下治疗:①氢化可的松 5～10mg/(kg·d)静脉注射或泼尼松 1～2mg/(kg·d)分次口服;②胰高糖素持续静脉滴注 0.005～0.02mg/(kg·d);③二氮嗪 10～20mg/(kg·d),分次口服;④生长抑素(奥曲肽)2～4μg,(kg·d),分 2～4 次静脉注射。

5. 若患儿能进食,可开始口服葡萄糖 15g,10～15min 复测血糖。

6. 一旦病情稳定,根据病史、体格检查和实验室检测结果明确病因,给予相应治疗。必要时请儿科内分泌专家会诊。

(二)长期治疗

取决于导致低血糖的基础疾病。

1. 饮食治疗

(1)酮症性低血糖是以高蛋白、高糖饮食为主。

(2)糖原代谢病及其他低血糖时应调整饮食:糖原代谢病时,应日夜每 3～4 小时进食 1 次,或夜间胃管连续滴注食物。食物按 60%～70%的糖和淀粉,少食果糖及半乳糖,蛋白质 12%～15%,脂肪 12%～25%。夜间食量给全日食物总量的 1/3。食物总热量的需要按婴儿年龄的生理需要计算。

(3)对半乳糖血症、果糖不耐受患儿,应采用特殊配方奶粉。

(4)对果糖 1,6-二磷酸酶缺乏,应禁用含果糖食物。

2. 高胰岛素血症的分级治疗　第一步,多采用多次喂养方案;第二步,使用二氮嗪;奥曲肽多作为二线用药,也可考虑使用钙通道阻滞药(硝苯地平)。以上治疗失败或怀疑胰岛细胞瘤时,可考虑手术治疗。

3. 胰腺手术治疗　对婴儿持续性高胰岛素血症性低血糖患儿,若证实为局限病灶,可考虑手术切除。若病变为弥漫性,多采取切除95%胰腺。若仍不成功,加用药物治疗或完全切除胰腺。对儿童时期患胰岛素肿瘤,需手术切除。

第四节　应激性高血糖

正常儿童血糖水平为 3.9~6.1mmol/L。进入 ICU 的危重症患儿出现非糖尿病性高血糖被认为与应激有关,称为应激性高血糖(stress hyperglycemia,SHG)。在危重患儿应激状态下各种内分泌异常均可发生,应激性高血糖就是最常见的一种,临床急救时应重视这种变化,采取各种措施,尽可能使血糖控制在稳定水平,以减少机体内环境代谢紊乱,提高抢救成功率。

【病因】

各种危重症疾病都是对患儿机体的严重损伤和刺激,在应激原和损伤因子如创伤、感染、烧伤、手术、缺氧、失血等强烈刺激下,内分泌系统能协助维持机体的自稳性,但内分泌反应又可加重应激时的代谢紊乱,如应激性高血糖和高糖性高渗血症。此外,在抢救过程中,纠正体液及酸碱失衡、渗透性脱水药的应用、腹膜透析、肠外营养等治疗手段采用较多,稍有不当亦易造成医源性高渗性损害。

1. 胰岛素拮抗致危重症高糖性高渗血症:正常情况下胰岛 B 细胞分泌的胰岛素经短暂的循环到达靶器官,产生促进靶细胞糖代谢这一主要效应。若一定量的胰岛素达不到预期的靶细胞生物效应,即为胰岛素拮抗,也就是正常或高于正常的胰岛素却只能起到低于正常的生物效应。从胰岛素的产生、循环到作用于靶细胞,其中任何一环节异常都可影响胰岛素的作用,病因包括:①β细胞分泌产物异常;②血液循环中存在胰岛素拮抗物;③胰岛素靶细胞缺陷。危重状态下各种疾病的突发强烈刺激致儿茶酚胺、皮质醇、生长激素、胰高糖素等分解代谢激素分泌增多,这些激素除直接刺激糖原分解,糖原异生增加外,还通过不同途径拮抗胰岛素的生物效应。此外,在危重疾病的各种突发强烈刺激下,胰岛素受体数目及受体最大特异结合率可受其影响而降低。危重应激早期,高血糖主要是肾上腺素、去甲肾上腺素、皮质醇刺激肝、肌糖原迅速分解,后期高血糖除肝、肌糖原分解和肝、肾糖异生作用增加外,组织胰岛素拮抗起重要作用。应激早期胰岛β细胞可受交感神经兴奋和拮抗激素(肾上腺素、去甲肾上腺素)的抑制,但随着应激性血糖升高和胰高糖素升高的反馈刺激,胰岛素很快回升甚至高于正常,胰岛素水平虽高,但由于组织对其反应性和敏感性降低,这种胰岛素拮抗机制最终导致血糖升高和高糖性高渗血症。

2. 使用高浓度糖透析液进行腹膜透析。

3. 为纠正危重患儿营养不良或供给能量,而使用高渗葡萄糖等肠外营养液或高渗鼻饲液。

【临床表现】

危重状态下患儿多不能进食,处于饥饿状态,热量不足,血糖较低,故血糖暂时升高对机体是有益的。但严重的应激性高血糖却可使病情加重,甚至使病死率增高。

高血糖对神经功能具有损害作用,尤其在急性缺血缺氧情况下更趋严重,高渗血症患儿早期有口渴、高热及黏膜干燥等表现,此外还可有中枢神经系统症状及体征,如头痛、嗜睡、无力、烦躁、易激惹、肢体震颤、腱反射亢进、肌张力增高等,若进一步发展则可发生抽搐、昏迷、呼吸肌麻痹和死亡。上述症状出现与否,与高渗状态发生的快慢和血糖、血渗透压的高低有关。血渗透压浓度＞330mmol/L 将出现定向障碍，＞350mmol/L 时患儿出现呆滞、狂躁，甚至抽搐、昏迷。

【诊断】

危重患儿血糖升高程度与病情轻重及预后有很高的相关性，病情越危急，应激越强，其血糖升高越明显，预后越差，因而血糖的变化可作为 ICU 常规判断病情和预后的辅助指标，对那些一开始血糖就迅速升高，特别是在严格控制外源性含糖液输入的情况下，血糖仍＞15mmol/L 者，常提示预后凶险。

当然血糖的升高除取决于应激的强弱和病情轻重外，还与患儿营养健康状况及疾病发展阶段有关，病前如有中、重度营养不良，病后代谢需要增加和极度衰竭的临终患儿，血糖升高可不明显，甚至明显降低。这表明，危重症患儿糖代谢紊乱并非都表现为血糖升高，这一点值得注意。

在注意观察血糖检测与变化的同时应当知道，当患儿进食水果或饮入糖水后，可在 1h 内出现血糖增高，但一般不超过11.1mmol/L(200mg/dl)，并在 2h 后逐渐降低，＜7.7mmol/L(140mg/dl)。在诊断应激性高血糖时应除外医源性高血糖，最常见的为静脉输注葡萄糖"三过"所造成的，即"葡萄糖液输注过多、输注速度过快、浓度过高"所致，新生儿静脉输注葡萄糖安全范围为 6～8mg/(kg·min)。因新生儿、低体重儿胰岛细胞功能不成熟，对葡萄糖反应低下。还要注意，在使用糖皮质激素时也影响血糖浓度；并观察是否为糖尿病酮症酸中毒、糖尿病非酮症高渗性昏迷。

【治疗】

应激性高血糖是危重患儿常发生的一种应激的生理反应。多为一过性，常随原发病的治疗好转而逐渐恢复正常。处理原则为积极根治原发病和严格控制外源性葡萄糖的输入，经过治疗血糖仍持续升高并＞15mmol/L 者，可考虑试行外源性胰岛素治疗，但需严密监测血糖、血胰岛素浓度，以防止低血糖和反跳性脑水肿的发生。此外,有学者对应激性高血糖儿童进行1年随访,发现他们在今后发展为1型糖尿病的危险性极大,因而认为并非所有应激性高血糖都是一过性代谢紊乱,对高血糖的危重患儿除积极处理外,还需做长期随访。

治疗目的:①输入电解质和液体是为了促使患儿从休克中苏醒,并使内脏有适当的液体灌注;②逐渐恢复血浆渗透压正常,同时防止脑水肿的发生。

1. **补液量** 缺水量可按血渗透浓度实测值进行计算:

缺水量(L)=0.6×体重(kg)×(血渗实测值/325-1)

上式中325系指应矫正血渗透浓度值,即血渗透浓度值一般降至325mmol/L较安全。缺水量也可按体重的10%粗略计算。

2. **补液性质** 首批补液以等张盐水为好。如伴明显高钠血症或患儿有心血管疾病不能耐受时则先补入0.45%氯化钠。不用低渗液,因低渗液使血浆渗透压过快降低时可产生严重脑水肿。输入液体的渗透压应只比患儿血浆渗透压低40mmol/L。这种液体用生理盐水加氯化钾20～40mmol/L溶液或加少量5%$NaHCO_3$配制(无酸中毒时不用$NaHCO_3$)。

3. **补液速度** 一般情况下为开始4h补入总量的1/3,其后8h再输入1/3,余下的在24～48h补足。

具体补液方案应依据患儿病情,并参考血压、中心静脉压、尿量及血渗浓度等动态监测值进行调整。例如,当中心静脉压<4.4mmHg(0.57kPa),少尿且尿比重高,尿/血渗比值超过2h则应加快补入速度。

4. **补充胰岛素** 在临床治疗过程中发现有的病例对胰岛素抵抗,即无论采用小剂量或加大胰岛素剂量,血糖居高不下甚而进一步升高。这种病例常出现高血糖症和高胰岛素血症并存,因此,对这类患儿不宜首先使用外源性胰岛素,而应充分补液、治疗原发病等,在综合治疗基础上血糖仍高时,可谨慎地使用小剂量胰岛素持续静脉滴注[0.05～0.10U/(kg·h)]。

治疗中血糖下降速度宜控制在 4.4～8.3mmol/(L·h)[80～150 mg/(dl·h)]为宜。纠正过快,尤其当血糖猛降至 13.9mmol/L(250mg/dl)以下时极易发生脑水肿。这对使用胰岛素治疗极为重要。因此,当血糖降至 16.7mmol/L(300mg/dl)左右时应停用胰岛素,并酌情给予 5% 葡萄糖注射液。

第五节　水、电解质紊乱

一、脱水

脱水是指液体摄入不足或丢失过多引起体液总量,尤其是细胞外液量的减少,失水必引起失钠,失钠亦会导致失水。临床上常根据血清钠及血浆渗透压水平对其进行评估,分为等渗性脱水、低渗性脱水和高渗性脱水。

【脱水的性质】

1. 等渗性脱水　血清钠在 130～150mmol/L。因细胞内外无渗透压梯度,细胞内容量保持原状,故临床表现视脱水程度而异。

2. 低渗性脱水　血清钠<130mmol/L。因水从细胞外进入细胞内,使循环容量进一步减少,因此,其脱水程度较其他两种脱水更明显,临床表现多较严重。初期可无口渴症状,除一般脱水表现如皮肤弹性降低、眼窝和前囟凹陷外,多有四肢厥冷、皮肤发花、血压下降、尿量减少等休克症状。由于循环血量减少和组织缺氧,严重低钠血症者可发生脑细胞水肿,因此,多有嗜睡等神经系统症状,甚至发生惊厥和昏迷。

3. 高渗性脱水　血清钠>150mmol/L。水从细胞内转移至细胞外使细胞内外的渗透压达到平衡,其结果是细胞内容量降低,细胞外液得到了细胞内液体的补充,细胞外液减少并不严重,因此,临床上脱水体征不明显,循环衰竭和肾小球滤过率减少较其他两种脱水轻。临床常表现为皮肤温暖、有揉面感;神经系统可出现嗜睡,但肌张力较高,反射活跃;由于细胞内缺水,患儿常有剧烈口渴、高热、烦躁不安、肌张力增高等表现,甚至发生惊厥。

【病因】

1. 等渗性脱水　常见于消化液大量丢失的患儿,如腹泻病、急性胃肠炎、胃肠减压等。

2. 低渗性脱水　多见于腹泻(尤其是营养不良),长时间呕吐,应用利尿药尤其呋塞米等襻利尿药致大量排尿者,或长时间禁盐的慢性肾炎呈慢性充血性心力衰竭的患儿,输入过多不含电解质的液体。

3. 高渗性脱水　多见于水摄入量不足,如口腔、咽喉或食管疾病导致饮水困难,昏迷患儿不能进食,以及水丧失过多如高热、高渗环境、大量出汗、尿崩症、使用大量渗透性利尿脱水药(甘露醇、高渗葡萄糖、尿素等)。

【脱水的程度】

根据丢失液体量占体重的百分比将脱水的程度分为轻、中、重度。

1. 轻度脱水　体重下降 3%～5%,相当于体液丢失 30～50ml/kg。患儿精神稍差,稍有烦躁不安;皮肤稍干燥,弹性尚可;眼窝和前囟稍凹陷;哭时有泪;口唇黏膜稍干;尿量略减少。

2. 中度脱水　体重下降 5%～10%,相当于体液丢失 50～100ml/kg。患儿精神萎靡或烦躁不安;皮肤苍白、干燥、弹性较差;眼窝和前囟明显凹陷;哭时泪少;口唇黏膜干燥;四肢稍凉;尿量明显减少。

3. 重度脱水　体重下降＞10%,相当于体液丢失 100～120ml/kg。患儿呈重病容;精神极度萎靡,表情淡漠,昏睡甚至昏迷;皮肤发灰或有花纹、弹性极差;眼窝和前囟深凹陷;眼闭不合,两眼凝视;哭时无泪;口唇黏膜极干燥;因血容量明显减少可出现休克症状,如心音低钝、脉搏细速、血压下降、四肢厥冷、尿量极少甚至无尿。

【急救处理】

主要为补液治疗。轻度容量不足无呕吐者可口服补液,中、重度脱水则需静脉输液,补液量包括 3 个方面:①补充累积损失量;②补充继续丢失量;③补充生理需要量。

1. 口服补液　适用于轻度无呕吐患儿及重度脱水静脉输液后。世界卫生组织推荐使用的口服补液盐(ORS)溶液,按说明以一定温开水溶解后成 2/3 张力液,按 $100\sim150ml/kg$,分多次口服。也可用米粉按 5% 浓度煮熟,加入所需盐类。

2. 静脉输液　静脉补液的目的是尽快恢复血容量,维持正常的血浆渗透压,纠正酸碱平衡紊乱,恢复各种电解质的平衡,补充能量,减少消耗。补液原则如下。

三定:定输液量,定输液种类,定输液速度。

三先:先快后慢,先盐后糖,先浓后淡。

三见:见酸补碱,见尿补钾,见惊补钙。

第 1 天补液:包括补充累积损失量、继续丢失量、生理需要量。

(1)补液量:第 1 个 24h 输液量见表 8-4。

表 8-4　不同程度脱水的第 1 天补液量(ml/kg)

项目	轻度	中度	重度
累积损失量	50	$50\sim100$	$100\sim120$
继续损失量	$10\sim40$	$10\sim40$	$10\sim40$
生理需要量	$60\sim80$	$60\sim80$	$60\sim80$

以上补液量仅适用于婴儿,学龄前儿童应减少 1/4,学龄儿童减少 1/3。

(2)补液成分:根据脱水性质而定。各型脱水的补液种类见表 8-5。

表 8-5　各种脱水的补液种类

项目	低渗性脱水	等渗性脱水	高渗性脱水
累计损失	等张～2/3 张	1/2～2/3 张	1/3～1/4 张
继续损失及生理需要		两项混合后一般用 1/3～1/5 张含钠量	

(3)输液速度:对伴有周围性循环衰竭者先扩容,用等张溶液(2:1液)按 10～20ml/kg,在 0.5～1h 快速滴入。如无明显休克,可直接将累积损失量在 8h 内滴完[8～10ml/(kg・h)],所余继续丢失及生理需要量在余下的 16h 内缓慢静脉滴注[5ml/(kg・h)]。

(4)纠正酸中毒、低血钾及低血钙。

第 2 天以后输液量只补充继续损失量和生理需要量。

二、高钠血症

血钠浓度高于 150mmol/L,称高钠血症。血钠和体内总钠不一定平行,如有时总体钠正常甚或减少,而有绝对或相对水不足时,也可发生高钠血症。

【病因】

1. 钠入量过多或总体钠的增加多于总体水的增加　如误服食盐过量、输入过多等渗或高渗液体(如 3% NaCl、5% NaHCO₃)、海水溺水、补液盐口服过多等。

2. 体内总钠正常,但有水的丢失　见于:①不显性失水增加,如发热、环境温度过高、持续过度通气等经皮肤或呼吸道失水。②中枢性或肾性尿崩症,前者或为特发性或继发于颅脑外伤、颅内或蝶鞍处肿瘤(颅咽管瘤、松果体瘤)、中枢神经系统感染等;后者或为家族性、性联显性遗传性肾性尿崩症,或继发于肾小管疾病、低钾血症、高钙血症等。尿崩症患儿如能自由摄水多不致发生高钠血症,但当摄水受限(如婴幼儿不能自由摄取,或意识不清者)则发生高钠血症。

3. 体内钠的丢失少于水的丢失　如某些胃肠炎或肾性失水(如应用渗透性利尿药、葡萄糖、甘露醇等),此外也可见于发育不良、梗阻性肾病、糖尿病等。

4. 体内总钠和水正常,但中枢性水平衡渗透压条件异常　如原发性高钠血症,见于某些小儿有原发性中枢神经系统肿瘤或感染时。此时控制水平衡的渗透压感受器重建于较正常高的水平,故发生高钠血症。此种一般为轻度高钠血症。

5. 肾排钠减少　如充血性心力衰竭、急性肾小球肾炎时,肾排钠减退,而未限制食盐入量;过多地使用肾上腺皮质激素、去氧皮质酮及原发性醛固酮增多症或肾上腺皮质功能亢进,都可以引起激素性钠潴留而引起水肿。

【临床表现】

1. 水肿　高钠血症时,细胞外液渗透压增高,细胞内水分外移,细胞外液量增加,加之由于细胞外液渗透压增高,引起抗利尿激素分泌增加,从而使细胞外液容量进一步扩张,过多的细胞外液潴留在皮下、肺、腹腔、胸腔及血管床等组织间液内,造成全身水肿。

2. 中枢神经系统症状　是高钠血症主要临床表现。由于细胞外液渗透压增高,细胞内水分外移,致细胞内脱水,其中脑细胞最易受累。早期有神志改变,不安、嗜睡、应激性增高、烦躁、共济失调。重者有肌肉震颤、眼睑或面肌颤动,甚至周身肌紧张、颈强直,出现脑膜刺激征、角弓反张、深部反射亢进。再重者昏迷、惊厥。神经细胞脱水,脑组织皱缩,脑脊液压力下降,颅内毛细血管及小静脉充血,易产生血管破裂,导致颅内出血,有的留有严重后遗症,甚至死亡。

3. 其他系统症状　可有口渴、呼吸加快、鼻扇、呕吐、心率加快,严重者可出现心力衰竭。

【辅助检查】

主要是血钠和血渗透压增高。血尿素氮增高时反映肾灌注下降,尿渗透压多增高。

【治疗】

1. 低渗液丢失型　如脱水严重,并有休克,不管血钠浓度多少,应先以等张液扩容,用0.9%氯化钠注射液、0.5%人血白蛋白或血浆,10～20ml/kg,一旦组织灌注充足,应用1/2～2/3张含钠液补充,有尿后改用1/4张液继续补充,降低血钠。

2. 单纯失水型　用1/4张液或等渗葡萄糖口服,或静脉滴注,计算方法如下:

所需水量(L)=0.6×体重(kg)×[患儿血清钠(mmol/L)/140-1]

3. 盐中毒型　暂禁盐,由于血容量扩张,可给利尿药排钠和水分,而单独补充水分,可降低血钠。

4. 严重高血钠(血钠高于200mmol/L)　腹膜透析可降低血钠,用高糖(7.5%)低钠液。

5. 纠正高钠血症时应注意　高钠血症时,由于机体代偿,细胞内自生渗透压的作用,当补低渗液过快,血清钠浓度迅速下降,水分进入细胞内致脑水肿或永久性神经损害。纠正高钠血症的速度比液体低张性的程度更为重要。急性高钠血症患儿,可迅速纠正血钠浓度,因为此时脑细胞内自生渗透压尚未形成,但在急性单纯钠过多患儿,过快补液可引起高血容量和肺水肿,应给予注意。

三、低钠血症

血钠低于130mmol/L,称为低钠血症。

【病因】

1. 钠摄入不足　见于长期缺盐和忌盐的患儿,但如无失钠同时存在,很少单独引起低血钠症。

2. 胃肠道失钠　是低血钠中最常见的原因,见于呕吐、腹泻、胃肠减压、肠瘘等。

3. 肾排钠过多　见于以肾小管为主的肾病(失盐性肾炎)、肾上腺皮质功能不全、糖尿病酮症酸中毒、利尿药应用等。

4. 其他

(1)反复大量放腹水或腹膜透析不当而失钠。

(2)严重灼伤大量血浆渗出而失钠;大量出汗后补水而未补钠,亦可引起低血钠症。

【临床表现】

临床症状与体征与血钠降低的程度及速度有关,且多为非特异性表现。新生儿及未成熟儿表现为呼吸不整或暂停、嗜睡,对周围环境无反应等。较大小儿多有视物模糊、疲乏、淡漠、定向力丧失、头痛、嗜睡,甚至抽搐。此外,临床上可有体重增加,皮肤潮红、温暖而湿润,唾液、泪腺分泌增多或出现腹泻,开始时尿量增多,但以后由于液量过多超过了肾的稀释功能出现尿量减少,甚至无尿。

【辅助检查】

1. 血钠测定　血钠<130mmol/L。应注意排除以下两种情况下假性低钠血症的可能:①高脂血症(如肾病综合征时)或高蛋白血症(小儿罕见)时,脂肪或蛋白质代替了血浆中的水,使血浆含水量减少,此时血钠测定如仍以血浆含水 95% 来计算,所得结果必然降低,而实际血浆所含水的钠浓度属正常;②高血糖或血中输注有甘露醇时,血浆渗透压增高,细胞内液外流,血钠被稀释,血糖每升高 5.6mmol/L,可使血钠降低 1.6mmol/L。

2. 其他检查　为进一步分析病因常需查血中电解质水平、血糖、尿素氮、血渗透压,以及尿渗透压、尿钠等。

【诊断及鉴别诊断】

关键是血钠测定。但要注意排除假性低钠血症的可能。此外,尚应注意缺钠性低钠血症与稀释性低钠血症(水中毒)的鉴别(表 8-6)。

表 8-6　缺钠性低钠血症与稀释性低钠血症的鉴别

项目	缺钠性低钠血症	稀释性低钠血症
细胞外液量	减少	增多
体重	减少	增加
循环量	不足	尚足
休克	重	无
尿量	尿少或无尿	如由于应激所致:水潴留,故无尿。如由于输液过多:先利尿,减少尿、无尿
肾功能	不良(循环不足)	正常
尿钠	无	多
血 BUN、非蛋白氮	增高	正常
血红蛋白、红细胞	增高	降低
血浆蛋白	增高	降低

【治疗】

1. 积极治疗病因　防止继续失钠。

(1)轻症患儿:血清钠浓度为 120～130mmol/L,应缓慢纠正低钠,在 24～48h 将血钠提高到接近正常范围。

(2)有明显神经系统症状或血钠低于 120mmol/L 的患儿,不论病因为何,应立即提高血钠,用高张盐使血钠升高到 125mmol/L,按 3% 氯化钠每千克体重 12ml,提高血钠 10mmol/L 计算,在 4h 内补完,并监测血钠;或按以下公式计算:

所需钠量(mmol/L)＝(130－测得血钠)×体重(kg)×0.6

一般先给计算量的一半,剩余量酌情补给。

(3)当血钠达到 125mmol/L 后,下一步治疗应根据细胞外液容量分别采取相应措施。

2. **低血容量性低钠** 有脱水表现,可按低渗性脱水治疗,先给等张液扩容,用 0.9％氯化钠注射液或 2∶1 液。剂量 10～20ml/kg,30～60min 内输完,然后补 1/2 张液,一般不再给高张盐,12h 将液体总量的 3/4 输完,剩余的 12h 输完。

3. **正常血容量性低钠** 有效的治疗是限制液量。一般病例可限制在正常生理需要量的 50％～75％;重度严格限水,每日液体入量应等于不显性失水加前一天的尿量,严重的抗利尿激素分泌失调综合征(SIADH)或急性水中毒,应迅速升高血钠;呋塞米每次 1mg/kg,静推,必要时每 6 小时重复 1 次,然后静脉给高张盐,用法同前。

4. **高血容量性低钠** 限制钠和水的入量,一般不通过补钠的方法来升高血钠,因为可使细胞外液容量进一步扩充,加重病情。限制钠盐摄入和利尿药的应用,也可能有效。

四、高钾血症

当血清钾浓度高于 5.5mmol/L 时,称为高钾血症。

【病因】

1. **钾摄入过多** 口服或静脉补钾多,使用库存时间长的血,静脉应用大量青霉素钾盐。

2. **肾排钾减少** 急慢性肾衰竭,盐皮质激素缺乏,长期应用保钾利尿药(氨苯蝶啶)。

3. **钾分布异常** 细胞内钾逸出增多(溶血、大面积压伤、烧伤、严重感染等),细胞内钾外移(酸中毒、胰岛素缺乏、组织缺氧、休克、应用 β 肾上腺素能阻断药、静脉应用氨基酸、洋地黄中毒、高血钾型周期性麻痹等)。

【临床表现】

1. **神经、肌肉症状** 患儿可有精神萎靡、嗜睡,手足感觉异常,腱反射减弱或消失,严重者可出现迟缓性瘫痪、尿潴留甚至呼吸麻痹。

2. 心血管 心率减慢而不规则,可出现室性期前收缩或心室颤动,甚至心脏停搏。

【辅助检查】

1. 血生化 血清钾高于 5.5mmol/L。血钠、钙、镁可以有相应的改变。血气分析可有血 pH、HCO_3^- 下降。

2. 心电图改变 当血钾高至 6～7mmol/L,心电图即可出现高耸的 T 波;当高至 8mmol/L 时,P 波消失或 QRS 波群增宽;在 12mmol/L 时,即可发生心室纤维颤动及心脏停搏。

【治疗】

主要为去除病因及降低血钾,出现心电图改变是紧急治疗的适应证。

1. 轻症治疗 去除引起高血钾的诱因。血清钾 6～6.5mmol/L 而心电图正常者给予阳离子交换树脂保留灌肠,每次 1g/kg 可降低血清钾 1mmol/L,常加入 30%～70% 的山梨醇以防树脂形成凝结物。也可用排钾利尿药(呋塞米等),每次 1mg/kg,静脉推注。

2. 严重高血钾 有严重临床症状及心电图改变者应紧急处理,常采用以下措施。10% 葡萄糖酸钙 1～2ml/kg 加入等量葡萄糖缓慢静脉注射,10min 后无效可重复注射。也可在有效后,用 10% 葡萄糖酸钙注射液 10～20ml 加入 10% 葡萄糖注射液 100～200ml 静脉滴注。为促进钾从细胞外进入细胞内,可用葡萄糖注射液加正规胰岛素(4g 葡萄糖加 1 单位胰岛素)静脉输入 0.3～0.5g/(kg·h),15～30min 显效;或应用 5% 碳酸氢钠注射液 3～5ml/kg(最多不超过 100ml)快速静脉滴注,维持数小时,每天可重复 2～3 次。应用阳离子交换树脂及排钾利尿药促进钾的排出。当病情严重,上述治疗无效,血钾超过 6.5mmol/L,可行腹膜或血液透析。

五、低钾血症

当血清钾浓度低于 3.5mmol/L 时,称为低钾血症。

【病因】

1. 钾的摄入量不足　严重摄食不足,而静脉补液中又缺钾时则会发生,主要见于昏迷、手术后、消化道疾病等导致不能进食或严重进食不足的患儿。慢性消耗性疾病患儿,肌肉组织少,整体储钾量少,进食不足,也容易发生低钾血症。心功能不全、肝硬化、血液病、肿瘤疾病等容易发生严重进食不足。

2. 钾排出增加

(1)经消化道丢失过多:因各种消化液中的钾浓度几乎皆比血浆高,且分泌量又较大,因此,消化道的疾病非常容易发生低钾血症。如呕吐、腹泻、各种引流或频繁灌肠,而未及时补钾。

(2)经肾排出过多:①重症脱水合并酸中毒患儿,若输入不含钾的液体后,由于血浆被稀释,钾随尿量增加而排出;同时,酸中毒纠正后钾向细胞内转移,此外糖原合成时可消耗钾,故血钾下降并可出现低钾症状。②肾上腺皮质激素分泌过多如 Cushing 综合征、原发性醛固酮增多症、糖尿病酮症酸中毒、低镁、甲状腺功能亢进、大量利尿、碳酸酐酶抑制药的应用、原发性肾失钾性疾病如肾小管酸中毒等也可引起低钾。

(3)过度出汗。

3. 钾在体内分布异常　如家族性周期性麻痹,患儿的钾由细胞外液迅速地移入细胞内而产生低钾血症。此外,如碱中毒、胰岛素应用及静脉高营养时等。

【临床表现】

1. 神经肌肉症状　神经肌肉兴奋性减低,精神萎靡,四肢无力,腱反射减弱或消失,严重者出现呼吸肌麻痹、弛缓性瘫痪、肠麻痹。血清钾低于 2mmol/L 时,出现肌肉坏死。

2. 心血管症状　心肌兴奋性增高,心率增快,心律失常,严重低钾可致室上性或室性心动过速,甚至心室颤动,心室颤动可反复发作致阿-斯综合征。偶可发生房室传导阻滞,心肌损害可有心音低钝、心动过速、心力衰竭等。血管平滑肌麻痹可致血压下降、休克。

3. 肾损害　长期缺钾致肾小管上皮细胞空泡变性,肾小管酸化和浓缩功能障碍,出现低钾低氯性碱中毒、多尿、夜尿、口渴、多饮以及对葡萄糖不能耐受。

【辅助检查】

1. 血钾降低　正常血清钾 $3.5 \sim 5.5$ mmol/L,低于 3.5 mmol/L 即为低钾血症。一般低于 3.5 mmol/L 时有心电图的改变;低于 2.5 mmol/L 时可致软瘫;低于 1.5 mmol/L 时易导致死亡。

2. 心电图检查　T 波低宽、出现 U 波、QT 间期延长,T 波倒置及 ST 段下降,严重时甚至出现室性心动过速或心室颤动。

3. 其他　血氯通常偏低,而碳酸氢盐常偏高。

【治疗】

1. 病因治疗　应积极治疗原发性疾病,有引起低血钾的因素存在时,如禁食、脱水患儿输入葡萄糖后,使用利尿药、皮质激素、洋地黄等药物,胃肠减压等,应给予补钾以预防低钾。

2. 饮食治疗　能进食者应早恢复正常饮食,多给予含钾丰富的食品,如蔬菜、水果、鲜果汁、肉类、鱼类、豆类等。

3. 口服钾盐　简便安全有效,适于预防及治疗轻度低钾的患儿。常用 10%氯化钾溶液 5～10ml,每天 3 次。胃肠反应较大者,可放入牛奶内稀释,饭后服;或改用 10%～20%枸橼酸钾溶液 10ml,每天 3 次。

4. 静脉滴注氯化钾　适用于急性或严重缺钾不能口服的患儿,常用 10%氯化钾 10～15ml 加入 5%葡萄糖液 500ml 中,缓慢静脉滴注。

六、低钙血症

血清钙低于 2.1mmol/L 时，称为低钙血症。低于 1.75mmol/L(7mg/dl)或游离钙低于 0.9mmol/L(3.6mg/dl)时，神经肌肉兴奋性增高，可发生手足搐搦症，甚至发生惊厥和心搏骤停。

【病因】

常见的有吸收不良综合征或其他原因所致的慢性腹泻，急性胰腺炎，维生素 D 缺乏，甲状旁腺功能减退(多为甲状腺手术误伤所致，个别的原因不明)，急、慢性肾衰竭，输入大量含枸橼酸的血液(每小时超过 1500ml)，血浆蛋白减少，镁减少，碱中毒等。

【临床表现】

患儿易疲倦乏力，思维迟钝、烦躁、焦虑、抑郁，慢性病例可有脱发、落齿、指甲畸形。

1. 发作时的症状　发作时有手足搐搦症的典型表现，四肢麻木感，疼痛，肌肉痉挛性收缩，两手拇指向掌心内收，余四指指关节伸直而掌指关节屈曲(称助产士手样)，腕关节屈曲而偏向尺骨侧。两足向下直伸而转向内侧，严重者面、颈、躯干肌肉痉挛，抽搐或惊厥，甚至喉痉挛，表情痛苦。

2. 发作后的症状　发作过后，以手指叩击颊肌或耳前、下方面神经可引起口轮匝肌、鼻翼肌、眼轮匝肌收缩，缺钙弹指试验、缺钙束臂试验(用血压计带束臂，打气至桡动脉搏动消失，维持压力于收缩压和舒张压之间约 3min)可诱发手臂抽搐呈助产士手样。

【辅助检查】

1. 实验室检查　血清钙降低。

2. 心电图检查　有低血钙表现。QT 时间延长，ST 段平坦延长，T 波直立。

【治疗】

1. 去除病因及补充钙剂：以 10% 葡萄糖酸钙 1.0ml/kg 或

3％氯化钙 0.25ml/kg,分次缓慢静脉注射,如心率每分钟低于 60 次或近期内应用过洋地黄类药物者,应停用或减量慎用钙剂,此类患儿可给予乳酸钙、葡萄糖酸钙或氯化钙口服。一般用药需继续 10～15d 以维持疗效,停用过早易使低钙症复发。

2. 发作时给予镇静药或止痉药口服或注射。

3. 钙剂治疗结束后,可给予维生素 D_2 或维生素 D_3 肌内注射以巩固疗效,一次最大量为 600 000U,必要时间隔 4 周重复给药 1 次。

4. 减少或避免摄入含磷量较高的食物,以免使低钙血症加重。

5. 可口服丙磺舒或氯氧化铝凝胶,两者皆可对低钙血症患儿起缓解作用。

6. 维持肾功能,防止补钙时使钙盐在肾小管内沉着。

七、低镁血症

血镁低于 0.75mmol/L 时,称为低镁血症。

【病因】

1. 镁摄入不足,如长期禁食而输入不含镁的液体、严重营养不良、厌食等。

2. 失镁过多,如长期腹泻、吸收不良综合征、呕吐、持续胃肠减压而无镁输入等。

3. 肾排镁过多,如长期使用利尿药、高钙血症、原发性醛固酮增多症、甲状旁腺功能低下等。

4. 急性胰腺炎,由于腹腔内脂肪坏死有镁性皂沉积。

5. 糖尿病酸中毒治疗期间,糖原合成时亦需要镁。

【临床表现】

血镁低于 0.65mmol/L 时即可出现神经肌肉兴奋性增强,如反射亢进、肌肉震颤、手足搐搦,新生儿期发病可出现惊厥。少数病例可出现心动过速和室性期前收缩等心电图改变。

【治疗】

1. 控制原发病。

2. 补镁：一般每天按 0.25mmol/kg 补充。如有惊厥,可在心电监护下静脉缓慢滴注硫酸镁,剂量以 50～100mg/(kg・d)计,浓度为 1%,速度不超过 1ml/min 缓慢静脉滴注,滴注前应测血压。

若出现以下情况则禁止静脉补镁：①肾功能不全(血肌酐＞200μmol/L);②因镁可抑制心脏搏动和心脏传导,故传导阻滞者禁用;③呼吸功能不全时应用镁可致二氧化碳潴留。

3. 长期应用襻利尿药者,如同时应用螺内酯等保钾利尿药可防止低钾、低镁的发生。

八、高镁血症

血镁浓度高于 1.25mmol/L 时,称为高镁血症。

【病因】

主要见于肾功能不全,特别是尿少的患儿注射镁剂,少数可因口服大量镁剂或用镁灌肠(如巨结肠症)而发生。

【临床表现】

一般无症状;若血镁超过 3mmol/L,可出现嗜睡、腱反射消失;血镁超过 5mmol/L,则出现呼吸抑制,心电图可出现房室传导或室性传导阻滞。

【治疗】

主要是病因治疗,停止镁的摄入。静脉注射钙剂以拮抗镁对心脏的影响;有呼吸麻痹者可应用呼吸机;对于血镁高、肾功能减退者,可进行血液净化治疗以清除体内蓄积的镁。

第六节　酸碱平衡紊乱

机体在代谢过程中,不断产生酸性和碱性物质,通过体内血液缓冲系统及肺、肾的调节作用,使血中碳酸与碳酸氢盐含量的比例为1:20,从而保证了细胞外液的 pH 在 7.35～7.45 的范围内。当某种因素使碳酸与碳酸氢盐的比例发生改变,则体液的 pH 发生变化超出正常范围,即发生酸碱平衡紊乱,严重的可危及生命。

临床上常见的酸碱平衡失调,包括代谢性酸中毒、代谢性碱中毒、呼吸性酸中毒、呼吸性碱中毒。各类型可混合存在,即混合性酸碱紊乱,常伴有水、电解质异常。

一、代谢性酸中毒

代谢性酸中毒是指由于体内固定酸生成过多或肾排酸减少,以及 HCO_3^- 大量丢失,导致血浆 HCO_3^- 浓度原发性降低。代谢性酸中毒是儿科最常见的一种酸碱失衡。

【病因】

1. **体内碱性物质经消化道或肾大量丢失** 儿科以胃肠道疾病最常见,见于腹泻,小肠、胰、胆管的引流或瘘管,肾小管性酸中毒,应用碳酸酐酶抑制药(乙酰唑胺)或醛固酮拮抗药(螺内酯),某些先天性肾上腺皮质增生症及醛固酮缺乏症。

2. **酸性代谢产物产生过多或排出障碍** 糖尿病酮症、饥饿性酮症、肾衰竭和各种原因(缺氧、脱水、休克、心搏呼吸骤停,先天性糖、氨基酸、脂肪代谢缺陷)所致的乳酸血症。

3. **摄入酸性物过多** 长期服用氯化钙、氯化铵,滴注盐酸精氨赖氨酸、复合氨基酸、水杨酸中毒等。

4. **肾排 H^+ 障碍** 如肾功能不全、远端肾小管酸中毒等。

【临床表现】

依原发病而异。轻度代谢性酸中毒可无明显症状、体征;中度以上者可出现呼吸深长有力、不安、呕吐、头痛、嗜睡,甚至昏迷,口唇苍白或发绀。新生儿及小婴儿发生酸中毒时,其临床表现往往仅有精神萎靡、拒食、面色灰白等。慢性代谢性酸中毒可有畏食、生长停滞、肌张力下降、骨质疏松等。

【辅助检查】

1. 血气分析　血 pH<7.35，标准碳酸氢盐降低，碱剩余降低。

2. 其他检查　如血清钠、钾、氯、血糖、尿素氮、肌酐等；新鲜尿 pH<5 表明肾能充分排 H^+；如果酸中毒时尿 pH>6，提示远端肾小管酸中毒；必要时检查尿酮体。

【治疗】

1. 积极防治引起代谢性酸中毒的原发病、去除病因。

2. 碱性药物的应用：对中、重度酸中毒患儿常首选碳酸氢钠，直接提供缓冲碱。碱剂需要量按以下公式计算：

碱剂需要量（mmol）=（预期的 HCO_3^- － 测出 HCO_3^-）mmol/L×0.6×体重（kg）或=（－BE）×0.3×体重（kg）

（注：5%碳酸氢钠溶液 1ml 相当于 HCO_3^- 0.6mmol）

一般先给予计算量的 1/2。若无条件测血气或病情危重尚未回报结果时，可暂时先按提高血浆 HCO_3^- 5 mmol/L 计算（1.4%碳酸氢钠或 1.87%乳酸钠 2 ml/kg，可提高 HCO_3^- 约 1 mmol/L），或按 5%碳酸氢钠每次 5 ml/kg 或 11.2%乳酸钠每次 2～3 ml/kg 计算给予，必要时 2～4h 后重复应用。严重酸中毒，pH<7.20 时，可致小动脉扩张，心肌收缩无力，导致循环衰竭。此时应紧急处理静脉滴注碱性液，使血 pH 迅速恢复到 7.20～7.25。

3. 纠正水、电解质紊乱，恢复有效循环血量，改善组织灌注状况，改善肾功能等。

4. 补碱治疗过程中应注意：①电解质紊乱，如低钾血症，在纠正酸中毒时大量 K^+ 转移至细胞内或原发病中即有钾丢失，引起低血钾，要注意补钾；低钙血症，酸中毒纠正后，游离钙减少，可出现抽搐，应注意补钙。②碱中毒：由于纠正过度、持续性过度通气、内源性 HCO_3^- 产生过多等所致。③中枢神经系统酸中毒：因迅速输入碱性液使血浆 pH 上升,血 PCO_2 有所上升;但输入的 HCO_3^- 需数小时才能逐渐通过血-脑屏障及细胞膜,而 CO_2 却可迅速通透,因而使脑及细胞内 pH 更下降,症状加重,故纠酸不能过快。④钠负荷过度:导致高钠血症或血容量扩充,易致心力衰竭、水肿。⑤加重缺氧:pH 迅速升高使血红蛋白与氧的结合力突然增高,在微循环中血红蛋白释放给组织的氧减少,对某些原有组织缺氧的患儿可使缺氧加重。

二、代谢性碱中毒

细胞外液 HCO_3^- 浓度增加或固定酸减少,使血 pH 高于 7.45 时,称代谢性碱中毒(代碱)。临床上比较少见。

【病因】

1. H^+ 经胃肠道丢失过多:呕吐、胃管吸引、先天性氯性腹泻等。

2. H^+ 经肾丢失过多:利尿药应用后,慢性高碳酸血症突然解除。

3. 低氯血症:低氯血症时肾小球滤过的 Cl^- 减少,肾小管液中的 Cl^- 相应减少,髓襻升支粗段对 Na^+ 的主动重吸收因此减少,导致流经远曲小管的小管液中 Na^+ 浓度增加,使肾小管重吸收 $NaHCO_3$ 增加,引起低氯性碱中毒。

4. 囊性纤维变性。

5. 盐皮质激素过多:内源性如醛固酮增多症、库欣综合征,外源性如激素应用、甘草摄入过多、Batter 综合征。

6. 低钾血症。

7. 碱性物质摄入过多。

8. 高钙血症。

9. 甲状旁腺功能亢进。

10. 大量应用肾不能回吸收的阴离子,如青霉素、氨苄西林和羧苄西林,使远端肾小管 H^+、K^+ 排出及 Na^- 重吸收增多。

【临床表现】

主要为呼吸减慢或暂停,神经兴奋性增强。由于血钙在碱性状态中离子化减少,因此可出现手足搐搦。因低钾可致软瘫、心律失常。因血红蛋白对氧的亲和力增强,可致组织缺氧,故出现头晕、躁动、谵妄或精神症状等。

【辅助检查】

1. 血气分析　血 pH 升高,HCO_3^- 增加,碱剩余正值增加,$PaCO_2$ 代偿性升高。

2. 其他生化指标　血清钾降低,血钙降低,血氯降低。

【治疗】

1. 积极治疗原发病,去除病因特别是注意医源性碱中毒的发生,如停用碳酸氢钠,停用利尿药、激素等。

2. 纠正低钾血症、低氯血症、低钙血症:轻、中度代谢性碱中毒一般不需特殊处理,只要注意氯和钾的补充。绝大多数代谢性碱中毒补充生理盐水即可奏效。低钙时给予钙剂。

3. 对于盐皮质激素过多所致的代谢性碱中毒生理盐水治疗无效,如原发性醛固酮增多症,应从治疗病因为主,也可应用醛固酮拮抗药螺内酯抵消盐皮质激素对肾小管的作用,促使钾吸收,排出碳酸氢根离子。

4. 酸性药物的应用:对于严重代谢性碱中毒者可用酸性药物,如氯化铵或盐酸精氨酸纠正碱中毒。

5. 对伴有水肿者,可给予乙酰唑胺以减少 H^+ 的排出和增加 HCO_3^- 的重吸收。无效果者,可静脉滴注 HCl,必要时透析治疗。

6. 对于高碳酸血症突然解除后的代谢性碱中毒,首先调节呼吸机参数,使 $PaCO_2$ 回到患儿耐受水平,然后逐渐降低,补充生理盐水及氯化钾或加用乙酰唑胺。

三、呼吸性酸中毒

由于通气障碍,导致体内 CO_2 潴留,血 pH<7.35,H_2CO_3 增

高,$PaCO_2$ 原发性增高,称呼吸性酸中毒。

【病因】

1. 呼吸中枢抑制　脑炎、脑外伤、脑干及脊髓损伤或肿瘤、安眠药及麻醉药过量。

2. 呼吸肌麻痹　多发性神经根炎、脊髓灰质炎、重症肌无力、严重低血钾、破伤风等。

3. 肺、胸病变　严重肺炎、呼吸窘迫综合征、肺水肿、肺不张、气胸、大量胸腔积液、支气管哮喘、阻塞性肺气肿、喘息性支气管炎等。

4. 呼吸道阻塞　喉头痉挛或水肿、支气管哮喘呼吸道异物、分泌物堵塞、溺水、吸入综合征。

5. 其他　呼吸机使用不当、吸入二氧化碳过多等。

【临床表现】

1. 早期烦躁不安、摇头、多汗等。

2. 呼吸系统表现:急性呼吸性酸中毒,常伴低氧血症,可表现为气促、发绀、呼吸困难;慢性呼吸性酸中毒,患儿多有肺部疾病,可出现肺部症状,如呼吸困难、气喘、咳嗽、咳痰等,体检亦可有桶状胸、啰音等。

3. 神经系统表现:头痛、呕吐、视物模糊、视神经盘水肿。当 $PaCO_2$ 达 $80mmol(10.67kPa)$ 以上时,可出现二氧化碳麻醉。

4. 心血管方面有心率加快,皮肤潮红,眼结膜充血、水肿,严重时心律失常。

【辅助检查】

1. 生化指标　血钾升高;血钠改变不大;血钙增加;血 Cl^- 与 HCO_3^- 有关,HCO_3^- 升高,Cl^- 下降,反之,Cl^- 升高。

2. 血气分析　pH 降低;$PaCO_2$ 升高;通过肾代偿后,代谢性指标 CO_2CP、实际碳酸氢盐、标准碳酸氢盐、缓冲碱值均升高;实际碳酸氢盐＞缓冲碱,碱剩余正值增加。

【治疗】

1. 去除病因,积极治疗并发症。

2. 保持呼吸道通畅,清除呼吸道分泌物,解除支气管痉挛,可用氨茶碱,并用异丙肾上腺素等。

3. 适度供氧:间歇给氧,氧浓度低于 40%,流量为 $1\sim2L/min$,温湿化氧。

4. 呼吸兴奋剂:尼可刹米、洛贝林交替肌注或静滴。忌用镇静药。

5. 改善通气功能:经一般治疗无效,应行气管插管,人工呼吸机辅助呼吸。注意 $PaCO_2$ 不宜下降过快。急性呼酸,使 $PaCO_2$ 维持在 $30\sim45mmHg(4\sim6kPa)$;慢性呼吸性酸中毒,肾已有代偿,$PaCO_2$ 以每天下降 $10\sim15mmHg(1.33\sim2kPa)$ 为宜。

6. 促进二氧化碳排出:麻痹现象的治疗,除机械通气纠正二氧化碳潴留外,应注意降低颅内压,可短期用脱水药、肾上腺皮质激素。

四、呼吸性碱中毒

由于过度通气,血中 CO_2 过度减少,$PaCO_2$ 减低,血 H_2CO_2 降低,使 $pH>7.45$,称呼吸性碱中毒(呼碱)。

【病因】

1. 精神性过度通气:人工呼吸机应用过程中通气过度。

2. 中枢神经系统疾病:脑炎、脑膜炎、癫痫、颅内感染、脑外伤、脑肿瘤等。

3. 小儿极度哭闹:长时间剧烈哭闹、癔症、精神紧张等。

4. 低氧、严重贫血、高海拔居住、肺炎、肺水肿。

5. 高热、甲状腺功能亢进症、肝昏迷、败血症、水杨酸中毒(早期)等。

6. 呼吸机使用不当等。

【临床表现】

除原发病表现外,因碱中毒可致神经肌肉兴奋性增高及血浆游离钙减少,故部分患儿可出现四肢、口唇麻木,刺痛,头晕,四肢抽搐,肌肉强直,严重的可出现意识障碍或昏迷;因碱中毒时氧合血红蛋白解离降低,故组织缺氧,可致脑电图异常、肝功能受损、乳酸增高;部分患儿还可出现口干、呃逆、腹胀等消化系统表现。

【辅助检查】

1. 生化指标改变　可有血 Ca^{2+} 降低、血 K^+ 降低、血 Cl^- 增高等。

2. 血气分析　血 $PaCO_2$ 降低,HCO_3^- 代偿性下降。急性呼碱 $PaCO_2$ 每下降 10mmHg,HCO_3^- 下降 2mmol/L,慢性呼吸性碱中毒下降 4~5mmol/L。

【治疗】

1. 积极治疗原发病,轻度呼碱呼吸改善后,碱中毒可逐渐恢复。

2. 对于癔病性精神因素引起过度通气的患儿,可适当给予安慰或镇静药。

3. 严重呼碱,可用吸氧面罩进行重复呼吸,使之吸回自己呼出的二氧化碳,能部分纠正低氧血症,缓解症状。可适当吸入含 3%~5% 二氧化碳的混合氧以提高 $PaCO_2$,因使用人工呼吸机过度通气所致的呼吸性碱中毒,应立即调整每分通气量或增加无效腔。

4. 伴有手足搐搦者,可酌情应用钙剂。

第9章

感染性疾病

第一节　中毒型菌痢

中毒型细菌性痢疾,简称中毒型菌痢,是细菌性痢疾的危重型。临床多见于2~7岁健康儿童,起病急骤,突然高热,体温高达39~40℃或更高,反复惊厥、烦躁、嗜睡、迅速发生中毒性休克,甚至昏迷,严重者发生呼吸或循环衰竭为主要特征,可在24h内死亡。病死率高,必须早期诊断,积极抢救。

【病因】

病原是痢疾杆菌,属于肠杆菌的志贺菌属,分志贺菌、福氏菌、鲍氏菌、宋内菌四群,各种痢疾杆菌均可引起中毒性菌痢。内毒素从肠壁吸收入血后,引起发热、毒血症及急性微循环障碍,进而引发器官组织细胞五期病理变化,即微循环缺血、微循环淤血、休克期、DIC期、器官功能衰竭期。

【发病机制】

痢疾杆菌经口进入胃肠后,可直接侵入肠黏膜上皮细胞并在其内繁殖。然后进入固有层继续繁殖,引起结肠的炎症反应。志贺菌的黏附力、侵袭力、肠毒素、调控蛋白是其感染致病的主要毒力因子。病情轻重除与细菌毒力有关外,机体的免疫反应起了很重要的作用。中毒型痢疾往往存在免疫功能失调。痢疾杆菌释放的内毒素或脂多糖可诱导机体大量促炎细胞因子释放。炎性反应细胞、多种促炎因子互相作用,形成连锁反应,从而引起全身炎症反应。各种致炎因子通过多种途径引起全身毛细血管损伤、血管通透性增加、微循环障碍、微血栓形成,导致组织缺氧、细胞代谢障碍、代谢性酸中毒等一系列病理生理变化。最终可发展成为感染性休克和多脏器功能衰竭。

在出现促炎反应同时,为防止过度炎症反应,机体会代偿性释放抗炎因子,即出现代偿性抗炎反应。这一负反馈机制有保护作用。但是,过强过久的抗炎反应同样有害。有些重危患儿经抢救一度好转,但最终死于难以控制的感染,与机体免疫功能持续受抑制有密切关系。促炎反应和抗炎反应适当平衡,免疫功能逐渐恢复,是患儿康复的基础。

以上病理生理变化表明中毒型痢疾属于严重脓毒症,它与其他病原感染引起的脓毒症在发病机制上有许多相似之处。但也有其特殊性,痢疾属肠道细菌感染。肠道屏障功能受损,是严重脓毒症发生、发展的重要环节,是小儿中毒型痢疾特别凶险的原因之一。

【临床表现】

中毒型痢疾具有起病急、进展快、变化多、病情严重的特点,呼吸衰竭是早期死亡的重要原因。按症状表现不同,临床分为以下4型。

(一)休克型(皮肤内脏微循环障碍型)

主要表现为感染性休克:血液瘀滞在外周有效循环不足。按病情发展可分为二期。

1. 早期 烦躁、萎靡,面色苍白,四肢发凉,皮肤发绀,尿量减少,脉搏增快,血压可正常或略下降。

2. 晚期 主要表现面色苍白明显,皮肤发花,毛细血管充盈时间延长,四肢厥冷,心率增快,心音低钝,脉搏微弱,血压降低甚至测不出,神志模糊或昏迷,少尿或无尿,病情严重者呕吐咖啡样物或其他出血现象。肺微循环障碍使肺淤血,引起呼吸困难。缺氧和毒血症可使心肌受损,造成心力衰竭。

(二)脑型(脑微循环障碍型)

主要是颅内压增高的表现。依据病情发展程度分为二期。

1. **早期**　面色苍灰,精神萎靡,嗜睡,惊厥,呼吸增快,四肢肌张力增高,血压正常或轻度增高,可有频繁呕吐或喷射性呕吐。

2. **晚期**　表现为面色苍灰,中枢性呼吸衰竭,昏迷,频繁或持续惊厥,血压增高或波动。瞳孔不等大,对光反射迟钝或消失,呼吸节律不整,呼吸次数逐渐减少,可突然出现呼吸停止。

(三)肺型(肺微循环障碍型)

肺型又称呼吸窘迫综合征,常在中毒型痢疾脑型或休克型基础上发展而来,病情危重,病死率高。

1. **早期**　烦躁,面色暗红,呼吸增快,进行性呼吸困难,肺部呼吸音减低。

2. **晚期**　严重的吸气性呼吸困难,发绀进行性加重,肺部呼吸音减低,出现管状呼吸音,捻发音。

(四)混合型

上述类型同时或先后出现,是最为凶险的一种,病死率很高,易发生多器官功能衰竭。

【辅助检查】

1. **血常规**　急性菌痢时白细胞增高,且以中性粒细胞为主。慢性者有贫血。中毒型伴 DIC 时,血小板明显减少。

2. **粪常规**　发现黏渣,镜检有较多脓细胞、白细胞及红细胞,并可见吞噬细胞。

3. **细菌培养**　粪培养是目前最可靠的确诊和鉴别诊断的依据。取样后立即送检,反复多次培养可提高阳性率。

4. **快速诊断**　荧光抗体染色法、免疫染色法或玻片固相抗体吸附免疫荧光技术等检测方法。

5. **电解质血气分析**　血钠、钾、氯多偏低,血气分析多为代谢性酸中毒。

6. **其他**　DIC 检查、血培养、心电图、X 线等可按需进行。

【诊断】

中毒型痢疾可全年发病,夏秋季节发病率最高,2～7岁的健壮儿童,夏秋季节突起高热,伴反复惊厥、出现循环或呼吸衰竭表现者,可初步诊断中毒型菌痢。患儿多有与菌痢患儿接触史或不清洁饮食史。可用肛拭子或灌肠取粪便镜检,有大量脓细胞或红细胞可有助于诊断,最后确诊依靠粪便细菌培养。

【鉴别诊断】

1. **高热惊厥** 多见于婴幼儿,既往有高热惊厥史,惊厥发生在体温上升时且多不反复发作,惊厥后面色好,神志正常,并常可找到引起高热的疾病。

2. **大叶肺炎** 该病与中毒型菌痢均为急性起病,外周血白细胞总数及中性粒细胞升高。早期可致休克,脑水肿,但X线检查肺部可有大叶或节段性炎性病变。

3. **流行性脑脊髓膜炎(流脑)** 流脑与中毒型菌痢均为急起高热,均有内毒素所致微循环障碍表现,合并惊厥。①流脑多发于冬末春初,毒痢则多见于夏末秋初;②流脑患儿70%以上可见皮肤、黏膜出血点及瘀斑;③流脑常有头痛、颈强直等中枢神经系统感染的症状;④询问流脑疫苗接种史,如已接种疫苗则很少患流脑。

4. **流行性乙型脑炎(乙脑)** 中毒型菌痢与乙脑由于发病年龄及好发季节大致相同,首发症状均为急起高热,伴有精神萎靡、嗜睡、惊厥等神经系统症状,需细致鉴别。①中毒型菌痢多在起病当日发生惊厥,乙脑多在3～4d发生惊厥。②若接种过乙脑疫苗一般不患乙脑。③如有疑诊,脑脊液可鉴别。乙脑患儿蛋白及白细胞增多,糖及氯化物一般正常;毒痢脑脊液正常。④乙脑有颈强直、克氏征、布氏征等神经系统体征。⑤乙脑社会上有流行疫情。

5. **败血症引起的感染性休克** 有原发感染灶,高热,寒战,中毒症状明显,休克,皮肤黏膜出血点或淤点淤斑。血培养可明确病原菌。

6. 急性出血性肠炎　夏秋季节多见,表现为发热、腹痛、便血,重者可出现休克。本病腹部压痛明显,暗红色血水样便,粪常规见大量红细胞。

【治疗】

毒痢起病急骤,发展快,病情危重应分秒必争、全力以赴地抢救。救治过程中要严密观察病情,综合分析,抓主要矛盾,采取相应的综合治疗措施。每 15 分钟观测 1 次,记录体温、血压、脉搏、呼吸,并记录面色、瞳孔、尿量等变化。

(一)一般治疗

1. 降温止惊　可综合使用物理、药物降温或亚冬眠疗法,将体温降至 38.5℃ 以下。①地西泮:每次 0.3～0.5mg/kg 静脉注射(最大剂量为 10mg/次),15～20min 后可重复给药 1 次;水合氯醛:40～60mg/kg 保留灌肠。②亚冬眠疗法:高热伴烦躁、惊厥者,可短暂采用,给予氯丙嗪和异丙嗪,每次各 0.5～1mg/kg。

2. 血管活性药物　扩充血容量,纠正酸中毒,维持水与电解质平衡。改善微循环,在充分扩容的基础上应用。

(1)山莨菪碱:每次 0.5～1mg/kg,重度 1～2mg/kg,原液静脉推注,每 10～15 分钟 1 次,直至呼吸循环好转。

(2)多巴胺:中小剂量 5～10μg/(kg·min),如无效可每 3～5 分钟逐渐增加剂量 2.5μg/(kg·min)。伴有心功能障碍时可用。

(3)异丙基肾上腺素:心功能突出不好时可用本药。剂量为按 2～3μg/(kg·min)的速度滴入。要随时根据病情调整速度,并注意有无心率加快或心律失常等不良反应。

(4)酚妥拉明:用于经一般治疗后休克症状仍不见好转的病例。可与间羟胺合用,剂量均为 1～3μg/(kg·min)静脉滴注,至病情好转后减量至停药。

(5)去甲基肾上腺素:目前国内外已较少首选或单独应用,剂量为 1mg 加入 100～200ml 葡萄糖注射液中静脉滴注。待血压上升,病情好转,巩固数小时后逐渐减慢至停药。

3. **抗感染**　如能口服,采用诺氟沙星(氟哌酸)或环丙沙星;重症者用三代头孢霉素如头孢噻肟,每天 $100 \sim 150 \text{mg/kg}$,静脉滴入。

4. **抗凝血**　如确诊有 DIC,在应用山莨菪碱及右旋糖酐-40基础上加用肝素治疗。

5. **糖皮质激素**　感染中毒性休克并 DIC,并已应用抗生素者或长期应用激素者、并发肾上腺皮质功能不全者可酌情应用糖皮质激素。①氢化可的松:$3 \sim 5 \text{mg/(kg \cdot d)}$;②甲泼尼龙:$2 \sim 3 \text{mg/(kg \cdot d)}$,分 2 次给予。

(二)休克型的治疗

休克型疗法主要在于迅速扩充血容量纠正酸中毒。

1. **轻度休克**　可用 2/3 张(4:3:2液)或等张液(2:1液),$20 \sim 30 \text{ml/kg}$ 静脉快速滴注,至休克纠正。

2. **重度休克**　①首批快速输液:输液量按 $10 \sim 20 \text{ml/kg}$ 计算,首批总量不超过 $300 \sim 400 \text{ml}$;输入右旋糖酐-40 10ml/kg,30min 静脉缓慢注射。首批快速输液一般于 $30 \sim 60 \text{min}$ 输完。②继续输液:经首批快速输液后,继用 $1/2 \sim 2/3$ 张液体静脉滴注,直至休克纠正为止。此阶段总量为 $30 \sim 60 \text{ml/kg}$。③维持输液:休克基本纠正后,继用含钾维持液静脉滴注,第 1 个 24h 的输液量为 $50 \sim 80 \text{ml/kg}$。

(三)脑型的治疗

1. 应用血管活性药物以改善脑部微循环。

2. 降温止惊。

3. 脱水:20%甘露醇,每次 $0.5 \sim 1 \text{mg/kg}$,静脉注射,每 $3 \sim 6$ 小时 1 次。对严重脑型出现脑疝时,要加强应用脱水药或采用30%尿素,每次 1mg/kg,静脉注射。

4. 控制脑水肿:限制钠盐摄入。

5. 防治呼吸衰竭:保持呼吸道畅通、吸氧,如出现呼吸衰竭应尽早行呼吸机支持。

6. 强心:及早给 1 次毒毛花苷 K,0.007～0.01mg/kg,必要时 8～12h 后再重复 1 次;或用毛花苷丙。

7. 抗凝血。

8. 抗感染。

9. 维持水和电解质平衡:应维持每天生理需要量,每天做血液生化测定,及时纠正。

(四)肺型(呼吸窘迫综合征、ARDS)的治疗

1. 山莨菪碱:用量,每次 2～3mg/kg,每 10～15 分钟 1 次静脉注射,直至症状改善,然后再延长给药时间,病情稳定后逐渐减量至停用。

2. 合并应用酚妥拉明,每次 0.2～0.5mg/kg,缓慢静脉注射,直至症状改善。

3. 因有肺水肿,应控制输液量,必要时应用呋塞米,每次 1mg/kg 静脉注射,必要时 3～4h 后再重复应用 1 次。

4. 合并应用地塞米松,每次 0.3～0.5mg,每 8 小时 1 次,静脉注入。

5. 抗凝治疗:肺型都伴有 DIC,应采用肝素抗 DIC 治疗。

6. 改善肺的换气功能:经过积极给氧(3～5L/min)后,血气分析如动脉血氧分压仍低于 50mmHg 时,可应用持续呼吸道正压呼吸(CPAP)。如患儿同时有通气功能障碍,动脉血二氧化碳分压明显升高时,可用呼气终末正压呼吸(PEEP)。

(五)混合型的治疗

此型多伴有多脏器功能衰竭,病情更为复杂,应随时分析病情,根据需要及时治疗。

第二节　脓毒症和多器官功能障碍综合征

脓毒症(sepsis)是指由感染引起的全身炎症反应综合征,进一步发展可导致严重脓毒症、脓毒性休克和多器官功能障碍或多器官功能衰竭,是儿科重症监护病房患儿死亡的主要原因之一。脓毒症按严重程度不同分为脓毒症、严重脓毒症及脓毒症休克。

多器官功能障碍综合征(multiple organ dysfunction syndrome,MODS)指机体遭受严重感染、创伤、烧伤等急性损害后,同时或序贯出现 2 个或 2 个以上的器官功能障碍或衰竭。脓毒症是导致 MODS 的最主要原因之一。

【病因】

脓毒症可以由任何部位的感染引起,原发病灶常在肺、泌尿生殖道、肝胆胃肠道、皮肤及软组织等。但也有 20%～30%找不到原发灶。其病原微生物包括细菌、真菌、病毒及寄生虫等。

脓毒症常发生在有严重疾病的患儿中,如严重烧伤、多发伤、外科手术后等患儿。脓毒症也常见于有慢性疾病的患儿如糖尿病、慢性阻塞性支气管炎、白血病、再生障碍性贫血和尿路结石。

1. 感染病原 脓毒症的致病微生物是各种细菌、病毒、真菌和立克次体等,而以细菌占多数,儿科患儿的不同年龄对病原体有提示作用,故推断可能的病原体时应考虑年龄因素。

2. 感染源 儿童脓毒症最常见的感染部位是肺部和血流感染。<1 岁以血流感染最多见,其次是肺部感染;而>1 岁则是肺部感染最多,其次是血流感染。其他常见感染源有泌尿系统、腹腔、创伤和软组织等。致死率最高的是心内膜炎和中枢神经系统感染。

3. 基础状况 脓毒症儿童约 50%有原发基础疾病,常见的是慢性肺疾病、先天性心脏病、神经肌肉疾病和肿瘤,而且具有年龄差异,婴儿以呼吸及心血管系统疾病为主,学龄前儿童是神经肌肉疾病,学龄期则是肿瘤。

【发病机制】

脓毒症的根本发病机制尚未明确,涉及复杂的全身炎症网络效应、基因多态性、免疫功能障碍、凝血功能异常、组织损伤及宿主对感染不同病原微生物及其毒素的异常反应等多个方面,与机体多系统、多器官病理生理改变密切相关。

1. 宿主自身免疫性损伤 脓毒症主要是由宿主炎症反应失控引起的。全身炎症反应可以是自限性的,也可以进展成为严重脓毒症和脓毒性休克。当革兰阴性菌或阳性菌、真菌、病毒及细菌毒素等病原侵入机体时,会引起机体免疫应答反应,当免疫炎症反应失控时,就会引起细胞因子风暴和炎症介质瀑布,并同时激活了神经-内分泌反射及血浆蛋白级联系统如凝血、纤溶和补体系统。在这些机制共同作用下,最终引起机体损伤。当组织恢复灌流后,可能会引起缺血再灌注损伤,释放大量的氧自由基,导致组织损伤。

2. 肠道细菌或内毒素移位 严重损伤后的应激反应可造成肠黏膜屏障破坏,肠道菌群生态失调及机体免疫功能下降,从而发生肠道细菌或内毒素移位,触发机体过度炎症反应与器官功能损害。

3. 凝血功能紊乱 凝血系统在脓毒症的发病过程中起着重要作用,它与炎症反应相互促进、共同构成脓毒症发生、发展中的关键因素。内毒素和 TNF 通过诱发巨噬细胞和内皮细胞释放组织因子,可激活外源性凝血途径,被内毒素激活的凝血因子Ⅻ也可进一步激活内源性凝血途径,最终导致弥散性血管内凝血(DIC)。

4. 微循环和线粒体功能障碍综合征 脓毒症本质上是微循环功能障碍。各种病因可引起微循环功能障碍,迁延可引发线粒体功能障碍,这种发生在微循环和线粒体水平的功能障碍称为微循环和线粒体功能障碍综合征,最终引起机体损伤、器官衰竭。

5. 基因多态性 临床上常见受到同一致病菌感染的不同个体的临床表现和预后截然不同,提示基因多态性等遗传因素,也是影响人体对应激打击易感性与耐受性、临床表现多样性及药物治疗反应差异性的重要因素。

【临床表现】

1. 原发病及诱因:原发感染灶的症状和体征,以及各种可能的诱因如中毒、窒息、炎症、低氧血症、低灌注、再灌注损伤等。

2. 全身炎症反应综合征的表现:发热或体温不升、心动过速、呼吸急促、外周血白细胞增加或减少等。

3. 脓毒症进展后出现的休克及进行性多器官功能不全的表现。

【辅助检查】

1. 病原学检查　血液、尿液、脑脊液、支气管分泌物等培养,是脓毒症感染诊断最确定的方法。但脓毒症病原菌培养的阳性率仅为 50% 左右,并且至少需要 24~48h 化验时间。即使这样,它仍然是诊断及观察抗菌药物疗效的有效方法。

2. 生物学标志物的检查

(1)急性期反应蛋白(CRP):CRP 作为非特异性炎症标志物被广泛应用。CRP 作为 G^+ 对抗吞噬作用的调理素,在脓毒症患儿的浓度在 12~159mg/L 和全身炎症反应综合征患儿的 CRP 浓度 13~119mg/L 重叠,感受性曲线分析显示,CRP 诊断脓毒症感染的敏感度和特异性均不高。

(2)降钙素原(PCT):PCT 在宿主免疫应答中的作用机制尚不清楚。PCT 与感染和炎症明显相关。脓毒症期间 PCT 浓度 8~24h 达到高峰,半衰期为 22~29h。G^+ 和 G^- 菌引起的 PCT 浓度增加没有显著差异。但肝功能障碍、创伤、抗 T 细胞治疗、烧伤、心源性休克、真菌感染等也可导致其增加。脓毒症白细胞减少患儿 PCT 浓度则显著降低。提示虽然 PCT 是脓毒症感染的重要标志物,但它不能提供确定性诊断。但 PCT 降低可作为经验性抗生素治疗过程中的停药依据。

(3)其他:如细胞因子、化学增活素、黏附调节子、可溶性受体、急性期蛋白等,这些蛋白标志物的测定对了解脓毒感染所致炎症与宿主应答有重要意义,但均非特异性标志物,不能作为脓毒症的标志物。

3. 凝血功能检查　DIC 与炎症级联反应在严重脓毒症的发

病过程中是密不可分的,并发 DIC 时可有相应的凝血功能的改变。

4. 各脏器功能评估 严重脓毒症时合并有多脏器功能障碍、低灌注等,如肝、肾功能检查,血气分析、乳酸测定等有助于评价脏器功能状态及循环灌注情况。

【诊断】

1. 脓毒症诊断指标 见表 9-1。

表 9-1 脓毒症诊断指标

指标项	内容
一般指标	体温变化:发热(肛温>38.5℃)或低体温(肛温<35℃)
	心动过速:超过正常年龄相关值的 2 个标准差,低体温者可以无心动过速
	伴以下至少一个脏器功能异常:意识改变、低氧血症、血清乳酸增高或洪脉
炎性指标	白细胞增高(>12×10⁹/L);或白细胞减少(<4×10⁹/L);或白细胞计数正常,但未成熟白细胞超过10%
	血浆 C-反应蛋白(CRP)水平超过正常值的 2 个标准差;③血浆前降钙素(PCT)水平超过正常值的 2 个标准差
血流动力学指标	以低血压(单位:mmHg)为判断依据:①0~1 个月,<60;②1 个月至 1 岁,<70;③1~10 岁,<[70+(2×岁)];④>10 岁,<90
组织灌注不足指标	高乳酸血症(乳酸大于正常值上限)
	毛细血管再充盈时间(CRT)延长(≥3s)或花斑

2. 多器官功能障碍综合征诊断指标

(1)低氧血症:$PaO_2/FiO_2<300mmHg$。

(2)急性少尿:足够液体复苏后仍尿量<0.5ml/(kg·h),持续至少2h。

(3)尿素升高>0.5mg/dl 或 44.2μmol/L。

(4)凝血功能异常:国际标准化比值 INR>1.5 或 APTT>60s。

(5)肠梗阻:肠鸣音消失。

(6)血小板减少:血小板<100×10^9/L。

(7)高胆红素血症:血浆总胆红素>4mg/dl 或 70μmol/L。

3. **脓毒性休克诊断标准** 符合下列 6 项中的 3 项考虑诊断脓毒性休克代偿期。

(1)意识改变:烦躁不安或萎靡、表情淡漠、意识模糊,甚至昏迷、惊厥。

(2)皮肤改变:面色苍白发灰,唇周、指(趾)发绀,皮肤花纹,四肢凉。如有面色潮红,四肢温暖,皮肤干燥为暖休克。

(3)外周动脉搏动细弱,心率、脉搏增快。

(4)毛细血管再充盈时间≥3s(需除外环境温度影响)。

(5)尿量<1ml/(kg·h)。

(6)代谢性酸中毒:除外其他缺氧缺血因素和代谢因素。脓毒性休克失代偿期诊断:代偿期临床表现加重伴血压下降。

【治疗】

治疗原则以对症处理为主,治疗的关键是防止、处理休克和DIC,早期干预脏器功能障碍。治疗的目标是维持正常心肺功能,恢复正常灌注和血压。

(一)生命体征监护

连续检测心率、呼吸、血压、体温、血气分析、毛细血管充盈时间(CRT)等,对于血压下降且对治疗反应不佳时应监测中心静脉压(CVP);阶段性检测凝血功能、DIC 指标、血尿素氮和肌酐、记录尿量,必要时每日检查眼底早期发现脑水肿,如有呼吸困难连续拍胸片以确定急性肺损伤(ALI)/急性呼吸窘迫综合征

（ARDS）。

(二)抗感染治疗

尽早开始静脉使用抗生素,对于严重脓毒症或脓毒症休克者确认诊断后 1h 内开始静脉抗生素治疗,并留取病原学标本。对于需采取紧急感染源控制措施的感染,要做出特定的解剖诊断,尽快明确或排除,必要时应在诊断后 12h 内行外科引流以便控制感染源。

(三)液体复苏

对脓毒症导致的休克或明显组织灌注不足,首剂等渗晶体液(如生理盐水)或 5% 人血白蛋白 20ml/kg(如体重超重患儿,按理想体重计算),5～10min 静脉输注,输注量达到维持足够心排血量(临床评估指标达到血压正常、尿量增加、CRT、外周脉搏和意识正常,并不伴有肝大和肺部啰音)。

接近成人体重的患儿液体复苏量为:每次晶体 500～1000ml 或胶体 300～500ml,30min 内输入。液体复苏总量最多可达 40～60ml/kg 或更多,期间要严密监测患儿对容量的反应性,如出现肝大和肺部啰音(容量负荷增加)则停止液体复苏,给予利尿。在第 2～3 次液体复苏可适当减慢输注速度,同时可监测 CVP 数值的动态变化,当液体复苏后 CVP 升高不超过 2mmHg 时,提示心脏对容量的反应性良好,可以继续快速输液治疗。反之,机体不能耐受快速补液。也可采用被动抬腿试验评估患儿的容量反应。充分液体复苏后仍存在休克,则给予血管性药物。

(四)血管活性药物应用

当经过充分的液体复苏后仍然存在难以纠正的低血压和低灌注,需考虑以下情况:微循环障碍、心肌细胞功能受损、血管舒张和血容量分布不均造成心排血量的改变。应用血管活性药物可提高和维持组织灌注压,改善氧输送。

1. 血管升压药物 当心排血量增加、外周血管阻力降低(即高排低阻型休克)时首选去甲肾上腺素输注 $0.05\sim0.3\mu g/(kg\cdot$

min),当需要增加药物以维持血压时,建议加用肾上腺素或肾上腺素替换去甲肾上腺素。当心排血量、外周血管阻力均降低时(即低排低阻型休克)给予多巴胺[≥10μg/(kg·min)]或肾上腺素[≥0.3~2.0μg/(kg·min)]或多巴酚丁胺加去甲肾上腺素。

2. 扩血管药物   当血流动力学监测提示心排血量降低、外周血管阻力增加、血压尚正常时(即低排高阻型休克)应给予正性肌力药物加用扩血管药物,可降低心室后负荷,有利于心室射血和心排血量增加。正性肌力药物可选用多巴酚丁胺或多巴胺。扩血管药物一般用短效制剂,如硝普钠 0.5~8μg/(kg·min)。磷酸二酯酶抑制药Ⅲ(氨力农、米力农和依诺昔酮等)具有增加心肌收缩力和扩血管作用,也可用于此类低排高阻休克患儿。临床常用剂量:米力农负荷量 25~50μg/kg(>10min,静脉注射),维持量 0.25~1.0μg/(kg·min)持续静脉输注;氨力农负荷量 0.75~1.0mg/kg(>5min,静脉注射),维持量 3~10μg/(kg·min)持续静脉输注。

3. 正性肌力药物   包括中等剂量的多巴胺 5~10μg/(kg·min)、多巴酚丁胺 5~10μg/(kg·min)、小剂量肾上腺素 0.05~0.3μg/(kg·min),主要增加心肌收缩力,用于血压正常而心肌收缩功能降低(心排血量降低)的严重脓毒症或脓毒性休克患儿。

(五)糖皮质激素

若经充分的液体复苏和缩血管治疗可恢复血流动力学稳定,不用糖皮质激素;若不能恢复稳定可加用。建议单独给予氢化可的松 3~5mg/(kg·d)(成人 200mg/d)静脉滴注。

(六)纠正凝血障碍

早期可给予小剂量肝素 5~10U/kg 皮下注射或静脉滴注,每 6 小时 1 次。若已明确有 DIC,则应按 DIC 常规治疗。

(七)严重脓毒症和脓毒性休克所致 MODS 治疗

1. 呼吸支持治疗   严重脓毒症和脓毒性休克常伴发呼吸窘迫或低氧血症,应给予高流量鼻导管供氧或面罩氧疗或无创鼻塞

CPAP,出现呼吸衰竭征象尽早气管插管机械通气。

2. 肾替代治疗　对血流不稳定有急性肾损伤(表现为无尿或少尿)的脓毒症患儿,建议采用连续肾替代,而非间断血液透析,以便优化液体平衡的管理。

3. 凝血功能障碍治疗　严重脓毒症因内皮细胞损伤而诱发凝血功能异常,尤其易导致深静脉栓塞。儿童深静脉血栓的形成往往与深静脉置管有关,肝素涂层的导管可降低导管相关性深静脉血栓的风险。对高危患儿(如青春期前)可应用普通肝素或低分子肝素预防深静脉血栓的发生。

4. 胃肠功能障碍治疗　对于严重脓毒症或脓毒症休克具有出血风险的患儿,应用 H_2 受体拮抗药或质子泵抑制药预防应激性溃疡的发生。

5. 肝损害或衰竭治疗　严重脓毒症或脓毒性休克常因肝组织低灌注出现肝损伤。尽可能避免肝损害的药物应用,条件允许进行药物毒性实验室监测。肝衰竭时可予以血液净化(CVVH 或人工肝)治疗排除代谢毒物。

6. 血糖控制　对严重脓毒症患儿应注意检测血糖水平,严格控制血糖可减少器官功能障碍的发生。当连续检测血糖水平＞10mmol/L(1800mg)时,开始使用胰岛素。上限目标是血糖≤10mmol/L(1800mg)。

7. 选择性肠道净化　选择性肠道去污和口腔去污,可以减少呼吸机相关性肺炎的发生。

(八)其他辅助支持治疗

1. 血液制品应用　严重脓毒症或脓毒性休克患儿在初始复苏期间,当 $ScvO_2$ ＜70％时,需要保持血红蛋白目标值 10g/dl。当病情稳定后或休克和低氧血症纠正后,则血红蛋白目标值＞7g/dl 即可。严重脓毒症贫血患儿不建议使用促红细胞生成素。严重脓毒症患儿血小板＜ $10×10^9$ /L(没有明显出血)或血小板＜ $20×10^9$ /L(伴明显出血),应预防性输血小板;当活动性出血、侵入性操作或手术,需要维持较高血小板($\geqslant 50 \times 10^9/L$)。

2. **丙种球蛋白输注** 对严重脓毒症患儿可应用静脉丙种球蛋白输注治疗。

3. **镇痛镇静应用** 严重脓毒症机械通气患儿应给予适当镇静治疗,可降低耗氧和有利于维持血流动力学稳定。对伴有严重ARDS患儿,人机对抗明显可短期($<48h$)应用神经肌肉阻滞药。

4. **营养支持治疗** 能耐受肠道喂养的严重脓毒症患儿及早予以肠内营养支持,如不耐受可予以肠外营养。严重脓毒症患儿可因能量代谢处于分解代谢状态、生长停止、机械通气时生理活动所需能量减少及镇静、镇痛药物应用使基础代谢下降,故而能量消耗明显低于健康儿童,所以营养供给不宜过多而增加器官代谢和功能负担,而应适当提高蛋白质量,以减少体内蛋白质分解和供给急性反应蛋白合成需要。

第10章

急性中毒

第一节 食物中毒

食物中毒是指人摄入了含有生物性、化学性有毒有害物质后所出现的非传染性的急性或亚急性疾病,属于食源性疾病的范畴。食物中毒既不包括因暴饮暴食而引起的急性胃肠炎、食源性肠道传染病和寄生虫病,也不包括因一次大量或者长期少量摄入某些有毒有害物质而引起的以慢性毒性为主要特征的疾病。依照毒物性质通常可分为三大类:①感染性(细菌和真菌)食物中毒;②化学性食物中毒;③有毒动植物中毒。

一、细菌性食物中毒

【病因】

细菌性食物中毒主要是食物在制作、储存过程中被细菌污染所致。有两种情况:①细菌在食物中大量繁殖,产生毒素,肠道吸收毒素而引起食物中毒。这种情况,虽经高温处理,但毒素仍可引起中毒。②细菌在肠道内大量繁殖引起的急性感染,常见细菌有沙门菌属、大肠埃希菌、变形杆菌、肉毒杆菌和嗜盐杆菌等。

【临床表现】

临床特点是短期内进食同种食物的人同时或相继发病,症状相似,主要表现为急性胃肠炎症状,如恶心、呕吐、腹痛、腹泻等,重者有脱水、酸中毒,甚至休克、昏迷,常伴发热。但不同细菌所致食物中毒又各具不同特点。

1. 沙门菌食物中毒　潜伏期 4～24h,病初即发热,可持续高热,腹泻黄绿水便,也可有黏液血便。

2. 肠道杆菌等食物中毒(大肠埃希菌、变形杆菌等)　肠毒素引起胃肠功能紊乱,潜伏期短,恶心、呕吐、腹痛较剧,大便为水样便,可含黏液,但无便血。大肠埃希菌引起者,大便有特殊腥臭味。

3. 葡萄球菌食物中毒　由葡萄球菌(主要是金黄色葡萄球菌)的肠毒素引起,以肠道症状尤以剧烈呕吐为特征。吐重于泻,发热不明显。

4. 肉毒杆菌食物中毒　肉毒杆菌外毒素引起。肉毒杆菌为厌氧带芽胞的革兰阳性杆菌,所以多因食用密封的罐头及腌腊肉、鱼、豆制品引起。肉毒杆菌外毒素为嗜神经因子,主要损害中枢神经系统的脑神经核、神经肌肉连接处及自主神经末梢。所以中毒后胃肠道症状少,多无发热,主要表现为神经系统症状:头痛、头晕、眼睑下垂、复视、斜视、瞳孔散大、失声、吞咽困难、呼吸困难、共济失调、深浅反射消失以及各腺体分泌先兴奋后抑制,可因呼吸麻痹死亡。潜伏期 6～48h,甚至几天。

5. 嗜盐菌食物中毒　该菌污染的海水产品及盐腌食物引起。嗜盐菌为革兰阴性球杆菌,该菌主要在海水和海产动物中存活,所以多因食入被该菌污染的海水产品和盐腌食物引起。临床表现为发热、腹泻,大便为水样,有时为洗肉水样脓黏液便,可引起脱水。

【诊断】

食入可疑污染食品。散发病例诊断较为困难,需结合病史和临床表现。集体发病者根据病史及临床表现容易诊断出食物中毒,但细菌种类须根据粪细菌培养。

【治疗】

治疗原则是迅速催吐、洗胃、导泻、及时输液和抗感染。

1. 一般治疗　卧床休息,初期禁食或进清淡流食。根据病情及失水情况决定补液量及性质。及时纠正水、电解质及酸碱平衡紊乱。

2. **抗菌药物的应用**　通常无须应用抗菌药物,可以经对症疗法治愈。症状较重考虑为感染性食物中毒或侵袭性腹泻者,应及时选用敏感抗菌药物治疗。

3. **肉毒杆菌中毒的治疗**　①尽快排除毒物:催吐后用 1:5000 高锰酸钾溶液,或 2% 碳酸氢钠溶液或活性炭混悬液洗胃、导泻、高位灌肠等。②抗毒素治疗:一般在进食污染食物 24h 内或肌肉麻痹前给予最为有效。多价抗毒素 1 万～5 万 U 静脉注射或肌内注射,或静脉及肌内各半量注射,必要时于 6h 后同量重复 1 次。使用前必须做过敏试验,如出现过敏反应,则需用脱敏方法给药。

二、真菌毒素与霉变食物中毒

由于食入霉变食品引起的中毒叫真菌性食物中毒。有些是急性中毒,死亡率极高;有些是慢性中毒,可发生癌变。

【病因】

主要由于谷物、油料或植物储存过程中发霉,未经适当处理即食用,或误服发霉变质的食物引起。也可由于在制作发酵食品时被有毒真菌污染或误用有毒真菌株引起。真菌性食物中毒的常见食物为发霉的花生、玉米、大米、小麦、大豆、小米、植物秧秸、黑斑白薯等。常见的真菌有曲霉菌如黄曲霉菌、米曲霉菌、赭曲霉菌;青霉菌如毒青霉菌、桔青霉菌、岛青霉菌、纯氯青霉菌;镰刀霉菌如半裸镰刀霉菌、赤霉菌;黑斑病菌如黑色葡萄穗状霉菌等。真菌中毒是因真菌毒素引起,多数真菌毒素通常不被高温破坏,因此被其污染的食物虽经高温蒸煮,食后仍可引起中毒。目前已知的真菌毒素有 150 余种。

【临床表现】

由于一种真菌可有几种毒素,而不同真菌又可有相同毒素,所以各种真菌性食物中毒可出现相似症状,但有些真菌中毒有其特殊表现,一般症状为消化道症状,如腹痛、腹胀、恶心、呕吐、偶有腹泻等,继之出现肝肾损害,如肝大、压痛、肝功能异常,有的出现黄疸(常见于黄曲霉菌、岛青霉菌中毒),蛋白尿、血尿、尿闭(易发生于纯氯青霉菌中毒)。黑色葡萄穗状霉菌、岛青霉菌中毒表现为中性粒细胞减少或缺乏及血小板减少。有些真菌(如棒曲霉菌、米曲霉菌)中毒易引起中枢神经系统症状,如头晕、头痛、反应迟钝、躁动、运动失调,甚至惊厥、昏迷、麻痹等。真菌中毒损害机体各器官,患儿多死于肝、肾衰竭或中枢神经麻痹。病死率可高达 40%～70%。

【治疗】

目前尚无特效治疗,主要是迅速清除毒物,对症处理,保护重要脏器功能。

1. 应尽早洗胃、洗肠、催吐及导泻洗胃液可用 1:5000 高锰酸钾溶液(已发生胃肠出血者,洗胃、洗肠应小心谨慎)。

2. 对症治疗:应注意纠正脱水、酸中毒、肝肾衰竭及止惊、强心、止血等。

3. 对食入未经杀死真菌的食物而引起中毒者,应给予抗真菌药如制霉菌素:2 岁以下 40 万～80 万 U/d,2 岁以上 100 万～200 万 U/d,分 3～4 次口服。

4. 加强护理,维持营养,病情严重者可酌情应用抗生素预防感染。

三、有毒动植物中毒

食入有毒的动物性和植物性食品引起的食物中毒称为有毒动植物中毒。

(一)河豚毒素中毒

一旦中毒,症状发展迅速,往往在数小时内死亡。病死率高达 40%～60%。

【中毒机制】

河豚鱼的毒素成分主要为河豚毒素及其衍生物,是一种非蛋白性、高活性神经毒素,对胃肠道有局部刺激作用。抑制神经细胞膜对钠离子的通透性,阻碍神经肌肉间冲动的传导,使神经呈麻痹状态,先是感觉神经受累,其次是运动神经,最后是呼吸中枢和血管神经中枢麻痹。

【临床表现】

一般在食用河豚半小时至 5h 发病,进食量越多,潜伏期越短。首先出现胃部不适、恶心、呕吐、腹痛及腹泻、便血,随后出现全身不适,口唇、舌尖及肢端麻木,四肢无力,眼睑下垂,继而四肢肌肉麻木、共济失调、步态不稳,甚至全身运动麻痹,呈瘫痪状。严重中毒患儿血压及体温下降、呼吸困难、言语障碍、发绀、瞳孔先缩小后散大,最后因呼吸麻痹或重度房室传导阻滞而死亡。

【治疗】

对中毒患儿立即予以催吐,用 1% 碳酸氢钠溶液或活性炭混悬液反复洗胃,再给予硫酸镁或甘露醇导泻,必要时用淡盐水或肥皂水全肠灌洗。输液、利尿促进毒素排出,维持水、电解质及酸碱平衡。尽快应用半胱氨酸解毒,半胱氨酸的成人用量为 $0.1 \sim 0.2g$,注射前用磷酸氢二钠缓冲液溶化,肌内注射,每天 $1 \sim 2$ 次,儿童酌减;及早应用肾上腺皮质激素如氢化可的松或地塞米松等,以减少组织对毒素的反应;呼吸困难及呼吸衰竭患儿给予吸氧、呼吸兴奋剂,必要时气管插管呼吸机辅助呼吸;对症支持治疗。

(二)毒蕈中毒

【病因】

蕈俗称蘑菇,属高等真菌,其种类繁多。毒蕈(毒蘑菇)中,有的外观与无毒蕈相似,易被误食中毒,毒蕈中所含的有毒成分包括以下几种。

1. **毒蕈碱**　是类似乙酰胆碱的生物碱,易溶于水,毒性极强,能够兴奋胆碱能节后纤维,引起心搏减慢、变弱,胃肠平滑肌痉挛,蠕动加强,瞳孔缩小等。有的毒蕈还含有一种类似阿托品作用的毒素,与毒蕈碱作用相反,也可表现为阿托品的中毒症状。

2. 毒蕈溶血素 如鹿花蕈所含的马鞍蕈酸,可引起溶血。

3. 引起精神症状的毒素 某些蕈类含有毒性碱、蟾蜍素和光盖伞素等毒素,能引起幻觉及精神异常等。

4. 毒肽和毒伞肽 主要是毒伞、白毒伞、鳞柄百毒伞和褐鳞山伞等毒蕈所含毒性物质,可严重侵害肝脏,致肝细胞大片坏死,并可侵害肾、心、脑和神经系统等。

【临床表现及诊断】

每种毒蕈含 1 种或多种毒素,所含毒素种类和分量不同,所以毒蕈中毒症状比较复杂,常表现为混合症状。

1. 潜伏期 含毒蕈碱的毒蕈中毒,发病迅速,多在误食后数分钟至 6h 即出现症状。其他大部分毒蕈潜伏期在 0.5～6h,鹿花蕈中毒在进食后 6～12h 发病。白毒伞蕈等潜伏期长,为进食后 15～30h 甚至更长的潜伏期。

2. 胃肠炎症状 恶心、呕吐、腹泻、腹痛,可导致脱水、休克、昏迷及急性肾衰竭。

3. 神经精神症状 流涎、多汗、脉缓、瞳孔缩小等,严重者谵妄、幻觉、抽搐及昏迷。

4. 溶血型 发生急性溶血型贫血、黄疸、血红蛋白尿和肝脾大。继发血小板减少时,可有皮肤紫癜和全身性出血。

5. 中毒性肝炎型 对肝有严重损害,病势凶险,初期有胃肠道症状,继之肝大、肝功能异常、黄疸、出血,最后死于肝坏死、肝性脑病。少数暴发型,1～2d 内死亡,除肝损害外,伴有脑、心、肾等内脏损害。

6. 有的毒蕈含类似阿托品的毒素 引起心动过速、瞳孔散大、兴奋、躁狂、昏迷和惊厥等症状。

【治疗】

1. 洗胃、催吐、导泻或洗肠:洗胃液用 1∶5000 高锰酸钾或浓茶水或药用炭混合液或 1%～2% 碘酊 20 滴加水 500～1000ml 洗胃(用以沉淀或氧化生物碱),洗胃后灌入药用炭。然后再注入硫酸钠或硫酸镁 20～30g 导泻,如中毒时间已超过 8h,可用微温盐水做高位结肠灌洗。

2. 阿托品的应用:有毒蕈碱中毒症状者,阿托品每次 0.03～0.05mg/kg,每 15～30 分钟注射 1 次,严重者可加大阿托品剂量,直到阿托品化,颜面潮红,心率加快,皮肤干燥、瞳孔散大,将阿托品减量和延长时间。

3. 应用巯基解毒药物:对于具有肝损害的毒蕈如百毒伞等,阿托品不能奏效,可用巯基解毒药物治疗。

4. 糖皮质激素:适用于发生溶血者,心、脑、肝损害和有出血倾向者也可适用。

5. 静脉滴注 10% 葡萄糖注射液:可促进毒物排泄,如患儿有脱水及酸中毒时,可酌情输入电解质液、生理盐水等。

6. 肝功能衰竭时除保肝治疗外,可给予血浆置换、人工肝等治疗。

7. 急性肾衰竭:应用血液净化,如血液透析、腹膜透析等。

8. 抗蕈毒血清的应用:对于绿帽蕈、百毒伞等毒性很强的毒蕈中毒,可酌用抗蕈毒血清肌注(注射前先做皮内过敏试验)。

第二节　有机磷农药中毒

有机磷农药是目前应用最广泛的杀虫药,种类很多,根据其毒性强弱分为高毒、中毒、低毒三类。人体对有机磷的中毒量、致死量差异很大。由消化道进入较一般浓度的呼吸道吸入或皮肤吸收中毒症状重、发病急;但如吸入大量或浓度过高的有机磷农药,可在 5min 内发病,迅速致死。

【中毒毒理】

胆碱能神经包括运动神经、交感神经节前纤维和部分节后纤维及副交感神经节后纤维,这些神经受刺激后,在其末端释放活性乙酰胆碱以支配器官的活动。正常情况下,释放出的乙酰胆碱在乙酰胆碱酶的作用下,迅速被水解而失去活力。有机磷中毒时,有机磷进入人体内与胆碱酯酶结合,抑制胆碱酯酶活性,使胆碱酯酶失去水解乙酰胆碱的能力,造成大量乙酰胆碱在体内蓄积,胆碱能神经过度兴奋,产生一系列症状和体征。

【临床表现】

一般急性中毒多在 12h 内发病,若是口服、吸入高浓度或剧毒的有机磷农药,可在几分钟到十几分钟内出现症状以致死亡。

1. **毒蕈碱样症状** 某些副交感神经和交感神经节后纤维的胆碱能毒蕈碱受体兴奋而出现内脏平滑肌收缩、腺体分泌增加,表现为恶心、呕吐、腹痛、腹泻、瞳孔缩小、视物模糊、多汗、流泪、流涕、流涎、支气管痉挛及呼吸道分泌物增多、呼吸困难、心跳减慢、大小便失禁等。

2. **烟碱样症状** 运动神经和肌肉连接点胆碱能烟碱型受体兴奋,出现类似烟碱中毒的表现,如肌束震颤、肌肉痉挛、肌无力(尤其是呼吸肌)、心搏加速、血压上升等。

3. **中枢神经系统症状** 头晕、头痛、疲乏、共济失调、烦躁、谵妄、抽搐,甚至昏迷。

4. **中间综合征** 胆碱能危象后 2～7d 发生,表现为肌肉无力、不能抬头、眼活动受累、呼吸困难甚至呼吸麻痹。

5. **有机磷农药中毒反跳** 有些有机磷农药口服中毒后,经急救临床症状好转,但在数日至 1 周后突然再发昏迷、肺水肿甚至死亡,这种症状复发可能与残留在皮肤、毛发和胃肠道的药物重吸收或解毒药停用过早或其他尚未阐明的机制所致,以乐果、马拉硫磷中毒多见。

6. **迟发性神经病** 个别中毒患儿在症状好转后 4～45d 发生

迟发性神经病,主要累及肢体末端,表现为肢端两侧对称性感觉麻木、疼痛,渐向远端发展,发生瘫痪、四肢肌肉萎缩等症状,尚可出现精神抑郁、狂躁等精神症状,可能与有机磷抑制神经靶酯酶并使其老化有关,这些现象多见于中毒较重、昏迷时间较长的患儿。

根据临床表现可将有机磷农药中毒分为轻度、中度、重度(表10-1)。

表 10-1 有机磷农药中毒分度

分度	临床表现
轻度	主要表现为胃肠道症状和神经系统症状,如食欲缺乏、恶心、呕吐、腹痛、腹泻以及头痛、头晕、乏力,还可出现多汗、视物模糊等,胆碱酯酶活力 50%～70%
中度	除轻度中毒症状外,还有肌肉震颤、轻度呼吸困难等烟碱样症状,以及瞳孔缩小、大汗、流涎等,胆碱酯酶活性 30%～50%
重度	除中度中毒症状外,还出现昏迷、大小便失禁、肺水肿、脑水肿、呼吸麻痹等,胆碱酯酶活性＜30%

【辅助检查】

1. 检验患儿的呕吐物或洗胃时初次抽取的胃内容物,以及呼吸道分泌物,可以证明有机磷化合物的存在。

2. 测定尿中的有机磷分解产物,可以作为接触毒物的指标,有些并可协助早期诊断。

3. 血液胆碱酯酶活力测定,轻度中毒全血胆碱酯酶活性为正常值的 50%～70%;中度中毒为正常值的 30%～50%;重度中毒为正常值的 30%以下。

【诊断】

1. 有机磷农药接触史 对可疑病例应详细询问病史,全面了解有关患儿的接触物及游玩场所。

2. 特殊气味 呼出气、呕吐物或体表可有特异的蒜臭味。

3. 有胆碱能神经兴奋的表现 如瞳孔缩小(中毒早期可不出现,晚期瞳孔散大,偶有中毒患儿不出现瞳孔缩小,或在瞳孔缩小前有一过性散大)、肌束震颤、分泌物增加如多汗、流涎、肺部啰音等。

4. 实验室检查 ①胆碱酯酶活性降低到正常的 90% 以下,即有诊断意义;②有机磷化合物的检测:将患儿的呕吐物或初次提取的胃内容物,以及呼吸道分泌物、尿液、被污染皮肤的冲洗液、衣服做有机磷分析,证明有机磷化合物的存在,有诊断意义。

5. 试验性治疗 对于临床可疑,但又不能确诊的患儿,经注射常规剂量阿托品后,若未出现阿托品化现象(颜面潮红、瞳孔散大、心动过速及口鼻干燥等),提示有机磷中毒,如给常规剂量阿托品出现阿托品现象表明非有机磷中毒,或仅为轻度中毒。

【鉴别诊断】

应注意与脑炎、中毒型痢疾、食物中毒、胃肠炎、肺炎、巴比妥类药物中毒等疾病鉴别。

【治疗】

一旦发现有机磷农药中毒,需立即展开抢救。

(一)接触及吸入中毒者的处理

立即使患儿脱离中毒现场,迅速去除被污染的衣物、鞋袜等,用肥皂水、碱水或 2%～5% 碳酸氢钠(敌百虫中毒则用清水或 0.9% 氯化钠)彻底清洗皮肤等被污染部位,特别要注意头发、指甲等处潜藏的毒物。如眼睛被污染,用 1% 碳酸氢钠或 0.9% 氯化钠冲洗,至少 10min,然后滴入 1% 阿托品溶液 1 滴。

(二)口服中毒者的处理

尽早洗胃,即使中毒已 12h,仍应洗胃,以清除胃内残留毒物。洗胃液的选择:多数有机磷酸酯类在碱性溶液中分解失效,一般可用 1% 碳酸氢钠溶液或 1:5000 高锰酸钾溶液洗胃,但敌百虫中毒忌用碳酸氢钠等碱性溶液,对硫磷、内吸磷、甲拌磷、马拉硫磷、乐果、杀螟松和亚胺硫磷等硫代磷酸酯类忌用高锰酸钾等氧化剂洗胃,故农药中毒种类不明者,最好用 0.9％盐水洗胃。洗胃溶液的温度不宜过冷或过热,以 32～38℃为宜。

(三)解毒药物的应用

特效解毒剂的应用原则:早期、足量、反复给药,抗胆碱能药与复能剂配伍,剂量先大后小,间隔时间先短后长,根据病情变化适量增减及维持,在观察中用药,又在用药中观察。

常用特效解毒剂有两类:一类是胆碱能神经抑制药,即阿托品类;一类是胆碱酯酶复能剂,常用的有解磷定、氯解磷定及双复磷。

1. 阿托品 阿托品能拮抗乙酰胆碱的毒蕈碱样作用,提高机体对乙酰胆碱的耐受性,可解除平滑肌痉挛,减少腺体分泌,使瞳孔散大,制止血压升高及心律失常,同时也能解除一部分中枢神经系统的中毒症状,并能兴奋呼吸中枢,但对烟碱样作用无效,也无复活胆碱酯酶的作用。阿托品本身属剧毒药,过量可发生中毒,有机磷中毒者对其耐受性有所提高,使用可超过一般常用量,但应以达到和维持"阿托品化"为度(瞳孔散大、不再缩小,颜面潮红,皮肤干燥,心率增快,肺部啰音减少或消失,意识障碍减轻,有轻度躁动等),切勿盲目加大剂量。可根据病情轻重、血液胆碱酯酶活性降低的程度决定用量。一般轻度中毒可单用阿托品治疗,中、重度中毒必须与胆碱酯酶复能剂合用。

(1)轻度中毒:阿托品每次 0.02～0.03mg/kg,口服或肌内注射,必要时每 2～4 小时重复 1 次,直至症状消失为止。

(2)中度中毒:阿托品每次 0.03～0.05mg/kg,肌内注射或静脉注射,根据病情每 30～60 分钟重复 1 次,阿托品化后,逐渐减少药物剂量及延长给药时间。

(3)重度中毒:阿托品每次 0.05～0.1mg/kg,静脉注射,特别危重患儿,首次可用 0.1～0.2mg/kg 静脉注射,以后改为每次 0.05～0.1mg/kg,每 10～20 分钟 1 次,必要时每 5 分钟 1 次。至瞳孔开始散大、肺水肿消退后,改为每次 0.02～0.03mg/kg,肌内注射,每 15～30 分钟 1 次,直至意识开始恢复,改为每次 0.01～0.02mg/kg,每 30～60 分钟 1 次。

2. 胆碱酯酶复能剂的应用　胆碱酯酶复能剂能夺取已与胆碱酯酶结合的有机磷的磷酰基,使胆碱酯酶恢复其活性,也能与进入人体内的有机磷直接结合,对解除烟碱样作用和促使患儿苏醒有明显效果,但对毒蕈碱样症状疗效较差。对已老化的酶无复能作用。对各种不同的有机磷农药中毒的疗效也有所不同,对对硫磷、内吸磷、甲胺磷、甲拌磷等急性中毒疗效良好;对乐果和马拉硫磷中毒疗效可疑;对敌百虫、敌敌畏等中毒疗效较差。对疗效不佳者应以阿托品治疗为主。双复磷对敌敌畏及敌百虫中毒效果较解磷定为好。此类药物在碱性溶液中不稳定,易水解成为有剧毒的氰化物,故不能与碱性药物配伍。复能剂均有毒性,切勿两种以上同时应用,且用量过大、注射过快或未经稀释直接注射均可引起中毒,须特别加以注意,与阿托品合用可取得协同效果。

常用胆碱酯酶复能剂剂量及用法如下。

(1)解磷定:是较早使用的复能剂,但因水溶性低而不稳定,使用不方便,已逐步为氯磷定所代替。剂量:轻度中毒,每次 10～15mg/kg;中度中毒,每次 15～30mg/kg;重度中毒,每次 30mg/kg,用 5%～25%葡萄糖液稀释成 2.5%的溶液,静脉缓慢注射或静脉滴注。严重患儿可于 2～4h 重复,病情好转后逐渐减量,停药。不良反应可有咽痛、恶心、口苦、流泪、流涕等。若注射过快或剂量过大时,可有视物模糊、眩晕、头痛、心动过速,动作不协调,甚至抑制胆碱酯酶的活性和呼吸中枢。若药物漏至血管外,刺激局部组织,可产生疼痛。

(2)氯磷定:水溶性好,疗效高,不良反应小,使用方便,临床应用较多,剂量及用法同碘解磷定,并可肌内注射,但中、重度中毒静脉给药为好。不良反应:偶有恶心、呕吐、头晕、视物模糊或复视,用量过大可引起癫痫样发作、呼吸抑制,此外,还有抗凝血作用。

(3)双复磷:治疗作用强,但不良反应也较大。剂量:轻、中度中毒每次 5～10mg/kg;重度中毒每次 10～20mg/kg,肌内注射或缓慢静脉注射均可,根据病情,可每 30 分钟至 3 小时重复 1 次,病情好转后减量或停药。不良反应:可有头胀、面部和唇麻木、灼热感等,剂量过大可引起室性期前收缩和传导阻滞。

3. 复方解毒剂　是一种胆碱酯酶复能剂与抗胆碱药的复方制剂。主要有解磷(含阿托品、贝那替嗪和氯解磷定)注射液、苯克磷(含苯托品、丙环定、双复磷)注射液等。

(四)血液净化治疗

包括血液灌流、血浆置换和全血交换等。

(五)对症治疗

1. 保持呼吸道通畅,及时清除呼吸道、口腔分泌物,必要时吸氧。

2. 有呼吸衰竭时应用人工呼吸机,可保证抢救。

3. 纠正水和电解质紊乱。

(六)中间综合征治疗

一旦发生肌肉麻痹、呼吸衰竭迹象,应立刻气管插管或气管切开,呼吸机辅助呼吸,同时给予氯解磷定肌内注射。

(七)迟发性神经病治疗

一般 6～12 个月可恢复。应加强肌肉锻炼,应用营养神经药物如维生素 B_1、维生素 B_6、维生素 B_{12} 等,有报道加用丹参治疗迟发性神经病收到良好效果。

(八)防治病情反跳

残毒继续吸收,停药太早或减量太快可引起反跳现象,一般发生在中毒后的 2～7d,表现为皮肤由干燥转为湿润,面色由红转白,瞳孔缩小,精神萎靡,气促,肺部啰音复现等。为避免发生反跳现象,需彻底清除毒物,阿托品化后不宜停药或减量过快。一且出现反跳现象,应重新阿托品化,对重症患儿可采取换血疗法或血液灌流效果好。

第三节　一氧化碳中毒

一氧化碳中毒俗称煤气中毒或瓦斯中毒,是吸入大量一氧化碳(CO)气体引起的组织缺氧。正常空气中一氧化碳含量低于0.01%,当空气中含 CO 达 0.04%～0.06% 时即可引起中毒。一氧化碳是含碳物质燃烧不完全的产物,也是煤气的主要成分。一氧化碳中毒严重者可危及生命,一氧化碳中毒在我国北方小儿意外中毒中较常见。

【病因】

1. 含碳物质燃烧不完全:日常生活多数是由于居室通风不良情况下,使用煤炉没有烟囱或烟囱闭塞,或烟囱倒风;烧木柴取暖;煤气管道泄漏,煤气灶开关失灵或操作失误;使用燃气热水器不当等。

2. 火灾中吸入大量烟雾。

3. 机动车尾气中一氧化碳量可高达 30%,是引发室外一氧化碳中毒的常见原因。

4. 吸入氧化亚甲蓝(油漆、涂料清除剂的成分),通过肝代谢产生的一氧化碳量可达到临床中毒量。

【发病机制】

1. 转运氧的能力低　一氧化碳吸入后迅速通过肺扩散到血液中并与血红蛋白(Hb)结合形成 COHb,一氧化碳与血红蛋白结合的时间仅为氧与血红蛋白结合时间的 1/10,一氧化碳与血红蛋白的亲和力比氧与血红蛋白的亲和力大 200～300 倍,而 COHb 的解离速度比 O_2Hb 解离速度慢约 3600 倍。当吸入含有 0.1% 的一氧化碳气体达 4h 左右,血液中的血红蛋白可能有 50% 的 COHb,一氧化碳进入血中即与血红蛋白结合成 COHb,而游离存在的很少,故血中 PCO 极低。测定血 PCO 对一氧化碳中毒无帮助。当一氧化碳吸入后,大大抑制了 O_2Hb 的形成,使 Hb 丧失携带氧和递氧能力,使组织缺氧、窒息。另一方面,一氧化碳使 2,3-二磷酸葡萄糖(2,3-DPG)生成减少,氧离曲线左移,O_2Hb 中氧不易释出,从而加重组织缺氧,因无氧代谢增加而致酸中毒,一氧化碳中毒程度与 COHb 水平正相关。COHb 水平取决于吸入一氧化碳的时间、吸入一氧化碳的浓度及肺通气量。

2. 血液氧分压降低 COHb 不仅无携氧能力,且可使血液中的氧分压降低。当动脉氧分压(PaO_2)<40 mmHg(5.3 kPa)时,血液内的一氧化碳可进入肌肉内与肌球蛋白结合,低氧压时一氧化碳与细胞色素氧化酶的铁结合增加,影响细胞的氧化代谢。由于一氧化碳与细胞色素氧化酶离解率很低,临床观察到即使只有短暂的缺氧,一氧化碳也能引起机体长时间的中毒不良反应。

3. 心脏损害 一氧化碳中毒后,心肌比骨骼肌结合更多一氧化碳,一氧化碳在心肌中与细胞内的肌蛋白结合,并损害线粒体的供氧,抑制心肌供能系统的氧化磷酸化过程。当 COHb 的水平达到 20% 以上时,可引起心脏的损害,病理改变主要为心肌缺血、白细胞浸润、心肌纤维变性及心肌灶性坏死,临床可出现心律失常、心肌酶升高和致死性心脏病发作。无心脏基础病变时,胸痛可能是心脏缺血的症状。

4. 中枢神经系统损害 一氧化碳中毒引起的中枢神经系统损害主要为脑水肿,脑再灌流损伤。脑组织对缺氧最敏感,急性一氧化碳中毒早期脑血管麻痹、扩张,脑容积增加。持续缺氧可致脑缺血软化、广泛脱髓鞘及血栓形成。主要病变在大脑皮质及基底节,成人以苍白球病变最常见,儿童以尾状核、壳核最常受累。临床表现有嗜睡、烦躁、抽搐、昏迷,严重者呼吸衰竭死亡。另一方面,一氧化碳中毒的神经损害症状可发生在症状一度好转后,又再次恶化,此与"脑再灌流损伤"有关,再灌流损伤是由活性强的氧的自由基介导。用高压氧治疗有效,可减少脑后遗症及加快脑功能的恢复。

【临床表现】

有吸入一氧化碳病史,迅速出现临床症状,依血液中碳氧血红蛋白含量不同可表现为轻、中、重度中毒。

1. 轻度中毒(血液中碳氧血红蛋白达 10%～20%) 主要表现为头痛、头晕、嗜睡、表情淡漠、眼球转动不灵、恶心、呕吐、心悸、无力或晕厥,离开中毒环境,呼吸新鲜空气后,症状可很快消失。

2. 中度中毒(血液中碳氧血红蛋白达 30%～50%) 除轻度中毒引起的上述症状加重外,患儿可出现昏睡、神志不清和浅昏迷,口唇皮肤黏膜呈樱桃红色,多脏器一过性功能损害等。经迅速抢救一般可很快苏醒而恢复。

3. 重度中毒(血液中碳氧血红蛋白在 50%以上) 上述症状继续加重,并有突发昏迷和惊厥,并发肺水肿、脑水肿或脑疝而致呼吸衰竭。引起多脏器损害,神经系统表现为急性痴呆、精神错乱、震颤麻痹;心脏损害表现为心律失常和心力衰竭,肝功能受损或发生中毒性肝炎,肾受损产生血尿、蛋白尿及水肿,严重者可致急性肾衰竭。若血液中碳氧血红蛋白在 70%～80%以上,可迅速导致呼吸中枢麻痹,心脏停搏。

【辅助检查】

COHb 半衰期为 4～5h,血中 COHb 急剧升高是诊断急性一氧化碳中毒的重要依据,可通过血氧定量仪或气相色谱仪测定血 CO 含量。COHb 定性检测方法简单易行,也可用于临床诊断。

1. 血液呈樱桃红色。

2. 取血 1 滴加入一杯水中呈微红色(正常呈黄色)。

3. 取血数滴加水 10ml,加 10%氢氧化钠数滴,呈粉红色(正常呈绿色)。

【诊断】

1. 根据病史及临床表现一般可诊断。

2. 血 COHb 测定。

3. 测一氧化碳浓度:周围空气测一氧化碳浓度,应在中毒现场及时取样,任何周围空气一氧化碳含量＞100ppm 都对人类健康是不利的。

【鉴别诊断】

无确切导致一氧化碳中毒的原因时,一氧化碳中毒轻症者需与上呼吸道感染、胃肠炎鉴别,重症者需与其他原因中毒、感染、代谢紊乱和脑血管意外等疾病鉴别。

【治疗】

1. 脱离现场　迅速使患儿脱离有毒场所,到空气新鲜畅通场所,注意保暖,避免着凉。已发生呼吸、心搏停止者给予心肺复苏。

2. 保持呼吸道通畅　若呼吸道被分泌物或呕吐物堵塞,应立即抽吸分泌物,以保持气道通畅。对昏迷患儿更应注意呼吸道通气情况,必要时做气管切开或气管插管。

3. 氧疗　氧疗是最重要的治疗。吸入氧浓度越高,体内一氧化碳分离越多,排出越快。吸入新鲜空气时,血液中一氧化碳半衰期约 4h,吸纯氧时可吸入 30～40min,吸入 3 个大气压的纯氧可缩短至 20min,因此,应争取尽快实施氧疗。轻度中毒可采用鼻导管、面罩常压高流量吸氧。中重度中毒尽早高压氧治疗。

4. 卧床休息,以减少体内氧的消耗,对一氧化碳中毒患儿,应密切监测血清 pH 和乳酸水平,血气分析、心肌酶、心电图,摄胸片,测血 S100B 蛋白(星状细胞结构蛋白)升高提示脑损伤严重。

5. 输血或换血治疗　目的是增加有携氧能力的血红蛋白,置换出体内蓄积的 COHb,以迅速改善组织缺氧,重症患儿无法行高压氧治疗时可给予输血或换血疗法。

6. 纳洛酮治疗　重度一氧化碳(CO)中毒后脑缺氧,脑内 β-内啡肽增多,引起中枢抑制,更加重脑缺氧。应用纳洛酮后可明显改善脑缺氧,抑制一氧化碳中毒后脑白质脱髓鞘和小脑蒲氏细胞变性,用纳洛酮治疗一氧化碳中毒,昏迷清醒时间明显缩短,且可降低迟发性脑病的发病率。

7. 对症治疗

(1)防治脑水肿:脑水肿可在 24～48h 发展至高峰,可给予脱水药、利尿药和肾上腺皮质激素。

(2)根据病情给予相应级别生命体征监测及控制体温、人工冬眠、亚低温、呼吸支持、心血管支持、止惊、防治感染等对症治疗。中枢性呼吸衰竭、肺水肿时及时使用呼吸机。

(3)脏器保护:可给予能量合剂、大剂量维生素 C 等促进脑细胞代谢药物。

第11章

意外事故

第一节　气管及支气管异物

气管、支气管异物是小儿常见的意外事故,多见于学龄前儿童,尤以婴幼儿最常见。严重者可因引起窒息而死亡,应及时进行抢救。气管异物分为内源性及外源性两大类。内源性为呼吸道的内生物,如假膜、痰痂、血凝块、支气管塑型和干酪样物质等。外源性为误吸外界物质进入气道,通常呼吸道异物指外源性。

【病因及发病机制】

1. 呼吸道异物多发生于小儿,主要原因是小儿磨牙尚未生长,咀嚼功能不完善,喉的保护功能不健全,体积小而轻的异物易误吸入呼吸道。

2. 小儿自制力差,口内含有食物或小物品时哭笑、不慎跌倒,使异物易呛入下呼吸道。

3. 家长在给小儿喂食时,打骂、惊吓,致食物呛入呼吸道。

4. 手术时的意外,口腔、咽、喉手术时,器械中的配件或切除的组织滑落误吸。

【病理】

病理改变与异物的性质、大小、形状、存留时间有密切的关系。

1. 异物的性质　不同性质的异物所引起的病理反应各不相同。植物性异物含有游离脂酸,刺激性大,可引起严重的呼吸道黏膜急性弥漫性炎症反应,黏膜充血、肿胀、分泌物增多。铁质金属易氧化生锈,可引起局部组织溃烂,肉芽增生,瘢痕形成。动物性异物对呼吸道黏膜刺激性较矿物性异物为大,化学制品类异物对组织刺激较小。

2. 异物的大小和形状　异物小,表面光滑,刺激性小,引起的病理反应轻,气道只部分受阻,吸气时由于支气管扩张,空气可吸入。而呼气时管壁回缩,管腔变小,空气排出受阻,因此远端肺叶出现肺气肿。异物大,停留时间长,黏膜肿胀明显,使支气管完全阻塞,空气吸入呼出均受阻,远端肺叶内空气逐渐被吸收,致阻塞性肺不张。病程长时,远端肺叶引流不畅,可并发支气管肺炎和肺气肿。

3. 异物存留时间　异物存留时间越久,引起的病理变化越多、越严重,尤其是刺激性强,容易移动变位或存在支气管内形成阻塞的异物为甚。

【临床表现】

气管异物患儿主要表现为异物进入气管后立即呛咳、憋气及作呕。表现视异物的大小和停留在气管的部位而产生不同症状。异物圆钝而大者,嵌顿于喉头,可立即窒息死亡。异物较小者(如瓜子等)可在气管内随呼吸游动引起咳嗽。咳时由于异物撞击声门而出现类似风箱拉动的拍击音。将手置于颈前喉部,可感到异物撞击声门的振动。如异物堵塞气管不完全而留有较小空隙时,可发生较重的呼吸困难及哮鸣音。支气管异物患儿临床表现分为4期。

1. 异物进入期　异物进入支气管后出现呛咳、憋气、作呕等症状。

2. 症状暂消期　此期症状短暂,异物进入支气管后,停留于某侧支气管内,症状反而轻微。但症状持续时间的长短与进入异物的性质、大小密切相关,如系植物性异物,因植物脂性刺激,引起支气管黏膜迅速出现炎性反应。如为非完全性阻塞,异物为光滑塑料、玻璃及不锈钢物品时,虽在支气管保留时间较长,可无症状或症状轻微。

3. **症状再发期** 由于异物刺激和感染引起局部炎症,渗出增多,可致咳嗽加重并伴发热等表现。

4. **并发症期** 异物未及时取出,炎症继续加重,可出现肺炎、肺不张、肺气肿或肺脓肿等并发症。

【辅助检查】

1. **影像学检查**

(1)X 线检查:可发现不透光异物、患侧肺不张、对侧代偿性肺气肿。透视下可见纵隔摆动。继发感染时有相应炎症征象。

(2)螺旋 CT 扫描:通过三维重建,可直接显示异物在气道内的轮廓,大小和部位。

2. **内镜检查**

(1)纤维支气管镜或电子支气管镜:较影像学检查更为直观、可靠,对异物史明确。X 线检查阴性的患儿,应行纤维支气管镜或电子支气管镜检查。

(2)硬质支气管镜:检查同时,准备好异物钳,发现异物即可取出。

【诊断】

1. **病史** 多数有明确异物吸入史。部分患儿发生误吸时无目击者,若有突发咳嗽或经久不愈的咳嗽、喘息,应考虑异物的可能。

2. **症状** 临床表现与异物的大小、形状、性质、位置及存留时间有关。异物体积大可完全阻塞声门或主气道,迅速导致窒息。部分阻塞导致肺不张、肺气肿。含游离脂肪酸异物刺激性大,常引起严重气道黏膜炎症反应。有腐蚀性的异物,可导致气道黏膜溃烂。异物停留时间长易并发感染。典型的临床症状:①突然剧烈呛咳、颜面发红,严重者面色苍白,口唇发绀;②突然呼吸困难,尤其表现为吸气性呼吸困难,三凹征;③吸气相似"鸡鸣样"喘鸣音;④呼吸道完全堵塞时,患儿突然不能言语,不能呼吸,甚至不能咳嗽。同时有烦躁、出汗、面色发绀、表情极其痛苦及恐慌,患儿常用手掐住自己的喉部。

3. 体格检查 特别注意听诊及触诊。气管内活动异物可听到异物撞击声。张口咳嗽时更明显。触诊气管时有碰撞振动感,张口呼吸时可听到哮喘样喘鸣。并发肺气肿、肺不张时,肺部听诊患侧呼吸音减低或消失,肺炎则可闻及湿啰音。

【鉴别诊断】

异物吸入史明确时,根据典型临床症状、辅助检查,诊断不难。异物史不确定,病程较长者,需与呼吸道感染、哮喘、结核及肿瘤等呼吸道疾病鉴别。

1. 支气管炎及肺炎 将支气管异物误诊为肺部感染而延误治疗者屡见不鲜,关键是要认真询问异物吸入及突然呛咳病史。支气管异物的发病多为突发,症状体征常有较大的变化(受异物在支气管内的位置影响)。而支气管炎及肺炎有其发热、咳嗽、喘息等自然病程及较为固定的体征。

2. 支气管哮喘 支气管异物及支气管哮喘皆可有哮喘,肺部听到喘鸣音,但前者为吸气性呼吸困难,后者为呼气性呼吸困难。后者多有喘息发作史,激素、肾上腺素类药物治疗有效。前者此类药物治疗无效。

【治疗】

(一)取异物

1. 现场人工去除异物 ①拍背法:让小儿趴在救护者膝盖上,头朝下,托其胸,拍其背部,使小儿咯出异物。②催吐法:用手指伸进口腔,刺激舌根催吐,适用于较靠近喉部的气管异物。③迫挤胃部法:救护者抱住患儿腰部,用双手示指、中指、环名指顶压其上腹部,用力向后上方挤压,压后放松,重复而有节奏进行,以形成冲击气流,把异物冲出。此法为美国海默来克医师所发明,故称"海默来克手法"。上述方法未奏效,应分秒必争尽快送医院耳鼻喉科,在喉镜或气管镜下取出异物,切不可拖延。

2. **手术取异物**　①症状轻微、无并发症者尽早手术取异物；②阻塞性呼吸困难者,应立即手术取异物；③并发症严重者,如高热、脱水、皮下气肿、纵隔气肿和气胸等,先控制并发症,待病情缓解后再取异物；④完全或接近完全呼吸道梗阻、极度呼吸困难、发绀时,无取异物的设备和技术条件情况下,先行气管插管或气管切开术或环甲膜穿刺术维持呼吸道通畅,再转到有条件的医院进行治疗。

(二)对症治疗

包括给氧、呼吸支持和治疗继发感染等。

第二节　婴儿捂热综合征

婴儿捂热综合征(infant muggy syndrome)是因过度保暖或捂闷过久导致缺氧、高热、大汗、脱水、抽搐、昏迷和呼吸循环衰竭为临床表现的综合征。常发生于寒冷季节、缺乏婴儿护理知识的家庭,以新生儿及小婴儿多见,也称蒙被综合征、捂被综合征。由于高热、大汗导致高渗性脱水,从而引起脑损害,以及心、肾等多器官损害。

【病因】

过度保暖或捂闷过久所致。

【发病机制】

捂热过久和保暖过度,机体散热受阻,继之高热、大汗,高渗性脱水导致有效循环血量减少和微循环功能障碍,组织细胞缺氧,酸性代谢产物堆积而发生代谢性酸中毒；血浆渗透压升高导致脑细胞肿胀。同时,捂热过程中可能阻塞呼吸道引起通气换气功能障碍,导致呼吸性酸中毒和缺氧,最终结局是组织细胞缺氧,能量代谢障碍,临床表现为以脑损害为主的多器官损害。

【临床表现】

1. **高热**　起病急骤,高热,体温可达 41～43℃,全身大汗淋漓湿透衣被,头部散发大量热蒸气,面色苍白、拒奶、哭声低弱,大汗后体温骤降或不升,全身湿冷,新生儿常可发生硬肿症。

2. 脱水及循环衰竭　烦躁不安、口干、尿少,皮肤发花、厥冷、弹性差,前囟及眼眶凹陷,脉搏细弱或消失。

3. 中枢神经系统　呕吐频繁、尖叫、反应迟钝、凝视、反复抽搐或昏迷。

4. 呼吸系统　呼吸困难、节律不规则、发绀、新生儿肺出血等。

5. 其他器官损害表现　可发生肺出血、心律失常、腹胀、消化道出血、弥散性血管内凝血和急性肾损伤等多器官功能障碍。

【辅助检查】

1. 血常规　血红蛋白正常或增高,白细胞总数增高,血小板计数正常或降低。

2. 粪常规　部分患儿粪隐血试验阳性。

3. 血生化　血钠、血钾升高,血浆渗透压增加,多数 CO_2CP 降低。心、肝、肾损害。

4. 血气分析　二氧化碳结合力降低,pH 降低,动脉氧分压下降,动脉二氧化碳分压增高,出现混合性酸中毒。

【诊断】

根据病史特点即可确立诊断。

1. 冬春季节,小婴儿或新生儿有厚衣包裹或被褥捂热史。

2. 高热、大汗后伴有高渗性脱水及循环衰竭症状,甚至体温不升。

3. 有缺氧表现,发绀或面色苍白,呼吸急促、节律不规则、心率增快等。

4. 有肺、脑、心、肾等多系统器官功能不全的表现。

5. 实验室检查有血液浓缩、血钠和血浆渗透压升高,二氧化碳结合力降低、pH 下降、低氧血症及高碳酸血症等。

【鉴别诊断】

捂热病史明确者诊断不难,病史不确定时需要与新生儿脱水热、低血糖症、肺炎合并呼吸衰竭、脓毒症、颅内感染及婴儿猝死综合征鉴别。

【治疗】

1. 降温　去除捂热原因,离开高温环境,移至空气新鲜通风良好之处。退热是治疗的基本措施,迅速采取物理降温,如温水、湿巾擦拭。勿用发汗药物,以免出汗过多加重脱水。降温过程中大量出汗时用干毛巾随时擦拭。

2. 给氧　迅速给氧以提高氧分压、血氧饱和度和血氧含量,改善机体缺氧症状。根据病情合理选择给氧方式,如鼻导管、头罩、持续正压、高频喷射给氧或机械通气。

3. 止惊　抗惊厥药,首选地西泮 $0.2\sim0.5mg/kg$ 缓慢静脉注射,或咪达唑仑 $0.1\sim0.2mg/kg$ 静脉注射,维持量 $1\sim6\mu g/$ $(kg\cdot min)$,也可用 10% 水合氯醛 $0.3\sim0.5ml/kg$ 灌肠。反复抽搐者给予苯巴比妥 $8\sim10mg/kg$ 肌内注射。

4. 液体疗法　积极纠正脱水、电解质紊乱和酸中毒。液体量按 $100\sim150ml/(kg\cdot d)$,张力按 $1/5\sim1/3$ 张给予。有循环衰竭和酸中毒时,宜给 $2:1$ 液或等渗碳酸氢钠 $20ml/kg$,速度不宜太快,避免发生脑水肿。有心力衰竭时宜控制输液速度,可在中心静脉压监测下输液,以免加重心脏负担,正确使用洋地黄类药物,保护心肌功能。有高碳酸血症者,应保持气道通畅,改善通气的同时,应用碱性药物和血管活性药物。

5. 高压氧治疗　可加强氧在脑组织中的弥散和利用,使脑血管收缩,减轻脑水肿,对缩短病程、恢复意识和减少后遗症有效。宜在病情平稳后尽早使用。

6. 防治脑水肿　有脑水肿者补液的同时给予 20% 甘露醇 $0.5g/kg$,呋塞米 $0.5\sim1.0mg/kg$,两者 $4\sim6h$ 交替静脉注射。当血钠 $>160mmol/L$、血浆渗透压 $>320mOsm/L$ 时不宜使用甘露醇,可用呋塞米。

7. 其他　加强全身支持治疗,供给充足的能量及营养。辅助应用能量合剂、γ-氨酪酸、维生素 C、维生素 E、自由基清除剂(如超氧化物歧化酶)及钙拮抗药等,对促进脑功能的恢复,改善预后具有积极作用。

第三节　烧(烫)伤

烧伤指由火焰、高温固体和强辐射热引起的损伤,也包括由高温液体(水或油)或气体(蒸汽)引起的损伤,习惯上常称之为烫伤。烧伤是小儿,特别是婴幼儿常见的意外损伤。小儿烧伤程度与热源温度和接触时间密切相关,也与小儿皮肤娇嫩及自己不能消除致伤原因等特点有关。因此,同样条件下小儿烧伤时其损伤程度比成人严重。同样面积的烧伤,小儿比成人更易发生休克、失水及酸中毒。小儿机体抗感染能力较弱,且创面被污染的机会又多,因此,发生局部和全身感染的机会也超过成人。

【病因】

热力烧伤由火焰、蒸汽、高温金属等引起,化学烧伤由化学物质所致。日常生活中以热水烫伤多见,且多发生于 5 岁以下的小儿。

【病理】

烧伤轻者仅使皮肤损伤,重者可使深部组织如肌肉、神经、血管、骨骼和内脏损害,大面积严重烧伤可引起全身多系统脏器的病理生理变化和并发休克、脓毒症、多系统器官功能衰竭等。

1. 局部病理改变　温度越高,接触时间越长,损伤越严重。轻者局部毛细血管扩张、充血、有少量血浆渗到细胞间隙引起皮肤红肿。稍重者毛细血管通透性增加,血浆渗到细胞间隙引起组织水肿,并于表皮与真皮间形成水疱,甚至变性坏死。严重烧伤可致蛋白质凝固、组织脱水、全层皮肤坏死或炭化,形成焦痂。

2. 全身反应　轻度烧伤一般无全身性反应。烧伤面积大于10%以上时,由于毛细血管通透性增加,血浆外渗,引起水、钠和蛋白质丢失,致血容量减少。肾缺血,抗利尿激素和醛固酮分泌增加,使尿量减少。深度大面积烧伤可破坏红细胞,引起血管内凝血、血栓形成,导致红细胞减少。烧伤48h后渗出液回吸收,血容量增加,尿量增多。同时,渗出物中有毒的物质和创面坏死组织的分解产物也被吸收到血液内,引起全身中毒反应如发热、心率增快、嗜睡、谵妄等称为"回收期毒血症"。严重烧伤患儿由于免疫功能被抑制,易发生脓毒症。

【临床分期】

1. 急性体液渗出期(休克期)　受伤开始至伤后48h。因烧伤局部毛细血管通透性增加,创面水肿,大量血浆样液体渗出,血液浓缩,血容量丢失,此阶段易发生休克。液体从血管渗出的速度,以伤后6～8h最快,36～48h达高峰。严重烧伤伤后2h即可出现休克。此阶段患儿常因疼痛而哭闹。病情严重者烦躁、口渴、谵妄、嗜睡、惊厥或昏迷。休克的表现为面色苍白、皮肤花斑纹、心率增快、脉搏细弱、呼吸急促、肢端凉,以及毛细血管再充盈时间延长、少尿或无尿、血压降低。此阶段易发生低血钠和酸中毒。

2. 水肿回收期或毒血症期　此期为伤后2～3d至5～8d。此期特点为皮下组织水肿吸收,尿量增加,但由于创面大量坏死,毒素吸收,出现毒血症。临床表现为寒战、高热、全身感染中毒症状,白细胞增高或降低。革兰阴性菌感染可出现体温不升,白细胞减少。不明原因血钾降低、血钠升高。创面重新渗出、焦痂湿润变色,肉芽组织崩溃,创面不结痂。

第一阶段和第二阶段,严重烧伤感染可发生肺、心、肾、肝等多器官衰竭而危及生命。

3. 焦痂分离脱落期　伤后5～8d至痊愈。此期易并发肺炎、尿路感染、营养不良和贫血等。

【烧伤评估】

1. 计算烧伤面积　在计算小儿烧伤面积时,要注意到小儿的解剖特点,即小儿头部与下肢所占体表面积(TBSA)百分比与成人不同,年龄越小头部比例越大,下肢比例越小,随着年龄的增长,头部与下肢的比例逐渐与成人相接近,可根据下列公式计算:

$$小儿头颈部面积 = 9 + 12 - 年龄 = TBSA\%$$
$$小儿双下肢面积 = 41 - 12 - 年龄 = TBSA\%$$

在小面积烧伤为简易评估,常以患儿手掌计算,每手掌占 1% 的 TBSA。

2. 评估烧伤深度　采用三度四分法,其中二度又分成浅二度和深二度,深二度和三度烧伤则归深度烧伤(表 11-1)。

表 11-1　烧伤深度评估

分度	表现
一度烧伤	仅伤及表皮浅层,生发层健在,再生能力强。表面红斑状、干燥,烧灼感,3~7d 脱屑痊愈,短期内有色素沉着
浅二度烧伤	伤及表皮的生发层、真皮乳头层。局部红肿明显,大小不一的水疱形成,内含淡黄色澄清液体,水疱皮如剥脱,创面红润、潮湿、疼痛明显。上皮再生靠残存的表皮生发层的上皮增生,如不感染,1~2 周愈合,一般不留瘢痕,多数有色素沉着
深二度烧伤	伤在皮肤的真皮层,介于浅二度和三度之间,深浅不一致,也可有水疱,但去疱皮后,创面微湿,红白相间,痛觉较迟钝。由于真皮层内有残存的皮肤附件,可赖其上皮增殖形成上皮小岛,若不感染,可融合修复,需时 3~4 周。但常有瘢痕增生
三度烧伤	皮肤全层烧伤甚至达到皮下、肌肉或骨骼。创面无水疱,呈白色或焦黄色甚至炭化,痛觉消失,局部温度低,皮层凝固性坏死后形成焦痂,触之如皮革。痂下可显树枝状栓塞的血管。因皮肤及其附件已全部烧毁,无上皮再生的来源,必须靠植皮而愈合

【诊断】

根据病史和损伤特点容易确定诊断。诊断烧伤后首先要估计烧伤的面积和深度,并根据面积和深度确定烧伤的程度,以作为制订治疗方案的依据。

【鉴别诊断】

烧伤是一种特定的损伤,不易与其他疾病混淆。但诊断烧伤后,应评估与鉴别由其引起的脓毒症、肺部感染、消化道出血和急性肾衰竭等并发症。

【治疗】

儿童烧伤治疗原则:及早保护烧伤区域,清除外源性污染,预防治疗因创面渗出而致低血容量性休克,预防局部和全身感染,防止病理进展而致器官合并症,促使创面早日愈合,尽量减少因瘢痕而造成的功能障碍、畸形。

(一)现场急救

迅速脱离现场,尽快消除致伤原因。如脱去着火的衣服或用大衣、棉被、毛毯等扑灭,用水浇灭,千万不能抱着小孩奔跑。四肢烧伤可将肢体进入冷水中或冲冷水 0.5h。石灰烧伤不能浸水或用水清洗,以免加重烧伤。灭火后立即对危及生命的症状体征如大出血、窒息、中毒、开放性气胸、骨折等进行处理。创面可涂消炎止痛的外用药如四环素、土霉素油膏、湿润烧伤膏等。用敷料或干净衣被覆盖或包扎。根据需要口服或肌内注射镇痛药,但要详细记录药名、剂量、用法和时间以免重复。

(二)转送

现场急救后迅速送往附近医院,在转运过程中须有专人护送,并做好急救准备。如已发生休克,应就地抗休克治疗。待休克纠正后再转送,以免休克加重或转运途中死亡。

(三)入院后小面积烧伤的治疗

1. 清创术　烧伤未满 24h 的新鲜创面在无菌条件下进行创面处理,包括剃除创面周围毛发,剪短指(趾)甲,用清水或肥皂水擦洗创面周围健康皮肤,然后用碘伏棉球或纱布消毒创面,去除已脱落疱皮(浅二度或完整疱皮不必去除),吸干创面水分,酌情包扎或暴露疗法。

2. 包扎疗法　四肢和躯干多采用包扎疗法,清创后创面上先放一层安信(一种纳米敷料)。然后用吸水纱布(数层)和棉垫覆盖,绷带加压包扎。

3. 暴露疗法　适用于头、面、颈、会阴部烧伤、计划行早期切痂的三度烧伤创面或采用湿润烧伤膏治疗的二度烧伤创面。清创后在创面上涂纳米银抗菌凝胶或湿润烧伤膏,或1‰磺胺嘧啶银冷霜,同时注意保护性隔离及保暖。

(四)入院后大面积烧伤的治疗

1. 大面积烧伤早期处理　①迅速判断烧伤面积和深度,评估病情;②监护生命体征,及时处理危及生命的症状和体征;③镇静、镇痛;④建立静脉通道,有条件监护中心静脉压和有创动脉压;⑤尽早获得实验室数据,如血常规、血气、电解质等,鉴定血型,交叉配血;⑥低氧者给氧;⑦插导尿管,记录每小时尿量、尿比重及酸碱度,送常规检查(注意有无血红蛋白尿及血尿);⑧制订输液计划;⑨选用有效抗生素及注射破伤风抗毒素;⑩病情平稳后清创处理;⑪清创后酌情采用包扎或暴露疗法。

2. 防治休克　大面积烧伤后易发生低血容量性休克。应及时给予抗休克治疗措施。积极补液恢复血容量。烧伤面积在10％以下时以口服补液为主,如口服盐开水、盐豆浆、肉汤等。面积在10％以上时应静脉输液。先根据烧伤面积计算总量。即按每1％二度、三度面积每千克体重需胶体和晶体量2ml,算出第1个24h输液量加当日需水量,儿童平均70ml/(kg・d),婴儿100ml/(kg・d)。胶体与晶体比例为1:1或1:2。胶体液以血浆、白蛋白、全血为主,必要时可适当输入6％右旋糖酐、0.9％氯化钠溶液、乳酸盐林格液、2:1溶液等。酸中毒时应输入碳酸氢钠纠正酸中毒。可根据下列表现,判断输液量是否已补足。①尿量:正常时婴儿尿量 10ml/h,儿童 20ml/h 表示血容量充足。低于此值表示补液量不足,应加快补液速度。②精神状态:安静、神清、合作表示血容量已足。烦躁不安为脑缺氧、血容量不足的表现。③末梢循环改善的指征是:肢端温暖、皮肤红润、浅静脉及毛细血管充盈良好,足背动脉搏动有力。④脉搏(心率)正常有力,血压正常,脉压增宽表示血容量已足。

3. 创面处理　保护创面,及时清创,预防局部感染,减少瘢痕形成。①一度烧伤创面无需特殊处理,注意保护创面,防治外伤,等待自愈;②浅二度烧伤创面处理:若无感染,在无休克情况下清创后包扎或暴露疗法(方法同小面积烧伤);③深二度、三度创面处理:无休克情况下行清创术,一般采用暴露疗法,保持创面干燥结痂,尽早去痂植皮封闭创面;④感染创面的处理:及时清除感染焦痂和坏死组织,或使用湿润烧伤膏、纳米银抗菌凝胶外敷促进坏死组织脱落,达到充分引流,局部使用抗生素制剂外敷,创面周围蜂窝织炎时使用有效抗生素。

4. 脓毒症的防治　脓毒症是大面积烧伤常见并发症和引起死亡的主要原因。常见的细菌有金黄色葡萄球菌、铜绿假单胞菌和肠道革兰阴性细菌。脓毒症可发生在伤后任何一个阶段,而以烧伤早期(伤后 10d 内)和溶痂期(伤后 2~4 周)多见。烧伤早期因休克刚过去,全身免疫功能低下,创面细菌及毒素容易进入血液而致脓毒症。尤其是大面积烧伤,休克持续或反复时间过长,创面污染严重易暴发脓毒症,病情迅速恶化,病死率甚高,应高度警惕。溶痂期脓毒症在烧伤后 3~4 周,焦痂大片自溶脱落,细菌大量生长繁殖,大片肉芽创面暴露,全身代谢增高,使大量营养物质消耗,机体抵抗力显著下降,极易发生脓毒症。为避免焦痂集中在一个时间内大片溶解分离和大片肉芽创面暴露,应有计划脱痂和早期分期切痂植皮。

5. 合理使用抗生素　使用抗生素的原则:①小面积浅度烧伤:可不用抗生素;②大面积烧伤:休克期使用一般抗生素。感染期使用广谱抗生素或根据药敏结果选用,两种以上联合用药,足量静脉给予,同时注意继发真菌和厌氧菌感染可能。

(五)其他并发症的防治

如电解质紊乱、肺部感染、消化道出血、急性肾衰竭和脑水肿等,根据病情给予相应处理。

第四节　电　击　伤

电击伤指一定电流或电能量通过人体引起的机体损伤、功能障碍,甚至死亡,俗称触电,也包括雷击。人体是一个导电体,当轻微的电流通过时,身体会产生麻木的感觉,中重度电流则会导致休克、皮肤烧灼、心搏呼吸停止、肾衰竭、神经损伤甚至死亡。儿童由于好奇、好动,对危险的识别能力弱,因此常可发生触电意外,导致电击伤。

【病因】

引起电击伤的原因很多,主要系儿童缺乏对电的认知,不懂安全用电知识。儿童触电常为意外事故。

1. 玩弄电器或电灯的插头、插座、电线等。小儿喜用手指或金属物掏挖室内电器插座。

2. 误触断落的电线。

3. 小儿攀登屋顶或树上捉鸟误触电线。

4. 无防护牵拉已触电者。

5. 雷雨天气时衣服淋湿、在大树或屋檐下易遭雷击。

【发病机制】

电击伤的发病机制尚未完全清楚。36V 以下电压为安全电压,人体被低压电(220~380V)电击时,电流通过心脏,可造成心肌细胞内离子紊乱,产生致命性的心室颤动。高压电(>1000V)电击时,极易发生灼伤,强电场对细胞有一种"电穿孔"作用,造成早发和迟发的细胞损伤,细胞膜上产生很多小孔后,细胞内大分子蛋白质及 DNA 渗出,细胞内游离钙离子和花生四烯酸增多,最后造成肌肉和神经的"渐进性坏死"。血管坏死后形成血栓。远端肢体因缺血、缺氧,也会发生坏死。呼吸中枢因受到高压电的伤害而使呼吸肌麻痹,呼吸肌强直性收缩,造成呼吸暂停和窒息,由于缺氧而引起心室颤动和心脏停搏。另外,触电时由于肌肉强烈收缩,易发生肢体骨折或关节脱位。

【触电种类】

1. 单线触电　身体触及一根电线,电流从身体触电处流入,又从触电处流出。

2. 双线触电　身体接触两根电线,电流从一根电线接触处进入体内,从另一根电线接触处流出体外。

3. 跨步触电　身体近高压电线落地处 10m 以内,两足迈开时,电流从靠近电线的足流入,从远离电线的足流出。足迈开距离越大,电位差亦越大,电流通过越多。

【临床表现】

1. 全身反应　小儿以手部触电多见。

(1)轻型:触电后表现面色苍白、无力、触电手指麻木,轻度肌肉痉挛,但易于松手脱离电源,短时间头晕、心悸、恶心、呼吸急促、触电部位皮肤疼痛,一般神志清楚。

(2)重型:触电后当即昏迷,呼吸浅快或暂停,迅速发生呼吸麻痹,血压下降,心律不齐,心动过速或心室纤颤,复苏不利,终致呼吸心搏停止,治疗及时大部分患儿可以获救。

2. 局部组织损伤　局部皮肤严重烧伤,形成一个电流入口和一个以上电流出口,多为椭圆形焦煳状,可深达皮下各层组织,包括骨骼、内脏。伤后 1～2 周多为进行性组织坏死性改变,损害大血管可发生致命性大出血,可并发严重感染、气性坏疽。触电时衣服燃烧可发生大面积烧伤。

3. 其他损伤　强烈肌肉收缩可引起骨折、脱位,意识丧失可导致跌落伤,损伤颅脑或内脏。广泛肌肉破坏,产生大量肌红蛋白,引起肾衰竭。组织水肿,局部压力增高,引起筋膜腔综合征、肢体坏死等。

【辅助检查】

早期可有肌酸激酶、肌酸激酶同工酶、LDH、谷氨酸草酰乙酸转氨酶活性增高,尿中可有血红蛋白或肌红蛋白。

对所有电击伤者的基本检查,应包括血常规、尿液分析、心肌酶谱分析、心电图,特别是尿肌红蛋白测定。

【诊断】

有明确触电史。

【鉴别诊断】

突然倒地,不能明确触电时,需要鉴别脑血管意外、癫痫和心脏疾病。

【治疗】

对触电者应立即急救,分秒必争。

(一)迅速脱离电源

立即切断总电源是最有效的急救措施之一。

1. 关闭电源 如触电发生在家中,可迅速采取拔去电源插座、关闭电源开关、拉开电源总闸刀的办法切断电流。

2. 斩断电路 如果在野外郊游、施工区因碰触被刮断在地的电线而触电,可用有木柄干燥的大刀、斧头、铁锹等斩断电线,中断电流。

3. 挑开电线 如果人的躯体因触及下垂的电线被击倒,电线与躯体连接得很紧密,附近又无法找到电源开关或总开关离现场较远,则救助者可站在干燥的木板或塑料等绝缘物上,利用现场一切可以利用的绝缘物,将接触人身体的电线迅速挑开或分离电线或电器。

4. 拉开触电者 触电者的手部如果与电线连接紧密,无法挑开,可用大的干燥木棒将触电者拨离触电处。绝不能用手直接去推拉触电者,也不能用潮湿的物品去分离电源,以防自身触电。

(二)现场急救

触电者脱离电源后往往神志不清,救助者应立即进行下一步的抢救。施救者不能直接接触触电患儿。松解患儿的上衣领口和腰带,使其呈仰卧位,头向后仰,清除口腔中的异物以保持呼吸道通畅。呼吸停止者,立即行口对口人工呼吸;心搏停止者立即在心前区叩击数下,如无心搏,则行胸外心脏按压,要坚持不懈地进行,直至患儿清醒或出现尸僵、尸斑为止,并尽快转送医院。

(三)入院治疗

根据病情继续心肺复苏,气管插管,机械通气。胸外按压无效时可开胸心脏直接按压,心内注射肾上腺素。

1. 进行气管插管,用呼吸机维持呼吸,正压吸氧;在心电监护下,胸外心脏按压无效时,立即开胸,行心脏直接按摩,直到患儿恢复心搏呼吸。

2. 可使用呼吸中枢兴奋药,如洛贝林、尼可刹米,针刺人中和十宣穴。心搏停止患儿立即进行心脏有效按压,在心脏缺血得到纠正后,可心内注射肾上腺素。

3. 患儿复苏后还须进行综合治疗。①受伤后应常规注射破伤风抗毒素和类毒素,以及长期的大剂量青霉素应用(坏死组织彻底清除干净后停用),以防止厌氧菌等感染。②对缺氧所致脑水肿者,可使用甘露醇、50%葡萄糖注射液等脱水。③电击伤的早期补液量,不仅取决于皮肤烧伤面积,更取决于肌肉烧毁的范围和深度。由于电击伤较深,渗出较多,因此,输液量往往比相同面积的热力烧伤多。④及早应用利尿药,预防脑水肿、肺水肿的发生;同时,也有利于肌红蛋白及血红蛋白的排出,以减轻肾损害。⑤及时应用碱性溶液,如5%碳酸氢钠溶液,纠正酸中毒。

(四)局部电灼伤的治疗

触电局部灼伤的处理与一般烧伤处理相同。创面要清洁消毒包扎,待坏死区域边界与正常组织明确分界后再切痂植皮,过早植皮不易成活。有条件者可行皮肤干细胞移植以促进皮肤再生修复。

(五)对症治疗

触电因心搏和呼吸停止,组织缺氧,可造成严重酸中毒及脑水肿,甚至心肺梗死、脑软化等病变。电灼伤所致的肾改变比烧伤严重,类似挤压伤,故易出现急性肾衰竭。电击伤时由于肌肉强直收缩,可致关节脱臼或骨折,对局部创面应进行反复多次地清创。患肢因组织坏死或严重感染无法保留时应考虑尽早截肢。并发肢体筋膜腔综合征时,应立即行筋膜切开减张术以恢复患肢血供。大血管损伤出血多发生在伤后 2 周左右,常于换药时埋在坏死组织中,已损伤血管突然破裂,故换药应仔细,给患儿镇静药,争取合作,充分做好精神和物质准备,争取主动。发现有出血迹象的大血管,可根据解剖关系及周围组织健康状况尽早处理。对于神经系统损伤及肢体运动障碍,尽快给予高压氧治疗,以提高血氧浓度,增加血氧张力和弥散能力,并促使神经细胞代谢与修复,以促进神经系统早日恢复功能。